"十二五"职业教育国家规划教材
经全国职业教育教材审定委员会审定
全国食品药品职业教育教学指导委员会推荐教材
全国医药高等职业教育药学类规划教材

U0745987

中药药剂学

主编　张炳盛　黄敏琪

中国医药科技出版社

内 容 提 要

　　本书是全国医药高等职业教育药学类规划教材之一，是高等职业教育药学类中药专业的主干专业课之一。按照教育部提出的"以全面素质为基础，以能力为本位"职业教育指导思想，根据《中药药剂学》教学大纲编写而成。全书共 20 章，突出实践能力和动手能力的培养，重点论述药品生产、临床及经营管理第一线岗位上的职业技术和基本理论。

　　本书供药品及相关专业高职层次教学使用，也可作为医药行业培训和自学用书。

图书在版编目（CIP）数据

　　中药药剂学／张炳盛，黄敏琪主编 . —北京：中国医药科技出版社，2013.2
　　全国医药高等职业教育药学类规划教材
　　ISBN 978-7-5067-5796-6

　　Ⅰ . ①中… 　Ⅱ . ①张… ②黄… 　Ⅲ . ①中药制剂学-高等职业教育-教材 　Ⅳ . ①R283

　　中国版本图书馆 CIP 数据核字（2012）第 307615 号

美术编辑　陈君杞
版式设计　郭小平

出版　中国医药科技出版社
地址　北京市海淀区文慧园北路甲 22 号
邮编　100082
电话　发行：010-62227427　邮购：010-62236938
网址　www.cmstp.com
规格　787×1092mm $\frac{1}{16}$
印张　28¾
字数　606 千字
版次　2013 年 2 月第 1 版
印次　2015 年 8 月第 2 次印刷
印刷　北京市密东印刷有限公司
经销　全国各地新华书店
书号　ISBN 978-7-5067-5796-6
定价　**58.00** 元
本社图书如存在印装质量问题请与本社联系调换

全国医药高等职业教育药学类
规划教材建设委员会

本书编委会

主　编　张炳盛　黄敏琪
副主编　黄家利　唐莹翠　王　峰　何　静
编　者（按姓氏笔画排序）

　　　　王　峰（辽宁卫生职业技术学院）

　　　　孙　妍（黑龙江生物科技职业学院）

　　　　杨守娟（山东中医药高等专科学校）

　　　　李可欣（沈阳药科大学）

　　　　何　静（重庆医学高等专科学校）

　　　　沈　伟（山东中医药高等专科学校）

　　　　张炳盛（山东中医药高等专科学校）

　　　　唐莹翠（湖南食品药品职业学院）

　　　　高淑红（山西药科职业学院）

　　　　董　怡（天津生物工程职业技术学院）

　　　　黄家利（中国药科大学）

　　　　黄敏琪（广西卫生职业技术学院）

出版说明

　　全国医药高等职业教育药学类规划教材自 2008 年出版以来，由于其行业特点鲜明、编排设计新颖独到、体现行业发展要求，深受广大教师和学生的欢迎。2012 年 2 月，为了适应我国经济社会和职业教育发展的实际需要，在调查和总结上轮教材质量和使用情况的基础上，在全国食品药品职业教育教学指导委员会指导下，由全国医药高等职业教育药学类规划教材建设委员会统一组织规划，启动了第二轮规划教材的编写修订工作。全国医药高等职业教育药学类规划教材建设委员会由国家食品药品监督管理局组织全国数十所医药高职高专院校的院校长、教学分管领导和职业教育专家组建而成。

　　本套教材的主要编写依据是：①全国教育工作会议精神；②《国家中长期教育改革和发展规划纲要（2010－2020 年）》相关精神；③《医药卫生中长期人才发展规划（2011－2020 年）》相关精神；④《教育部关于"十二五"职业教育教材建设的若干意见》的指导精神；⑤医药行业技能型人才的需求情况。加强教材建设是提高职业教育人才培养质量的关键环节，也是加快推进职业教育教学改革创新的重要抓手。本套教材建设遵循以服务为宗旨，以就业为导向，遵循技能型人才成长规律，在具体编写过程中注意把握以下特色：

　　1. 把握医药行业发展趋势，汇集了医药行业发展的最新成果、技术要点、操作规范、管理经验和法律法规，进行科学的结构设计和内容安排，符合高职高专教育课程改革要求。

　　2. 模块式结构教学体系，注重基本理论和基本知识的系统性，注重实践教学内容与理论知识的编排和衔接，便于不同地区教师根据实际教学需求组装教学，为任课老师创新教学模式提供方便，为学生拓展知识和技能创造条件。

　　3. 突出职业能力培养，教学内容的岗位针对性强，参考职业技能鉴定标准编写，实用性强，具有可操作性，有利于学生考取职业资格证书。

　　4. 创新教材结构和内容，体现工学结合的特点，应用最新科技成果提升教材的先进性和实用性。

　　本套教材可作为高职高专院校药学类专业及其相关专业的教学用书，也可供医药行业从业人员继续教育和培训使用。教材建设是一项长期而艰巨的系统工程，它还需要接受教学实践的检验。为此，恳请各院校专家、一线教师和学生及时提出宝贵意见，以便我们进一步的修订。

全国医药高等职业教育药学类规划教材建设委员会
2013 年 1 月

P 前言
Preface

　　《中药药剂学》是高等职业教育药学类中药专业的主干专业课之一。按照教育部提出的"以全面素质为基础，以能力为本位"职业教育指导思想，根据高等职业教育培养目标的要求，高职学生应在学习必需的基础理论和专业知识的基础上，重点掌握从事本专业领域实际工作的职业技能，以满足药品生产、临床及药品经营管理第一线岗位的需求。

　　本教材编写中力求思想性与特色性的结合、科学性与先进性的结合、理论性与实用性的结合、知识性与实效性的结合、教学性与自学性的结合，以基本知识够用为原则，突出实践能力和动手能力的培养，重点论述药品生产、临床及经营管理第一线岗位上的职业技术和基本理论。因此，本教材在编排体系和内容上均有所创新，形成具有高职教育特色的比较实用的教材。具体特点如下：

　　1. 在编排体系上力求新颖。全书共 20 章，在"绪论"之后，共分为三部分，第一部分为中药药剂所涉及到的各种技术（第二至第五章），第二部分为中药剂型，基本上按照"液体、半固体、固体、气体"剂型顺序编排（第六至第十八章），第三部分为中药新技术简介及中药制剂的稳定性、有效性和安全性研究方法（第十九章至二十章）。此种编排顺序便于学生学习和掌握，并与药品生产实际紧密结合。

　　2. 在编写内容上进行整合。按照高职教育"以理论够用，注重实践"的要求，删减理论性较强的内容，切实讲述中药制药岗位上所需的知识。另外，把以往包含在一些具体剂型中的技术单列一章具体讲述，便于学生在掌握各种技术的基础上，再去学习各种剂型。

　　3. 在内容上体现时代性和实用性。编写过程中，以《中国药典》2010 年版为依据，以适应执业药师考试大纲新变化为要求，以最新出版教材为参考，以药品生产第一线上常用剂型为主体，力求在内容上体现时代性和实用性。

　　4. 在编写逻辑上由浅入深、由简到繁。在叙述语言上力求精炼、易懂，并以图表加以说明，便于学生理解。

　　5. 本教材每一章前都加入本章的学习目标，每一章后加入目标检测与实训，使每个学生更便于掌握所学知识。

　　本教材在编写过程中得到各编者所在学校领导的全力支持，在此表示诚挚谢意。另外本书引用了一些教材的内容，由于体例所限未注明，在此一并表示由衷感谢。本教材编写分工如下：张炳盛编写第一、二十章，杨守娟、黄敏琪编写第四章，黄家利编写第五、十六章，唐莹翠编写第十三、十四章，王峰编写第九、十章，何静编写第十五、十九章，高淑红编写第六、十一章，董怡编写第十七、十八章，李可欣编写第八、十二章，孙妍编写第七章，杨守娟编写第三章，沈伟编写第二章。

　　由于编者水平所限，以及时间仓促，书中难免有不妥和错误之处，希望读者提出宝贵意见。

编者

2012 年 10 月

C目录 ontents

第一章 | 绪 论

第一节 概 述

一、中药药剂学的概念

中药药剂学是以中医药理论为指导，运用现代科学技术，研究中药药剂的处方设计、基本理论、制备工艺、质量控制和合理应用等内容的一门综合性应用技术科学。其内容不但与本专业的专业课程及其他基础学科有衔接与联系，而且与临床医疗用药实践和工业化生产实践密切相关。是连接中医与中药的纽带，是培养中药制药高级技能型人才的主干专业课程。

中药药剂学是中医药学的重要组成部分，它随着中医药学的发展其理论和技术已日趋完善。中药药剂学的重点是研究中药制剂的处方组成、基本理论、制备工艺、质量标准的制定以及在中医药理论指导下的临床合理应用，它具体包括中药制剂与中药调剂两部分。

二、中药药剂学的任务

中药药剂学的基本任务是研究将中药原料制成适宜的剂型，保证以有效、安全、稳定、质量可控的药剂满足医疗卫生工作的需要，并产生较好的社会效益和经济效益。中药药剂学的具体任务概括如下。

（一）继承和整理中医药学中有关药剂学的理论、技术和经验

中医药宝库中有关药剂的内容很多，大多记载在历代医书、方书、本草、医案等医药典籍中，但均为散在分布，不系统、不完整。中华人民共和国成立后，在"系统

学习，全面掌握，整理提高"方针指引下，进行了较多的继承和整理工作，但与中药现代化的要求还有一定距离，因而需要我们对传统中药药剂学遗产，加以继承和发扬，使其系统化、科学化。如很多有名的传统制剂还缺少客观的质量控制方法和标准，需进一步完善和提高。

（二）吸收和应用现代药剂学的理论、技术、设备及研究成果，加速实现中药药剂现代化

现代药剂学的研究成果对提高制剂的生产技术水平，制备安全、有效、稳定、可控的制剂有着十分重要意义。它不仅可以促进基础与专业结合，而且能促进中药药剂的发展。

（三）加强中药药剂学基本理论的研究

这是中药药剂从传统经验开发向现代科学技术开发过渡的重要研究内容。中药制剂与西药制剂最大的差别是制剂的原料，前者是中药材，后者是单一化合物。因此，中药制剂的基础研究，除与西药制剂一样，包括制剂成型理论和技术、质量控制、合理应用等内容外，还包括以对中药或方剂中有效成分的提取、精制、浓缩、干燥等内容，其中关键问题是"提取与分离"。

（四）在中医药理论指导下，运用现代科学技术研制新剂型与新制剂，提高传统中药制剂水平

传统的汤剂、丸剂等剂型，很难满足高效、速效、控制药物释放和发挥定向给药作用等多方面的要求，因此积极研究和开发中药的新剂型、新制剂，如缓释制剂、控释制剂、靶向制剂等是非常重要的。

（五）研究和开发新辅料，以适应中药药剂某些特点的需要

辅料包括赋形剂和附加剂。赋形剂是作为药物的载体，赋予制剂一定的形态与结构的物质；附加剂是用于保持药物与剂型质量稳定的物质。没有辅料就没有制剂，研究与开发新辅料，对提高中药制剂整体水平，创造新的剂型有十分重要的意义。

三、中药药剂学的常用术语

1. 药物与药品　药物系指用于预防、治疗、诊断疾病的物质的总称，包括原料药与药品。药品一般是指以原料药经过加工制成具有一定剂型，可直接应用的成品。《中华人民共和国药品管理法》（简称《药品管理法》）附则中将药品定义为：药品是指用于预防、治疗、诊断人的疾病，有目的地调节人的生理机能并规定有适应证或者功能主治、用法和用量的物质，包括中药材、中药饮片、中成药、化学原料药及其制剂、抗生素、生化药品、放射性药品、血清、疫苗、血液制品和诊断药品等。

2. 方剂　根据医师处方，专为某一病人，将饮片或制剂进行调配而成，并标明用法和用量的制品。

3. 剂型　系指将原料药加工制成适合于医疗或预防疾病需要的应用形式，称为药物剂型，简称剂型。如复方丹参片即为"片剂"剂型，六味地黄丸即为"丸剂"剂型。目前常用的中药剂型有胶囊剂、汤剂、胶剂、丹剂、散剂、丸剂、片剂、煎膏剂、注射剂、气雾剂等40余种。

4. 制剂 系指根据国家药品标准、制剂规范等规定的处方，将原料药物加工制成具有一定规格的药剂。它可以直接用于临床，如双黄连注射剂。制剂主要在药厂生产，医院制剂室也生产部分。凡研究制剂的生产工艺和理论的学科，称为制剂学。以中药材为原料制成的制剂称为中药制剂。

5. 调剂 系指根据医师处方，专为某一患者配制，并规定有用法用量的操作过程。调剂一般在医院的药房中进行。凡研究药剂调配、服用等有关理论、原则和技术的学科称为调剂学。

6. 中成药 系指在中医药理论指导下，以中药材为原料，根据疗效确切、应用广泛的处方而大量生产的制剂。中成药一般具有特有的名称，并标明功能主治、用法用量和规格。

7. 辅料 系指生产药品和调配处方时所用的赋型剂和附加剂。

8. 新药 2001 年 9 月 15 日国务院新颁布施行的《中华人民共和国药品管理法实施条例》对新药做出了权威性界定："新药是指未曾在中国境内上市销售的药品"。

9. 标准操作规程（Standard Operation Procedure，SOP） 又称标准作业程序，是指将某一操作过程的标准操作步骤和要求以统一的格式描述出来，用以指导和规范日常生产的操作。

10. 有效期 是指该药品被批准的使用期限，表示该药品在规定的贮存条件下能够保证质量的期限。

第二节 中药药剂学的发展

一、古代中药药剂学的简况

中药药剂学是在人类防病治病的长期实践中形成并发展，随着社会的进步、科学技术的发展和医药水平的提高，中药药剂学的制备理论与工艺技术不断发展和完善。

中药药剂的起源可追溯到夏禹时代（公元前 2140 年），那时已经能酿酒，因此有多种药物浸制成药酒的记载。在酿酒的同时又发现了曲，曲剂具有健脾胃、助消化、消积导滞的功效，这是一种早期应用的复合酶制剂，至今仍在使用。商汤时期（公元前 1766 年），伊尹首创汤剂。战国时期（公元前 221 年以前），我国现存的第一部医药经典著作《黄帝内经》中提出了"君、臣、佐、使"的组方原则，同时还在《汤液醪醴论》中论述了汤液醪醴的制法和作用，并记载了汤、丸、散、膏、药酒等不同剂型及其制法。秦汉时代（公元前 221 ~ 公元 219 年）是我国药剂学理论与技术显著发展的时期，《五十二病方》、《甲乙经》、《山海经》就记载将药物制成酒剂、汤剂、药末剂、洗浴剂、饼剂、曲剂、丸剂、膏剂等剂型使用。现存最早的本草学书籍《神农本草经》，成书于东汉时期，该书对中药剂型的运用做了具体描述，"药性有宜丸者，宜散者，宜水煎者，宜酒浸者，宜煎膏者，亦有不可入汤酒者，并随药性，不可违约"。提出了根据药性选择剂型的理论。这应该是中药药剂学最终发展成为完整学科的第一块基石。东汉张仲景（公元 142 ~ 219 年）的《伤寒论》和《金匮要略》著作中记载有栓剂、洗剂、软膏剂、糖浆剂等剂型 10 余种。晋代葛洪（公元 281 ~ 341 年）著《肘后备急方》，书内记载了铅硬膏、干浸膏、蜡丸、浓缩丸、锭剂、条剂、尿道栓剂，并将成药、防疫药剂及兽用药剂列为专章论述。梁代陶弘景（公元 456～536 年）所著的《本草经集注》中，有"疾有宜服丸者，宜服散着，宜服汤者，宜服酒者，宜服煎膏者，亦兼服参用所病之源以为其制耳"的论述。总结提出了按病情需要来确定用药剂型和给药途径的理论。唐代显庆四年（公元 659 年）由政府组织编纂并颁布了唐《新修本草》，这是我国第一部也是世界上最早的国家药典。唐代孙思邈（公元 581～682 年）著《备急千金药方》、《千金翼方》，对制药的理论、工艺和质量问题等都有专章论著，促进了中药药剂的发展。宋、元时期（公元 960～1367 年），由太医院颁布、陈师文等校正的《太平惠民和剂局方》是我国历史上由官方颁布的第一部制剂规范，也是世界上最早的具有药典性质的药剂方典，书中收载的许多方剂和制法至今仍为传统中药所沿用。元代忽思慧所著的《饮膳正要》中收载用蒸馏法制备酒的工艺，使酒中含醇量大为提高，有酒参与的制剂其质量因此产生了质的飞跃。明代李时珍（公元 1518～1593 年）名著《本草纲目》，总结了 16 世纪以前我国劳动人民医药实践的经验，收载的药物有 1892 种、剂型 40 多种、附方 13000 多首，为中药药剂提供了丰富的研究资料，对世界药学的发展也有重大贡献。

二、现代中药药剂学发展简介

中华人民共和国成立后，在"中医药是一个伟大的宝库，应当努力发掘，加以提高"的方针指引下，通过学习中医，研究中药新剂型，颗粒剂、片剂、涂膜剂、膜剂、气雾剂、注射剂，中西药组方制剂等成功地应用于临床。近年来，国家投入大量人力、物力和财力进行了中药新剂型、新技术、新设备、新辅料等的研究和攻关，取得了显著成就，如长效制剂、控释制剂、靶向制剂相继问世，促进了中药剂型的发展。超临界流体萃取、超声波提取、超滤、喷雾干燥、一步制粒、悬浮包衣等新技术应用于中药制剂生产。高效液相色谱法、气相色谱法、薄层扫描法、薄层色谱－分光光度法、紫外分光光度法等现代分析仪器应用于中药制剂的质量控制，对提高中药制剂质量，强化药品监督管理，加快中药制剂发展起到了重要的推动作用，尤其是中药指纹图谱的建立使中药制剂的质量控制又上了一个新台阶。新辅料的应用如片剂填充剂新开发了可压性淀粉等；黏合剂开发了聚乙烯醇、聚维酮、羟丙甲纤维素等；崩解剂开发了低取代羟丙基纤维素、羧甲基淀粉钠、交联聚维酮（PVPP）等；微晶纤维素、微粉硅胶的使用，促进了我国粉末直接压片技术的发展。

知识链接

药剂学的新分支

1. 工业药剂学是研究药物制剂的剂型设计及制剂生产理论与技术的一门学科。

2. 物理药剂学是应用物理化学原理研究和解释药剂制造和贮存过程中存在的现象及其内在规律，并在该基础上指导剂型及制剂设计的一门学科。

3. 生物药剂学是研究药物及其制剂在体内的吸收、分布、代谢和排泄过程，阐明药物的剂型因素、生物因素与药效三者关系的一门学科。

4. 药物动力学是采用数学的方法，研究药物的吸收、分布、代谢和排泄的体内经时过程与药效之间关系，为指导合理用药、剂型设计提供量化指标的一门学科。

5. 临床药剂学是主要阐明药物在疾病治疗中的作用、药物相互作用，指导合理用药的一门学科。

6. 药用高分子材料学主要介绍药剂学的剂型设计和制剂处方中常用的合成和天然高分子材料的结构、制备、物理化学特征以及其功能与应用。

第三节 药物剂型的分类

一、药物制成剂型的目的

药物剂型是药物的应用形式，对发挥药物的疗效十分重要，具体体现在以下几方面：

1. 改变药物作用性能 如硫酸镁口服可做泻下药应用，而静脉滴注能抑制大脑中枢神经，有镇静、解痉作用。

2. 调节药物作用速度 如注射剂、吸入剂等，属速效剂型，可迅速发挥药效，用于抢救危重病人。丸剂、缓释制剂、植入剂等属慢效或长效剂型。因此在制剂生产中应按疾病需要选用不同作用速度的剂型。

3. 降低或消除药物的毒副作用 如芸香草制成汤剂治疗咳喘病，有恶心、呕吐反应，疗效不佳，但制成气雾剂不仅药效发挥快，副作用小，而且剂量减少。一些控释与缓释制剂，能控制药物释放速度并保持稳定的血药浓度，降低副作用。

4. 具有靶向性 一些具有微粒结构的制剂，如静脉注射乳剂、静脉注射脂质体等，在体内能被单核—巨噬细胞系统的巨噬细胞所吞噬，使药物在肝、肾等器官分布较多，能发挥药物剂型的靶向作用。

在选用药物剂型时，除了要满足医疗、预防的需要和药物本身性质的要求外，同时需对药物制剂的稳定性、生物利用度、质量控制及生产、贮存、运输、服用等方面加以全面考虑，使药物达到安全、有效和稳定的目的。

二、药物剂型的分类

药物的剂型种类繁多，为了便于学习、研究和应用，把药物剂型分为以下几类：

（一）按形态分类

1. 固体剂型 如散剂、丸剂、片剂、膜剂、胶囊剂等。

2. 半固体剂型 如软膏剂、糊剂等。

3. 液体剂型 如汤剂、糖浆剂、注射剂、合剂、酊剂等。

4. 气体剂型 如气雾剂，烟剂等。

由于形态相同的剂型，制备和贮运上有相近之处，如液体剂型制备时多采用溶解法、分散法；固体剂型多需粉碎和混合等；半固体剂型多用熔化和研和法。因此这种分类方法在制备、贮藏和运输上较有意义，但是过于简单，缺少剂型间的内在联系，实用价值不大。

（二）按分散系统分类

1. 真溶液型 如芳香水剂、溶液剂、糖浆剂、甘油剂、醑剂、注射剂等。

2. 胶体溶液型 如胶浆剂、火棉胶剂、涂膜剂等。

3. 乳剂型 如口服乳剂、静脉注射乳剂，部分搽剂等。

4. 混悬型 如合剂、洗剂、混悬剂等。

5. 气体分散型 如气雾剂、吸入剂等。

6. 微粒分散型 如微球剂、微囊剂、纳米囊、纳米球等。

7. 固体分散型 如散剂、颗粒剂、丸剂、片剂、粉针剂等。

这种分类方法便于应用物理化学原理来阐明各类制剂的特点，但不能反应用药部位与用药方法对剂型的要求，一种剂型由于分散介质和制法不同，可以分到几个分散体系中，如注射剂中就有溶液型、混悬型、乳剂型及粉针剂等，无法保持剂型的完整性。

（三）按给药途径分类

1. 经胃肠道给药剂型 有汤剂、合剂（口服液）、糖浆剂、煎膏剂、酒剂、流浸膏剂、散剂、胶囊剂、颗粒剂、丸剂、片剂等，经直肠给药的剂型有栓剂、灌肠剂等。

2. 不经胃肠道给药剂型 ①注射给药的有注射剂，包括静脉注射、肌肉注射、皮下注射、皮内注射、穴位注射等；②呼吸道给药的有气雾剂、吸入剂、烟剂等；③皮肤给药的有软膏剂、膏剂、橡皮膏剂、糊剂、搽剂、洗剂、涂膜剂、离子透入剂等；④黏膜给药的有滴眼剂、滴鼻剂、眼用软膏、口腔膜剂、含漱剂、舌下含片、栓剂等。

此分类方法与临床用药密切结合，并能反映给药途径与应用方法对剂型制备的特殊要求。但由于给药途径和应用方法不同，一种制剂可以在不同给药途径的剂型中出现，如溶液剂可在口服、皮肤、黏膜、直肠等多种给药途径出现。

（四）按制备方法分类

将主要工序采用相同方法制备的剂型列为一类。如将用浸出方法制备的汤剂、合剂、酒剂、酊剂、流浸膏剂和浸膏剂等归纳为浸出制剂。将用灭菌方法或无菌操作法制备的注射剂、滴眼剂等列为无菌制剂。

这种分类方法有利于研究制备的共同规律，但归纳不全，并且某些剂型会随着科学的发展改变其制法，故有一定的局限性。

剂型分类方法各有特点，但均不完善、不全面，各有其优缺点。医疗、生产实践、教学等方面长期习惯采用综合分类法。

三、中药剂型选择的基本原则

剂型是药物使用的必备形式。药物疗效主要决定于药物本身，但是在一定条件下，剂型对药物疗效的发挥也可起到关键性作用，主要表现为对药物释放、吸收的影响。同一种药物，由于剂型种类不同，所选用的辅料不同、制备方法不同，以及工艺操作的差异，往往会使药物的稳定性和药物起效时间、作用强度、作用部位、持续时间、副作用等方面出现较大差异。因此，剂型的选择是中药制剂研究与生产的主要内容之一。通常按下述基本原则选择剂型。

（一）根据防治疾病的需要选择剂型

因为病有缓急、证有表里，须因病施治、对症下药。所以病证不同，对药物的剂型要求也就不同。一般而言，急症用药宜选用发挥疗效迅速的剂型，如注射剂、气雾剂、舌下片、合剂（口服液）等剂型；慢性病用药宜选用作用缓和、持久的剂型，如丸剂、片剂、煎膏剂等剂型；皮肤疾患用药，一般选用软膏剂、橡胶膏剂、外用膜剂、洗剂等剂型；而某些局部黏膜用药可选用栓剂、条剂、线剂等剂型。

（二）根据药物本身及其成分的性质选择剂型

剂型是药物的应用形式，有此药物只有制成适宜的剂型，才能发挥疗效或使用，这一特点与其自身性质和所含成分的性质密切相关。

（三）根据生产条件和方便性的要求选择剂型

在根据防治疾病的需要和药物本身性质的基础上，剂型的选择还要充分考虑拟生产厂的技术水平和生产条件，同时力求使药物剂型符合三小（剂量小、毒性小、副作用小）、三效（高效、速效、长效）、五方便（生产、贮存、运输、服用、贮藏方便）及成本低廉的要求。

对儿童用药尽量做到色美、味香、量宜、效高，并能多种途径给药。可考虑制成口服液剂、微型颗粒剂、滴鼻剂、栓剂、注射剂等。

第四节 中药药剂的工作依据

一、药品标准

我国药品标准包括《中华人民共和国药典》（简称《中国药典》）、《中华人民共和国卫生部药品标准》（简称《部颁药品标准》）。1998 年《部颁药品标准》更名为国家药品监督管理局（现更名为国家食品药品监督管理局）药品标准（简称《局颁药品标准》）。

中药药剂工作必须遵从各种药品管理法规、《中国药典》和《局颁药品标准》，也应遵从制剂规范与处方等文件，以保证药剂工作质量，使临床用药有效、安全。

（一）药典

1. 概念 药典是一个国家规定药品质量规格、标准的法典。由国家组织药典委员会编纂，并由政府颁布施行，具有法律的约束力。药典中收载药效确切、毒副作用小、质量稳定的常用药物及其制剂，规定其质量标准、制备要求、鉴别、杂质检查及含量测定，并注明适应证或功能主治、用法用量等，作为药品生产、检验、供应与使用的依据。药典在一定程度上反映了这个国家药品生产、医疗和科学技术水平，同时在保证人民用药安全有效，促进药物研究和生产上发挥了重要作用。

2.《中国药典》的发展简况　我国是世界上最早颁布全国性药典的国家，早在唐显庆四年（公元659年）就颁布了《新修本草》，又称《唐本草》，这是我国最早的药典，也是世界上最早出现的一部全国性药典，比欧洲1498年出版的地方性药典《佛洛伦斯药典》早800多年，比欧洲第一部全国性药典《法国药典》早1100年。《太平惠民合剂局方》是我国第一部官方颁布的成方规范，也具有药典的性质。

1930年国民党政府卫生署编纂了《中华药典》，此版药典完全参考英、美国家药典，规定的药品标准不适合当时的国情。药学工作者无法遵守，而且该药典出版后一直未修订过。

中华人民共和国成立后即开展了《中华人民共和国药典》（简称《中国药典》）的编纂工作，至今已颁布了九版，即1953年版、1963年版、1977年版、1985年版、1990年版、1995年版、2000年版、2005年版以及2010年版，其中1953年版只有一部；从1963年版开始至2000年版均分为两部，一部收载中药材、中药成方及单味制剂，二部收载化学药品、抗生素、生化药品、放射性药品、生物制品及药用辅料等；从2005年版起分为三部，一部收载中药材及饮片、植物油脂和提取物、成方制剂和单味制剂等，二部收载化学药品、抗生素、生化药品、放射性药品及药用辅料等，三部收载生物制品，首次将《中国生物制品规程》并入药典。每版药典均在前一版药典的基础上，在内容和标准上都有所修改和提高。

《中国药典》2010年版也分一部、二部和三部。收载品种总计4567种，其中新增1386种。药典一部收载中药材及饮片、植物油脂和提取物、成方制剂和单味制剂等，品种共计2165种，其中新增1019种（包括439个饮片标准）、修订634种；药典二部收载化学药品、抗生素、生化药品、放射性药品及药用辅料等，品种共计2271种，其中新增330种、修订1500种；药典三部收载生物制品，品种共计131种，其中新增37种、修订94种。本版药典收载的附录亦有变化，一部收载附录112个，其中新增14个、修订47个；二部收载附录152个，其中新增15个、修订69个；三部收载附录149个，其中新增18个、修订39个。一、二、三部共同采用的附录分别在各部中予以收载，并尽可能做到统一协调、求同存异。

《中国药典》2010年版与前几版药典的变化主要体现在：收载品种有较大幅度增加；现代分析技术得到进一步扩大应用；饮片安全性保障得到进一步加强；对药品质量可控性、有效性技术保障得到进一步提升；药品标准内容更趋科学规范合理；鼓励技术创新，积极参与国际协调。此外，2010年版《中国药典》也体现了对野生资源保护与中药可持续发展的理念，参照与珍稀濒临中药资源保护相关的国际公约协议，不再增收濒危野生药材，积极引导人工种养紧缺药材资源的发展。积极倡导绿色标准，力求采用毒害小、污染小、有利于节约资源、保护环境、简便实用的检测方法。

3. 其他国家药典　世界上许多国家颁布了自己的药典，此外还有国际和区域性药典，常用的有：

（1）《美国药典》（简称U.S.P），现行版为2010年版。

（2）《英国药典》（简称B.P），现行版为2011年版。

（3）《日本药局方》（简称 J. P），现行版为 JP15（2006 年）。

（4）《国际药典》（简称 pH. Int），是世界卫生组织（WHO）为了统一世界各国药品质量标准和质量控制方法而编纂的药典。修订中的国际药典为第三版，共 5 卷，第 1、2、3 卷分别于 1979 年、1981 年、1988 年出版。《国际药典》对各国无法律约束力，仅供各国编纂药典时作为参考标准。

（二）其他药品标准

其他药品标准主要为《局颁药品标准》。由药典委员会编纂，国家食品药品监督管理局颁布施行，其性质与《中国药典》相似，也具有法律的约束力。《局颁药品标准》收载范围：

（1）国家食品药品监督管理局审批的国内创新的品种，国内生产的新药以及放射性药品、麻醉药品、中药人工合成品、避孕药品等。

（2）前版药典收载，而现行版未列入的疗效肯定，国内几省仍在生产、使用并需要修订标准的药品。

（3）疗效肯定，但质量标准需进一步改进的新药。

二、药事法规

药事法规是有关药品生产、经营、管理及应用的国家政策法令、条例、管理规定等的统称。制定和实施药事法规，对促进药品生产、提高药品质量、保证用药安全和维护人民健康具有重要意义。因而所有从事中药专业工作的人员，必须在严格遵守国家药品标准的同时，切实贯彻执行药事法规的各项内容。

（一）中华人民共和国药品管理法

1984 年 9 月 20 日第六届全国人民代表大会常务委员会第七次会议审议通过了我国第一部《中华人民共和国药品管理法》（简称《药品管理法》），自 1985 年 7 月 1 日起施行。《药品管理法》实施后，在加强药品监督管理、打击制售假劣药品行为、保证人民用药安全有效方面发挥了十分重要的作用。但是，随着我国市场经济体制的推行和加入世贸组织（WTO），原来的《药品管理法》已不能完全适应现实需要，故 2001 年 2 月 28 日第九届全国人民代表大会常务委员会第七次会议进行修订，2001 年 12 月 1 日起施行了新修订的《药品管理法》。

（二）药品生产质量管理规范

药品生产质量管理规范（Good Manufacturing Practice for Drugs，GMP）系指在药品生产全过程中，以科学、合理、规范化的条件和方法来保证生产优良药品的一整套系统的、科学的管理办法。是药品生产和质量全面管理监控的通用准则。

我国自 1988 年第一次颁布 GMP 至今已有 20 多年，其间经历 1992 年和 1998 年两次修订，截至 2004 年 6 月 30 日，实现了全部原料药和制剂均在符合 GMP 条件下生产的目标。为了进一步强化药品生产企业的质量意识，建立药品质量管理体系，2011 年 1 月 17 日，卫生部以第 79 号令发布了《药品生产质量管理规范》（2010 年修订），自 2011 年 3 月 1 日起施行。

新版 GMP 包括总则、质量管理、机构与人员、厂房与设施、设备、物料与产品、确认与验证、文件管理、质量控制与质量保证、委托生产与委托检验、产品发运与召回、自检及附则，共计 14 章、313 条。"现行 GMP 附录"包括无菌药品、原料药、生物制品、血液制品及中药制剂等 5 个方法内容。

知识链接

相关药事法规

1. 药物非临床研究质量管理规范（GLP）
2. 药物临床试验管理规范（GCP）
3. 中药材生产质量管理规范（GAP）
4. 药品经营质量管理规范（GSP）
5. 药品包装用材料、容器管理办法（暂行）
6. 药品说明书和标签管理规定
7. 药包材国家标准

目标检测

一、名词解释

中药药剂学　药物　药品　制剂　中成药　新药　药典

二、选择题

（一）单项选择题

1. 汤剂的创始人是
   A. 后汉张仲景　　　　　B. 商代伊尹　　　　　C. 晋代葛洪
   D. 金代李杲　　　　　　E. 明代李时珍

2. 第一版《中华人民共和国药典》是
   A. 1953 年版　　　　　 B. 1977 年版　　　　　C. 1985 年版
   D. 2000 年版　　　　　 E. 2010 年版

3. 世界上第一部药典是
   A. 《弗洛伦斯药典》　　 B. 《纽伦堡药典》　　 C. 《新修本草》
   D. 《英国药典》　　　　 E. 《本草纲目》

4. 药品生产质量管理规范的缩写是
   A. GSP　　　　　　　　 B. GLP　　　　　　　 C. GMP
   D. GCP　　　　　　　　 E. GAP

5. 中药材经过加工制成具有一定形态的成品，称为
   A. 成药　　　　　　　　B. 中成药　　　　　　C. 制剂

D. 药品　　　　　　　　E. 剂型

（二）多项选择题

1. 药物制成剂型的目的
   A. 提高某些药物的生物利用度及疗效　　　B. 方便运输、贮藏与应用
   C. 满足防病治病的需要　　　　　　　　　D. 适应药物的密度
   E. 适应药物本身性质的特点
2. 不经胃肠道给药的剂型包括
   A. 注射剂　　　　　　　B. 片剂　　　　　　　　C. 软膏剂
   D. 洗剂　　　　　　　　E. 滴鼻剂

三、简答题

1. 药物制成剂型的目的。
2. 中药药剂学的任务。

实训　《中国药典》查阅方法

【实训目的】

1. 通过查阅《中国药典》2010 年版中一个项目和内容，熟悉《中国药典》的查阅和使用方法。
2. 了解《中国药典》的主要内容。

【实训条件】

1. 实训场地　图书馆、教室
2. 实训材料　《中国药典》2010 年版，记录本等。

【实训内容】

从《中国药典》查阅溶解度、粉末分等、相对密度测定法、重量差异限度检查、人参鉴别、杜仲鉴别、六味地黄丸的制备方法、板蓝根颗粒的制备方法等内容，并详细记录各项内容的出处。

（张炳盛）

第二章 | 中药调剂技术

中药调剂是调剂人员根据中医师处方将中药饮片或制剂调配成药剂供患者使用的操作过程。中药调剂是祖国医药学的重要组成部分，在古籍中"合药分剂"、"合和"、"合剂"等均属中药调剂范畴。由于中医临床强调辨证施治，因而中药运用的主要形式为汤剂，故中药调剂主要针对调配汤剂处方而言，根据中医师处方要求进行临床炮制、临床制剂等也属于中药调剂的范畴。

中药调剂是紧紧围绕临床需要并直接为病人服务的工作。中药调剂质量的好坏不仅影响临床疗效的发挥，而且会影响到患者的身体健康，甚至涉及到生命的安危。调剂人员不仅要对调配的药物品种和数量负责，而且对药品的真伪优劣、炮制是否得法，以及中医师处方中有无配伍禁忌、毒剧药剂量和煎服法正确与否等均负有监督检查责任。

第一节 处 方

一、处方的定义、种类与意义

（一）处方的定义

处方是药剂配制及生产的重要书面文件。狭义地讲，处方是医师为患者预防或治疗疾病而开写的有关配制和发出药剂的书面文件。广义地讲，凡制备任何一种药剂的书面文件皆可称为处方。

（二）处方的种类

1. 法定处方 系指药典、局颁标准上收载的处方，具有法律的约束力。

2. 协定处方 系指医院药房根据医疗需要，与执业医师共同协商制定的处方。它可以预先大量配制与储备，以便控制质量、减少病人等候临时调配取药的时间。协定处方药剂的制备必须经上级主管部门批准，并只限于本单位使用。

3. 验方、单方和秘方 验方系指民间积累的疗效比较显著的经验处方；单方系指比较简单有效的处方，往往只含有 1~2 味药；秘方一般指秘而不传的验方或单方。在验方、单方、秘方中有些是疗效比较好或具特殊治疗作用的，应注意发掘、整理和研究提高。

4. 医师处方 系指执业医师为某个患者治病用药的书面文件。

5. 生产处方 系指大量生产制剂时所制定的规格标准、制备方法以及质量控制等规程性文件，仅限用于制剂生产。

（三）处方的意义

处方是执业医师发给病人药剂的凭证，也是药房调配药剂、指导患者用药和收取药品费用的依据，具有法律上、技术上和经济上的意义。

由于开写处方或调配处方的差错而造成的医疗事故，执业医师或调剂人员应负相应的法律责任。处方的技术意义在于写明了药物的名称、数量、剂型及用法用量等，保证了药剂的规格和安全有效。在经济上可按照处方检查和统计药品的消耗量，尤其是贵重药品、毒性药品和麻醉药品，也可供作报销及预算采购的依据，并作为药房向病人收取药品费用的依据。

二、医师处方

（一）处方结构

医师处方分中医处方与西医处方，其基本结构相似，处方结构如下：

1. 处方前记 包括医院全称、门诊号或住院号，患者姓名、性别、年龄、单位或住址、处方编号及日期、临床诊断等。性别、年龄是核对药品与剂量的依据，一定要写清楚，对儿童尤为重要。

2. 处方正文 这是处方的主要部分，包括药品的名称、规格、数量及用法等。药品名称用中文或拉丁文书写，毒性药品应写全称，普通药可用缩写名（但不可引起误解）。数量一律用阿拉伯数字，药品数量的小数应正写并排列整齐，以防差错。计量单位用公制，即用克、毫克、毫升等及通用的国际单位。处方不得涂改，必要时由处方医师在涂改处签字。毒性药品、麻醉药品应按有关规定严格执行。

3. 处方后记 包括执业医师签名，调剂人员签名及复核人签名。处方写成后，必须由医师签字或盖章后方能生效。调剂人员调配处方后必须由校对人员校对，双签名后方可将药品发出。

（二）特点

1. 中医处方

（1）正文内所拟中药一般按"君、臣、佐、使"及药引子等顺序排列。

（2）饮片、中成药、西药三类药品分别开写，不可在同一处方中书写。但中成药、西药可以在一张处方中书写。

（3）饮片处方药名用正名或惯用名，若用惯用名或"并开"药须书写清楚。

（4）脚注是中药处方中的一项重要内容，它是注明对饮片特殊炮制要求及对煎药法的要求。

（5）饮片处方一般以单剂量即一日量书写，同时注明总剂量数。

（6）中成药处方书写法同西药处方。

2. 西医处方

（1）紧接处方前记为处方头，以"Rp"或"R"起头，来源于拉丁文字 Recipe，有"取下列药品"的意思。

（2）处方中的药品一般按主药、辅药、矫味剂、赋形剂的顺序排列。

（3）处方中药品为药物制剂时，其剂量书写方法有两种：一种是单剂量法，即写出一次用量，并写出一日次数及总日数；一种是总剂量法，即写出总剂量，并写出一次用量及一日次数。

（4）服用方法通常以 Sig.（拉丁文 Signare 的缩写）为标志，用拉丁文缩写以节约书写时间。处方中常用拉丁语缩写见表 2 - 1。

表 2 - 1　处方中常用拉丁术语缩写

缩写	拉丁语	中文
aa	Ana	各
a. c.	Ante cibos	饭前
ad	Ad	加至
add.	Adde，addatur	加
b. i. d.	Bis in die	一日 2 次
c.，c	Cum	与，同
ft.	Fiat，fit	制成
gtt.	Gutta	滴
h. s.	Hora somni	临睡前
I. H.	Injectiones Hypodermaticae	皮下注射
I. M.	Injectiones intramusculares	肌肉注射
I. V.	Injectiones intravenocae	静脉注射
m.	Misce	混合
m. f.	Misce fiat	混合制成
No.	Numero	数目
O. D.	Oculus dexter	右眼
O. L.	Oculus laevus	左眼
O. S.	Oculus siniter	左眼

（续表）

缩写	拉丁语	中文
O. U.	Oculus Uterque	双眼
p. c.	Post cibos	饭后
p. r. n.	por re nate	必要时
q，d，	Quaque die	每日
q. i. d.	Quaque in die	一日 4 次
q. s.	Quantum sufficiat	适量
Sig.	Signa，Signetur	标记，用法
S. O. S.	Si Opus sit	必要时
SS.	Semi Semis	一半
Stat. st	Statim	立即
t. i. d	Ter in die	一日 3 次
ut. dict	Ut dictum	遵照医嘱
d. t. d.	Dentur tables doses	给予同量

第二节 中药房的组织结构与管理

一、中药房的类型与任务

（一）中药房的类型

中药房按其业务性质可分为企业性中药房和医院中药房两类：

1. 企业性中药房 系指综合性中药店、中药门市部及中草药店等。因处方医生不固定，除调配处方外，尚有"问病售药"业务。即不需要处方，凭患者主述病症和望问后，由中药师售给对证的中成药。

2. 医院中药房 系指中医院、综合性医院等所设置的中药房。其业务范围只限于调配本院医师的处方，进行中药炮制、制剂、药品检验等任务，不配制外来处方，也不零售中成药。

一般来说，二、三级综合性中医院的中药房统称药剂科，下设调剂室（部）、制剂室（部）、库房（供应部）、药品检验室（部）等部门。各医院可根据自身性质与规模大小进行调整。

（二）医院中药房的基本任务

（1）严格执行《药品管理法》和有关药事法规。

（2）编制中药采购计划，保管好各类药品，保证供应，登记账卡、进销账目和统计报表。

（3）根据调配技术常规，及时准确地调配处方。

（4）按临床需要制备制剂及加工炮制药材（主要为市场脱销的品种），自配制剂坚持自用原则。

（5）加强药品质量管理，建立健全的核对和分析检验制度，保证所配方剂和制剂的质量。

（6）做好用药咨询，结合临床搞好合理用药、新药试验和药品疗效评价。

（7）根据临床需要，积极研究、创制新制剂、新剂型。

（8）承担医药院校学生实习和药学人员进修任务。

二、中药房调剂室的设施

调剂室是中药房的重要组成部分，是调剂人员调配处方的工作场所。医院中药房的面积大小应根据医院病床、门诊量多少而定，用药量大、调剂任务重的中药调剂室占用面积要宽大一些。企业中药房的营业面积一般不得少于 $40m^2$，店堂以位置明显、安静、光线充足、便于患者取药为原则。为方便患者，调剂室、计价室、收款室相距不宜太远。

调剂室的主要设备有药斗橱、中成药架、调剂台等，有条件的还可安装空调、冰箱等。常用的用具有戥称、捣筒、铁研船、药筛等，现分述如下。

（一）药斗橱

药斗橱是陈列中药饮片以供调剂使用的专用斗橱，又称"饮片斗架"。一般用木材制成，其质量优劣与保证药品质量有很大关系。因此，制做药斗橱时除应选择较好的木料外，还必须精细加工。药斗橱有多种形式，可根据调剂方式和药品排列需要选择。常见的有以下三种。

1. 综合配方药斗橱 系由两架普通药斗橱加一架夹斗橱组成，俗称"两斗一夹"，是应用较广的药斗橱。普通药斗橱一般为横八竖七或横八竖八、横八竖九格，有的最底层设扁大药斗，每个格斗前后分为二至三格，以盛装不同药品。夹斗橱与普通橱不同之处在于其上部设置多格的小药斗若干，专供陈列较贵重的药品，中下层类似一般商品橱，供放置药瓶、药罐等。

2. 定位配方药斗橱 又称定位配方桌，由两部分组成，下部为带斗橱的配方台，上部为药斗橱。

3. 流水作业配方药斗橱 其构造和形式与综合配方药橱基本相同，仅将普通药斗橱及夹斗橱按药品分区管理情况分别集中排列，以方便操作。

（二）调剂台

多系木制，供调配及包装使用。台面下可设抽屉及药斗橱若干。

（三）戥秤

戥秤是中药调剂的称量工具。秤杆可用木、骨或金属等材料制作，秤盘和秤砣多用金属制成。戥秤的称量范围根据需要而定，常用的有 $1\sim125g$、$1\sim250g$、$1\sim500g$ 及 $100mg\sim50g$ 等数种规格。后一种用于贵重药及毒剧药的称量，其他几种均用于一般中药饮片的称量。

使用戥秤时，秤杆平放在左手中指端和虎口上，砣绳挂小指端。以右手前三指抓药，置药于秤盘中心后。提起秤系（秤杆不过鼻尖），利用左手食指和中指的伸屈活动来带动砣绳的进退移动。称取毒剧药物时秤盘应衬纸，以免污染其他药。

（四）捣筒

又称铜冲钵、冲筒。适用于处方中少量药物的临时捣碎，有铜制及铁制两种。

（五）铁研船

又称药碾子、铁推槽等。用生铁铸造而成，专供粉碎少量药料之用，有大小不同规格。

（六）拌缸

由缸身、缸盖、小筛三部分组成，用以临时拌制少量药品，如朱砂拌远志、青黛拌灯心草等。操作时，先将药品置于缸内，再取拌料适量置小筛上，缸筛套合后盖严，摇动拌缸至药物与拌料拌匀即可。

（七）药筛

供调配时筛取药物细粉或混合之用。过去多用绢罗或铜丝罗，现以标准筛取代。可按需要选用不同目数，筛取不同细度的药粉。

（八）笺方

亦名压方板，用硬木制成，压处方笺用。

此外，尚有药匙、散剂及丸剂分量器、球磨机、研钵、酒精灯、夹剪、钢锉、镊子、戥秤架、盘秤、装药盘等。

三、中药斗谱的编排

中药饮片在药斗橱内的分布排列称为"斗谱"。斗谱的合理编排不仅便于调剂人员记忆、缩短调配时间、减少调配差错、提高调剂质量，而且可以减轻调剂人员劳动强度、提高配方效率。在具体编排时，可根据以下原则，互相兼顾，权衡利弊，合理设计，统筹安排。

（一）斗谱排列的原则

1. 按中药使用频率编排 编排斗谱前必须摸清当地中药的用药规律，常用药应集中安排在斗橱中部，使随手可取；较常用药物宜排列在常用药物四周；不常用的药物则安排在药斗橱的最外围。

2. 按中药性味功能编排 临床最常用的理血、理气、健胃和脾、补肝益肾等药物应排列于药斗橱的中部；解表、清热、解毒、祛风除湿、止咳平喘、化痰、利尿、消导及补益药等常用之品宜置于药斗橱的中上、中下或左右两侧；较少使用的驱虫、固涩、收敛、攻下等药则排列于斗橱的外周。

3. 按中药性状质地编排 一般将质地轻松的花、茎、叶、皮及全草类药物排列于斗橱的中上部；将根及根茎类、果实种子类排列于斗橱中部；将金石、动物、贝壳类等质重的药物置于斗橱下部；对于质地松泡、用量较大的药物，如淡竹叶、灯心草、金银花、夏枯草、竹茹、茵陈、金钱草等，可置于较大的专用橱斗或箱内，以方便取用，防止频繁装斗。

4. 按入药部位排列 如按根、茎、叶、花、果实、种子、动物药、矿物药等分类装入药斗内。

5. 按需特殊保管的药物特殊排列 用特殊容器贮存，一般不装入药斗。

排列时必须结合本地区用药习惯和本医院性质及用药特点，使斗谱合理化、科学化。

（二）格斗配伍

将性能、功效相近，经常在同一处方中配伍使用的"姐妹药"排在同一药斗橱的前后格内，这种编排方法称为格斗配伍或药斗配伍。如党参与黄芪、乳香与没药、天冬与麦冬、白术与苍术、元胡与郁金、桃仁与红花等。一般将最常用的置于前格，较少应用的置于后格。

适于格斗配伍的还有以下几种情况。

1. 常用方剂中的药物 如四君子汤中的党参、茯苓、白术、甘草。此外，尚有四物汤、麻黄汤、桂枝汤等方剂中的药物。

2. 同一种药物的不同入药部位 如全当归、当归身、当归尾；全瓜蒌、瓜蒌皮、瓜蒌仁等。

3. 名称相似的药物 如白豆蔻、红豆蔻与草豆蔻，南沙参与北沙参，柴胡与银柴胡，白蒺藜与潼蒺藜等。

4. 同一药物的不同炮制品 如生首乌与制首乌，生甘草与炙甘草等。

格斗配伍时，应特别注意功效相反、配伍禁忌的药物，不得上下、前后或相邻排列。

四、调剂工作制度

（1）调剂人员必须有高度的责任感和高尚的职业道德，态度和蔼，文明礼貌，服务主动热情。

（2）严格按照药事法规、处方调配操作规程进行操作。做到调配处方正确无误、药味齐全、炮制得法、计量准确。

（3）加强业务学习，能鉴别药材、饮片真伪优劣，掌握药品性能、处方应付、配伍禁忌、熟记斗谱和调剂操作规程。

（4）收方后应对处方内容详细审查，审查无误后方可调配。遇有药品用法用量不妥或有配伍禁忌、或超期处方或缺货等，须与医师联系更正或重新签字后方可调配。调剂人员不得擅自更改或者代用。

（5）一般处方按收方先后顺序调配，急诊处方必须随到随配。

（6）严格执行国家物价政策，及时掌握药品价格变更情况，准确计价。

（7）严格执行核对检查制度，装斗、调配及发药均须由复核人员检查核对，以杜绝差错事故。一旦发生差错事故，应立即报告并及时纠正。建立差错事故登记本，随时登记，定期讨论，及时总结经验，加以改进。

（8）药剂包装要结实、美观。发出的药剂，应将使用方法详细写在药袋或瓶签上，发药时应耐心向患者说明使用方法及注意事项。

（9）调剂室内药品应定位存放，所消耗的药品需及时补充。一律凭处方发药，药品发出应做到先进先出、接近效期者先用。药斗和药品应贴品名标签，药品更位时要及时更改标签。

（10）领进药品时要进行检查验收，禁止领发伪劣及过期失效药品。

（11）严格执行特殊药品管理制度。做到专柜、专锁、专账、专人、专用处方管理，日清日结，账物相符。

（12）调剂室须每日将处方整理装订并统计好金额，对不合格处方应进行登记。

（13）调剂室应保持良好的工作秩序，搞好清洁卫生，并做好安全保卫工作。

五、特殊药品管理制度

特殊药品是指麻醉药品、精神药品、毒性药品、放射性药品。其使用管理按《药品管理法》以及相关的管理办法严格执行，现将有关内容分述如下：

（1）麻醉药品只限用于医疗、教学和科研需要。设有病房、具备进行手术等条件的医疗单位经上一级卫生行政部门批准后，发给《麻醉药品购用印鉴卡》，凭卡按购用限量规定向指定麻醉药品经营单位购用。

（2）使用麻醉药品的医务人员必须有医师以上技术职务，并经考核能正确使用麻醉药品。

（3）麻醉药品的每张处方注射剂不得超过1次常用量，片剂、酊剂、糖浆剂等不得超过3日常用量，连续使用不得超过7日，麻醉处方应书写完整，字迹清晰，签写开方医生姓名，配方和核对人员严格核对后均应签名。并建立麻醉药品处方登记册。医务人员不得为自己开处方使用麻醉药品。

（4）经县以上单位诊断确需使用麻醉药品止痛的危重病人（如晚期癌症患者），可到指定医疗单位凭医疗诊断书和户籍簿核发《麻醉药品专用卡》，患者凭专用卡到指定的医疗单位开方配药。配方前要严格核对供应单位、供应期限、患者姓名等项目。并在卡上登记，针剂需收缴空瓶。每次发药不超过4日量（一般不超过2日极量）；专用卡有效期为一个月，如需继续使用应携带患者户籍簿和原卡到发卡单位换卡。

（5）医疗单位应加强对麻醉药品的管理。禁止非法使用、储存、转让或借用麻醉药品，要有专人负责、专柜加锁、专用账册、专用处方、专册登记。处方保存3年备查。对违反规定滥用麻醉药品者，药剂科有权拒绝发药，并及时向当地卫生行政部门报告。

（6）毒性药品、精神药品的管理必须做到专人负责、专柜加锁、专用账册、专用处方。医疗单位供应和调配毒性药品须凭医生签名的正式处方，国营药店供应和调配毒性药品须凭盖有医生所在医疗单位公章的正式处方。每次处方剂量不得超过2日极量。对处方中未注明"生用"的毒性中药，应付炮制品。如发现处方有疑问时，须经原处方医师重新审定后再行调配。处方一次有效，取药后处方留存2年备查。医师应当根据医疗需要合理使用精神药品，严禁滥用。除特殊需要外，第一类精神药品的处方每次不超过3日常用量，第二类精神药品的处方每次不超过7日常用量。处方应存留2年备查。

（7）使用放射性药品必须取得有关部门颁发的使用许可证，使用管理按《放射性药品管理办法》执行。

第三节　中药配方调剂的操作规程与基本知识

一、中药处方调剂的操作规程

（一）审查处方

审查处方是中药配方的第一步，是保证用药安全有效、防止差错事故的有效措施。审方时应当集中精力，从头到尾仔细阅读、认真审查，切忌高声朗读或惊讶失态，以免增加患者的精神负担。

1. 审查项目

（1）患者姓名、性别、年龄、单位或住址，处方日期、医师签名等是否填写清楚。

（2）药名书写是否清楚、正确，有无错误或笔误、重开或遗漏等，是否为"急诊"处方。

（3）药品剂量是否有误，毒性药品、麻醉药品、精神药品以及儿童用药的剂量尤需特别注意。

（4）有无配伍禁忌和不合理用药，如十八反、十九畏及妊娠禁忌等。

（5）有无需特殊处理的药品，有无缺药，脚注是否清楚，调配有无困难等。

（6）处方中"自费药"是否开自费处方。

2. 发现问题的处理　审方中一旦发现问题，应立即与医师联系，问明原因，商定解决办法，决不可随意处理。

（1）凡处方内容不全，字迹模糊，药名、剂量及脚注书写不清或使用不当，无医师签名者不能进行调配。俟与医师联系，更正并签字后再行调配。不可自作主张，猜测更改。

（2）有配伍禁忌或妊娠禁忌的处方，原则上禁止配方。毒性药品用法用量有误或有疑问者亦不可配方，上述处方应与医师联系处理。若确因治疗需要，有把握应用时，须经医师在该药项下重行签字，方可调配。

（3）处方中有重味药可划去，而对缺味或药材规格、炮制等不能满足要求者，应请医师更改或另写处方，由病家自备，不可妄作更代。

（二）计价收费

处方经审查无误后应进行药剂价格计算，并填写在处方的药价栏内。

计价的处方经收费或记账并盖以收费或记账专用章后，即送交调配，同时发给病人收据及取药证或号牌，以作为取药凭证。

计价收费是一项具有经济意义的较复杂的工作。中药品名、规格繁多，又有等级、产地之别，炮制加工各异，给计价工作带来一定困难。计价人员要熟记中药名称、规格、等级及各种炮制加工品的单价，及时掌握药品销存情况、调价情况，熟练计算，以提高工作效率、减少病人等候取药时间。计价收费工作应注意以下问题：

（1）严格执行国家的物价政策，按照国家规定的药物零售价格计价收款。

（2）计价工作要求迅速准确，按药划价。贵重及分等级的药物应注明等级单价，并注意剂数、自费药品及调价波动等，避免补费、退费现象发生。

（3）药价一律用黑色或蓝色笔缮写在处方上，以便病人付款或单位记账、统计、核对。

（4）计价的同时也是对处方的审查，往往可从中发现漏审的错误，并应及时给以纠正。

（三）调配

调配是中药配方操作的重要环节，必须对照处方，集中精力、严肃认真地进行，不要凭记忆操作，以防差错事故发生。

（1）对戥　调配前必须对戥，即检查戥秤是否灵敏准确。称量药物时，须以试戥时的平衡度为准。

（2）调配操作按处方剂数多少及药物剂量大小选择适宜的包药纸或盛药胶片等，整齐平铺于调剂台上，然后从处方首味开始，依次逐味准确称取，按剂分量，至全部药物配齐。要求称得准、分得匀、不漏配、无错味。配剂处方时须注意以下事项：

①配方取药时应执行"三三制"，即药名、标签与实物三次核对，用量、戥秤刻度与砝码三次核对，以防差错。

②为了使一方多剂分量均匀，配药时须采用等量递减，逐剂复戥的原则。即一次称取药物的总量，而后逐次分剂量倒药。配方称量应力求准确，一般要求实际称量总和与处方总量的误差不得超过5%，毒性药及贵重药品称量误差不得超过1%。

③药物称量多按处方上的药名排列顺序进行，倒药时应从包药纸一角依次排列逐味间隔将药分放，不可乱掺一堆，以便于核对检查。对于易抛散滚动的颗粒性药物，应最后称量，倒在其他药物的中间，以免抛散损耗。对于体积大的药物，可先称取倒在包药纸中心，然后称取其他药物，按一定顺序围绕上药倒在四周；也可先称取其他药物，核对无误后，再称取体积大的药物，将其放于其他药物的上面。

④配方时应看懂脚注。凡处方中注明"先煎"、"后下"、"另煎"、"冲服"等特殊煎服法的药物，必须单药另包、注明用法。如注明"冲服"，但无制备的细粉者，应将药物捣（或碾）成细粉，过筛后单包；注明"烊化"者，亦应先将药物捣碎单包，并注明用法。其余如"去心"、"去毛"、"去芦"等，多在药物炮制时处理，特殊情况须照注执行。

⑤配方时须区分并开药物的品种、规格和剂量，如在并开药名后注有"各"字，即表示每味药各按处方量称取；若并开药名后无注或注有"合"字，则表示每味药按处方量的半量称取。

⑥处方中指定的炮制药味没有制备品及需处理的"药拌"，如"朱砂拌"、"青黛拌"等，应临时炮制，不得随意替代或马虎从事。

⑦凡处方中注明"捣碎"者如矿石、贝壳、种仁和未经切片的根及根茎类药物，都应用铜冲捣碎后入煎。

⑧药房未备之"药引"如酒、甘蔗汁、葱白、鲜芦根等，应嘱病家自备，并在处方上标明。

⑨处方中附有入煎剂的丸、散等，应另包注明用法用量。

⑩药物称量后应立即将药斗关好，以免其他药物撒落；瓶装药应立即将瓶塞盖好，以免"张冠李戴"。

⑪一张处方未调配完时决不能调配第二张处方，以免混淆。

⑫急诊处方应优先调配。

⑬保持调剂室的工作台、容器、用具等的整齐清洁。

（四）核对发药

核对发药是中药配方操作的最后一道程序，是减少差错、防止事故的重要环节，须严格执行处方核对制度。每张处方调配完毕，必须经全面核对无误并由核对人员签字后方可发药。

1. 核对　核对工作应由专职或兼职人员进行。核对方法有自行核对和相互核对两种，可按顺序以药名对实物或以实物对药名交替进行。核对内容包括药物品种、规格、质量，药物剂量，脚注和特殊处理，配伍禁忌，妊娠禁忌，毒性药品、麻醉药品的使用是否得当等，剂量是否准确。经核对无误后，即可将药物包装发出。有差错者经更正后，仍需重新复核。

2. 包装　中药包装多采用药袋，包装前须将病人姓名、处方号、发药号等填写清楚，药袋常印有中药煎服法及有关事宜，病人依法煎服较为妥当。

以纸包药者，要求药包平整美观、规格一致、不散不漏、捆扎牢固。单包药应放于各剂药包的上面，以提醒患者注意按规定煎服。

3. 发药　系将调配好的药剂发到病人手中的操作。发药绝非简单地交出药剂，发药交代必须简明正确，具体要求如下：

（1）发药时严肃认真，传呼病人后，应核查其姓名、处方号及取药牌号，相符无误方可发出药剂。必要时剂数、药费金额也可参证。绝不可让患者自己取药，坚决杜绝错发及掉包现象。

（2）应将煎煮方法、服药注意事项、特殊药物的处理、自备药的添加、食忌（忌口）等交代清楚。外用药应有特殊标记并加以说明。耐心解答患者的询问，切忌敷衍了事。

（3）药剂发出后，发药人应签字负责，并登记存查。

二、中药处方调剂的基本知识

（一）毒性药品

毒性药品是指毒性剧烈或药性猛烈，治疗剂量与中毒剂量相近，使用不当可致人中毒或死亡的药品。为了用药安全，防止滥用，在调配毒性药品时，要慎之又慎，其剂量要严格遵循《中国药典》及有关法规的规定。毒性药品的名称、用量及用法见表2－2。

表2-2 中药有毒药物名称、用量与用法

药物名称	剂量（g）	用 法
川 乌	制1.5~3.0	炮制后用，宜先煎久煎
千金子	1~2	去壳去油用，多入丸散
千金子霜	0.5~1	多入丸散
小叶莲	3~9	多入丸散
马钱子	0.3~0.6	炮制后入丸散用
天仙子（莨菪子）	0.06~0.6	多入片，散用
天南星		炮制后用，外用生品适量
天然冰片	0.3~0.9	多入丸散
水 蛭	1~3.0	炮制后用
水 银	适量	外用
巴 豆	适量	外用
巴豆霜	0.1~0.3	多入丸散
木鳖子	0.9~1.2	外用适量研末，米醋调敷患处
甘 遂	0.5~1.5	炮制后多入丸散
生狼毒	制0.9~2.4	炮制后用，生品适量外用
生藤黄	制0.03~0.06	炮制品入丸散
白附子	制3.0~6.0	炮制后用或外用
白降丹	适量	只能外用
半 夏	3.0~9.0	炮制后用，生品适量外用
朱 砂	0.1~0.5	多入丸散，不宜入煎剂
华山参	0.1~0.2	可制成气雾剂、片剂应用
全 蝎	2.5~4.5	多入丸散用
红大戟	1.5~3.0	多入丸散用
红 粉	适量	只能外用，不宜直接使用，不宜久用
红娘子	0.15~0.30	炮制后煎服或入丸散
芫 花	1.5~3.0	醋芫花研末吞服活入丸散
青娘子	0.05~0.30	炮制后煎服或入丸散
草 乌	制1.5~3.0	一般不内服，炮制后用
草乌叶	1.0~1.2	多入丸散用
两头尖	1.5~3.0	外用适量
附 子	3.0~15.0	宜用炮制品
京大戟	1.5~3.0	多入丸散
闹羊花	0.6~1.5	浸酒或入丸散，外用
牵牛子	3~6	多入丸散
香加皮	3~6	不宜过量服用
轻粉（甘汞）	内服0.1~0.2	多入丸散或胶囊，外用
		适量敷患处，一般外用

（续表）

药物名称	剂量（g）	用　　法
洋金花	0.3～0.6	宜入丸散，亦可卷烟吸入用，一日量不超过 1.5g
砒石（红砒、白砒）	0.003～0.009	内服多入丸散，外用，研末撒、调敷或入膏药中贴之
砒霜	0.001～0.002	内服多入丸散，外用适量
商陆	3.0～9.0	外用适量，煎汤熏洗
狼毒		熬膏外敷
斑蝥	0.03～0.06	炮制后煎服或入丸散
雪上一枝花	制 0.025～0.050	生品外用
硫黄	1.5～3.0	炮制后入丸散，一般外用
雄黄	0.05～0.1	多入丸散或外用
蓖麻子	2～5	外用适量
蜈蚣	3～5	
蟾酥	0.015～0.03	多入丸散，外用适量

（二）配伍禁忌

通过长期的医疗实践，古人总结出药物配伍后的"七情"变化，即药物配伍后产生协同、抑制及拮抗作用。"相须"、"相使"是指药物配伍后的协同作用，"相畏"、"相杀"系指药物配伍后能减轻或消除原有的毒性或副作用，"相恶"、"相反"系指药物配伍后的拮抗作用。其中"相反"与"相畏"一般视为配伍禁忌。

古代医药文献中关于配伍禁忌的论述不尽一致，但金元时期所概括的"十八反"、"十九畏"及"妊娠禁忌"药品对后世影响较大，并编成歌诀，便于习诵，现分述如下。

1. 十八反　本草明言十八反，半蒌贝蔹及攻乌，藻戟遂芫俱战草，诸参辛芍叛藜芦。

其含意为乌头反半夏、瓜蒌、贝母、白蔹、白及；甘草反海藻、大戟、甘遂、芫花；藜芦反人参、党参、沙参、玄参、丹参、苦参、细辛、芍药。

2. 十九畏　硫黄原是火中精，朴硝一见便相争，水银莫与砒霜见，狼毒最怕密陀僧，巴豆性烈最为上，偏与牵牛不顺情，丁香莫与郁金见，牙硝难合京三棱，川乌草乌不顺犀，人参最怕五灵脂，官桂善能调冷气，若逢石脂便相欺，大凡修合看顺逆，炮熘炙博莫相依。

其含意为硫黄畏朴硝，水银畏砒霜；狼毒畏密陀僧；巴豆畏牵牛；丁香畏郁金；牙硝畏三棱；川乌、草乌畏犀角；人参畏五味子；官桂畏石脂。

十八反和十九畏中的反、畏诸药，相沿皆为配伍禁忌，但历代医学家亦有配伍应用。如甘遂半夏汤中甘草与甘遂合用，感应丸中巴豆同牵牛相配等。尽管如此，药剂人员仍须熟记歌诀，严守尽职，若发现有配伍禁忌的处方，应及时与医师联系，重新签字后再行调配。

（三）妊娠禁忌

能引起胎儿损害，造成堕胎、致畸等不良后果的药物，称为妊娠禁忌药物。通常又根据药力峻缓分为禁用、忌用和慎用，原则上孕妇应避免使用，以防意外。必须应用时，须请医师在处方药物上另加签字，以示负责。

《中国药典》从 2000 年版起将妊娠禁忌用药分为：妊娠禁用药、妊娠忌用药和妊娠慎用药 3 类。

1. 妊娠禁用药　为毒性中药及中成药，孕妇绝对不能使用。《中国药典》2010 年版一部属妊娠禁用药的有三棱、干漆、土鳖虫、甘遂、芫花、阿魏、附子、京大戟、闹羊花、牵牛子、轻粉、莪术、猪牙皂、商陆、斑蝥、雄黄、蜈蚣、麝香等 36 种中药饮片及九气拈痛丸、大黄䗪虫丸、小金丸、痔康片、紫雪、跌打丸、跌打活血散、痛经丸、暖脐膏、麝香保心丸等 115 种中成药。

2. 妊娠忌用药　大多为毒性较强或药性猛烈的中药及中成药，应避免使用。《中国药典》2010 年版一部属妊娠忌用药的有大皂角、天山雪莲等 2 种中药饮片及十一味能消丸、十二味翼首散、十香返生丸、十滴水、十滴水软胶囊、人参再造丸、三七片、三七伤药片、三两半药酒、大黄清胃丸、槟榔四消丸（大蜜丸、水丸）、礞石滚痰丸等 67 种中成药。

3. 慎用药　大多是性烈或有小毒的药物，一般包括通经祛瘀、行气破滞及药性辛热的中药，可根据孕妇病情，酌情使用。《中国药典》2010 年版一部属妊娠慎用药的有三七、大黄、制川乌、天南星、王漏芦、赭石、瞿麦、蟾酥等 50 多种中药饮片及十香止痛丸、三妙丸、三黄片、少林风湿跌打膏、牛黄上清丸、牛黄上清胶囊、牛黄清心丸、气滞胃痛颗粒、龙胆泻肝丸（蜜丸、水丸）、复方丹参滴丸、复方鸡血藤膏、独一味胶囊、舒心口服液、舒肝丸、舒胸片、舒筋活络酒、麝香祛痛气雾剂、麝香祛痛搽剂、麝香痔疮栓等 140 多种中成药。

（四）中药配方付药常规

（1）处方单写药名（或注明炒）即付清炒的品种，有谷芽、麦芽、稻芽、苏子、莱菔子、苍耳子、牛蒡子、白芥子、决明子、黑丑、白丑、王不留行、酸枣仁、草果、槐花、山楂。

（2）处方单写药名（或注明炒、麸炒）即付麸炒的品种，有枳壳、白术、僵蚕、薏苡仁、芡实、冬瓜子、椿根皮、半夏曲、六神曲、三棱。

（3）处方单写药名（或注明炒、烫）即付烫制的品种，有狗脊、骨碎补、穿山甲、刺猬皮、象皮、龟板、鳖甲、鱼鳔胶。

（4）处方单写药名（或注明炙、炒）即付蜜炙的品种，有紫菀、款冬花、枇杷叶、马兜铃、桑白皮、槐角。

（5）处方单写药名（或注明炙）即付酒炙的品种，有何首乌、女贞子、肉苁蓉、山茱萸、熟军、黄精、乌梢蛇、蕲蛇。

（6）处方单写药名（或注明炒、炙）即付醋炙的品种，有乳香、没药、五灵脂、延胡索、香附、莪术、大戟、青皮、甘遂、芫花、五味子、商陆。

（7）处方单写药名（或注明炒、炙）即付盐水炒的品种，有小茴香、蒺藜、车前子、橘核、胡芦巴、益智仁、补骨脂。

（8）处方单写药名即付炙的品种，有吴茱萸、川乌、草乌、天南星、白附子、远志、淫羊藿、厚朴、半夏、巴戟天、巴豆、马钱子、藤黄。

（9）处方单写药名即付煅制的品种，有龙骨、瓦楞子、礞石、自然铜、钟乳石、花蕊石、龙齿、牡蛎、磁石、赭石、蛤壳、寒水石、白石英、紫石英、禹粮石、海浮石。

（10）处方单写药名（或注明炒、煅）即付炭的品种，有杜仲、艾叶、地榆、陈棕、侧柏叶、血余、干漆。

其余一律按处方要求付。各地区的习惯和经验还可形成一套本地区通用的配方付药规律，调剂人员应熟悉掌握本地区的处方应付常规。

（五）别名及并开

1. 别名　中药除正名外，往往还有一些别名。为了防止同名异物、同物异名现象，中医处方应按《中国药典》和各级药品标准所载的中药名称书写。但是，有些药物别名已经历代相继沿用成习，至今仍有医师喜用，为了保证用药安全有效，调剂人员须熟记药物的别名，以保证调剂工作的顺利进行，如金银花即有忍冬花、二宝花、双花、二花诸称，牛蒡子又名鼠粘子、大力子、牛子等。

2. 并开　医师为使处方简略或使其配伍产生协同作用，常将一些疗效相近或有协同作用的两味以上药物合并在一起书写，称为"并开"。疗效相近的如二冬即天冬和麦冬；二丑即黑丑和白丑；焦三仙即焦山楂、焦神曲、焦麦芽；配伍时有协同作用的如知柏即知母和黄柏。处方中常见并开药处方应付见表2-3。

表2-3　常见并开药物处方应付

品名	处方应付	品名	处方应付
二冬	天冬　麦冬	谷麦芽	谷芽　麦芽
二术	苍术　白术	生熟谷麦芽	生炒谷芽　生炒麦芽
二门冬	天门冬　麦门冬	生熟谷稻芽	生炒谷芽　生炒稻芽
苍白术	苍术　白术	全藿香	藿香　藿香叶　藿香梗
二母	知母　浙贝母	炒稻麦	炒稻芽　炒麦芽
二蒺藜	白蒺藜　沙苑子	炒曲麦	炒神曲　炒麦芽
知贝母	知母　浙贝母	焦曲麦	焦神曲　焦麦芽
潼白蒺藜	白蒺藜　沙苑子	生炒蒲黄	生蒲黄　炒蒲黄
知柏	知母　黄柏	焦楂麦	焦山楂　焦麦芽
炒知柏	盐炒知母　盐炒黄柏	干良姜	干姜　高良姜
盐知柏	盐知母　盐黄柏	生熟枣仁	生枣仁　熟枣仁
酒知柏	酒知母　酒黄柏	腹皮子	大腹皮　生槟榔
砂蔻仁	砂仁　蔻仁	桃杏仁	桃仁　杏仁
砂蔻皮	砂仁壳　紫蔻壳	川草乌	川乌　草乌
二地	生地　熟地	全荆芥	荆芥　芥穗
生熟地	生地　熟地	桑枝叶	桑枝　桑叶

（续表）

品名	处方应付	品名	处方应付
二活	羌活　独活	冬瓜皮子	冬瓜皮　冬瓜子
羌独活	羌活　独活	生熟苡米	生苡米　炒苡米
二风藤	青风藤　海风藤	生熟大黄	生大黄　熟大黄
青海风藤	青风藤　海风藤	生龙牡	生龙骨　生牡蛎
杭赤芍	赤芍　白芍	二甲	龟板　鳖甲
二丑	黑丑　白丑	龙牡	煅龙骨　煅牡蛎
二公丁	蒲公英　紫花地丁	忍冬花藤	金银花　金银藤
二决明	石决明　草决明	二花藤	金银花　金银藤
龙齿骨	龙齿　龙骨	青陈皮	青皮　陈皮
苏子叶	苏子　苏叶	南北沙参	南沙参　北沙参
红白豆蔻	红豆蔻　白豆蔻	猪茯苓	猪苓　茯苓
荆防	荆芥　防风	赤猪苓	赤苓　猪苓
全紫苏	苏叶　苏梗　苏子	棱术	三棱　莪术
苏子梗	苏子　苏梗	乳没	炙乳香　炙没药

（六）脚注

中医师在开处方时，常在处方药品的右上角或下角加以简明的注解，对调剂人员配方提出要求，习称"脚注"。其目的在于充分保证用药质量，增强疗效。所以调剂人员应按照脚注的要求认真调配。脚注内容很多，一般包括以下几点：

1. 对煎服法的要求　凡注明"先煎"、"后下"、"另煎"、"烊化"、"包煎"、"生汁兑入"、"另炖"、"泡兑"等脚注的药物，调配时不要与群药混装，应单药另包，并在发药时向患者说明单包药物的煎煮服用方法，以免影响药物疗效。调剂中需另包的药物有人参、西洋参、三七、鹿茸、羚羊角、牛黄、麝香、豹骨、珍珠、猴枣、熊胆、蟾酥、燕窝、蛤蚧、海龙、海马、玳瑁、马宝、白花蛇、藏红花、川贝母、马钱子、血竭、冰片、朱砂、琥珀、沉香、广木香、旋覆花、钩藤、大黄、番泻叶、薄荷、砂仁、细辛、青黛、蒲黄、伏龙肝、芒硝、玄明粉、马勃、车前子、葶苈子、松花粉、蚕沙、夜明砂、白及、阿胶、龟板胶、鳖甲胶、鹿角胶、龟鹿二仙胶、雷丸、益元散、六一散、黛蛤散等，以及某些需单独处理的毒性中药，如巴豆、乌头、附子、南星、半夏、商陆、斑蝥等。

2. 对药物加工、炮制的要求

（1）捣碎　为节约时间、方便调剂、使药物有效成分易于煎出，通常将一些果实种子类、动物骨甲贝壳类、矿石类及某些根及根茎类药材预先串碎或捣碎，然后装入药斗备用。

但下列药物不宜过早打碎，只宜临时捣碎：①易于走油变质的果实种子，如桃仁、杏仁、牛蒡子、莱菔子、草决明等。②富含芳香挥发性成分的药材，如砂仁、白蔻仁、沉香等。③某些贵重药材，如川贝母、牛黄、三七、黄连等。

（2）除去非药用部分　如去毛（枇杷叶、石韦等）；去心（远志、莲子、巴戟天等）；去刺（苍耳子、金樱子、刺蒺藜等）；去核（大枣、山茱萸、乌梅、诃子等）。

（3）临时炮制　通常一些用量小又需特殊炮制的药物可临时加工，如白糖炒石膏、朱砂拌茯苓等。

（七）药引

中医处方时常根据药剂的性质和治疗需要，加用一些日常辅料、食物或药物，如生姜、葱白、大枣、荷叶、藕节、芦根、桑枝、竹叶、食盐、黄酒、红糖、冰糖、甘蔗汁等。加用的这些物质称"药引"，通常有引经、增强方药疗效、解除方剂中某些药物的毒副作用以及矫味等作用。

第四节　调剂用药的供应

中医处方的调配以饮片为主，而饮片按斗谱排列盛装于药斗橱中，一般常用药在药斗中的装量仅约一日消耗。由于受药斗橱容量限制，所以调剂室应有专人负责每日检查药斗内品种及数量，对短缺品种要及时登记，随时整理、补充，保证调剂用药的供应。

中药饮片需要量大的单位，可在调剂室邻近设调剂用药储运室，该室一般分中药饮片和中成药两部分，定期从药库领进一定量的饮片和中成药，以随时补充调剂用药的消耗。

一、饮片的供应

（一）查斗

系指检查药斗内药物的消耗情况。通常由专人在每天下班前完成，边查边登记，以便及时装斗，保证配方正常进行。查斗时应注意记录以下情况：

（1）逐斗检查每种饮片的消耗情况与短缺品种，及时记录应补充饮片的名称、规格和数量。

（2）注意检查药品的清洁度，有无生虫、霉变等情况，特别是一些不常用的品种和富含糖、淀粉、油的饮片，夏秋季节和湿热天气等尤应注意。

（二）装斗

装斗是以查斗记录为依据，及时将需要补充的药品装入药斗内。装斗时应注意以下问题：

（1）品种要鉴别准确、核对名签，并分清规格、等级及炮制等，不可粗心大意，否则不仅造成经济损失，甚至会发生医疗事故。

（2）装斗饮片必须经过拣选、整理、清洁，炮制品应符合规范要求，以保证用药质量。

（3）药斗内药物不可填装过满，以免调剂过程中抽拉药斗时药物窜斗而相互混杂。一般以装入药斗容积的 4/5 为宜，一些粒圆而细小的种子类药更易窜出，通常装入药斗容积的 3/5 即可。饮片装入斗中不要按压，以免饮片破碎。

（4）细粉状药物如青黛、滑石、蒲黄等，及细小种子类药物如车前子、葶苈子等，应衬纸盛装于药斗内。

（5）新添装的饮片应放在原有饮片的下层，以保证先入者先出、后入者后出，避免斗底药物积压过久而变质。

（6）每次装斗完毕应及时将药斗推上，以保证药橱整齐，防止药物漏串。

（三）饮片的领进与保管

根据查斗所知的日消耗量及短缺品种，由专职或兼职调剂人员负责饮片的领进与保管。药品的领用量以能满足补充装斗的需要又能合理周转不使积压为度，领进的新品种应及时通知调剂人员。饮片规格等级如有变动，应及时通知计价人员，以便调整价格。领进药品时应严格检查饮片质量，对应该炮制而未炮制或不合格者、虫蛀变质者、伪劣品应杜绝领进。

二、中成药的供应

（一）中成药的种类

中成药的品种繁多，仅二级药品标准收载的就有几千种。为便于记忆与应用，常按以下方法分类。

1. 按临床科别分类　分为内科类、外科类、妇科类、儿科类、五官科类，每类下分门，门下分种。这种分类方法与临床结合紧密，分类清晰，便于查找与供应保管。

2. 按中医病门分类　分为风痰门、伤寒门、暑湿门、燥火门、脾胃门、泻痢门、气滞门、妇科门、儿科门、外科门、咽喉齿门、痰饮门、眼目门、瘟疫门等十四门类。这种分类方法与中医临床结合紧密。

3. 按剂型分类　分为丸剂（包括水丸、蜜丸、水蜜丸、浓缩丸、糊丸、蜡丸及滴丸等）、散剂、膏剂（含内服膏滋、外用软膏及硬膏）、丹剂、针剂、栓剂、颗粒剂、气雾剂、片剂、胶囊剂、液体药剂、海绵剂和膜剂等四十多种。这种分类方法与制剂生产紧密结合，但与临床应用结合不太紧密。

各中成药调剂室可结合自身特点选择分类方法，做到既便于临床应用，又便于科学管理。

（二）中成药的供应

中成药的供应分为两种情况，大型的药房单独设中成药调剂室，中小型药房常与饮片合在一起。中成药多储放于药橱内，药橱的构造、大小可因地而异，可单独存放中成药，也可设计成梯形或混合式，下方专设药斗，上方储备成药。

中成药的检查、补充与供应与饮片相似，尤须注意名称、规格、剂量、剂型、包装量、批号、生产日期、有效期等，避免差错。

目标检测

一、名词解释

中药调剂　处方　法定处方　脚注　药引

二、选择题

（一）单项选择题

1. 调配处方时应先
   A. 审查处方　　　　　　B. 校对计量器具　　　　C. 核对药价
   D. 调配贵细药物　　　　E. 调配毒性药物
2. 药典所收载的处方属于
   A. 生产处方　　　　　　B. 法定处方　　　　　　C. 协定处方
   D. 医师处方　　　　　　E. 时方
3. 下列药物中不属于十九畏的是
   A. 水银与砒霜　　　　　B. 硫磺与朴硝　　　　　C. 狼毒与密陀僧
   D. 巴豆与牵牛子　　　　E. 丁香与郁金
4. 马钱子的成人一日常用量是
   A. 0.1~0.3g　　　　　　B. 0.6~0.6g　　　　　　C. 0.01~0.03g
   D. 0.03~0.06g　　　　　E. 0.06~0.09g
5. 药品剂量应用
   A. 市制单位　　　　　　B. 英制单位　　　　　　C. 公制单位
   D. 国际单位　　　　　　E. 以上均可

（二）多项选择题

1. 中医处方正文包括
   A. 饮片名称　　　　　　B. 剂量　　　　　　　　C. 剂数
   D. 脚注　　　　　　　　E. 一般用法用量
2. 常见的脚注术语有
   A. 先煎　　　　　　　　B. 后下　　　　　　　　C. 包煎
   D. 烊化　　　　　　　　E. 另煎
3. 下列属于十八反的是
   A. 半夏与白及　　　　　B. 大戟与甘草　　　　　C. 丹参与藜芦
   D. 乌头与瓜蒌　　　　　E. 人参与五味子
4. 广义的处方包括
   A. 协定处方　　　　　　B. 生产处方　　　　　　C. 法定处方
   D. 秘方　　　　　　　　E. 医师处方

三、简答题

1. 中药斗谱编排的原则。

2. 简述中药调剂的操作规程。

实训 一　参观中医院药剂科

【实训目的】

1. 了解中药房的工作任务和内容，调剂室、制剂室、炮制室、药库及煎药室等的设置、

工作内容及主要任务。

2. 了解中药饮片"斗谱"的编排原则，中成药分类存放的原则。

【实训内容】

1. 听取药房负责人介绍药房的基本概况。

2. 分组参观学习医院药房的组织管理、药学信息网络管理、工作制度、药品供应、保管贮藏等情况。

3. 了解制剂室、炮制室、煎药室等的主要工作内容以及操作规程及设备器材等情况。

4. 重点学习中药饮片"斗谱"的编排和中成药分类存放原则，处方调配程序、饮片领进、查斗、处方保管方法等内容。

【思考题】

1. 医院处方制度的主要内容有哪些？

2. 参观学习返校后写一份参观学习体会。

实训 二　参观药店（大药房）

【实训目的】

1. 了解药店的概况

2. 了解药店的经营管理方法、调配和销售程序。

3. 了解特殊药品管理、处方与非处方药的销售管理方法。

【实训内容】

1. 听取药店负责人介绍药店的基本概况。

2. 参观学习药店药品的陈列、储存与保养方法。

3. 熟悉药品销售方法，特殊药品的管理，处方药与非处方药的销售方法。

【思考题】

参观学习后请写出一份参观调查报告，其内容包括：

1. 处方药与非处方药销售情况是否按照国家食品药品监督管理局有关规定进行销售。

2. 国家对零售药店销售处方有何规定。

3. 零售药店药品分类陈列有哪些规定？

实训 三　处方调配

【实训目的】

1. 正确审查处方，明确处方应付、脚注处理等内容

2. 掌握处方调配的工作程序及操作注意事项

3. 熟悉戥称的使用方法和进行配方的操作。

4. 了解特殊药品处方调配、使用和保管制度。

【实训设备】

器皿、药品与材料包括：戥称、盛药胶片、包药纸或纸袋、中药饮片数种等。

【实训内容】

1. 审查处方　由任课老师自拟处方，有意拟定错误，让学生练习审查。审查内容包括特殊处理的药物、十八反、十九畏、毒性药品用量、处方应付、脚注、并开、别名等。

2. 调配处方　教师根据中药饮片准备情况自拟处方，一般4~10味药即可，

【思考题】

1. 简述处方调配操作的程序及操作注意事项。

2. 审查处方出现问题应如何处理？

（沈　伟）

第三章 | 制药卫生

第一节 概 述

一、制药卫生的含义

制药卫生主要论述药剂微生物学方面的要求及达到要求所采取的措施与方法。

制药卫生是药品生产管理的一项重要内容，涉及到药品生产的全过程，在药品生产的各个环节中，强化制药卫生管理，落实各项制药卫生措施，是确保药品质量的重要手段，也是实施 GMP 制度的要求。

药品是直接用于预防、诊断、治疗疾病，恢复、调整机体功能的特殊制品，其质量的优劣直接关系到人体的健康和生命的安危。因此，药品不仅要有确切的疗效，而且还必须安全可靠、质量稳定。药品一旦受到微生物的污染，在一定适宜的条件下微生物就会大量生长繁殖，从而导致药品变质、腐败、疗效降低或失效，甚至可能产生对人体有害的物质。因此，药品卫生标准是判断药品质量优劣的重要依据，而采取有效的制药卫生措施则是确保药品优质的重要手段。

社会的发展与进步，使得人们更加重视药品卫生标准，制药卫生的现代化也对制药卫生提出了更高的要求，强化制药卫生意识，使得在药品生产过程中的每一个环节都应十分注意制药卫生的问题。不同的药物，不同的剂型，不同的给药途径，其相应的卫生标准也有差别，如直接注入机体或用于烧伤或严重创伤、眼部或外科手术的制剂，如注射剂、植入剂、冲洗剂、眼用溶液剂、止血剂等药品，应该不含微生物，至少不得含有活的微生物；口服给药的制剂如合剂、糖浆剂、颗粒剂、丸剂、片剂和完整皮肤给药的软膏剂、擦剂、糊剂、洗剂等药品，虽然不一定要求达到完全没有微生物，但要求不得含有致病的微生物，对含微生物的数量也有一定的要求。因此，在药品生产过程中，必须根据药物和剂型的种类、卫生标准的具体要求，有针对性的采取制药卫生措施，以确保药品质量。

药品生产过程的复杂性，要求生产者面对药品生产的现状，通过研究药品的卫生标准和达到该标可采取的措施与方法，进一步明确如何结合实际，采取适当的技术与措施，并不断研究开发新技术和新手段，以达到防止生产过程中微生物的污染、抑制微生物在成品中的生长繁殖、杀灭或除去药品中微生物的目的，这对于提高药品质量，保证药品疗效和促进制药工业的发展非常重要。

二、中药制剂的卫生标准

制剂中的微生物包括活螨、细菌和霉菌、酵母菌、致病菌。控制菌又称致病菌，包括大肠埃希菌、大肠菌群、沙门菌、铜绿假单胞菌、金黄色葡萄球菌、梭菌、白色念珠菌。根据人体对微生物的耐受程度，《中国药典》2010 年版对不同给药途径的药物制剂大体分为：无菌制剂和非无菌制剂（限菌制剂）。限菌制剂是指允许一定限度的微生物存在，但不得有规定致病菌存在的药物制剂。限菌制剂的微生物限度标准是基于药品的给药途径和对患者健康潜在危害以及药物的特殊性而制订的。药品的生产、贮存、销售过程中的检验，药材提取物及辅料的检验，新药标准制订，进口药品标准复核，考察药品质量及仲裁等，除另有规定外，其微生物限度均以本标准为依据。

1. 无菌制剂 注射剂、手术、烧伤或严重创伤的局部给药制剂、眼用制剂应符合无菌要求。

2. 控制菌 口服制剂每 1ml 或 1g 不得检出大肠埃希菌，含动物脏器（包括提取物）及动物类原药材粉（蜂蜜、王浆、动物角、阿胶除外）的口服给药制剂同时不得检出沙门菌。局部给药制剂每 1g、1ml 或 10cm² 不得检出金黄色葡萄球菌、铜绿假单胞菌；耳、鼻及呼吸道吸入给药的制剂同时还不得大肠埃希菌；阴道、尿道给药制剂同时还不得大肠埃希菌、白色念珠菌、梭菌；

各类致病菌均按一次检出结果为准，不再另行抽样复检，该产品则以不合格处理。

3. 活螨 螨属于节肢动物，种类繁多，分布甚广。螨的存在不仅可蛀蚀药品，使其变质失效，也可直接危害人体健康或传播疾病。因此，用于口服、创伤、黏膜和腔道的药品不得检出活螨。

4. 细菌数、霉菌数与酵母菌数 不同剂型不同要求，《中国药典》2010 年版附录"微生物的限度标准"规定如表 3 - 1。

表 3 - 1 细菌数、霉菌数与酵母菌限定

制　剂		细菌数		霉菌数与酵母菌数 cfu/1g、1ml 或 10cm²
		cfu/g	cfu/ml	
口服制剂	不含药材原粉的制剂	<1000	<100	<100
	含药材原粉的制剂	<10000 丸剂<30000	<500	<100
	含豆豉、神曲等发酵原粉的制剂	<100000	<1000	<500cfu/g <100cfu/ml

（续表）

制　　剂		细菌数		霉菌数与酵母菌数
		cfu/g	cfu/ml	cfu/1g、1ml 或 10cm²
局部给药制剂	用于表皮或黏膜不完整的含药材原粉的制剂	<1000	<100	<100
	用于表皮或黏膜完整的含药材原粉的制剂	<10000	<100	<100
	直肠给药制剂	<1000	<100	<100
	耳、鼻及呼吸道吸入给药制剂	<100		<10
	阴道、尿道给药制剂	<100		<10
	其他局部给药制剂	<100		<100

5. 暂不进行微生物限度要求的制剂

（1）消毒水和防腐剂　如碘酊、紫药水、红汞水。

（2）不含生药原粉的膏剂　如狗皮膏、拔毒膏、阿魏化痞膏

备注（1）有兼用途径的制剂应符合各给药途径的标准。

（2）霉变、长螨者均以不合格论。

（3）细菌数、霉菌和酵母菌数其中任何一项不符合该品种项下的规定，应从同一批样品中随机抽样，独立复试两次，以三次检验结果的平均值报告菌数。细菌数、霉菌和酵母菌数、控制菌三项检验结果任一项不合格时，判供试品不符合规定。

（4）药材提取物及辅料参照相应制剂的微生物限度标准执行。

知识链接

cfu：colony-forming unit，菌落形成单位

　　细菌（可见）和真菌的测量单位。将稀释后的一定量的菌液通过浇注或涂布的方法，让其内的微生物单细胞——分散在琼脂平板上，待培养后，每一活细胞就形成一个菌落。与常规利用显微镜对微生物数量进行测量不同，主要是对可见（即多数情况下形成菌落）的细菌数量进行测量的单位。

三、微生物污染中药制剂的途径及预防措施

药品生产过程中被微生物污染的途径较多，为预防微生物的污染，确保制剂符合《药品卫生标准》的要求，必须针对微生物污染的途径，采取相应的、积极的防菌及灭菌措施。下面简要论述一下微生物污染药剂的途径及防治措施：

1. 药物原料　尤其是植物性药材和动物性药材，包括植物的根、根茎、叶、花、果实和动物及其脏器等，不仅本身带有大量的微生物、虫卵及杂质，而且在采集、贮藏、运输过程中还会受到各种污染，并且含有大量蛋白质、糖类、油脂及盐类等营养成分的药材在保存过程中，微生物还可能继续生长和繁殖。因此，药物原料本身带菌是使药剂被微生物污染的主要原因之一，在药剂生产过程中，首先应对药材原料作必

要的前期处理，尽量减少或杀灭微生物，以确保药剂的质量。

原药材的洁净处理，应根据药材不同的性质采取适当的方法。一般耐热而质地坚硬的药材，可采用水洗、流通蒸汽灭菌、干燥等综合处理方法；对含热敏性成分的药材，可采用酒精喷洒或熏蒸，也可采用环氧乙烷气体灭菌或 γ 射线辐射灭菌的方法处理，这些方法不影响药材的外观和有效成分含量，杀灭微生物的效果良好。当然，原药材在生长、采收、加工、炮制、运输和贮藏各个环节均应有适当的卫生措施，使其保持较好的洁净状态。

2. 辅料　制剂制备过程中常使用各种辅料。如用作洗涤或溶剂的水有饮用水、纯化水、注射用水都应有相应的质量标准。饮用水应符合卫生部生活饮用水标准，纯化水、注射用水应符合《中国药典》标准，其他来源的天然水因含有各种微生物或杂质，不经处理不能作为药剂用水使用。再如常用的赋形剂和附加剂，如淀粉、蔗糖等一般都带有微生物，配料使用前应严格选择和进行适当处理，以减少或防止将微生物带入药剂中。

3. 制药器械　制药设备与用具，如粉碎机、搅拌机、颗粒机、压片机、填装机以及盛装容器等，一般直接同药物接触，其表面带有的微生物，会直接污染药品。因此，制药设备和用具，必须采用适当的方法及时进行洁净与灭菌处理。制药设备和用具使用后也应尽快清洗干净，保持洁净和干燥状态。必要时，临用前还应消毒灭菌。

4. 环境条件　空气中的微生物来自土壤、人和动物的体表及排泄物，不洁的环境使空气中含有大量的微生物，从而污染药物原辅料、制药用具和设备，最终导致制剂被污染。因此，药品生产车间的环境卫生和空气净化必须引起重视，生产区周围应无露土地面等污染源，对不同制剂的生产厂房应根据《药品生产质量管理规范》所规定的要求，达到相应的洁净级别，尘埃粒数和菌落数应控制在限度范围内。

5. 操作人员　药品生产过程中，操作人员是最主要的微生物污染源。人体的外表皮肤、毛发、手及鞋、帽和衣物都带有一定量的微生物，给药品生产造成污染。因此，必须按各生产区域的要求对工作人员的个人卫生做出具体规定。操作人员应严格执行卫生管理制度，穿专用工作服和定期健康检查。

6. 包装材料　制剂的包装材料，种类众多，材料的性质各异，包括容器、盖子、塞子以及容器内的填充物，分别由金属、橡胶、塑料、玻璃、棉花及纸质材料构成，它们一般与药品直接接触，如果包装材料本身的质量不佳或者保管不当，均有污染微生物的可能，也会造成制剂的污染。故直接接触药品的内包装应根据其不同性质和要求，可采用清洗、洁净、灭菌等方法杜绝微生物的污染。

7. 贮藏条件　药品贮藏过程中，除了在搬运和贮藏时应注意防止由于包装材料的破损而引起二次污染外，主要是控制微生物在制剂中的生长繁殖。因为，除灭菌和无菌制剂外，各种口服制剂或外用制剂往往带有一定数量的微生物。外界的温度、湿度等条件适宜时，微生物就容易滋长和增殖。为保证制剂在贮藏过程中不变质，应重视各项防腐措施的落实，并注意将药品贮藏于阴凉、干燥处。

第二节 制药环境的卫生管理

一、中药制药环境的基本要求

《中华人民共和国药品管理法》、《中华人民共和国药品管理法实施办法》、新版《药品生产质量管理规范》（2010年修订）等文件对药品生产企业的环境、布局、厂房、设施、人员等方面提出了基本要求，它是制药环境卫生管理的基本准则，药品生产企业的新建、改建和扩建都必须按上述文件的有关要求执行。

中药制药环境的原则是：厂房的选址、设计、布局、建造、改造和维护必须符合药品生产要求，应能最大限度避免污染、交叉污染、混淆和差错，便于清洁、操作和维护。主要包括以下几个方面。

（一）厂区选择

厂址应设在自然环境好、水源充足、水质符合要求、空气污染小、动力供应保证、交通便利、适宜长期发展的地区。设置有洁净室（区）的厂房与交通主干道间距宜在50米以上。

（二）厂区总体规划

厂区、行政、生活和辅助区总体布局合理，不得相互妨碍。总的原则是：流程合理，卫生可控，运输方便，道路规整，厂容美观。

（三）生产厂房布局

为降低污染和交叉污染的风险，厂房、生产设施和设备应当根据所生产药品的特性、工艺流程及相应洁净度级别要求合理设计、布局和使用。生产厂房包括一般生产区和有空气洁净级别要求的洁净室（区），应符合 GMP 要求。洁净区与非洁净区之间、不同等级洁净区之间的压差应不低于 10 帕斯卡，相同洁净度等级不同功能的操作间之间应保持适当的压差梯度，以防止污染和交叉污染。

（四）厂房设施

（1）厂房应有人员和物流净化系统。

（2）洁净室内安装的水池、地漏不得对药物产生污染。

（3）洁净室（区）与非洁净室（区）之间应设置缓冲设施，人流、物流走向合理。

（4）厂方必须有防尘装置。

（5）厂房应有防止昆虫和其他动物进入的设施。

（五）制剂生产设备

药品生产质量的保证在很大程度上依赖设备系统的支持，故而设备的设计、选型、安装显得极其重要，应满足工艺流程，方便操作和维护，有利于清洁，具体要求有：

（1）设备的设计、选型、安装、改造和维护必须符合预定用途，应当尽可能降低产生污染、交叉污染、混淆和差错的风险，便于操作、清洁、维护，以及必要时进行的消毒或灭菌。

（2）生产设备不得对药品质量产生任何不利影响。与药品直接接触的生产设备表面应当平整、光滑，易于清洗、消毒和灭菌，消毒和灭菌后不变形、不变质，设备的传动部件要密封良好，防止润滑油、冷却剂等泄露时对原料、半成品、成品和包装材料造成的污染。

（3）生产中发尘量大的设备（如粉碎、过筛、混合、干燥、制粒、包衣等设备）应设计或选用自身除尘能力强、密封性能好的设备，必要时局部加设防尘、捕尘装置设施。

（4）与药物直接接触气体（干燥用空气、压缩空气、惰性气体）均应设置净化装置，净化后气体所含微粒和微生物应符合规定空气洁净度要求，排放气体必须滤过，出风口应有防止空气倒灌装置。

（5）对传动机械的安装应增设防震、消音装置，改善操作环境，一般做到动态测试时，洁净室内噪声不得超过70dB。

（6）主要固定管道应当标明内容物名称和流向。

（7）生产、加工、包装特殊的药品的设备必须专用：如高致敏性的青霉素、避孕药品、β-内酰胺结构类药品；放射性药品、卡介苗和结核菌素、激素类、抗肿瘤类化学药品、生物制品、以人血、人血浆或动物脏器、组织为原料生产的制品、毒剧药材和重金属矿物药材。

二、空气洁净技术及应用

空气洁净技术是指能创造洁净空气环境（洁净空气室、洁净工作台），以保证产品纯度，提高成品率的一门新技术。

大气中悬浮着大量的灰尘、纤维、煤烟、毛发、花粉、霉菌、孢子、细菌等微粒，它们很轻，能长时间悬浮于大气中。中药制药生产场所采取空气洁净技术，能有效控制空气中的含尘浓度，降低细菌污染水平，以防止由于大气的原因而引起药品被微生物污染的情况发生。目前，常用的空气洁净技术一般可分为：非层流型空调系统和层流洁净技术。

（一）非层流型空调系统

非层流型空调系统的气流运动形式是乱流，或称紊流，这是使用高度净化的空气将操作室内产生的尘粒稀释的空气净化方式。

非层流型空调系统如图3-1所示。空气在乱流洁净室中的流动特点是：从送风口到回风口之间空气的流动断面是变化的。洁净室的断面比送风口的断面大得多，因此不能在整个洁净室或工作区的断面形成均匀气流。送风口以后的流线彼此有很大的夹角，并且夹角不断增大，气流不可能在室内以单一方向流动，室内存在回流和涡流。当干净的空气从送风口送入室内后，它将迅速向四周扩散混合，同时将同样数量的空气从回风口排走。即送风的目的是稀释室内受污染的空气，把原来含尘浓度高的空气冲淡，满足规定的含尘浓度。

非层流型空调系统的设备费用低，安装简单，但使用时不易将空气中的尘粒除净，只能达到稀释空气中尘粒浓度的效果。据报道，设计较好的装置可使操作室内的洁净度达到D级或C级标准。若要求更高的空气洁净度，应采用层流洁净技术。

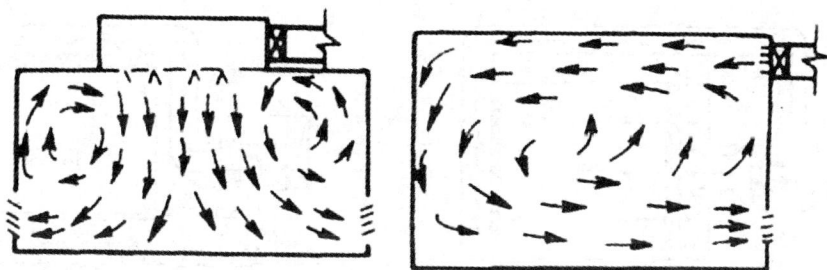

图 3 - 1　非层流型空调系统示意图

（二）层流洁净技术

层流洁净技术自 20 世纪 60 年代以来发展很快，它的气流运动形式是层流，是用高度净化的气流作载体，将操作室内产生的尘粒排出的空气净化方式。洁净室的洁净度可达 A 级，能够满足无菌操作的需要。

1. 特点

（1）层流是一种粒子流体连续稳定的运动形式，是一切粒子保持在层流层中的运动。这样，粒子不易聚结，空气流速相对提高，粒子在空气中浮动，不会聚积和沉降。

（2）室内空气不会出现停滞状态。

（3）外界空气已经过净化，无尘埃粒子带入室内，可提高洁净度。

（4）新脱落的微粒很快被经过的空气带走，粒子很快就被排除，故有自行除尘能力。

（5）可避免不同药物粉末交叉污染，提高产品质量及安全性，降低废品率。

2. 分类　层流洁净室按规模分较大型层流洁净室和小型层流净化工作台。根据气流方向还可分为水平层流与垂直层流。

（1）水平层流洁净室　室内的空气净化是由若干台净化单元组成的一面墙体来实现，每台净化单元由送风机、静压箱体、高效空气滤过器组成。净化单元机组将套间内空气经新风滤过器吸入一部分，再吸入洁净室内循环空气，经高效空气滤过器送入洁净室内，以较高的速度从一面墙（壁）向对面墙（壁）层流流去，当流速 ≥0.25m/s 时，室内尘粒被气流带走，0.3μm 以上的尘粒可除去 99.97%，达到无菌要求。一部分由余压阀排出室外，大部分经回风夹层风道吸到净化单元循环使用。这样在洁净室内形成空气横向水平层流，达到净化空气的目的。洁净室工作时室内必须保持正压。水平层流洁净室的构造如图 3 - 2 所示。

（2）垂直层流洁净室　其构造和工作原理如图 3 - 3 所示。由图可知，垂直层流洁净室的工作原理与水平层流洁净室相同。洁净空气从天棚沿垂直方向均匀地流向地面回风格栅，房间断面风速 ≥0.35m/s。

（3）层流净化工作台　在药品生产或实验研究过程中，有些小规模的操作，在局部区域要求具备较高的空气洁净度。此时可用层流洁净工作台。洁净工作台的气流方向也可分为水平层流和垂直层流。垂直层流洁净工作台应用较多，效果也较好。其工作原理是使通过高效过滤器的洁净空气在操作台内形成层流气流，直接覆盖整个操作

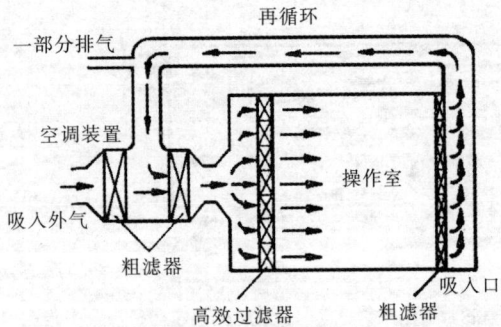

图 3 - 2　水平层流洁净室构造示意图

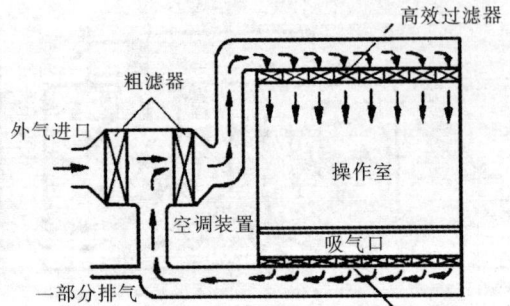

图 3 - 3　垂直层流洁净室构造示意图

台面以获得局部洁净环境。洁净效果均可达到 A 级洁净度要求，能够满足无菌操作的需要。目前，层流净化工作台国内均有定型产品生产。图 3 - 4 层流净化工作台

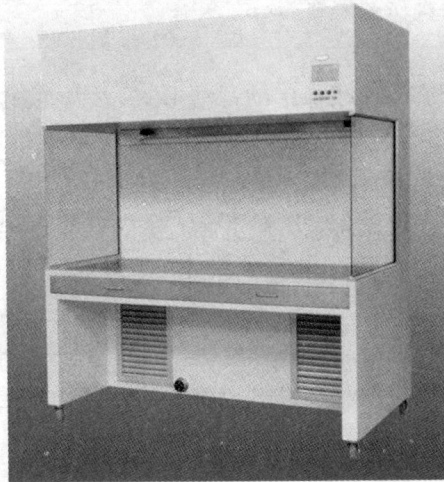

图 3 - 4　层流净化工作台

三、洁净室的卫生与管理

采用空气洁净技术，能使洁净室达到一定的洁净度，可满足各类药剂的需要。洁净室的设计必须符合相应的洁净度要求，包括达到"静态"和"动态"的标准。我国新版《药品生产质量管理规范》参照 ISO 14644 标准将无菌药品生产所需的洁净区可分为 4 个级别（图 3 - 2）：

表 3 - 2 洁净室空气洁净度级别表（GMP〈2010 年修订〉）

洁净度级别	悬浮粒子最大允许数/立方米			
	静　态		动　态[3]	
	≥0.5μm	≥5.0μm[2]	≥0.5μm	≥5.0μm
A 级[1]	3520	20	3520	20
B 级	3520	29	352000	2900
C 级	352000	2900	3520000	29000

（续表）

洁净度级别	悬浮粒子最大允许数/立方米			
	静　态		动　态[3]	
	≥0.5μm	≥5.0μm[2]	≥0.5μm	≥5.0μm
D 级	3520000	29000	不作规定	不作规定

注：（1）为确认 A 级洁净区的级别，每个采样点的采样量不得少于 1 立方米。A 级洁净区空气悬浮粒子的级别为 ISO 4.8，以 ≥5.0μm 的悬浮粒子为限度标准。B 级洁净区（静态）的空气悬浮粒子的级别为 ISO 5，同时包括表中两种粒径的悬浮粒子。对于 C 级洁净区（静态和动态）而言，空气悬浮粒子的级别分别为 ISO 7 和 ISO 8。对于 D 级洁净区（静态）空气悬浮粒子的级别为 ISO 8。测试方法可参照 ISO 14644 – 1。

（2）在确认级别时，应当使用采样管较短的便携式尘埃粒子计数器，避免 ≥5.0μm 悬浮粒子在远程采样系统的长采样管中沉降。在单向流系统中，应当采用等动力学的取样头。

（3）动态测试可在常规操作、培养基模拟灌装过程中进行，证明达到动态的洁净度级别，但培养基模拟灌装试验要求在"最差状况"下进行动态测试。

（一）洁净室空气洁净度级别说明

A 级：高风险操作区，如灌装区、放置胶塞桶和与无菌制剂直接接触的敞口包装容器的区域及无菌装配或连接操作的区域，应当用单向流操作台（罩）维持该区的环境状态。单向流系统在其工作区域必须均匀送风，风速为 0.36 ~ 0.54m/s（指导值）。应当有数据证明单向流的状态并经过验证。

在密闭的隔离操作器或手套箱内，可使用较低的风速。

B 级：指无菌配制和灌装等高风险操作 A 级洁净区所处的背景区域。

C 级和 D 级：指无菌药品生产过程中重要程度较低操作步骤的洁净区。

（二）无菌药品的生产操作环境示例

表 3 –3　最终灭菌产品生产操作示例

洁净度级别	最终灭菌产品生产操作示例
C 级背景下的局部 A 级	高污染风险[1]的产品灌装（或灌封）
C 级	1. 产品灌装（或灌封）； 2. 高污染风险[2]产品的配制和过滤； 3. 眼用制剂、无菌软膏剂、无菌混悬剂等的配制、灌装（或灌封）； 4. 直接接触药品的包装材料和器具最终清洗后的处理
D 级	1. 轧盖； 2. 灌装前物料的准备； 3. 产品配制（指浓配或采用密闭系统的配制）和过滤直接接触药品的包装材料和器具的最终清洗

注：（1）此处的高污染风险是指产品容易长菌、灌装速度慢、灌装用容器为广口瓶、容器须暴露数秒后方可密封等状况；

（2）此处的高污染风险是指产品容易长菌、配制后需等待较长时间方可灭菌或不在密闭系统中配制等状况。

表3-4　非最终灭菌产品的无菌生产操作示例

洁净度级别	非最终灭菌产品的无菌生产操作示例
B级背景下的A级	1. 处于未完全密封（1）状态下产品的操作和转运，如产品灌装（或灌封）、分装、压塞、轧盖（2）等； 2. 灌装前无法除菌过滤的药液或产品的配制； 3. 直接接触药品的包装材料、器具灭菌后的装配以及处于未完全密封状态下的转运和存放； 4. 无菌原料药的粉碎、过筛、混合、分装。
B级	1. 处于未完全密封（1）状态下的产品置于完全密封容器内的转运； 2. 直接接触药品的包装材料、器具灭菌后处于密闭容器内的转运和存放。
C级	1. 灌装前可除菌过滤的药液或产品的配制； 2. 产品的过滤。
D级	直接接触药品的包装材料、器具的最终清洗、装配或包装、灭菌。

注：（1）轧盖前产品视为处于未完全密封状态。
（2）根据已压塞产品的密封性、轧盖设备的设计、铝盖的特性等因素，轧盖操作可选择在C级或D级背景下的A级送风环境中进行。A级送风环境应当至少符合A级区的静态要求。

（三）洁净室管理

无菌药品按生产工艺可分为两类：采用最终灭菌工艺的为最终灭菌产品；部分或全部工序采用无菌生产工艺的为非最终灭菌产品。

无菌药品生产的人员、设备和物料应通过气锁间进入洁净区，采用机械连续传输物料的，应当用正压气流保护并监测压差。物料准备、产品配制和灌装或分装等操作必须在洁净区内分区域（室）进行。应当根据产品特性、工艺和设备等因素，确定无菌药品生产用洁净区的级别。每一步生产操作的环境都应当达到适当的动态洁净度标准，尽可能降低产品或所处理的物料被微粒或微生物污染的风险。

第三节　灭菌方法与灭菌操作

灭菌方法系指用适当的物理或化学手段将物品中活的微生物杀灭或除去，从而使物品残存活微生物的概率下降至预期的无菌保证水平的方法。本法适用于制剂、原料、辅料及医疗器械等物品的灭菌。

与灭菌方法相关的操作包括：①无菌：系指物体或任一特定的介质中，没有任何活的微生物存在。②灭菌：系指采用物理或化学等方法把物体上或介质中所有致病和非致病的微生物及芽胞全部杀死的操作。③消毒：系指用物理或化学等方法杀灭物体上或介质中的病原性微生物。④防腐（抑菌）：系指用物理或化学等方法防止和抑制微生物的生长、繁殖的操作，亦称抑菌。

一、灭菌工艺验证

无菌物品是指物品中不含任何活的微生物。对于任何一批灭菌物品而言，绝对无菌既无法保证也无法用试验来证实。一批物品的无菌特性只能相对地通过物品中活的微生物的概率低至某个可接受的水平来表述，即无菌保证水平（sterrility assurance level 简称 SAL）。

最终灭菌的物品微生物存活概述，即无菌保证水平不得高于 10^{-6}。已灭菌物品达到的无菌保证水平可通过验证确定。

灭菌物品的无菌保证不能依赖于最终产品的无菌检查，而是取决于生产过程中采用合格的灭菌工艺、严格的 GMP 管理和良好的无菌保证体系。灭菌程序的验证是无菌保证的必要条件，灭菌程序经验证后，方可交付正式使用。验证内容包括：

（一）确认

灭菌设备的运行符合设计要求。

（二）验证

产品灭菌程序的有效性和重现性。

（三）评估

灭菌时产品可能发生的变化给灭菌效果带来的影响。

（四）再验证

设备、产品、工艺有重大改变时应进行再验证。

《中国药典》2010 年版和 GMP（2010 年修订）均以 F_0 值作为灭菌参考值。

F_0 值即标准灭菌时间，系指灭菌过程赋予被灭菌物品 121℃下的等效灭菌时间。F_0 值用于评价热（湿/干热）灭菌工艺对微生物的杀灭效果，其可用于比较不同温度下的灭菌效果。《中国药典》2010 年版规定：对热稳定的物品，灭菌工艺可首先过度杀灭法，F_0 值不低于 12min；对热不稳定的物品的 F_0 值一般不低于 8 分钟。

二、物理灭菌法

指利用物理因素（温度、声波、电磁波、辐射等）对微生物的化学成分和新陈代谢的影响，达到灭菌目的的方法。

（一）湿热灭菌法

湿热灭菌法是指将物品置于灭菌柜内利用高压饱和蒸汽、过热水喷淋等手段使微生物菌体中的蛋白质、核酸发生变性而杀死微生物的方法。包括热压灭菌、流通蒸汽灭菌、煮沸灭菌和低温间歇灭菌等。该法灭菌能力强，为热力灭菌中最有效、应用最广泛的灭菌方法。

1. 影响湿热灭菌的因素　影响湿热灭菌效果的因素较多，主要应考虑以下几个方面：

（1）微生物的种类和密度　各种微生物的抗热能力相差很大，同一种微生物处于不同发育阶段，对热的抵抗能力也有很大的差别，抗热能力一般为：芽孢＞繁殖期＞衰老期。由于微生物受湿热死亡，遵循化学动力学一级反应规律，所以湿热灭菌的效果与菌体密度有关，被灭菌物品中微生物数量多，达到完全灭菌的时间也长，而且其中耐热菌株出现的几率也增加。即使微生物全部被杀灭，药液中微生物尸体也会多，亦会引起临床上的不良反应，因此整个药品生产过程中应尽可能避免微生物污染，并缩短生产周期。

（2）药物与介质的性质　制剂中含有营养物质如：糖类、蛋白质等，对微生物有一定的保护作用，能增强其抗热性。介质的 pH 值对微生物的活性也有影响。耐热性一般为：中性环境 > 碱性环境 > 酸性环境。如 pH 值较低的生物碱盐类，用流通蒸汽灭菌即可。

（3）蒸汽的性质　热压灭菌效果与蒸汽的性质有关。饱和蒸汽为蒸汽的沸点与其压力相当的蒸汽，故热含量高，潜热大，穿透力强，灭菌效果高；湿饱和蒸汽为热量部分散失而含有雾沫和水滴的蒸汽，故热含量低，穿透力差，灭菌效果低；过热蒸汽相当于干热蒸汽，温度虽高，穿透力差，灭菌效果也不好；不饱和蒸汽为蒸汽中含有不同比例的空气的蒸汽，压力虽高但温度不高，故灭菌效果差。因此热压灭菌应采用饱和蒸汽。

（4）灭菌时间　灭菌时间与灭菌温度成反比，考虑到药物成分的稳定性，在达到灭菌要求的前提下，尽可能的缩短时间或降低温度。实践证明，只要严格控制生产过程中微生物的污染，一般中药注射剂用流通蒸汽 100℃ 加热 30～45 分钟即可达到灭菌要求。

2. 热压灭菌法　在高压灭菌器内，利用高压水蒸气杀灭微生物的方法。本法是公认的最可靠的湿热灭菌法，经热压灭菌处理，能杀灭被灭菌物品中的所有细菌增殖体和芽孢，故药品、容器、培养基、无菌衣、橡胶塞以及其他遇高温和潮湿不发生变化或损坏的物品，均可采用本法灭菌。一般热压灭菌器所需的温度和与温度相对应的压力与时间见表 3 - 5。

表 3 - 5　热压灭菌所需的温度压力与时间

温度（℃）	表压力 kpa（kg/cm²）	时间（min）
115	68.6（0.7）	30
121.5	98.0（1.0）	20
125.5	137.2（1.4）	15

热压灭菌器的种类很多，但其基本结构相似。热压灭菌器应密闭耐压，有排气口、安全阀、压力表和温度计等部件。大多直接通入高压饱和蒸汽加热，也有在灭菌器内加水，用煤气、电等加热者。目前常用的有手提式热压灭菌器、立式热压灭菌器和卧式热压灭菌柜等。另国内还有新型的手动脉动真空灭菌器（适于耐高温的物料及器具的灭菌）、安瓿灭菌器（适于安瓿的灭菌）、冷水喷淋热压灭菌器（适于输液剂的灭菌，能加速降温）。

热压灭菌器是一种高压设备，使用时必须严格按照操作规程操作，并注意以下问题：

（1）用前检查　使用前认真检查灭菌器的主要部件（压力表、排气阀等）是否正常完好。

（2）自身产生蒸汽者，加水应适量，避免产生过热蒸汽。

（3）妥善放置待灭菌物品，防止影响蒸汽的流通，影响灭菌效果

（4）灭菌时，应首先打开排气阀排尽冷空气，待有蒸汽冒出时才能关闭排气阀，防止造成不饱和蒸汽。

（5）灭菌时间的计算　应从全部待灭菌物品达到预定的温度时算起，并维持规定的时间。现国内有采用灭菌温度和时间自动控制自动记录装置，整个过程计算机系统监控，更加合理可靠。

（6）灭菌完毕，应正确开启灭菌器　待压力表逐渐下降至零时，才能放出锅内蒸汽；锅内外压力相等时，开启灭菌器，被灭菌物品温度降至约80℃时，灭菌器的门才能全部打开，这样可有效避免内外压差太大或冷空气突然进入而造成锅内玻璃瓶炸裂、药液冲出锅外等伤人事故的发生。

3. 流通蒸汽灭菌法与煮沸灭菌法

流通蒸汽灭菌是在不密闭的容器内，用蒸汽，也可在灭菌器中进行，打开排气阀门让蒸汽不断排出，保持器内压强与大气压相等，即为100℃的蒸汽灭菌。1～2ml注射剂、不耐高热的药品及不耐高压的橡胶制品均可采用本法。煮沸灭菌就是把安瓿或其他待灭菌物品放在水中浸没加热煮沸进行灭菌。流通蒸汽灭菌与煮沸灭菌的参数通常为100℃，30min或60min。此参数不能保证杀灭所有的细菌芽孢，故应尽量减少细菌污染以减少物品中微生物的数量，也可添加适宜的抑菌剂，如三氯叔丁醇、甲酚、氯甲酚等以确保灭菌效果。

4. 低温间歇灭菌方法　此法是将待灭菌物品60～80℃加热1小时，杀死其中的细菌繁殖体，然后在室温或37℃恒温箱中放置24小时，让其中的芽孢发育成繁殖体，再进行第二次加热灭菌。这样循环操作三次以上，至杀死全部细菌的繁殖体和芽孢为止。本法适于必须用加热灭菌但又不耐较高温度的热敏感药品或制剂。由于灭菌过程时间较长，杀灭芽孢不够完全，故采用本法灭菌的制剂，除本身具有抑菌的作用外，须加适量的抑菌剂，以增强灭菌效果。

（二）干热灭菌法

干热灭菌法是利用火焰或干热空气进行灭菌的方法。通过加热可使蛋白质变性或凝固，核酸破坏，酶失去活性，导致微生物死亡。

1. 火焰灭菌法　被灭菌物品置于火焰上直接灼烧达到灭菌目的的方法。该方法简便，灭菌效果可靠，适宜于不易被火焰损伤的瓷器、玻璃和金属制品如镊子、玻璃棒、搪瓷桶等器具的灭菌。一些金属或搪瓷的容器，加入少量的高浓度乙醇，点燃燃烧，也可达到灭菌目的。不能用于药品的灭菌。

2. 干热空气灭菌法　系指将物品置于干热灭菌柜、隧道灭菌器等设备中，利用干热空气达到杀灭微生物或消除热原物质的方法。适于耐高温但不宜被湿热蒸汽穿透或易被湿热蒸汽所破坏的物品灭菌，如玻璃器具、金属制容器、纤维制品、固体试药、液状石蜡等。由于干热空气穿透力弱，温度不均匀，而且灭菌温度较高，故不适用于大部分药品及橡胶、塑料制品的灭菌。

干热灭菌条件一般为160～170℃、120分钟以上；170～180℃、60分钟以上；250℃、45分钟以上，也可采用其他温度和时间参数。无论采用何种灭菌条件，均应保证灭菌后的物品的SAL≤10^{-6}。250℃、45分钟的干热灭菌也可除去热原物质。

采用干热灭菌时，被灭菌物品应有适当的装载方式，不能排列过密，以保证灭菌的有效性和均一性。

（三）紫外线灭菌法

紫外线属于电磁波非电离辐射，其波长在 200nm 至 300nm 间对微生物具有极强的杀伤力，其中灭菌力最强是波长为 254nm 紫外线，对肠道病菌，黄曲霉菌和 HBsAg（乙型肝炎表面抗原）等病菌在较短时间内杀灭。紫外线灭菌机理是：紫外线照射到微生物上，引起其核酸蛋白变性，同时紫外线照射后，空气产生微量的臭氧，共同发挥杀菌作用。

紫外线以直线进行传播，其强度与距离的平方成比例的减弱。故紫外线的穿透力较弱，不能穿透固体物质深部，故不能用于药液的灭菌和固体物质深部的灭菌如蜜丸、片剂的灭菌；但紫外线可以穿透清洁的空气和纯净的水，因而可以广泛的用于纯净水、空气灭菌和表面灭菌。

紫外线灭菌的适宜温度在 $10 \sim 55℃$，相对湿度为 $45\% \sim 60\%$，一般在 $6 \sim 15m^3$ 的空间可装 30 瓦的紫外线灯一只，距离地面应为 $1.8 \sim 2.0m$。各种规格的紫外灯管均规定了有效使用期限，一般为 3000 小时，故每次使用应做好记录，并定期检查灭菌效果。

紫外线的使用注意事项：

（1）紫外线对人体照射太久会引起结膜炎和皮肤烧伤，故一般在操作前开启紫外灯 $0.5 \sim 1$ 小时，操作时关闭。

（2）紫外灯必须保持无尘无油垢，否则降低辐射强度。

（3）普通玻璃可吸收紫外线，故玻璃容器中的药物如安瓿不能采用此法灭菌。

（4）紫外线能促使易氧化药物或油脂等变质，故生产此类药物时不宜与紫外线接触。

（四）微波灭菌

微波通常是指频率在 300MHz 到 300kMHz 之间的电磁波。极性物质在外加电场中产生分子极化现象，并随着高频电场的方向变化而剧烈的转动，结果使电场能转变成分子热运动的能量，从而产生具有杀菌作用的热效应。同时，微生物中的活性分子构型遭受到微波高频电场的破坏，影响其自身代谢，导致微生物死亡。两者结合达到微波灭菌的目的。该法适用于液体和固体物料的灭菌，且对固体物料具有干燥作用。

由于微波能穿透到介质的深部，故热的产生来自于被加热物质的内部，具有升温迅速、均匀的特点，灭菌效果可靠，灭菌时间也仅需几秒钟到数分钟。研究报道，微波的热效应灭菌作用必须在有一定含水量的条件下才能显示，含水量越多的物质，灭菌效果越好。

国内已研究出了微波灭菌机，灭菌温度为 $125 \sim 135℃$。微波灭菌法在食品与药品制造过程中的应用，以及微波用于中药饮片和中成药的灭菌，也越来越多，并显示了一定的优势。

（五）辐射灭菌法

辐射灭菌又称电离辐射灭菌，利用 γ – 射线或 β – 射线进行照射，穿透物品，杀灭其中的微生物而达到灭菌目的的灭菌方法。γ – 射线是由 ^{60}Co 或 ^{137}Cs 发出的电磁波，不带电荷，即光子。γ-射线是高能射线，绝大多数微生物对该射线敏感，且穿透力强，故适于较厚物品，特别是已包装密封物品的灭菌，灭菌效果可靠，并可有效的防止"二次污染"。灭菌过程中，被灭菌物品温度变化小，一般温度只升高 2~3℃，故特别适于不耐热药品的灭菌。β-射线是由电子加速器产生的高速电子束进行灭菌的方法，故又称电子束灭菌。β-射线穿透力弱，故通常只适于非常薄和密度低的物质灭菌，尤其适于芳香性药材的消毒，效果不及 γ-射线，但辐射分解反应小，易于防护。

辐射灭菌的缺点是设备费用高，有些药物灭菌后疗效可能降低，对液态药剂的稳定性也有影响。同时在使用过程中安全防护要求高。

用辐射灭菌法对中药进行灭菌处理，是解决中成药微生物污染问题的有效途径，随着科学技术的发展，辐射灭菌必将受到重视并得到更加广泛的研究与应用。

（六）滤过除菌法

滤过除菌法是以物理阻留的方法，让药液或气体通过无菌的特定滤器，去除介质中活的和死的微生物，达到除菌的目的。主要用于不耐热的低黏度药物溶液和相关气体物质的洁净除菌处理。

繁殖型微生物大小约 $1\mu m$，芽孢大小约为 $0.5\mu m$ 或更小，滤过除菌使用的滤器，其滤材可由多种材料制成，这些滤材均具有网状微孔结构，通过毛细管阻留、筛孔阻留和静电吸附等方式，能有效地除去液态或气体介质中的微生物及其他杂质微粒。各种滤器的除菌都不是某一种方式的单一作用，尤其是高效能的薄膜滤器更具有多因素的阻留机制。因而，要提高滤过除菌的质量，选择合适的滤材极其重要，必须综合考虑滤材的密度、厚度、孔径大小及是否具有静电作用等因素对滤过除菌效能的影响。

目前常用的滤过除菌器主要有微孔滤膜滤器、垂熔玻璃滤器和砂滤棒。

1. 微孔滤膜滤器　以不同性质不同孔径的高分子微孔薄膜为滤材的滤过装置称为微孔滤膜滤器，是目前应用最广泛的滤过除菌器。高分子微孔滤膜的种类很多，常见的有醋酸纤维膜、硝酸纤维膜、醋酸纤维与硝酸纤维混合酯膜、聚酰胺膜、聚四氟乙烯膜及聚氯乙烯膜。膜的孔径也可分成多种规格，分别从 $0.025~14\mu m$，滤过除菌器一般应选用 $0.22\mu m$ 以下孔径的滤膜作滤材。

2. 垂熔玻璃滤器　用硬质中性玻璃细粉经高温加热至接近熔点，融合制成均匀孔径的滤材，再粘结于不同形状的玻璃器内制成的滤器称为垂熔玻璃滤器，也包括直接由硬质中性玻璃烧制而成的玻璃滤棒。常见的有垂融玻璃滤球、垂融玻璃漏斗、垂熔玻璃滤棒三种。我国均有定型产品生产。

垂熔玻璃滤器主要特点是化学性质稳定，除强酸强碱外，一般不受药液的影响，对药物溶液不吸附，不影响药液的 pH，故制剂生产时常用于滤除杂质和细菌。

垂熔玻璃滤器的滤板孔径有多种规格，一般应用是：1 号 2 号用于粗滤，除去较大较多杂质，同时 2 号还用于油针剂的滤过；3 号 4 号用于精滤，除去水溶液中较小较少的杂质；5 号用于除去较大的细菌、酵母菌；用于滤过除菌的只有上海玻璃厂的 6 号（孔径 $2\mu m$ 以下）、长春玻璃总厂的 G_6（孔径 $1.5\mu m$ 以下）和天津滤器厂的 IG_6 号（孔径 $2\mu m$ 以下）三种规格滤板制成的垂熔玻璃滤器可以作为滤过除菌器使用。

3. 砂滤棒　在实际生产中，作为除菌目的使用的现已不多，常作为注射剂生产中的预滤器。国内生产的砂滤棒主要有两种，一种是硅藻土滤棒（苏州滤棒）：由糠灰、黏土、白陶土等材料经1200℃高温烧制而成，有三种规格，细号孔径为 3~4μm，可滤除介质中颗粒杂质及一部分细菌。另一种是多孔素瓷滤棒（唐山滤棒）：由白陶土、细砂等材料混合烧结而成，按孔径大小有 8 种规格，孔径在 1.3μm 以下的滤棒可用作滤除细菌使用。

应用滤过除菌法除菌操作时，为提高除菌效果，保证成品质量，应注意下列问题：①药液应预处理：先用粗滤器滤除较大颗粒杂质，再用砂滤棒或 G_5、G_4 号垂熔玻璃滤器滤除细微沉淀物或较大杆菌、酵母菌，最后再用微孔薄膜滤器或 G_6 号垂熔玻璃滤器滤过。并收集滤液及时分装。②应配合无菌操作技术进行，必要时在滤液中添加适当的防腐剂。③新使用或已多次重复使用的滤器，须进行灭菌处理，检查滤除效果，必要时可测定滤器的孔径或采样作细菌学检查。

三、化学灭菌法

化学灭菌法是使用化学药品直接作用于微生物而将其杀死同时不应损害制品的质量，达到灭菌目的的方法。化学药品因品种和用量不同，有些可用于灭菌，有些只能用于抑菌。化学药品灭菌或抑菌的机理也因品种不同而异：有的使病原体蛋白质变性，发生沉淀；有的与细菌的酶系统结合，影响其代谢功能；有的降低细菌的表面张力，增加菌体胞浆膜的通透性，使细胞破裂或溶解。

理想的化学灭菌剂应具备的条件：①杀菌谱广；②有效杀菌浓度低；③作用速度快；④性质稳定，不易受有机物、酸、碱及其他物理、化学因素的影响；⑤毒性低，对药品无腐蚀性，不易燃易爆；⑥易溶于水，可在低温下使用；无色、无味、无臭，灭菌后易于从被灭菌物品上除去，无残留；⑧价格低廉，来源丰富，便于运输。

化学灭菌法一般包括气体灭菌法和表面消毒法。

（一）气体灭菌法

气体灭菌法是通过使用化学药品的气体或蒸汽对灭菌的物品、材料进行熏蒸杀死微生物的方法。药物制剂制备时，需灭菌处理的固体药物或辅助材料耐热性差，既不能加热灭菌，又不能滤过除菌时，可采用气体灭菌法进行灭菌。选用气体灭菌剂应当考虑除了符合一般化学灭菌剂的要求外，还应注意其形成气体或蒸汽的温度。

1. 环氧乙烷灭菌法 制药工业上常用环氧乙烷作为灭菌气体。环氧乙烷的分子式为 $(CH_2)_2O$，沸点是 10.9℃，室温下为无色气体。环氧乙烷具有较强的穿透力，易穿透塑料、纸板及固体粉末等物质，并易从被灭菌物品中消散。环氧乙烷的杀菌力强，不仅可杀死微生物的繁殖体，对细菌芽孢、真菌和病毒等均具有杀灭作用。该气体对大多数固体呈惰性，故可用于塑料容器、对热敏感的固体药物、纸或塑料包装的药物、塑料制品、橡胶制品、衣物、敷料及器械的灭菌。

环氧乙烷具有可燃性，与空气混合时，当空气的含量达 3.0%（v/v）即可爆炸，应用时需用二氧化碳稀释：常用的混合气体是环氧乙烷10%，二氧化碳90%。

环氧乙烷对神经系统有麻醉作用，人与大剂量的环氧乙烷接触，可发生极性中毒，并能损害皮肤及眼黏膜，产生水泡或结膜炎，应用时须注意防护。

环氧乙烷灭菌时，一般先将待灭菌的物品放置于灭菌器内，密闭减压排除空气，预热 55~65℃，在减压条件下输入环氧乙烷混合气体，保持一定的浓度、温度和湿度，经一定时间后，残余的环氧乙烷气体排入水中或抽真空排除环氧乙烷气体，然后送入无菌空气，直至将残余气体全部驱除。操作时控制的灭菌条件一般为：环氧乙烷浓度为850～900mg/L，3小时，45℃或450mg/L，3小时，45℃，相对湿度40%～60%，温度55～65℃。

2. 甲醛蒸气熏蒸灭菌法　甲醛是杀菌力很强的广谱杀菌剂。纯的甲醛在室温下是气体，沸点是－19℃，但本品很容易聚合，通常以白色固体聚合物存在。甲醛蒸气可由固体聚合物或以液体状态存在的甲醛溶液产生。

甲醛蒸气与环氧乙烷相比，杀菌力更大，杀菌谱更广，但由于穿透力差，故只能用于空气杀菌。应用甲醛蒸气加热熏蒸灭菌时，一般采用气体发生装置，每立方米空间用40%甲醛溶液30ml，加热产生甲醛蒸气，室内相对湿度以75%为宜，密闭熏蒸12～14小时，残余蒸气用氨气吸收（氨醛缩合反应），或通入经处理的无菌空气排除。

3. 其他蒸气熏蒸灭菌法　加热熏蒸法还可用丙二醇，灭菌用量为1ml/m³；乳酸，灭菌用量为2ml/m³。丙二醇和乳酸的杀菌力不如甲醛，但对人体无害。此外，β－丙内酯、过氧醋酸、戊二醛、三甘醇也可以蒸气熏蒸的形式用于室内灭菌。

（二）表面消毒法

消毒是杀死物体上病原微生物的方法。本法是以化学药品作为消毒剂，配成有效浓度的液体，采用喷雾、涂抹或浸泡的方法达到消毒的目的。

多数化学消毒剂仅对细菌繁殖体有效，不能杀死芽孢，应用消毒剂的目的在于减少微生物的数量。

具体应用时应根据药物作用特点及消毒对象选择药物。

1. 皮肤消毒　宜选用广谱、高效、速效、刺激性小的药物，如碘伏、过氧乙酸、碘酊、乙醇等。

2. 黏膜消毒　宜选用刺激性小、吸收少、受脓液及分泌物影响小的药物，如高锰酸钾、碘伏、表面活性剂、过氧化氢、甲紫等。

3. 器械消毒　宜选用广谱、高效、速效对金属无腐蚀性的药物，如甲醛、过氧乙酸等。

4. 排泄物消毒　可选用价廉、不受有机物影响的药物，如漂白粉、洗消净、酚类等。

5. 环境消毒　使用便于喷洒或熏蒸的药物，如过氧乙酸、甲醛、酚类等。

目前常用的消毒剂有以下几类。

1. 醇类　有乙醇、异丙醇、氯丙醇等，能使菌体蛋白变性，但杀菌力较弱，能杀灭细菌繁殖体，但不能杀死芽孢。常用于皮肤和物体表面的消毒。

2. 酚类　有苯酚、甲酚、甲酚皂溶液、氯甲酚等。苯酚又名石炭酸，3%～5%的苯酚溶液用于手术器械和房屋的消毒；甲酚又名煤酚，抗菌作用较苯酚强3倍，腐蚀性及毒性均较小，煤酚皂溶液（lysol，来苏儿）是由甲酚500ml、植物油300g和氢氧化铝43g配成的皂液，是常用的消毒剂。可用于皮肤、橡胶手套、器械、金属、地面、门窗、墙壁、空气、环境等的消毒。来苏儿有甲酚臭味，不能用作食具及厨房的消毒。

3. 表面活性剂　有洁尔灭（苯扎氯铵）、新洁尔灭（苯扎溴铵）、杜灭芬、洗必泰（氯己定）等阳离子表面活性剂。本类消毒剂抗菌谱广，作用快而强，毒性小，无刺激性。常用于皮肤、内外环境和器械的消毒。

4. 氧化剂 有过氧醋酸、过氧化氢、臭氧、高锰酸钾等。本类杀菌剂遇有机物释放出新生态的氧，使菌体内活性基团氧化而杀菌。常用于塑料、玻璃、人造纤维等器具的浸泡消毒。

5. 含氯消毒剂 有漂白粉、洗消净、氯胺等。漂白粉为含有效氯 25%～35% 的灰白粉末，受潮易分解失效，应临用时配制。本品杀菌谱广，杀菌力强，但对皮肤有刺激性，对金属有腐蚀性，故常用于非金属用具和无色衣物的消毒。洗消净是由次氯酸钠溶液（含氯量不得低于 5%）和 40% 十二烷基磺酸钠溶液等量混合配制而成，是一种新型的含氯消毒洗涤剂，为广谱、高效、快速的杀菌剂，可用于医疗器械及各种用具如茶具、餐具、食品、厨房用品、地面、家具等的消毒。注意本品不宜在高温和强光下存放。氯胺又名氯亚明，含有效氯 12%，杀菌作用缓和、持久，可用于皮肤、黏膜、食具、器皿的消毒。

6. 其他 醛类如甲醛、戊二醛；酸类如过氧乙酸；含碘消毒药如碘伏、碘酊等；染料类如甲紫等。可根据具体情况选择应用。

四、无菌操作法

无菌操作法是整个过程控制在无菌条件下进行的一种操作方法。在制剂生产中，对于不能用加热灭菌或不宜采用其他方法灭菌的无菌制剂的制备，如一些不耐热的药物，需要制成注射剂、眼用溶液、眼用软膏、皮试液等，均需采用无菌操作法。无菌操作必须在无菌操作室或无菌操作柜内进行，目前无菌操作室（柜）多利用层流洁净技术，确保无菌环境，所用的一切用具、材料以及操作空间应严格灭菌，操作人员的卫生应严格按照 GMP 的有关规定执行。按无菌操作制备的产品，最后一般不再灭菌，直接使用，故无菌操作法对保证不耐热产品的质量至关重要。无菌操作室的灭菌是关键。

（一）无菌操作室的灭菌

无菌操作室的空气应定期灭菌，常用甲醛、戊二醛、乳酸或丙二醇等蒸汽熏蒸。室内的空间、用具、地面、墙壁等用甲酚、来苏儿、新洁尔灭等消毒剂喷洒或擦拭。其他用具尽量用热压灭菌法或干热灭菌法处理。每天工作前开启紫外灯 1 小时，以保证操作环境的无菌状态。

（二）无菌操作

操作人员进入无菌操作室前应按规定沐浴风淋和换上无菌的工作衣、帽、口罩和鞋子，内衣和头发不得暴露，双手应按规定洗净并消毒后方可进行操作，以免造成污染。操作过程中所有的容器、用具、器械均要经过灭菌。

（三）无菌检查法

制剂经无菌操作法处理后，须经无菌检查法验证已无微生物存在，才能使用。

1. 无菌检查法 法定的无菌检查法，包括直接接种法和薄膜滤过法，可按 2010 年版《中国药典》一部附录中的无菌检查法项下的具体规定和方法检查。薄膜滤过法用于无菌检查的突出优点，在于可滤过较大量的样品，滤过后的薄膜，即可直接接种于培养基中，也可直接用显微镜观察检验。故此法灵敏度高，操作简单，并不易产生假阳性结果。无菌检查法应在层流洁净工作台上操作。

2. 中成药的微生物学检查与活螨检查 为确保中成药的质量，根据规定，中成药的微生物检查应包括以下项目：①细菌总数的测定；②霉菌总数的测定；③大肠杆菌的检验；④沙门菌、痢疾杆菌的检验；⑤铜绿假单胞菌的检验；⑥金黄色葡萄球菌的检验；⑦厌氧菌的检验；⑧活螨的检验。

以上项目的检验方法和具体判定标准，按《中国药典》和《药品卫生检验方法》等执行。

第四节 防 腐

中药制剂的防腐是确保中药制剂质量的一个重要环节。中药制剂由于原料质量、生产工艺、设备条件、贮藏环境等因素的影响，可能会出现霉变、染菌及虫蛀等情况，从而严重影响制剂质量，应引起高度重视，并积极采取有效预防措施，解决好防腐问题。

一、防腐措施

防腐，最重要的是应当注意药品生产过程中防止微生物的污染，防止微生物污染的措施在本章第一节已做详细论述。而在实际生产中，并不能完全杜绝微生物的污染，制剂中有少量微生物的存在，也会在适宜的条件下引起微生物的滋长和繁殖，结果导致制剂霉败变质。因此，根据实际情况，有针对性地选择应用防腐剂，使其具有内在的抑制微生物生长的能力，是中药制剂防腐的有效措施。

二、常用防腐剂及使用要点

防腐剂又称抑菌剂，系指能抑制微生物生长繁殖的物质。药品生产过程中，为了防止药剂中微生物的生产繁殖，可以根据各种剂型各个品种的不同要求，选用适当的防腐剂。理想的防腐剂应符合：①用量小，无毒性和刺激性；②溶解度能到达有效抑菌浓度；③性质稳定，不与制剂中其他成分起反应，对 pH 值和温度变化的适应性较强，贮存时也不改变性状；④抑菌谱广，能抑制多种微生物的生长繁殖；⑤无不良气味和味道等。

常用的防腐剂如下：

1. 苯甲酸与苯甲酸钠 为有效的防腐剂，有较好的抑菌作用。防腐作用是利用未解离的苯甲酸分子，而其离子几乎无抑菌作用，故 pH 对苯甲酸类的抑菌效果影响很大，一般在 pH 4 以下时防腐作用好，一般用量为 0.1% ~ 0.25%；pH 超过 5 时用量须增加至 0.5% 以上。

2. 对羟基苯甲酸酯类（尼泊金类） 对羟基苯甲酸酯类有甲酯、乙酯、丙酯和丁酯，是一类性质优良的防腐剂。无毒、无味、不挥发，化学性质稳定，故常用于内服液体的防腐剂。其防腐效力在酸性溶液中作用最强，在微碱性溶液中减弱，其中丁酯的抑菌作用最强。几种酯合用有协同作用，效果更佳，一般用量为 0.01% ~ 0.25%。

对羟基苯甲酸酯类在水中不易溶解，配制时可采用下列两种方法：①先将水加热至 80℃ 左右，然后加入，搅拌使其溶解。②先将其溶解在少量乙醇中，然后在搅拌下缓慢注入水中使溶解。

聚山梨酯类表面活性剂增加对羟基苯甲酸酯类在水中的溶解度，但由于对羟基苯甲酸酯类被增溶在聚山梨酯的胶束内部，故使对羟基苯甲酸酯类的防腐作用减弱，在此情况下应增加对羟基苯甲酸酯类的用量。

3. 山梨酸（2,4-己二烯酸） 本品为短链有机酸。山梨酸对霉菌的抑制作用强，常用浓度为 0.15% ~ 0.2%（mg/ml）；对细菌的最低抑菌浓度为 2mg/ml（pH < 6.0）；对真菌或酵母菌的最低抑菌浓度是 0.8 ~ 1.2 mg/ml。本品也可与对羟基苯甲酸酯类络合而降低其防腐作用，但因其抑菌浓度低，故仍有较好的抑菌作用。山梨酸的防腐作用是依靠未解离的分子，故其在酸性水溶液中效果较好，一般介质的 pH 以 4.5 左右为宜。本品在水溶液中易氧化，使用时应予以注意。

4. 乙醇 含 20%（ml/ml）乙醇的制剂已有防腐作用。当制剂中含有甘油、挥发油等成分时，低于 20% 的乙醇也可起到防腐作用。在中性或碱性溶液中含量在 25% 以上才能起防腐作用。

5. 酚类及其衍生物 常用作注射剂的抑菌剂。有苯酚、甲酚、氯甲酚等。抑菌作用：苯酚 < 甲酚 < 氯甲酚。氯甲酚应用时须注意：对眼睛略有刺激。

6. 三氯叔丁醇 常用浓度为 0.25% ~ 0.5%，一般用于微酸性的注射液或滴眼液中。本品有局部麻醉作用。

7. 苯甲醇 常用浓度为 1% ~ 3%，适于偏碱性注射液，同时有局部麻醉作用。

8. 季铵盐类 常用作防腐剂的有洁尔灭、新洁尔灭和杜灭芬等阳离子表面活性剂，用量一般为 0.01%，具有杀菌和防腐作用。洁尔灭、新洁尔灭一般用于外用溶液的防腐；杜灭芬多用作口含消毒剂。本类化合物在 pH < 5.0 时作用减弱，遇阴离子表面活性剂失效。

9. 脱水醋酸 本品毒性小，可作饮料、液体药剂和日常化学品的防腐剂。

10. 有机汞类 常用作抑菌剂的有硝酸苯汞和硫柳汞，多用于滴眼剂的防腐。硝酸苯汞在高温下稳定，且加热时抑菌作用增加，经 80℃ 1 小时或 100℃ 0.5 小时细菌芽孢，在 pH 6.0 ~ 7.5 作用最强。硫柳汞的水溶性大，但稳定性差，在弱酸性或弱碱性溶液中作用好。

11. 其他 30% 以上的甘油溶液具有防腐作用；桂皮醛、桉叶油、薄荷油等挥发油也有防腐作用；0.25% 的三氯甲烷水也有防腐作用。

目标检测

一、名词解释

制药卫生　气体灭菌法　物理灭菌法　无菌操作法

二、选择题

（一）单项选择题

1. 采用紫外线灭菌时，灭菌效果最好的波长为

A. 284nm   B. 250nm   C. 365nm   D. 265nm   E. 254nm

2. 流通蒸汽灭菌法所采用的蒸汽温度是

    A. 90℃   B. 100℃   C. 105℃   D. 110℃   E. 115℃

3. 下列不是空气洁净度的等级的是

    A. D 级   B. C 级   C. B 级   D. A 级   E. 100 级

4. 应用无菌操作法制备的是

    A. 粉针剂   B. 糖浆剂   C. 片剂   D. 口服液   E. 气雾剂

5. 不能用于含聚山梨酯类液态药剂防腐的是

    A. 对羟基苯甲酸之类   B. 山梨酸类   C. 苯甲酸类

    D. 三氯叔丁醇类   E. 脱水醋酸

（二）多项选择题

1. 可用于滤过除菌的滤器有

    A. 6 号垂熔玻璃滤器   B. 超滤器

    C. 孔径在 0.22um 以下的微孔滤膜滤器

    D. 半框压滤机   E. 石棉板滤器

2. 下列哪一种药物为气体杀菌剂

    A. 过氧醋酸   B. 对羟基苯甲酸乙酯   C. 甲醛

    D. 75% 的乙醇   E. 环氧乙烷

3. 紫外线灭菌法适于的灭菌对象有

    A. 铝箔包装的颗粒   B. 空气   C. 膜剂

    D. 物体表面   E. 丸剂

三、简答题

1. 微生物污染中药制剂的途径及预防污染的措施。
2. 物理灭菌法的种类及适用范围。
3. 热压灭菌器的使用注意事项。
4. 影响湿热灭菌的因素。

实训 参观中药厂

【实训目的】

1. 了解中药厂净化设备、洁净室的等级标准及卫生管理、人员和物流进入生产区的各种洁净方法。

2. 熟悉各种灭菌方法所常用的设备构造、性能、使用方法和注意事项。

【实训条件】

1. 实训场地 中药厂

2. 实训材料 无菌操作车间，热压灭菌柜等。

【实训内容】

1. 听取药厂负责人介绍药厂的基本情况。

2. 参观学习中药制药企业无菌操作室的主要任务及设备构造、性能、操作方法。

【总结报告】

参观学习后写一份参观总结报告，内容包括参观中药制药企业的目的及参观的内容、结果、所感所想。

（杨守娟）

第四章 | 粉碎 筛析 混合

学习目标

◎**知识要求**

1. 掌握粉碎、筛析、混合的含义、目的、常用技术、操作过程与注意事项。

2. 熟悉常用粉碎、筛析、混合设备的结构及适用范围；熟悉药筛的规格、粉末的分等。

3. 了解微粉学的基础知识。

◎**技能目标**

能根据物料的性质和制剂要求选择适宜的粉碎、筛析、混合方法，按生产指令进行粉碎、筛析、混合操作。

第一节 粉 碎

粉碎是指借机械力将大块固体物质碎成适宜程度碎块或细粉的操作过程。在药物制剂生产中，对于固体物料常需要粉碎成一定细度要求的粉末，以适应制备药剂及临床使用的需要。

一、粉碎的目的

粉碎的目的：①增加药物的表面积，促进药物的溶解与吸收，提高难溶性药物的溶出度和生物利用度；②便于调剂和服用；③加速药材中有效成分的浸出或溶出；④有利于制备多种剂型，如混悬液、散剂、片剂、丸剂、胶囊剂等。

二、粉碎的基本原理

物质依靠本身分子间的内聚力而集结成一定形状，适当破坏物质的内聚力，即可达到粉碎的目的。

固体药物的粉碎过程，一般是利用外加机械力，部分地破坏物质分子间的内聚力，使药物的块粒减小，表面积增大，即将机械能转变成表面能的过程。这种转变是否完全，直接影响到粉碎的效率。为使机械能尽可能有效地用于粉碎过程，应将已达到要求细度的粉末随时分离移去，使粗粒有充分机会接受机械能，这种粉碎法称为自由粉碎。反之，若细粉始终保持在粉碎系统中，不但能在粗粒中间起缓冲作用，而且消耗大量机械能（称为缓冲粉碎），也产生了大量不需要的细粉末。故在粉碎操作中必须随时分离已达到细度的细粉末。如在粉碎机上装置筛子或利用空气将细粉吹出等，都是为了使自由粉碎得以顺利进行。

一般而言根据被粉碎物料的性质、粉碎程度不同所需施加的外力也不同。极性的晶形物质如生石膏、硼砂均具有相当的脆性，较易粉碎，常选用挤压、研磨作用力为主，粉碎时一般沿晶体结合面碎裂成小晶体。非极性晶体物质如樟脑、冰片等缺乏相当的脆性，当施加一定的机械力时，易产生变形而阻碍了它们的粉碎，在此情况下，通常可加入少量挥发性液体，当液体渗入固体分子间的裂隙时，由于能降低其分子间的内聚力，使晶体易从裂隙处分开。非晶形药物如树脂、树胶等具有一定的弹性，粉碎时一部分机械能用于引起弹性变形，最后变为热能，因此降低粉碎效率，一般采取降低温度（0℃左右）来增加非晶形药物的脆性，使粉碎得以顺利进行。植物药材性质复杂，且含有一定量的水分（一般为9%～16%），具有韧性，粉碎困难。其所含水分越少，则越脆，越有利于粉碎，因此应在粉碎前根据其特性进行适当干燥。薄壁组织的药材，如花、叶与部分根茎易于粉碎，质地坚实的木质及角质结构的药材则不易粉碎。含黏性或油性较大的药材以及动物的筋骨、甲壳等都需适当处理后才能粉碎。药物经粉碎后表面积增加，引起表面能增加，而导致不稳定，已粉碎的粉末有重新结聚的倾向。当不同药物混合粉碎时，一种药物适度地掺入到另一种药物中间，使分子内聚力减小，粉末表面能降低而减少粉末的再结聚。黏性、油性与粉性药物混合粉碎，也能缓解其黏性和油性，有利于粉碎。因此，中药厂对于粗料药的粉碎，多用部分药料混合后再粉碎。

对于不溶于水的药物如朱砂、珍珠等可采用大量的水，使水分子渗入朱砂、珍珠内部降低分子内聚力，有利于粉碎，同时利用颗粒的重量不同，细粒悬浮于水中，而粗粒易于下沉，分离，得以继续粉碎。

三、粉碎方法

在制剂生产中应根据被粉碎物料的性质、产品粒度的要求、物料多少等而采用不同的方法粉碎，主要有：

（一）循环粉碎与开路粉碎

粉碎的产品中，若含有尚未被充分粉碎的物料，一般经筛选或分级后，粗颗粒重新返回到粉碎机进行二次粉碎，称为循环粉碎，即物料→粉碎机→筛析→产品。循环粉碎动力消耗相对低，粒度分布窄，适于粒度要求比较高的粉碎。

开路粉碎是连续把需粉碎的物料供给粉碎机的同时，不断地从粉碎机中把已粉碎的物料取出的操作，其物料只通过设备一次，即物料→粉碎机→产品。开路粉碎操作简单，设备便宜，但动力消耗大，粒度分布宽，适于粗碎或粒度要求不高的粉碎。

（二）干法粉碎

系指将药物适当干燥处理（一般温度不超过80℃），使药物中的水分降低到一定限度（一般应少于5%）再粉碎的方法。由于含有一定量水分（一般约为9%～16%）的中药材具有韧性，难以粉碎，因此在粉碎前应依其特性加以适当干燥，容易吸潮的药物应避免在空气中吸潮，容易风化的药物应避免在干燥空气中失水。除特殊中药外，一般药物均采用干法粉碎。

根据物料性质的不同，干法粉碎又分为单独粉碎与混合粉碎。

1. 单独粉碎 系将一味药物单独进行粉碎。须单独粉碎的药物：①贵重细料药及毒性和刺激性药物，为了减少损耗和保证安全、防止中毒和交叉污染，利于劳动保护，须单独粉碎（如麝香、牛黄、冰片、轻粉、红粉等）；②易于引起爆炸的氧化性、还原性药物（如硫磺、火硝、雄黄等），也必须单独粉碎。

2. 混合粉碎 两种以上的药物同时混合并粉碎的操作方法称为混合粉碎。物质经过粉碎后，表面积增加，引起了表面能的增加，故不稳定。因表面能都有趋于最小的倾向，已粉碎的粉末有重新聚集的趋势，使粉碎过程达一种动态平衡，即粉碎与聚集同时进行，故常用混合粉碎的方法加以克服，因另一药物吸附于表面使表面能显著降低，阻止了聚集，可使粉碎继续进行。若处方中某些药物的性质及硬度相似，则可以将他们掺合在一起粉碎，这样既可避免一些黏性药物单独粉碎的困难，又可使粉碎与混合操作结合进行。但在混合粉碎的药物中含有共熔成分时能产生潮湿或液化现象，这些药物能否混合粉碎取决于制剂的具体要求。

知识链接

串研法、串油法与蒸罐法

含糖类较多的黏性药物如熟地、桂圆肉、天冬、麦冬等，其黏性大，吸湿性强，必须先将处方中其他干燥药物粉碎，然后取一部分粉末与此药物掺研，使成不规则的碎块和颗粒，在60℃以下充分干燥后再粉碎（俗称串研法）；含脂肪油较多的药物如桃仁、杏仁、苏子、大风子等须先捣成稠糊状，再与已粉碎的其他药物掺研粉碎，这样因先粉碎出的药粉可及时将油吸收，不使其黏附于粉碎机和筛孔（俗称串油法）。

若处方中含有新鲜皮、肉、筋骨等韧性、难粉碎的药料，先将其洗净再与处方中适宜蒸制的药料共置蒸罐中，加入适量黄酒，密闭，隔水或夹层蒸汽加热蒸透，待酒被蒸尽后取出。另将其余药料混合粉碎成粗粉，与已蒸制的药料混匀，干燥，混合粉碎 成细粉（俗称蒸罐法）。该法在乌鸡白凤丸、大补阴丸等中成药生产中均有应用。

（三）湿法粉碎

系指往药物中加入适量水或其他液体并与之一起研磨粉碎的方法，又称加液研磨法。通常选用药物遇湿不膨胀，两者不起变化，不妨碍药效的液体。其目的是使药料借液相分子渗入颗粒裂隙，减少分子间引力而利于粉碎，同时对于某些刺激性较强或有毒药物，可避免粉尘飞扬。

1. 水飞法 水飞法系将不溶于水的药物置于水中研磨，利用粗细粉末在水中悬浮性不同分离从而获得所需粒度粉末的粉碎方法。操作方法：将药料先打成碎块，除去杂质，与水共置研钵、球磨机或流能磨中研磨，使细粉漂浮或混悬于水中，然后将此混悬液倾出，余下的粗料再加水反复操作，至全部药物研磨完毕，所得混悬液合并、沉降，倾去上层清液，将湿粉干燥，粉碎得极细粉。此法适用于不溶于水的矿物、贝壳类药物如朱砂、炉甘石、珍珠等。但水溶性的矿物药如硼砂、芒硝等不能采用水飞法粉碎。易燃易爆性药物，采用此法粉碎较安全。

"水飞法"过去是采用手工操作，费工费力，生产效率很低。现在多用球磨机代替，既保证药粉细度，又提高了生产效率，但需持续转动 60~80h，才能得到极细粉。

2. 加液研磨法　药料放入乳钵中，如樟脑、冰片、薄荷脑等，加入少量的挥发性液体（醇或水），用乳锤以较轻力研磨使药物被粉碎。另外中药厂在研麝香时常加入少量水，俗称"打潮"，尤其到剩下麝香渣时，"打潮"研磨更易粉碎，也属"加液研磨法"。传统经验研磨冰片和麝香的原则是"轻研冰片，重研麝香"。

（四）低温粉碎

将物料或粉碎机进行冷却的粉碎方法，称为低温粉碎。低温时物料脆性增加，韧性与延伸性降低易于粉碎，是一种粉碎的新方法。非晶形药物如树脂、树胶等具有一定的弹性，粉碎时一部分机械能用于引起弹性变形，最后变为热能，因而降低粉碎效率。一般可用降低温度来增加非晶体药物的脆性，以利粉碎。其特点：①适用于在常温下粉碎困难的物料，软化点低、熔点低及热可塑性物料，如树脂、树胶、干浸膏等，都可采用低温粉碎；②含水、含油较少，但富含糖分，具一定黏性的药物也能低温粉碎；③可获得更细的粉末；④能保留物料中的香气及挥发性成分。

低温粉碎一般有下列四种方法：①物料先行冷却或在低温条件下，迅速通过高速撞击式粉碎机粉碎，物料在粉碎机内停留的时间短暂；②粉碎机壳通入低温冷却水，在循环冷却下进行粉碎；③将物料与干冰或液化氮气混合后粉碎；④组合应用上述冷却方法进行粉碎。

（五）流能粉碎

系利用高压气流使药物的粗粒之间相互碰撞而产生强烈的粉碎作用。用流能粉碎时，由于气流在粉碎室中膨胀时的冷却效应，故被粉碎物料的温度不升高，因此本法适用于抗生素、酶、低熔点或其他对热敏感的药物的粉碎。而且在粉碎的同时就进行分级，所以可得到 $5\mu m$ 以下的微粉。

（六）超细粉碎

超细粉碎技术是 20 世纪 60 年代末发展起来的一门高新技术，同时也是古老粉碎技术的新应用和新发展。

超细粉体通常分为微米级、亚微米级以及纳米级粉体。粉体粒径为 1~100nm 的称为纳米粉体；粒径为 $0.1~1\mu m$ 的称为亚微米粉体；粒径大于 $1\mu m$ 称为微米粉体。

目前，通过对粉碎技术和设备的开发研究，可以制得微米、亚微米甚至纳米级的粉体。药物超细粉碎后可增加其利用效率，提高生物利用度，提高疗效，为剂型改革创造了有利的条件（例如超细粉碎后可制成注射剂使用）。

四、粉碎设备

粉碎设备，按粉碎作用力分类有：以研磨、撞击、截切、挤压等作用为主的粉碎机械；按产品粒度进行分类有：粗碎机械（粒径数百微米至数毫米）、中碎机械（粒径数百微米)、细碎机械(粒径数十微米至数百微米)、超细碎机械(粒径几微米);按设备构造分类有:研磨式粉碎机械、机械式粉碎机械、气流式粉碎机械、低温式粉碎机械。

(一)研磨式粉碎机械

研磨式粉碎机械是通过研磨体、球等磨介的运动对药物进行研磨,得到超细或粉浆的机器。常用的有:

1. 乳钵 常见的有瓷制、玻璃制、金属制及玛瑙制等。瓷制乳钵内壁有一定的粗糙面,以加强研磨的效能,但易镶入药物而不易清洗,不宜用于粉碎小量的药物。对于毒药或贵重药物的研磨与混合宜采用玻璃制乳钵。用乳钵进行粉碎时,每次所加药料的量一般不超过乳钵容积四分之一为宜,研磨时,杵棒从乳钵的中心为起点,按螺旋方式逐渐向外围旋转移动扩至四壁,然后再逐渐返回中心,如此往复能提高研磨效率。

2. 铁研船 一种以研磨为主兼有切割作用的粉碎工具。铁研船由一船槽与一具有中心轴柄的碾轮两部分所组成。粉碎药物时,由于手工操作(即脚蹬)效率低,并费力,可装配成电动研船,适宜粉碎质地松脆,不易吸湿及不与铁起作用的药物。

3. 球磨机 系不锈钢或陶瓷制成的圆筒形球罐,内装有一定数量和大小的钢球或瓷球,球罐的轴固定在轴承上。当球罐转动时,物料受筒内起落圆球的撞击作用、圆球与筒壁以及球与球之间的研磨作用而被粉碎。球磨机结构简单,密闭操作,粉尘少,不但可以间歇操作,也可以连续操作,常用于毒剧药物、刺激性药物、贵重药物或吸湿性药物的粉碎。图4-1所示为一连续式球磨机。罐体内设置三个侧壁有孔眼格子板的粉碎室,室中放置的球在进料端最大,依次渐小,物料由图中左端空心轴给料器连续加入罐体,并随着罐体的转动逐渐向右方移动,依次通过各室的格子板,最后在右侧的出料端可获得粉碎品。

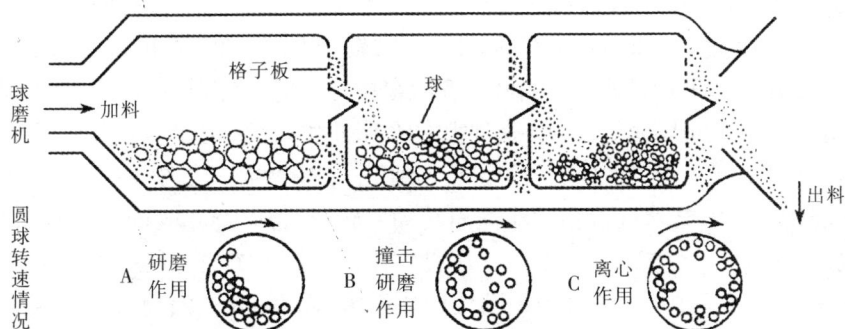

图4-1 球磨机的工作原理图

球磨机的粉碎效率与球罐的转速有关。球磨机要求有适当的转速,使圆球达到一定高度并在重力和惯性的作用下呈抛物线落下,此时可产生最大的撞击和研磨作用,粉碎效果最好,如图4-1(B)。如果转速太慢,圆球不能达到一定高度即沿筒内壁滑动,此时主要发生研磨作用,效率较差,如图4-1(A)。如果转速太快,形成的离心力超过了圆球的重力，使球紧贴于罐壁旋转而不落下，失去粉碎作用，故不能粉碎药物，如图 4 - 1（C）。

为了有效地粉碎物料，球磨机必须有一定的转速，使圆球从最高的位置以最大的速度下落。这一转速的极限值称为临界转速。它与球罐的直径有关，可由下式求出：

$$n_{临} = \frac{42.3}{\sqrt{D}} \ (r/min)$$

n 临为球罐每分钟临界转速；D 为球罐直径（m）。在实际工作中，球磨机的转速一般采用临界转速的 75%，即：

$$n = \frac{32}{\sqrt{D}} 至 \frac{37.2}{\sqrt{D}} \ (r/min)$$

除转速外，影响球磨机粉碎效果的因素还有圆球的大小、重量、数量，被粉碎药物的性质等。

4. 微粉机　微粉机是第三代振动磨，是利用研磨介质（球形、柱形或棒形）在振动磨筒体内作高频振动产生冲击、摩擦、剪切等作用，将物料磨细的一种粉碎设备。

微粉机特点：①粉碎率高，几乎无损耗；②与物料接触的部位均为抛光不锈钢，其材质为国际医药机械通用材质；易拆卸（组装）、易清洗、易换料；可用水、压缩空气、乙醇、蒸气等清洗消毒；粉碎过程全密闭无粉尘溢出，充分改善作业环境；采用复合（透明）隔声罩，设备噪音大大降低；③粉碎能力强：对于任何纤维状、高韧性、高硬度或有一定含水率的物料均可适应；对花粉及其他孢子植物等要求打破细胞壁的物料，其破壁率高于 95%；适用于中心粒径为 150～200 目（5μm）的粉碎要求，使用特殊工艺时，可达 0.3μm；同时适应干法和湿法粉碎；由于封闭式结构，对特殊物料可进行惰性气体保护粉碎；④粉碎温度易调节：磨筒外壁的夹套通入冷却水，通过调节冷却水的温度和流量可控制粉碎温度；如需低温粉碎可通入特殊冷却液。

5. 胶体磨　胶体磨的主要构造为带斜槽的锥形转子和定子组成的磨碎面，转子和定子表面加工成沟槽型，转子与定子间的间隙在液体进口处较大，在出口处较小。转子和定子的狭小缝隙可根据标尺调节，当液体在狭缝中通过时，受到沟槽及狭缝间隙改变的作用，流动方向发生急剧变化，物料受到很大的剪切力、摩擦力、离心力和高频振动等，如果狭缝调节得越小，通过磨面后的粒子就越细微。胶体磨原理如图 4 - 2 所示。

胶体磨的转子由电动机带功动作高速转动，转速可达 10000r/min。操作时原料从贮料筒流入磨碎面，经磨碎后由出口管流出，在出口管上方有一控制阀，如一次磨碎的粒子胶体化程度不够时，可将阀关闭使胶体溶液经管回入贮液筒，再反复研磨可得 1100nm 直径的微粒。胶体磨常用于制备乳浊液、混悬液、胶体溶液。

6. 乳钵研磨机　乳钵研磨机主要有研钵和研磨头组成，如图 4 - 3 所示。粉碎原理是研磨头在研钵内沿着底壁作一种既有公转（100r/min）又有自转（240r/min）的有规律研磨运动，将物料粉碎。操作时将物料置研钵中，将研钵上升至研磨头接近钵底，调整位置后就可进行研磨操作。研磨可采用干磨法（干法）或水磨法（湿法）操作，适宜于少量物料的细碎或超细碎以及散剂的套色、混合等。

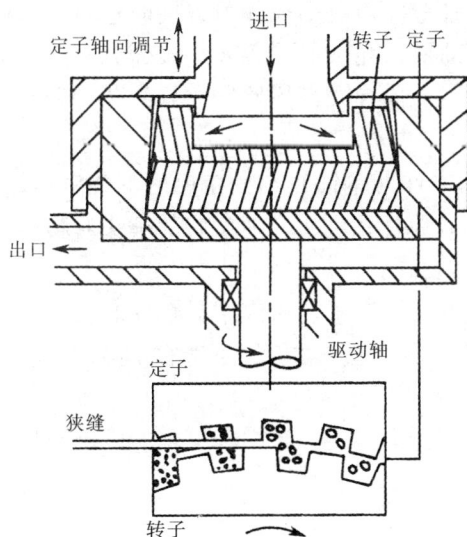

图 4 - 2　胶体磨工作原理示意图

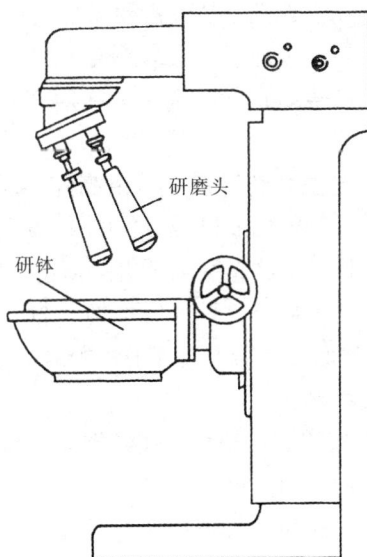

图 4 - 3　乳钵研磨机示意图

（二）机械式粉碎设备

机械式粉碎设备是以机械方式（如齿式、锤式、刀式、涡轮式等）为主对药物进行粉碎，常用的有：

1. 齿式粉碎机（万能磨粉机）　是一种应用较广泛的粉碎机。如图 4 - 4 所示。粉碎是以撞击作用为主，伴以撕裂和研磨的作用。主要结构由两个带有钢齿的圆盘相对交错及环状筛组成。两个钢齿盘分别为定子与转子，相互交错，高速旋转时药料被粉碎。

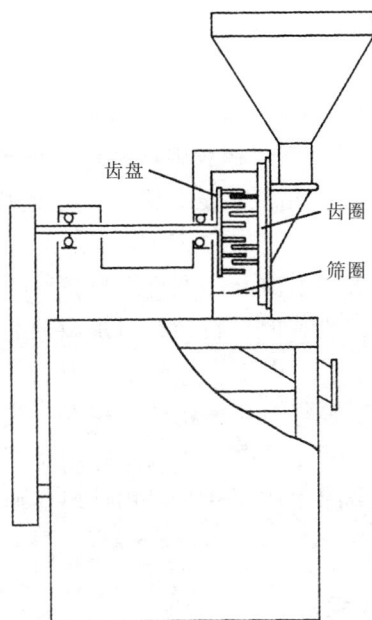

图 4 - 4　齿式粉碎机示意图

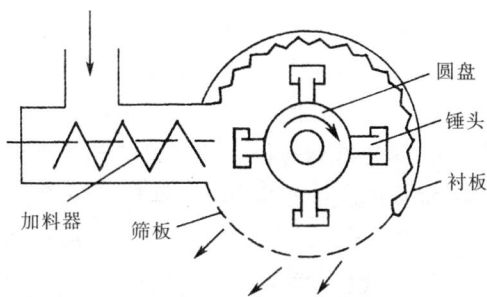

图 4 - 5　锤击式粉碎机示意图

齿式粉碎机可制备各种粉碎度的粉末，并且粉碎与过筛操作可以同时进行。此机适宜于粉碎多种干燥的结晶性药物、非组织性的块状脆性药物以及干浸膏颗粒等，但由于高速转动，故粉碎过程中会发热，而不宜用于含有大量挥发性成分的药物和具有黏性的药物。

2. 锤击式粉碎机 是由高速旋转的活动锤击件（钢锤）与固定圈间的相对运动，对药物进行粉碎的机械。如图 4 - 5 所示。其粉碎原理系利用高速旋转的锤头对物料的冲击力作用，物料受到锤击、撞击、摩擦等而被粉碎。

锤击式粉碎机粉碎纤维性药材时，多选用圆孔形筛子。粉碎结晶物料时，宜选用"人"字形开孔筛子。锤击式粉碎机适用于粉碎大多数干燥物料，不适宜于高硬度物料及黏性物料。

3. 柴田式粉碎机 在各类粉碎机中它的粉碎能力最大，是中药厂普遍应用的粉碎机。如图 4 - 6 所示。

柴田式粉碎机适用于粉碎植物性、动物性以及硬度不太大的矿物类药物，不宜粉碎比较坚硬的矿物药和含油多的药材。

4. 涡轮式粉碎机 涡轮式粉碎机除可用于一般药物的粉碎外，还可用于纤维类物料和有机化合物的粉碎，因此是一种使用范围广泛的新型粉碎机。

5. 截切式粉碎机

（1）切片机 切片机主要由切药刀、转盘、漏斗、电动机等组成，它能把药材的根、茎、块根等切成片、段、细条或碎块等饮片。

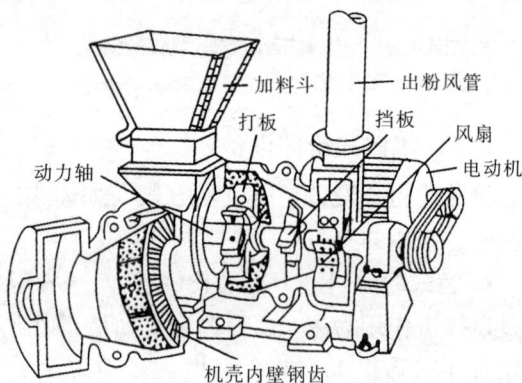

图 4 - 6 柴田式粉碎机示意图

（2）截切机此机主要用于全草类、叶类或韧性根的截切，其生产能力较大。

6. 滚压式粉碎机 滚压式粉碎机适用于挤压脆性物料，橡胶弹性物料，亦可滚压成网状薄片，对潮湿、有黏性以及富含纤维的药材不宜用。滚压式粉碎机主要用于粗粉碎。

7. 锉式粉碎机 锉式粉碎机亦称羚羊角粉碎机，系由升降丝杆、皮带轮、加料筒、齿轮锉、转向皮带轮等构成，如图 4 - 7 所示。操作时，将药料自加料筒装入并固定，皮带轮将齿轮锉安装上，关上机盖，开动电机。由于皮带轮及转向皮带轮的转动可使丝杆下降，借丝杆的逐渐推下，使被粉碎的药物与齿轮转面接触，当齿轮锉转动时，药物逐渐被锉下而粉碎，粉碎物料落入接受器中。此机主要用于羚羊角等的粉碎。粉碎的物料经过筛后，可得细粉，其余的角质屑片，可用铁研船研成细粉，合并使用。

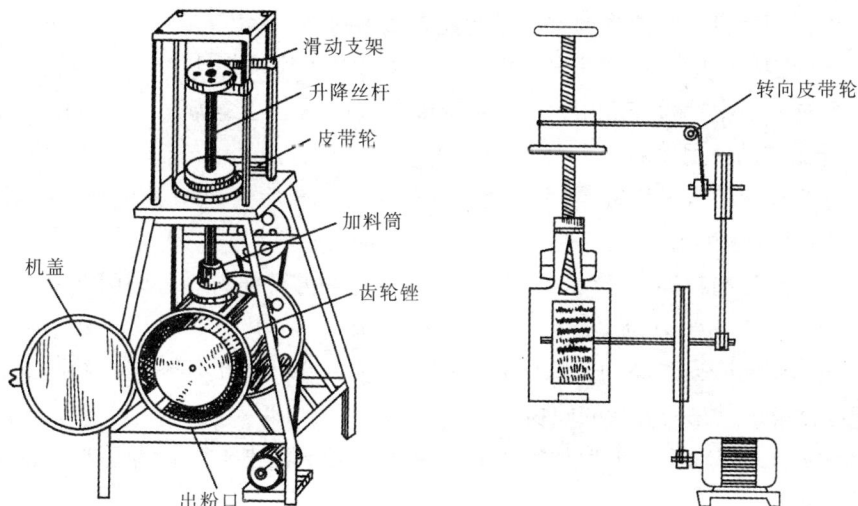

图 4-7　锉式粉碎机示意图

（三）气流式粉碎机械

气流式粉碎机械是通过粉碎室内的喷嘴，把压缩空气的气流束变成速度能量，使得药物之间产生强烈撞击、剪切达到粉碎目的的机器。主要的有：圆盘型微粉磨、轮型流能磨。

流能磨：常用的有圆盘形流能磨和轮型流能磨。图 4-8 为典型的轮型流能磨结构。其粉碎原理是高压气流自底部通过喷嘴沿切线进入粉碎室时，产生超音速气流，物料被气流带入粉碎室被气流分散、加速，并在粒子与粒子间、粒子与器壁间发生强烈撞击、冲击、研磨而被粉碎，并随气流上升到旋风分级器，微粉由气流带出并进入收集袋中，而较大颗粒由于离心力的作用沿器壁外侧重新带入粉碎室，重复粉碎。粉碎程度与喷嘴的个数和角度、粉碎室的几何形状、气流的压缩压力以及进料量等有关。一般进料量越多，所获得粉碎物的粒度越大。

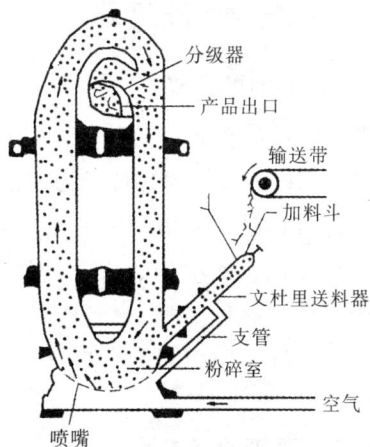

图 4-8　轮型流能磨示意图

流能磨在粉碎药物的过程中，由于高压气流在粉碎室中膨胀时产生冷却效应，故被粉碎物料的温度不会升高，因此本法特别适用于抗生素、酶等热敏性物料和低熔点物料的粉碎。

流能磨可进行粒度要求为 $3 \sim 20 \mu m$ 超微粉碎，因而具有"微粉机"之称，而且在粉碎的同时就进行分级。但与其他粉碎机相比，粉碎费用高，一般在粒度要求高的情况下方考虑选用。

（四）粉碎规则与粉碎器械的使用保养

1. 粉碎规则

（1）粉碎后应保持药物的组成和药理作用不变。

（2）根据用药目的和药物剂型的需要控制适当的粉碎程度。

（3）粉碎过程中应及时过筛，以免部分药物过度粉碎，而且也可提高粉碎效率。

（4）药材必须全部粉碎应用，较难粉碎部分（叶脉、纤维等），不应随意丢弃。

2. 粉碎器械的使用保养

（1）开机前应检查整机各紧固螺栓是否有松动，然后开机检查机器的空载启动、运行情况是否良好。

（2）高速运转的粉碎机开动后，待其转速稳定时再行加料。否则因药物先进入粉碎室后，机器难以启动，引起发热，甚至烧坏电动机。

（3）药物中不应夹杂硬物，特别是铁钉、铁块，它们可破坏钢齿、筛板。粉碎前应对药物进行精选以除去夹杂的硬物。

各种转动机构如轴承、伞形齿轮等必须保持良好的润滑性，以保证机件的完好与正常运转。

（4）电动机及传动机构应用防护罩，以保证安全，同时注意防尘、清洁。

（5）使用时不能超过电动机的功率负荷，以免启动困难、停车或烧毁。

（6）电源必须符合电动机的要求，使用前应注意检查。一切电气设备都应装接地线，确保安全。

（7）各种粉碎机在每次使用后，应检查机件是否完整，清洁内外各个部分，添加润滑油后罩好，必要时加以整修再行使用。

（8）粉碎刺激性和毒性药物时，必须特别注意劳动保护和安全操作。

五、微粉学基础知识

（一）微粉的含义

微粉（或称粉体），系指固体细微粒子的集合体。组成微粉的粒子可小到 $0.1\mu m$。研究微粉和构成粉体的各粒子的理化性质的科学称为微粉学。

微粉因其粒子细小，单位（或重量）物质表面积的急剧增加，可使其理化性质发生明显变化，如堆积、流动、导电以及微粉与气体、液体的反应等等。从而影响生产中药物的粉碎、筛析、混合、沉降、滤过、干燥等工艺过程及各种剂型的成型与生产。另外，微粉的基本特性（如粒子大小、表面积）也直接影响到药物的释放与疗效。

（二）微粉的基本性质

1. 粒径与粒度的测定

（1）粒径表示法　粉粒若是规则的圆球或立方体形，可直接用圆球的直径或立方体的边长表示其粒径。而粉粒的形状往往极不规则，且许多粉粒的表面很粗糙，不能直接测定，常用的粒径的测定以及表示方法有以下几种：

长径：以粒子的长度为粒径。

短径：粒子最短方向测得的粒径。

定向径：将粉粒置显微镜下，全部粒子均按同一方向测得的粒径。

外接圆径：以粉粒外接圆的直径代表粒径。

有效径：是根据斯托克（Stoke's）沉降定律，由粉粒的沉降速度来求出。

等价径：形状不规则的粉粒，可以一个具有相同表面积或体积的圆球代表，将它看作为形状不规则粉粒的等价球体，并用此等价球体的径代表欲测定的形状不规则粉粒的粒径。降速度求出的粒径，又称斯托克径。

此外，还有其他的粒径表示方法，如平均表面积径、平均容积径、平均重量径等。各种平均径仅在特定情况下有意义。如散剂、胶囊剂等在生产或包装时，一般按容积分剂量，流动性等与之有密切关系，可采用平均容积径表示；溶解、吸收等过程与粉粒的表面积有关，可采用平均表面积径表示；对于混悬液来说，微粒的沉降是必须考虑的，故其粒径可用有效径表示。

（2）粒度的测定方法

①筛析法：过筛是测定粒径在 $45\mu m$ 以上的粉粒粒度的常用方法之一。可利用标准套筛，使一定量的粉体从上到下由粗到细，振摇一定时间后，称取留在每一筛上的粉末重量，可以计算出各种粒径范围内粉粒的重量百分率。用筛析法时，由于粒径有方向性，所以通过某一筛孔粉粒的实际粒径可能较筛孔的孔径大，因而以上下两筛孔的平均值代表粒径。本法仅适用较粗大的粉粒的测定。

②显微镜法：可测定 $0.5\sim100\mu m$ 之间的粉粒。将粉粒用适宜的液体分散后涂片，加盖玻片，置普通光学显微镜下计数。由于粉粒的形状不一，应采用定向径。采用此法不需特殊设备，适用于太细以致不能用过筛法测定的粉粒。

③沉降法：可测定 $1\sim200\mu m$ 之间的粉粒。沉降法是利用粉粒在液体介质中沉降速度与粉粒大小关系，用 Stoke's 定律测定粒径的方法。具体的测定方法有吸管法、天平法、离心法等。

2. 比表面积 比表面积是单位重量粉粒所具有的表面积。大多数中药微粉中粉粒的表面很粗糙，有的粉粒有缝隙和孔隙。微粉的比表面积大小与其性质有着密切关系。例如活性炭的吸附力较强，是因为它比表面积很大，因此测定粉粒的比表面积是有意义的。

无孔粉粒的比表面积可由测出粒子的统计径后，经计算求得，而实际中的粒子并非如此理想，均有孔隙，则需用吸附或透过法等方法测定后求出。

3. 密度与孔隙率

（1）微粉的密度 密度系指物质单位容积的质量。测定流体或没有孔隙的固体的容积或体积并不困难，但微粉是由众多粒子组成，粉粒之间有空隙，粉粒粒子表面粗糙，也有孔隙或裂缝。因此，测定粉粒容积方法不同，测定的结果也不同，就有不同的密度表示方法。

真密度：指排除粒子本身及粒子之间的孔隙所有的容积后求得物质的容积，并测其质量而求得的密度称为真密度，为该物质的真实密度。

粒密度：排除微粉中粉粒间的空隙，但不排除粒子本身的孔隙，测定其容积而求的密度称为粒密度，亦即粉粒本身的密度。

堆密度：又称为松密度。系指单位容积粉粒的质量。堆密度所用的容积是指包括粉粒本身的孔隙以及粉粒之间空隙在内的总容积。

（2）孔隙率：微粉的孔隙率是指粉粒中粒子间的和粒子本身所占的容积与粉粒总

容积之比。常以百分率表示之。

4. 粉粒的流动性

粉粒的流动性是粉体的重要性质之一，有些粉末松散，并能自由流动，有的则具黏着性。微粉的流动性与粒子间的作用力（如范德华力，静电等）、粒度分布、粒子形态及表面摩擦力等因素有关。微粉流动性的表示方法较多，可用休止角、滑出角、流速表示。

（1）休止角　休止角是表示粉粒流动性最常用的方法之一。测定方法是使粉粒堆成尽可能陡的堆（圆锥状），圆锥的斜边与水平线成的夹角即为休止角。测定时可将微粉置于漏斗中，使流下并堆成圆锥形的堆，设锥体高为 H，底部的半径为 R，则 $tg\alpha = H/R$，α 角即为休止角。一般认为当粉粒的休止角≤30°时，其流动性好；休止角大，流动性就差。

（2）滑出角　测定方法是将微粉铺于平板上，将板倾斜到能使约90％的粉粒滑出，此时平板与水平所成角度即为滑出角。

（3）流速　单位时间流出的粉粒量叫流速。具体测定方法是在圆筒容器底部中央开出一定直径的孔，把微粒装入容器内，测定单位时间内流出的微粉量。微粉的流速快，说明其均匀性好，流动性好。

（三）微粉学在中药药剂中的应用

在中药药剂制备过程中微粉的特性对制剂工艺、质量、疗效都有一定的影响，主要表现在以下方面：

1. 对混合均匀性的影响　混合是制剂生产中的重要工序，混合均匀度是某些固体制剂的重要质量标准之一。药物粉粒的粗细、密度、形态等都与混合均匀度有关。各成分的粒子大小、密度不同或其形态不适宜，都可能使混合发生困难或使已混匀的粉粒因加工、运输中的振动而分层。

2. 对分剂量的影响　粉粒的堆密度、流动性对分剂量的准确性有影响，在散剂、胶囊剂等分装以及片剂生产中常按容积分剂量。粉粒的堆密度除决定于药物本身的密度外，还与粉粒大小及形态等有关。而粉粒的流动性则与粒子大小及其分布、粒子形态等有关。在一定范围内，粒子大，流动性好；流动性好的颗粒中掺有较多的细粉末，将使其流动性变差；当粒子大小分布范围很宽时，小粒子可通过大粒子间的孔隙落到底部而使分层。

3. 对可压性的影响　结晶性药物的形态与片剂成型的难易有关，一般立方晶体具有较高的晶体对称性，压缩时晶体表面凹凸不平，能相互嵌合，因此容易压片，而且所得片剂的硬度大。鳞片状、针状等结晶除因其流动性不好外，也因结晶易横向排列，使压成的片剂易于裂片。

粉粒大小及粒度分布对可压性亦有影响。通常粒子细小或粒度分布均匀的粒子具有较大的比表面，片剂的可压性好，硬度大，片重差异小。反之，粒子粗大或粒度分布不匀，引起颗粒填模不均匀，片重差异大。

4. 对制剂有效性的影响　难溶性药物的溶解度和溶出速度对药物的吸收有影响。难溶性药物的溶解与其比表面积有关，粒子小则比表面积大，溶解性能好，故可改善其疗效。

也可控制粒子表面积大小调节缓释制剂药物的释放。粒子大，表面积变小，药物吸收减慢，药效延长。一般认为，粒度大的药物能在较长时间内维持较高的血药浓度。

5. 对制剂稳定性的影响　混悬液属于动力学不稳定体系，在放置中微粒易下沉，常用减小粒径的方法来增加混悬液的动力学稳定性。粒度分布的均匀性也影响混悬液的稳定性，如果粒子大小不一，粒子能充填空隙，制得的混悬剂紧密，容易结块。

6. 对制剂安全性的影响　制剂中固体粒子大小，不仅与其有效性和稳定性有关，对其安全性亦有影响。对一般口服、肌内注射用混悬液，对药物颗粒都有特定要求，以免引起微血管栓塞。混悬型软膏如果药物粒子粗大，不但影响药物的吸收，而且能增加对黏膜及炎症部位的刺激。

第二节 筛 析

筛析是固体粉末的分离技术。筛即过筛，系指粉碎后药料粉末通过网孔性的工具，使粗粉与细粉分离的操作；析即离析，系指粉碎后的药料粉末借助空气或液体（水）流动或旋转的力，使粗粉（重）与细粉（轻）分离的操作。

一、筛析的目的

药筛是筛选粉末粒度（粗细）或混匀粉末的工具。其过筛的目的：①根据医疗和药剂制备要求，以分离得到细度适宜的物料；②不但能将粉碎好的颗粒或粉末按粒度大小加以分等，而且也能起混合作用，以保证组成的均一性，同时还能及时将合格药粉筛出以减少能量的消耗；③筛出不合要求的粗粉可再行粉碎。

二、药筛的种类与规格

（一）药筛的种类

药筛，系指按《中国药典》规定，全国统一用于药剂生产的筛，或称标准药筛。在实际生产中，也常使用工业用筛，这类筛的选用，应与药筛标准相近，且不影响药剂质量。

药筛可分为编织筛与冲眼筛两种。编织筛的筛网由铜丝、铁丝（包括镀锌的）、不锈钢丝、尼龙丝、绢丝编织而成，偶有采用马鬃或竹丝编织的。尼龙丝对一般药物较稳定，在制剂生产中应用较多。编织筛在使用时筛线易于移位，易致筛孔变形，故常将金属筛线交叉处压扁固定。冲眼筛系在金属板上冲压出圆形或多角形的筛孔，筛孔牢固，孔径不易变动，常用于高速粉碎过筛联动的机械上及丸剂生产中分档。细粉一般使用编织筛或空气离析等方法筛选。

（二）药筛的规格

《中国药典》2010年版一部所用的药筛，选用国家标准的R40/3系列，共规定了9种筛号，一号筛的筛孔内径最大，依次减小，九号筛的筛孔内径最小。

目前制药工业上，习惯以目数来表示筛号及粉末的粗细，多以每英寸（2.54cm）长度有多少孔来表示。一般为10目、12目、14目、16目、18目、20目、30目、40目、60目、80目、100目、120目等筛目。例如每英寸有120个孔的筛号称为120目筛，筛号数越大，粉末越细。凡能通过120目筛的粉末称为120目粉。如所用筛线的直径不同，筛孔的大小也不同，所以必须注明孔径的大小，常用微米（μm）表示。我国常用的一些工业用筛的规格与《中国药典》的筛号的对照表见表4-1。

表4-1 《中国药典》2010年版一部药筛与工业筛目对照表

筛号	筛孔内径（平均值）	目号
一号筛	2000μm±70μm	10目
二号筛	850μm±29μm	24目
三号筛	355μm±13μm	50目
四号筛	250μm±9.9μm	65目
五号筛	180μm±7.6μm	80目
六号筛	150μm±6.6μm	100目
七号筛	125μm±5.8μm	120目
八号筛	90μm±4.6μm	150目
九号筛	75μm±4.1μm	200目

三、粉末的分等

粉碎后的粉末必须经过筛选才能得到粒度比较均匀的粉末，以适应医疗和制剂生产需要。筛选方法是以适当筛号的药筛筛过。筛过的粉末包括所有能通过该药筛筛孔的全部粉粒。例如通过一号筛的粉末，不都是近于2mm直径的粉粒，包括所有能通过二号至九号药筛甚至更细的粉粒在内。富含纤维的药材在粉碎后，有的粉粒成棒状，其直径小于筛孔，而长度则超过筛孔直径，过筛时，这类粉粒也能直立地通过筛网，存在于过筛的粉末中。为了控制粉末的均匀度，根据实际要求，《中国药典》2010年版一部规定了6种粉末规格，见表4-2。

表4-2 粉末的分等标准

等级	分等标准
最粗粉	指能全部通过一号筛，但混有能通过三号筛不超过20%的粉末
粗　粉	指能全部通过二号筛，但混有能通过四号筛不超过40%的粉末
中　粉	指能全部通过四号筛，但混有能通过五号筛不超过60%的粉末
细　粉	指能全部通过五号筛，并含能通过六号筛不少于95%的粉末
最细粉	指能全部通过六号筛，并含能通过七号筛不少于95%的粉末
极细粉	指能全部通过八号筛，并含能通过九号筛不少于95%的粉末

四、筛析的设备

过筛器械种类很多，应根据对粉末粗细的要求、粉末的性质和数量来适当选用。在药厂成批生产中，当前多用粉碎、筛粉、空气离析、集尘联动装置，以提高粉碎与过筛效率，保证产品质量。在小批量生产及科学试验中亦常用手摇筛、振动筛粉机、悬挂式偏重筛粉机以及电磁簸动筛粉机。

1. 手摇筛 系由不锈钢丝、铜丝、尼龙丝等编织的筛网，固定在圆形或长方形的竹圈或金属圈上。按照筛号大小依次重叠成套，最底层为接受体，最上层为筛盖，从上至下筛号由粗号到细号。此筛多用于小量生产，亦适用于毒性、刺激性或质轻的药粉过筛，避免轻尘飞扬。

2. 振动筛粉机（又称筛箱） 振动筛粉机为一长方形筛子安装于振动筛粉机的木箱内，又称筛箱。振动筛粉机是利用偏心轮对连杆所产生的往复振动而筛选粉末的装置，如图4－9所示。振动筛往复振动的幅度较大，故适合于无黏性的植物药或化学药物、毒性药、刺激性药物及易风化或易潮解的药物粉末过筛。

目前中药厂较多使用的筛粉机系由筛网固定于金属架上而成的四片弧形筛，合在一起成为圆筒状筛，筒内装有毛刷，需过筛的药粉由加料斗加入，进到滚动的圆筒内，借转动及毛刷搅拌作用，使药粉通过筛网，分别收集细粉与粗粉即得。

3. 悬挂式偏重筛粉机 悬挂式偏重筛粉机系由偏重轮、主轴、筛子、接受器、电机等组成，如图4－10所示。筛粉机悬挂于弓形铁架上，系利用偏重轮转动时不平衡惯性而产生振动。此种筛结构简单，造价低，占地小，效率高。适用于矿物药、化学药品和无显著黏性药料的过筛。

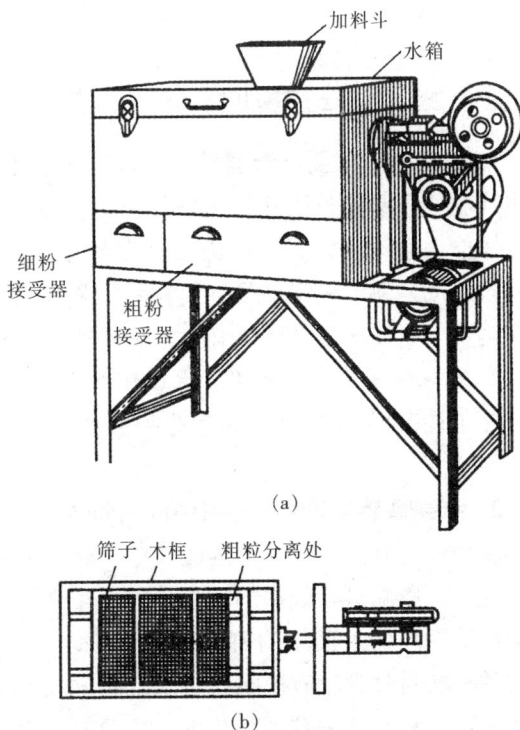

(a)

(b)

图4－9 振动筛粉机示意图

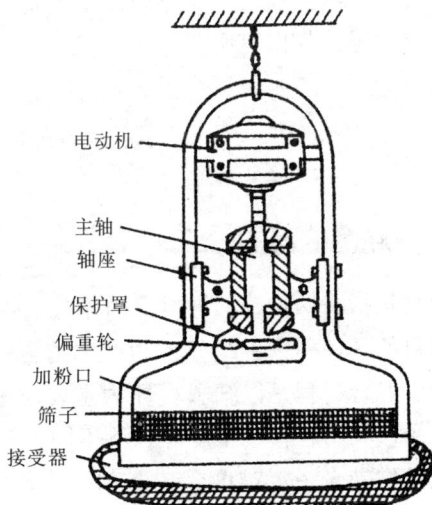

图4－10 悬挂式偏重筛粉机示意图

4. 电磁簸动筛粉机　电磁簸动筛粉机是由电磁铁、筛网架、弹簧接触器等组成，如图4-11所示。簸动筛具有较强的振荡性能，过筛效率较振动筛高，故适应黏性较强的药粉如含油、含树脂的药粉过筛。

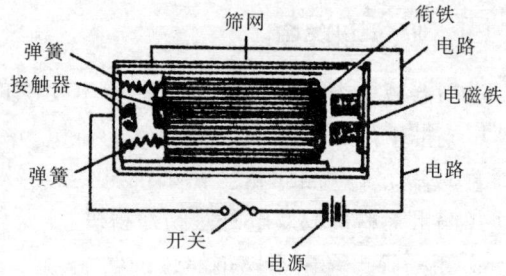

图4-11　电磁簸动筛粉机示意图

五、过筛的注意事项及影响因素

1. 过筛时药筛要不断振动　药粉在静置状况下由于受相互摩擦及表面能的影响，易形成粉块不易通过筛孔。当施加外力振动时，各种力的平衡受到破坏，小于筛孔的粉末才能通过，所以过筛时需要不断振动。振动时药粉在筛网上运动的方式有滑动、滚动及跳动，跳动较滑动易通过筛孔。粉末在筛网上的运动速度不宜过快，这样可使更多的粉末有落于筛孔的机会，但运动速度也不宜过慢，否则也会使过筛的效率降低。

2. 粉末应干燥　如药粉含水量较高时应充分干燥再过筛。易吸潮的药粉应及时过筛或在干燥环境中过筛。富含油脂的药粉易结成团块，很难通过较细的筛网，应先脱脂。

3. 粉层厚度要适中　药筛中放入粉末不宜太多，让粉末有足够的余地在较大范围内移动便于过筛。但粉层也不能太薄，这样过筛效率太低。

此外，影响过筛效率的因素还有药物的性质、形状和带电性。粉粒间摩擦力的大小取决于粉粒的表面结构。表面愈粗糙，相互间摩擦力愈大，对过筛的影响也愈大。粉粒的形状对过筛也有影响，一般晶体物常碎裂为细小的颗粒，而中草药的粉粒常呈长条形状，故晶体物较中草药的粉末易通过筛子。富含纤维或多毛的中草药，因粉粒多呈长形；且易彼此绞合成团，如与质地坚硬的药材共同粉碎，在一定程度上可以克服。此外，某些药物由于摩擦而产生电荷，能使药物吸附在金属网上而堵塞筛孔，可装以接地的导线加以克服。

第三节　混　合

一、混合的目的

混合是指将两种或两种以上固体粒子相互均匀分散的过程或操作。

其目的是使药物各组分在制剂中的含量均匀一致，以保证药物剂量准确，临床用药安全。混合过程是以细微粉体为主要对象，混匀时需要外加机械作用才能进行，但固体粒子形状、粒径、密度等各不相同，各成分间在混合的同时伴随着分离现象，这给混合操作带来一定难度。在丸剂、片剂、颗粒剂、散剂、胶囊剂等制剂的工艺中，固体粉粒之间的混合是重要而又是基本工序之一，混合结果直接关系到制剂的外观及内在质量，意义非常重大，例如片剂生产中混合不均匀会出现斑点、崩解时限不合格等。尤其是长期连续服用的药物、含量非常低的药物、有效血药浓度与中毒浓度接近的药物的剂型，主药含量不均匀对生物利用度及治疗效果会带来极大的影响，以致带来危险。

因此，合理的混合操作是保证制剂产品质量的重要措施之一。

二、混合的原则

1. 组分的比例量 两种物理状态和粉末粗细均相似的物料，经过一定时间的混合，容易混匀。若组分比例量相差悬殊时，应采用等量递增混合法（习称为配研法）。操作方法是：先将比例小的组分与等体积比例大的组分共置于混合容器中混合均匀，再加入与混合物等体积的量大组分混合均匀，如此倍量增加量大的组分直至全部混合均匀。

2. 组分的堆密度 各组分堆密度差异较大时，一般将堆密度小者先放入研钵内，再加堆密度大者适当研匀。这样可避免轻者上浮或飞扬，重者沉于底部，影响混合均匀性。

3. 混合器械的吸附性 在研磨混合过程中为了避免量小组分直接加入研钵而被研钵壁吸附造成较大的损耗，一般应先取少许量大的组分于研钵内先行研磨，以饱和研钵表面能。

4. 不同色泽物料 当组分色泽相差较大时，应将色泽深者先置于研钵中，再加等量的色浅者研匀，如此配研混匀，即俗称"打底套色"。

5. 组分的带电性 一般药物粉末的表面是不带电的，但是混合摩擦起电的粉末不易混匀，通常可加入少量表面活性剂或润滑剂克服，如硬脂酸镁、十二烷基硫酸钠等具有抗静电作用。

6. 含液体组分 含有液体组分时，可利用处方中其他固体组分或吸收剂吸收；如果该液体组分是含较多溶剂的提取液，可用适宜方法浓缩至能被其他固体粉末吸收的程度，再进行混合。

三、混合的机理

固体粒子在混合器内混合时，会发生对流、剪切、扩散等三种不同运动形式，形成三种不同机制的混合。

1. 对流混合 固体粉粒在容器中翻转，或用浆、片、相对旋转螺旋，靠机械力将相当大量的药物从一处转移到另一处，经过多次转移使粉末在对流作用下而达到混合。即发生了较大的位置移动。对流混合的效率取决于所有混合器械的类型和操作方法（如V型混合筒）。

2. 剪切混合 系指在不同组成的界面间发生剪切，如剪切力平行于其界面时，可使不相似层进一步稀释而降低其分离的程度。发生在其交界面垂直力一向上的剪切力，也可降低分离程度而达到混合的目的。

3. 扩散混合 系指由于微粒之间的粒子形状、充填状态或流动速度不同，导致粉粒的紊乱运动改变其彼此间的相对位置。搅拌可以使粉末间产生运动，达到扩散混合（如搅拌型混合机）。

在混合操作过程中，实际上一般不以单一方式进行，三种混合机制在实际上是同时发生的，但所表现的上述三种混合的程度不相同。由于所用混合器械和混合方法不同，则以其中某种方式混合为主，回转圆筒混合器是以对流混合为主，而带有搅拌器的混合机械，以强制对流混合和剪切混合为主。

四、混合的方法

1. 搅拌混合 少量药物制备时，可以反复搅拌使之混合。药物量大时用该法不易混匀，生产中常用搅拌混合机，经过一定时间混合，可使之均匀。

2. 研磨混合 系将各组分药粉置乳钵中共同研磨的混合操作，此法适用于小量尤其是结晶性药物的混合，不适宜于具吸湿性和氧化还原性成分的混合。

3. 过筛混合 将各组分的物料粉末一同反复过筛直至混匀。对于不同粉末粒度、密度等差异较大组分的混合，则混合效果不佳，通常需与其他混合方法配合应用。

五、混合设备

1. 槽形混合机 由混合槽、搅拌浆、蜗轮减速器、电机及机座等部分构成，如图4-12所示。混合槽内轴上装有与旋转方向成一定角度的搅拌浆，搅拌浆叶具有一定的曲线形状，可将物料由外向中心集中，又将中心的物料推向两端，起到均匀混合槽内物料的作用。槽可以绕水平轴转动（一般借助蜗杆蜗轮装置转动），以便在需要时自槽内卸出物料。槽形混合机除用以混合粉料外，亦常用于片剂的颗粒、丸块以及软膏等团块的捏合和混合。

图4-12 槽形混合机示意图

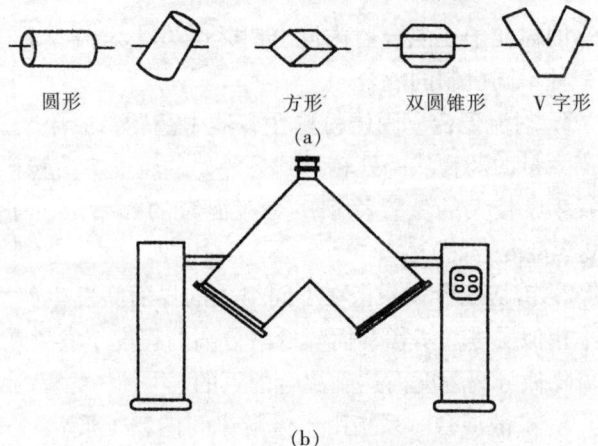

槽型混合机的特点：搅拌效率较低，混合时间较长；搅拌轴两端的密封件容易漏粉，影响产品质量和成品率；操作简便，易于维修，对一般产品均匀度要求不高的药物混合较为实用。

2. 混合筒 有圆型、立方型、双圆锥型、V字型等，如图4-13所示。一般装在水平轴上，并有支架支称以便由转动装置带动绕轴旋转。密度相近的粉末，

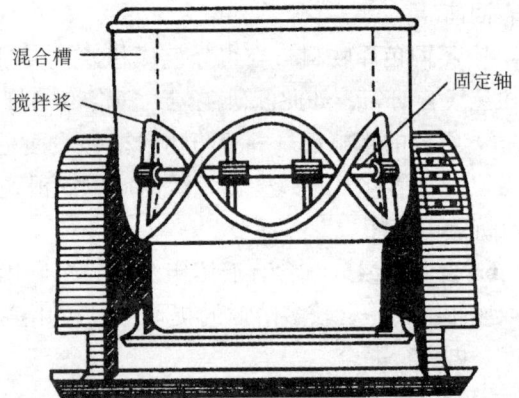

圆形　　　　方形　　双圆锥形　V字形
(a)

(b)

图4-13 各种形式的混合筒示意图

混合筒混合，其混合效率主要取决于转动速度。转速可根据混合目的、药物种类、筒的形状与大小而决定，转速过大，由于离心力的作用，使粉末紧贴筒壁而导致混合效率低；速度过慢，不能产生所需的强烈翻转作用，不能产生应有切变速度，仍然混合效果不好。上述混合筒以V型者效率最高，在旋转混合时，药物被分成两部分，然后再使两部分药物混合在一起，集中在底部，如此反复循环，在较短时间内经多次分开、掺和而达到混合均匀，所以应用广泛。

3. 双螺旋锥形混合机 主要由锥体、螺旋杆、转臂、传动部分等组成，如图4-14所示。

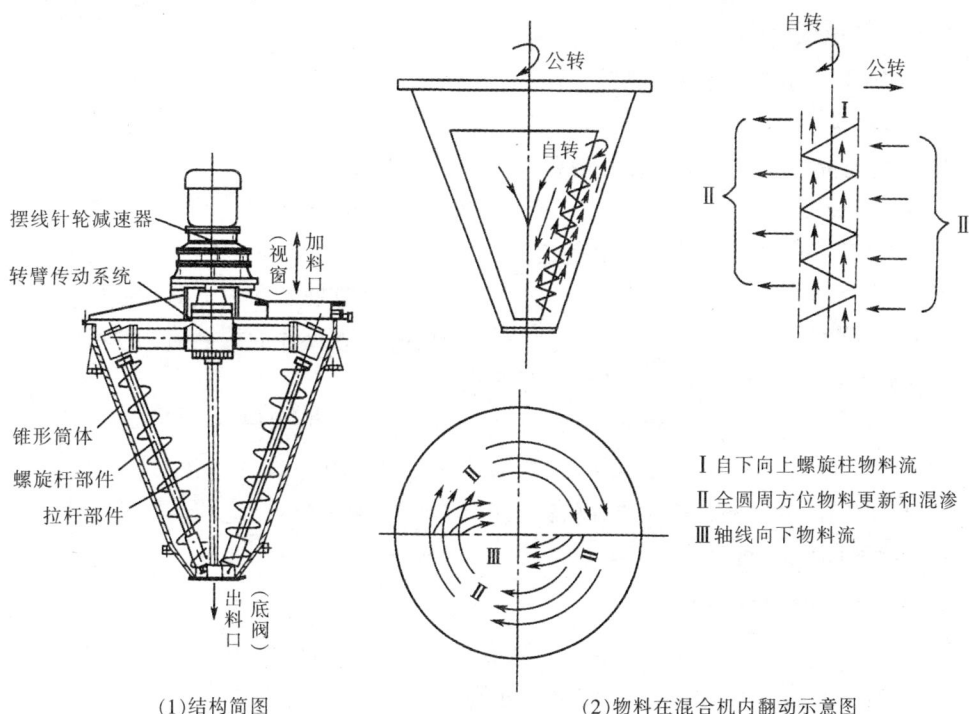

(1)结构简图   (2)物料在混合机内翻动示意图

图4-14 双螺旋锥形混合机示意图

双螺旋锥形混合机可适用于干燥的、润湿的、黏性的固体药物粉末混合；装载系数高，可达60%~70%；传动效率高，动力消耗小；可密闭操作，改善环境；从底部卸料，减轻了劳动强度；进料口固定；便于安排工艺流程。

4. 三维运动混合机 由混合容器和机身组成，如图4-15所示。混合容器为两端呈锥形的圆桶，由两个可以旋转的万向节支撑于机身上。当万向节旋转时，带动混合桶作三维空间多方向摆动和转动，使桶中物料交叉流动与扩散，混合中无死角，混合均匀度高。三维运动混合机有多种规格，占地面积小，上料、出料方便，可实行自动化，适合于

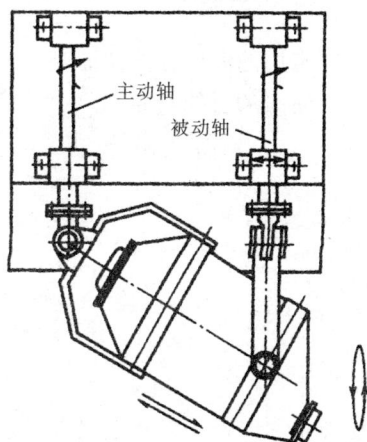

图4-15 三维运动混合机示意图

干燥粉末与颗粒的混合。

目标检测

一、名词解释

粉碎 水飞法 等量递增法 串料 堆密度

二、选择题

（一）单项选择题

1. 以含量均匀一致为目的的单元操作称为

    A. 粉碎   B. 筛析   C. 制粒   D. 干燥   E. 混合

2. 药材粉碎前应充分干燥，一般要求药材的含水量为

    A. <5%   B. <7%   C. <8%   D. <10%   E. <12%

3. 药筛筛孔的"目"数习惯上是指

    A. 每厘米长度上筛孔数目   B. 每平方厘米面积上筛孔数目

    C. 每英寸长度上筛孔数目   D. 每平方英寸面积上筛孔数目

4. 120 目筛相当于《中国药典》几号标准筛

    A. 九号筛   B. 八号筛   C. 七号筛   D. 六号筛   E. 五号筛

5. 当处方中各组分的比例量相差悬殊时，混合时宜用

    A. 过筛混合   B. 湿法混合   C. 等量递增法   D. 直接搅拌法

（二）多项选择题

1. 需单独粉碎的药物是

    A. 冰片   B. 麝香   C. 麻黄   D. 胡桃仁   E. 珍珠

2. 《中国药典》中粉末分等，包括下列哪些

    A. 粗粉   B. 细粉   C. 最粗粉   D. 微粉   E. 极细粉

三、简答题

1. 常用的混合方法及原则。

2. 粉碎的目的及原则。

（杨守娟 黄敏琪）

第五章 | 浸出技术

中药材浸出系指用适当的浸提溶剂和浸提方法,通过一道或多道操作工序从药材中浸出所需有效成分的过程。中药材浸出是中药生产过程的重要单元操作,其生产工艺的选择和设备的配置直接影响被提取有效成分的质量和数量,从而进一步影响产品的质量和经济效益等,因此研究中药提取机理、优化提取工艺参数等逐渐成为中药生产和研究的重点。

知识链接

溶质分离的方法有机械方式和化工传质方式。机械方式是榨取方法;化工传质方式是用液体溶媒从药材中浸出有效成分,称为浸提、浸取或浸出,目前中药生产中有效成分的提取多采用化工传质方式。

第一节 概　　述

一、药材成分与疗效

药效物质是指起预防和治疗疾病作用及调动机体免疫活性的化学物质,或调节这些化学物质作用的物质。它是阐明中药作用奥秘的关键，是中药质量控制的基础与核心，是中药材及其产品安全、有效和质量稳定、可控的保障。

中药材的化学成分比较复杂，对于中药材中的药物成分可分为：

1. 有效成分　每种药材中含多种成分，起主要药效的物质，一般指化学上的单体化合物，即有效成分，能用分子式和结构式表示，并具有一定的理化性质。如某种生物碱、苷、挥发油、有机酸等。如果经纯度检查得到一个混合物，虽然在药理和临床上能够代表或部分代表原药材的疗效，则应称为"有效部位"。如总生物碱、总黄酮、总苷、总挥发油等均属于"有效部位"。"有效部位"不仅提取工艺简单，而且有利于发挥药材的综合疗效，符合中医用药特点。

2. 辅助成分　本身无特殊作用，但可增强或缓和有效成分的作用；促进有效成分的浸出；增强制剂的稳定性。如洋地黄中的皂苷可帮助洋地黄毒苷溶解并促进吸收，洋地黄中的皂苷就是辅助成分。

3. 无效成分　本身无生物活性，甚至会影响制剂的稳定性、外观、药效等，主要是淀粉、黏液质、树脂、脂肪、鞣质等。

4. 组织物　构成药材细胞或其他不溶性物质，如石细胞、纤维素。

药材的有效成分和辅助成分是浸提的主要对象，无效成分和组织物应尽量分离除去，但有效、无效只是相对概念，要结合具体药材、具体处方进行划分各类成分。例如：多糖通常为无效成分，而猪苓多糖对某些肿瘤有抑制作用，为有效成分。

二、药材成分浸出的目的

中药特有的浸出、纯化、浓缩、干燥等工艺步骤的合理应用，直接关系到药材的充分利用和制剂药效的充分发挥，中药材经过浸出，可达到下列目的：①将有效成分、有效部位与无效成分分离；②尽量浸提出有效成分或有效部位，最低限度地浸出无效甚至有害物质，降低药物服用量；③利于药物吸收，提高制剂疗效；④消除原药材的副作用，增加制剂稳定性。

第二节　中药的浸提与精制

一、中药浸提过程

浸提过程系指溶剂进入药材细胞组织，溶解或分散有效成分后形成浸提液的全部过程，一般由浸润与渗透、溶解、扩散、置换等几个相互联系而又交错进行的过程组成。

（一）浸润与渗透阶段

浸提溶剂加入到药材中时，溶剂首先附着于药材表面使之润湿，然后通过毛细管和细胞间隙渗透入组织细胞内。若药材不能被溶剂润湿，则溶剂无法渗入细胞浸出有效成分。溶剂能否使药材表面润湿，与溶剂表面张力、药材性质及表面积和其所附气膜有关。一般药材的组成物质大部分带有极性基团，如纤维素、淀粉、蛋白质、糖类等，故易被极性溶剂所润湿。但含油脂或蜡质多的药材如麦角、杏仁等，则不易被极性溶剂所润湿，须先行脱脂或脱蜡后，方可用水或乙醇浸出。反之，非极性溶剂不易使潮湿的药材润湿，须将药材先行干燥，非极性溶剂才能使之润湿而渗入细胞内。

（二）解吸、溶解阶段

药材中各成分间有一定的亲和力，溶解前必须克服这种亲和力，才能使各成分转入溶剂中，这称之为解吸附。浸出有效成分时，应选用具有解吸作用的溶剂，如乙醇就有很好的解吸作用。有时在溶剂中加入适量的酸、碱、甘油或表面活性剂以助解吸。

溶剂渗入细胞后即逐渐溶解可溶性成分，溶剂种类不同，溶解的成分也不同。水能溶解晶质及胶体物质，故浸出液中多含胶体物质。而乙醇浸出液含胶质少，非极性溶剂浸出液则不含胶质。

（三）扩散阶段

溶剂在细胞中溶解可溶性成分后，细胞内形成高浓度溶液而具有较高的渗透压。因此细胞外的溶剂不断渗入细胞内，而细胞内溶质则不断透过细胞膜向外扩散，在药材表面形成一层很厚的浓液膜，称为扩散"边界层"，浓溶液中的溶质继续通过边界膜向四周的稀溶液中扩散，直至整个浸出体系中浓度相等，达到动态平衡，扩散就终止。在此过程中，组织细胞内外的浓度差是渗透和扩散的推动力。在静止条件下，完全由于溶质分子浓度不同而扩散的称为分子扩散；伴有湍流流体运动而加速扩散的称为涡流扩散。浸出过程中两种类型的扩散方式均有，而后者更具实践意义。

（四）置换阶段

浸出的关键在于造成最大的浓度梯度。在整个浸出过程中，用浸提溶剂或稀浸提液随时置换药材周围的浓浸出液，使浓度梯度保持最大，是保证浸出顺利进行并达到完全的关键。

二、影响浸提的因素

1. 浸提溶剂的 pH 值　浸出溶剂的 pH 值与浸出效果有密切关系，因为药材内所含成分的性质各不相同，在不同的 pH 值条件下溶解性能不一，故调节浸出溶剂的 pH 值，有利于某些有效成分的浸出。

2. 粉末的粗细　药材粉碎愈细与浸出溶剂的接触面积就愈大，扩散愈快，浸出速度加快。但粉碎过细，吸附作用增强，有效成分被吸附而损失；粉碎过细，大量细胞破裂，可使浸出杂质增多，黏度增大，造成滤过困难或制品在贮存中产生浑浊及沉淀。因此药材的粉碎度应视所用的溶剂和药材的性质而有所区别。若以水为浸提溶剂时，叶、花、草类一般不需粉碎；小果实、种子类压碎即可；大果实、根、茎、树皮类宜用薄片或粗颗粒。

3. 浸提温度　应根据药材性质适当控制温度，温度升高能使药材组织软化，促进膨胀，增加可溶性成分的溶解和扩散速度，加速浸出的进行。同时可使细胞内蛋白质凝固、酶被破坏，有利于制剂的稳定性。但温度过高，能使药材中某些不耐热的成分或挥发性成分分解、变质或挥发。

4. 浸提时间　一般说浸出时间与浸出量成正比。在一定条件下时间愈长，浸出物质愈多，但当扩散达到平衡后，时间即不起作用。另外时间过长会增加无效物质的浸出，一些有效成分如苷类等易被浸出的酶分解。

5. 浓度梯度   扩散是影响浸出效果的主要因素。使溶液保持最大的浓度梯度，有利于扩散的进行。一般常用更新或添加新溶剂来增大溶液的浓度梯度。在选择浸出工艺与浸出设备时，应以创造最大的浓度梯度为基础，如不断搅拌、强制浸出液循环、采用流动的溶剂的渗漉法等。

6. 药材与溶剂相对运动速度   在流动的介质中进行浸出时，提高药材与溶剂二者相对运动速度能使扩散边界层变薄或边界层更新加快。但相对速度过快会增加溶剂的耗用量。

7. 压力   药材组织坚实，浸出溶剂较难浸润，提高浸出压力，有利于增加浸润过程的速度，使药材组织内更快地充满溶剂和形成浓溶液，促使溶质扩散过程较早发生，同时加压可将药材组织内某些细胞壁破坏，也有利于扩散。当药材组织内充满溶剂后，加大压力对扩散速度影响不大。压力对组织松软、容易湿润的药材的浸出影响也不很显著。

8. 浸出过程的强化途径   强化途径是指施加外力以加速浸出过程的方法，目前浸出过程的强化途径主要有流化强化浸出、电磁强化浸出、电磁振动强化浸出、脉冲强化浸出等。

三、常用浸提溶剂

（一）浸提溶剂的基本要求

浸提溶剂系指用于浸出药材中可溶性成分的液体，浸出后所得到的液体叫浸出液，浸出后的残留物叫药渣。药材中各种成分在溶剂中的溶解度不同，浸出溶剂影响到药材中有效成分的浸出和药的稳定性、安全性、有效性及经济效益等。生产中对浸提溶剂的要求为：①最大限度的溶解和浸出有效成分，最大限度抑制浸出无效成分或有毒物质。②本身无显著的药理作用。③不与有效成分发生不应有的化学反应，不影响制剂的药效。④经济、安全、易得、性质稳定。

（二）常用的浸提溶剂

1. 水   水为最常用的极性浸出溶剂，具有经济易得、易透入植物细胞内、无药理作用及溶解范围广的特点。生物碱及其盐类、苷、水溶性有机酸、氨基酸、黏液质及部分的糖、蛋白质、鞣质、树胶、色素、酶等都能被水浸出。挥发油微溶于水，可被水小部分浸出。水也存在无防腐性能、选择性差、沸点高、挥发性差、浓缩时易使不耐热的有效成分被破坏、能引起某些有效成分产生水解或其他化学变化等缺点。

2. 乙醇   乙醇是一种半极性溶剂，化学性质较稳定，毒性较小。对脂溶性成分及水溶性成分均具有一定的溶解性，可以溶解生物碱及其盐类、苷、糖、有机酸、鞣质、色素等成分以及树脂、油脂、挥发油、内酯、芳香烃等。可以根据被浸出物质的性质，采用不同浓度的乙醇进行浸取。含醇量在 20% 以上时有防腐作用；含醇量达 40% 时，能延缓酯类、盐类等成分的水解；用 50% 以下的乙醇浸出苦味质、蒽醌苷类化合物等；用 50% ~70% 的乙醇适于浸出生物碱、苷类；90% 以上的乙醇适于浸出挥发油、树脂、叶绿素等。但乙醇有易燃烧、易挥发、有一定的药理作用、成本较高等缺点。

3. 三氯甲烷　三氯甲烷是一种非极性溶剂，在水中微溶，与乙醇、乙醚可任意混溶，能溶解生物碱、苷类、挥发油、树脂等，不溶解蛋白质、鞣质等，具有防腐作用。三氯甲烷不易燃烧，但有强烈的药理作用，故在浸出液中应尽量除去，通常用于提纯有效成分。

4. 乙醚　乙醚是一种非极性溶剂，在水中微溶，与乙醇及其他有机溶剂能任意混溶，其溶解选择性较强，大部分溶解于水的有效成分在乙醚中均不溶解，但其有强烈的药理作用，又极易燃烧，目前仅用于有效成分的提纯与精制，最终需从浸出液中除去。

5. 石油醚　石油醚是一类非极性有机溶剂，能溶解脂肪油、蜡质和少数的生物碱，但对药材其他成分几乎不溶解。在中成药生产中主要作为脱脂剂。石油醚具有强烈的挥发性、燃烧性。

6. 丙酮　丙酮是一种良好的脱脂溶剂，因能与水任意比混溶，故常用于新鲜的动物药材的脱水或脱脂。丙酮具有防腐作用，但易挥发与燃烧，且有一定毒性，不宜作溶剂保留在制剂中。

四、浸提辅助剂

浸提辅助剂系指能够提高溶剂的浸出效能、增加有效成分的溶解度及制品的稳定性、除去或减少某些杂质的附加物质。加入浸提辅助剂目的是：①增加浸提成分的溶解度；②提高浸提效能；③增加制剂、药液稳定性，去除或减少某些杂质。常用的浸提辅助剂有：

1. 酸　酸可与生物碱生成可溶性生物碱盐类，以利于浸出。适当的酸度还可以对一些生物碱产生稳定作用或沉淀某些杂质。常用的酸有盐酸、硫酸、醋酸、枸橼酸、酒石酸等。如浸出液需要浓缩，以加入盐酸等挥发性酸为宜。

2. 碱　碱有利于酸性成分的浸出和除去杂质，常用的碱有氨水、碳酸钙、氢氧化钙、碳酸钠等。氨水是一种挥发性弱碱，对有效成分的破坏作用小，用量易控制；碳酸钙为一种不溶性碱化剂，能除去树脂、鞣质、有机酸、色素等许多杂质；氢氧化钠因碱性过强一般不用。

3. 表面活性剂　表面活性剂能增加药材的浸润性，提高溶剂的浸出效果。应根据被浸出药材中有效成分种类及浸出方法进行选择。

五、常用浸提方法与设备

浸提方法不同可使浸出效果和药效有所差异，目前大量的新工艺、新技术、新设备越来越多地应用于中药的浸出过程，中药提取工艺流程框图及生产区域划分见图5-1。

（一）煎煮法

煎煮法系将药材加水煎煮取汁，浸出溶媒通常用水，故也称"水煮法"或"水提法"。适用于有效成分能溶于水，且对湿、热稳定的药材。但采用煎煮法时，浸出的成分比较复杂，除有效成分外，部分脂溶性物质及其他杂质往往也浸出较多，对后道工序精制不利，此外含淀粉、黏液质、糖等成分较多的原料，加水煎煮后，其浸出液比较黏稠，过滤常较困难。

1. 操作方法 取规定的药材，按要求加工粉碎，置适宜的煎器中，加水浸没药材，浸泡适宜时间后，加热至沸，保持微沸浸出一定时间，分离煎出液，药渣依法煎煮数次，至煎液味淡薄为止，收集各次煎出液，低温浓缩至规定浓度，再制成规定的制剂。

2. 常用设备 目前工业化生产中煎煮器械均采用与药材接触部位为不锈钢的金属器械，最常采用的设备为多能式中药提取罐。

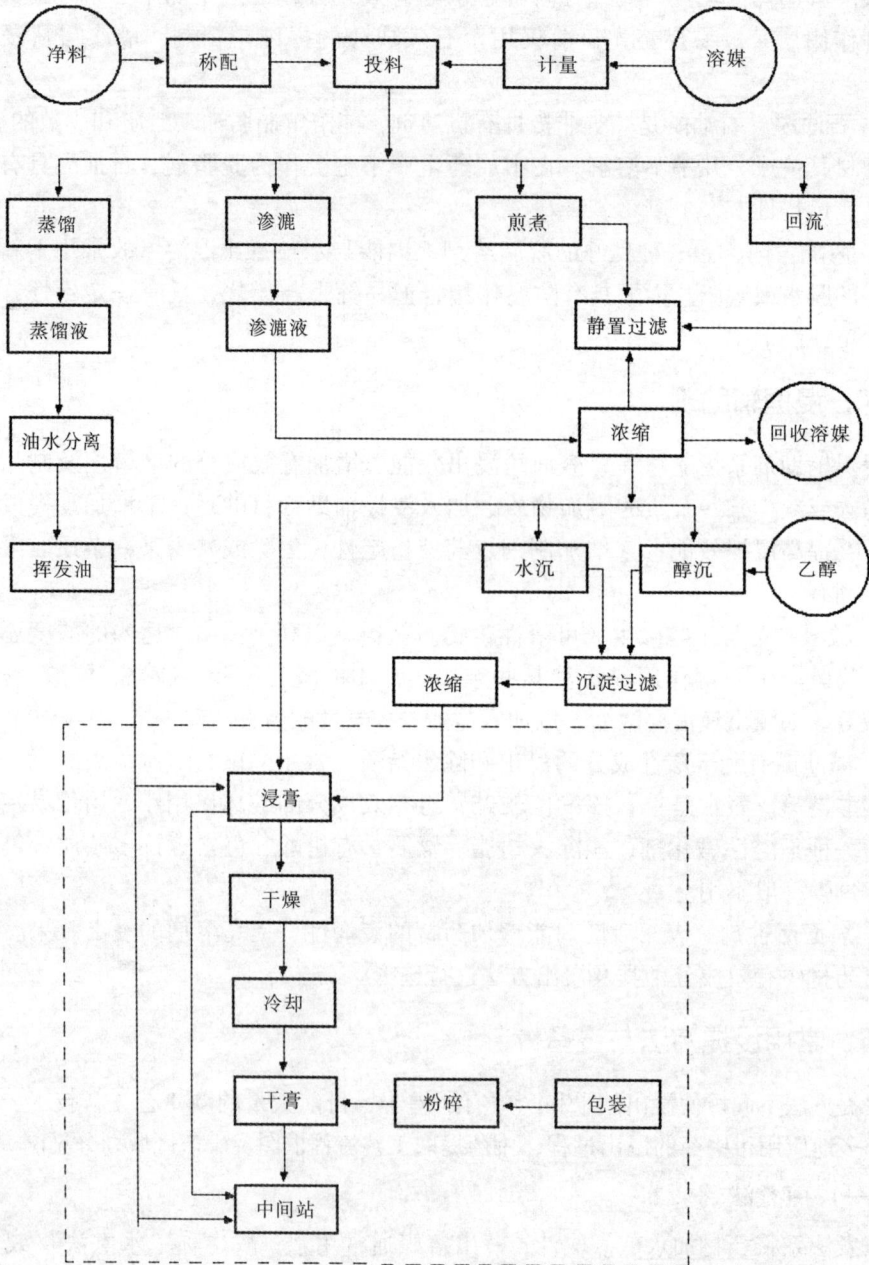

图 5-1 中药提取工艺流程框图及生产区域划分

多能式中药提取罐属于压力容器，整个操作过程是在密闭的可循环系统内完成，可进行常压或加压捍取。为提高效率，在提取过程中可以用泵对药液进行强制性循环（但对黏性大的药液不适用），将药液从罐底部排液口排出，经管道重新流回罐体。

多能式中药提取罐有直锥形与斜锥形两种形式，可作多种用途，如水提、醇提、热回流提取、循环提取、水蒸气蒸馏提出挥发油等。多能式中药提取罐内部与药接触部分采用3042B不锈钢，夹层可采用3042B不锈钢或普通碳钢，出渣门可以借助液压或压缩空气启闭，药渣可借机械力或压力自动排出，设备带夹层可以通蒸汽加热或通水冷却，工作流程如图5-2。

直筒蘑菇式多能提取罐采用上大下小的形式，上大保证沸腾缓冲空间大，不易跑料；下小保证药液受热传热时间短。设备罐体装有底部加热层和中心加热鼓，中心加热鼓在药液中心加热，有效地利用了能源，提高加热速度，又起到桥梁作用，便于出液，不易堵网。

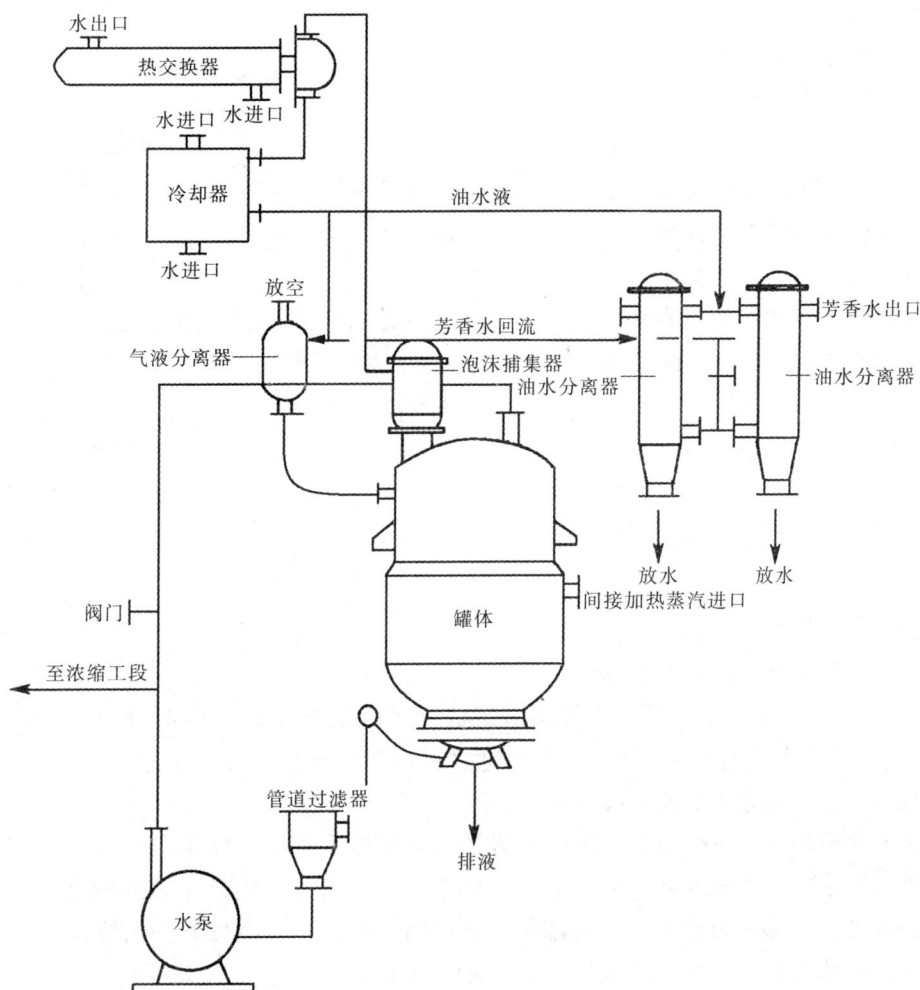

图5-2 多能式提取罐工作原理图

（二）浸渍法

浸渍法是将原药材粗粉置于浸渍容器中，加入定量的溶媒，在常温或加热下通过浸泡一定时间进行提取的方法。浸渍法是根据扩散量与扩散时间成正比的关系，使用足够的溶媒经过足够的时间浸渍药粉原料，使有效成分最大量的扩散而被提取出来。浸渍法适用于黏性药材、新鲜及易膨胀的药材、价格低廉的芳香性药材，不适用于贵重药材、毒性药材及高浓度的制剂的提取。

浸渍法操作方法为将已粉碎的药材置于浸渍容器中，加入规定量的溶媒，在常温下盖严进行浸渍。浸渍中可经常振摇或搅拌。放置24小时或更长的时间。然后过滤，药渣再加入新溶媒，如此反复2~4次，最后用压榨器压榨药渣，将压榨液与浸渍液合并、粗滤即可。

本法的浸出是在用定量的浸出溶媒下进行的。所以，浸出液的浓度代表着一定量的药材。制备的关键在于掌握浸出溶媒的定量，对浸出液不应进行稀释或浓缩。浸渍法的特点是药材用较多浸出溶媒浸取。这一特点有利于黏性药物的浸出，但浸出效率差。

现代工业对浸渍设备与浸渍工艺进行了改进，如温浸工艺流程、循环浸渍工艺流程等，如图5-3。

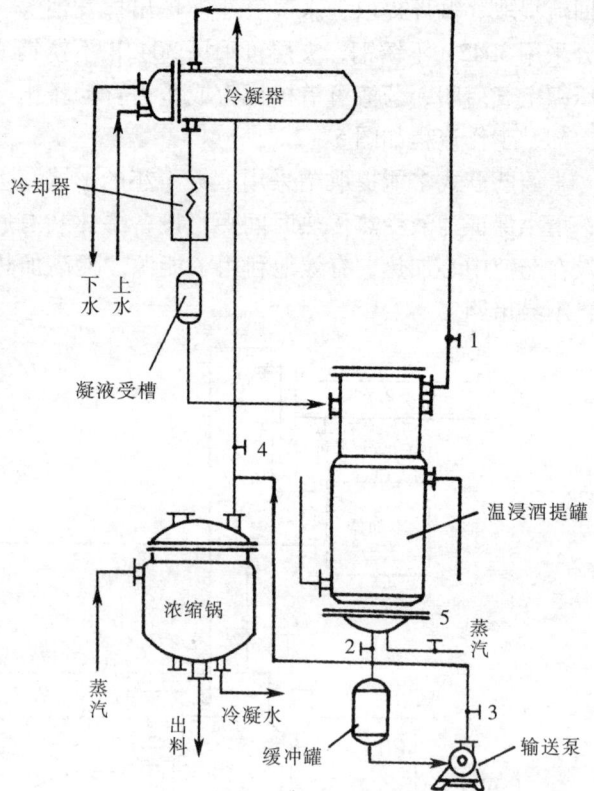

图5-3 温浸工艺流程示意图

（三）渗漉法

渗漉法是根据提取量与细胞内外浓度差成正比的关系，将原料湿润后放入特制的渗漉筒或渗漉罐内，从渗漉筒（或渗漉罐）上方连续通入新溶媒，使其通过罐内药材积层，发生固液传质作用，从而浸出有效成分，自罐体下部出口排出渗漉液。

渗漉法是将溶媒一份一份地连续加入形成了无限多的份，使细胞周围浓度较高的提取液，不断被新溶媒或低浓度提取液所代替，保持着细胞内外一定的浓度差。同时溶媒由上部向底部均匀地运动，渗透与扩散同时进行，每一层原料与溶媒或提取液都保持一定的浓度差，因此能大大提高提取速度与效果。

除普通渗漉法，还可根据实际条件、需要及药材的性质等，在普通渗漉法的基础上采用重渗漉、回流渗漉、加压渗漉和逆流渗漉等。

1. 普通渗漉法 渗漉需要的设备为一个呈圆柱形或圆锥形的渗漉筒，常用搪瓷、陶瓷、玻璃、不锈钢等材料制成。这些材料性质稳定，不与有效成分起化学反应。可根据不同的原料膨胀性选择不同形状的渗漉筒。如易膨胀的药粉，选用圆锥形较合适；不易膨胀的药粉，选用圆柱形较合适。

渗漉法操作方法为：

（1）粉碎药材　将中药原料干燥后粉碎，粉碎度不宜太细，常为中等粒度，太细则易在渗漉中结成块，阻塞溶媒畅流，也影响渗漉效果。生产中中药材切片厚度通常为 0.5mm。

（2）湿润药材　药粉在装填渗漉筒之前，应该用渗漉溶媒将药粉完全湿润。湿润药粉的目的是使其充分膨胀，以防止药粉在渗漉筒中因加入溶媒而膨胀，造成阻塞。湿润溶媒用量与时间因原料质地而定，一般约需药材量的 0.7 ~ 1 倍量的湿润溶媒，时间 1 ~ 4 小时。

（3）装填药材　装填药粉前，在渗漉筒底部铺一层棉花或多孔隔板，药粉投放到渗漉筒的 2/3 ~ 3/4 处即可，各点药粉松紧度要一致，否则溶媒消耗量大。

（4）排气、浸泡药粉　浸泡药粉的目的是使溶媒充分地渗透到原料细胞内。操作时自渗漉筒的上部缓缓地加入溶媒，并同时打开筒底部的活塞，使筒内空气及时排出。待溶媒自下口流出时关闭活塞。流出的溶媒收集后再倒回渗漉筒内，并高出药面，加盖，浸泡 24 ~ 48 小时即可。

（5）收集渗漉液　浸泡完毕后，打开渗漉筒下口，使渗漉液缓缓流出。渗漉液流出的速度，可根据原料量来决定，使一般每 1 000g 药粉控制在每分钟流出 1 ~ 3ml 或 3 ~ 5ml。若渗漉量很大，则可调整溶媒流速，使每小时收集渗漉筒使用容积的 1/24 ~ 1/48。在渗漉过程中，要边收集渗漉液，边添加新溶媒，保持溶媒浸过药面。一般情况下应收集渗漉液的总体积为药粉量的 4 ~ 8 倍。

2. 重渗漉法　重渗漉法是将中药原料粗粉，分别装填于几个渗漉筒，每一个均按一般渗漉方法操作，收取浓渗漉液，而稀渗漉液可作为溶媒用于下一个筒的渗漉。此法优点是，一次溶媒可以多次利用，能得到浓度较高的渗漉液。同时大部分的浓渗漉液不必加热蒸发浓缩，适合于有效成分遇热不稳定的中药。此法的缺点是制备流程长，操作麻烦。

3. 回流连续渗漉法　本法的原理是将提取液加热蒸馏，蒸馏出的溶媒再重新投入提取器内，进行再提取，如此反复，直到提取完全为止。回流连续渗漉装置的结构原理与索氏提取器相同。本法适合于以挥发性溶媒为提取溶媒的工艺。其优点是循环提取，操作简单，适合大量生产。缺点是提取液在蒸发器中受热浓缩时间长，对受热易破坏的有效成分不适合，可采取有薄膜蒸发装置。

4. 加压渗漉法　其原理与特点和渗漉法相同，只是溶媒借机械压力流入渗漉筒内，连续渗漉，直到最后收集浓度较高的渗漉液。本法无须加热，适合于较长时间制备同一种原料的生产。

5. 逆流渗漉法　原理、操作与加压渗漉法相似，只是将贮液筒置于高处，利用药柱自压，使溶媒自渗漉筒底部向上流动，由上口流出渗漉液。由于溶媒是克服重力借助毛细管力和药柱自压，由下向上逆流而动，因而浸湿药粉较彻底，渗漉效果也较好。

（四）超临界流体提取法

超临界流体提取技术就是利用超临界流体作为溶剂，从固体或液体中萃取出某些有效组分，并进行分离的技术。超临界流体（Supercritical fluid, SF）是指某种气（或液）体或气（或液）体混合物在操作压力和温度均高于临界点时，其密度接近液体，而其扩散系数和黏度均接近气体，其性质介于气体和液体之间的流体。在萃取阶段，SF 将所需组分从原料中萃取出来，在分离阶段，通过变化压力参数或其他方法，使萃取组分从 SF 中分离出来，并压缩回收 SF，使其循环使用。

知识链接

超临界流体提取法我国在 20 世纪 80 年代开始用于食品加工业，如菜籽油萃取，90 年代以来开始用于中药提取，近年来在工业化应用中得到快速发展。

1. 常用超临界流体 可供作超临界流体的气体很多，如二氧化碳、乙烯、氨、氧化亚氮、一氯三氟甲烷、二氯二氟甲烷等。二氧化碳为惰性，无毒性，不易爆，临界压力不高（7.374MPa），临界温度接近室温（31.05℃），价廉易得，因而通常使用二氧化碳作为超临界萃取剂。

2. 影响超临界流体提取的主要因素 ①提取温度一定时，压力增加，流体的密度增大，溶质的溶解度增加。对于不同物质，其提取压力有很大的不同。②温度对 SF 溶解能力的影响比较复杂，在一定压力下，升高温度，被提取物的挥发性增加，这样就增加了被提取物在 SF 气相中的浓度，从而使提取数量增大；但另一方面，温度升高，SF 密度降低，其溶解能力相应下降，会导致提取数量的减少。因此，温度的影响要综合这两个因素加以考虑。③将物料粉碎到适宜粒度，增加物料与 SF 的接触面积，可使提取速度显著提高。但粒度也不宜太小，过细的粉粒不仅会严重堵塞筛孔，造成摩擦发热，会使生物活性物质损失，而且亦容易造成提取器出口过滤网的堵塞。④二氧化碳的流量应适量。当流量增加时，可以增大提取过程的传质推动力，相应地拉大了传质系数，使传质速度加快，提高了越临界 CO_2 流体的提取能力，但是流量加大，亦会导致提取器内 CO_2 流速增加，使 CO_2 与被提取物接触时间减少，不利于提取能力的提高。

3. 超临界流体提取的特点 与传统的提取分离技术相比，超临界流体提取有许多独特的优点。临界流体提取的特点在于充分利用 SF 兼合气、液两重性的特点，在临界点附近，超临界流体对组分的溶解能力随体系的压力和温度发生连续的变化，从而可以在较宽广的范围内，方便地调节组分的溶解度和溶剂的选择性，提取效率高，杂质少。

4. 超临界流体提取过程 超临界流体提取过程基本上是由提取和分离两部分组成。其工艺流程有三种：

（1）变压法（等温法） 这是应用最方便的方法，即将二氧化碳经压缩机加压制成超临界二氧化碳，该流体在提取器内与药材接触溶入所需成分，借膨胀阀导入分离器，由于压力下降溶解度降低而析出提取物．从而使提取物与临界流体分离并从分离槽下部取出。二氧化碳经压缩机压缩后可以循环使用。

（2）变温法（等压法） 该法先用冷却降温所得的超临界气体，提取药材后再加热升温使提取物和气体分离并从分离槽底部排出。气体经冷却压缩后送回提取器循环使用。

（3）吸附法　该法在分离槽中只放置吸附提取物的吸附剂，不被吸附的气体压缩后供循环使用。

变压法和变温法适用于提取相中的溶质为需要的有效成分的场合，而吸附法则适用于提取质为需除去的杂质，提取槽中留下的提取物为需要的有效成分的场合。

5. 超临界流体提取过程与设备　在等温下超临界提取过程由 4 个主要阶段组成，即超临界流体的压缩、提取、减压和分离。图 5 - 4 是超临界流体提取工艺装备示意图。

二氧化碳以气态形式输入到冷凝器，经高压泵压缩升压和换热器定温，成为操作条件下的超临界流体，通入提取器内，原料的可溶组分溶解在超临界流体中，并且随同其经过减压阀降压后进入收集器，在收集器内，溶质（通常液体或固体）从气体中分离并取出。解溶后的二氧化碳气体可再循环使用。

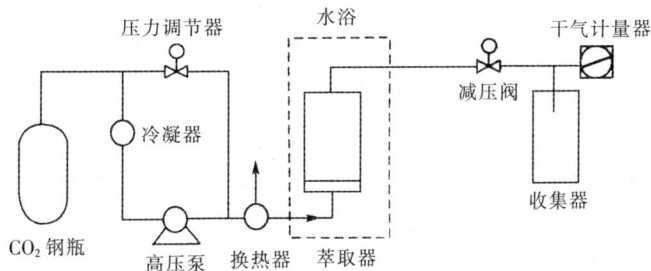

图 5 - 4　超临界流体提取工艺装备示意图

（五）超声波提取工艺

超声波提取是利用超声波具有的机械效应、空化效应及热效应，通过增大溶剂分子的运动速度及穿透力以提取中药成分的方法。超声波提取相对于传统提取技术，其特点有①提取过程中不需加热，避免了因加热而造成的对有效成分的破坏；②提取效率高；③节约溶剂；④不影响有效组分的活性；⑤提取液中有效成分含量高，有利于下一步的精制与浓缩；⑥节约能源。采用超声波提取工艺时应考虑溶剂、超声波频率、超声波提取时间、温度、药材组织构等因素对提取效率的影响。

（六）常用浸出工艺与设备

合适的提取工艺与设备，是保证浸出制剂质量、提高浸出效率、降低成本的关键。在进行浸出工艺与提取设备的选择时，除要考虑工艺与设备的合理与可行性，同时还要考虑其经济成本等问题。一般提取工艺流程有下列几种：

1. 单级浸出工艺　单级提取是指将药材和溶剂一次加入提取装置中，经一定时间的浸提后，放出浸出液，排出药渣的整个过程。此流程适合于煎煮法、浸渍法或渗漉法等，药渣中的乙醇或其他有机溶剂需先经回收，然后再将药渣排出。单级提取的提取速度是不断变化的，从大到小，速度逐渐降低，最后达到平衡。单级提取工艺为间歇生产工艺，常用间歇提取装置进行。多功能提取装置为目前国内常用的单级间隙式提取工艺装置。单级浸出工艺比较简单，浸出液的浓度较低，浓缩时消耗热量大。

2. 多级浸出工艺 多级浸出亦称多次浸出法或重浸出法，是将药材置于浸出罐中，将一定量的溶媒分次加入进行浸出，亦可将药材分别装于一组浸出罐，新溶媒先进入第一个浸出罐与药材接触浸出，浸出液放入第二浸出罐与药材接触浸出，这样依次通过全部浸出罐，直至各罐浸出完毕，成品或浓浸出液由最后一个浸出罐流入接受器中，直至各罐浸出完毕。多级浸出工艺的特点在于有效地利用固液两相的浓度差，亦尽可能地减少药渣吸附浸出液所引起的成分损失，从而提高了浸渍的效果。

3. 连续逆流浸出工艺 亦称为罐组逆流浸出工艺，在提取过程中药材和药渣、溶剂与提取液都是连续不断进或出的，罐组的数量系根据药材性质确定。逆流多级提取工艺保持了循环提取法的优点，同时母液多级套用，克服了浸出溶剂用量大的缺点。连续逆流浸出器类型很多，如螺旋提取器、双螺旋提取器、旋转提取器等。

六、常用精制方法

中药材经采用合适的浸提工艺浸提得到浸出液，采用通过沉淀法、超滤法、盐析法、酸碱法、澄清剂法、透析法、萃取法、大孔树脂吸附法等物理手段来除去水提取液的杂质，最大限度地保留原提取液的有效成分，降低损失，减小服用量。近年来随着技术的发展，国产的膜过滤、高速离心等新的设备也陆续问世，在行业内也得到了应用。

1. 水提醇沉法 系指处方中药材加水煎煮，既提取出有效成分，如：生物碱盐、苷类、有机酸类、氨基酸、多糖类等；同时也提出一些水溶性杂质，如：淀粉、蛋白质、黏液质、鞣质、色素、无机盐等。若往水煎液中加入适量乙醇，可以改变其溶解性能而将醇不溶性杂质部分或全部除去。当乙醇浓度达到 60% ~ 70% 时，除鞣质、树脂等外，其他水溶性杂质已基本上沉淀而除去。如果分 2 ~ 3 次加入乙醇，浓度又逐步提高，最终达到 75% ~ 80%，则除去杂质的效果更好。

水提醇沉工艺设计时依据中药水提液中所含成分的性质，采用不同浓度的乙醇处理。操作时将中药水提液浓缩至 1:1 ~ 1:2（ml:g），药液放冷后，边搅拌边缓慢加入乙醇使达规定含醇量，密闭冷藏 24 ~ 48 小时，滤过，滤液回收乙醇，得到精制液。

水煎液往往还含有一些水不溶性杂质，如油脂、脂溶性色素、树脂等，醇沉也难以除去，应在醇沉、滤过、回收乙醇后，再加水混匀，冷藏 24 小时，又可除去一些水不溶性杂质。如此醇、水交替处理，杂质除得完全，有利于提高提取液的澄明度。

2. 醇提水沉法 系指将中药原料用一定浓度的乙醇提取药效成分，再用水除去提取液中杂质的方法。基本原理及操作与水提醇沉法相同。适于蛋白质、黏液质、多糖等杂质较多的药材的提取和精制，使其不易被提出。但树脂、油脂、色素等脂溶性杂质却溶出增多。为此，醇提取液经回收乙醇后，再加水处理，并冷藏一定时间，可使脂溶性杂质沉淀而除去。

3. 萃取法 系指某些中药的有效成分在有机溶剂，如三氯甲烷、苯、乙醚等中的溶解度大于水中的溶解度，而有机溶剂与水又不相混溶的性质，利用有机溶剂把有效成分从水中分离出来。例如：将含生物碱的中药，先用水煎煮 2 ~ 3 次，合并煎液，浓缩后调至碱性，使生物碱游离析出，然后用三氯甲烷反复萃取，得到生物碱三氯甲烷提取液，回收三氯甲烷，则得生物碱提取物，可配制注射液。

4. 酸碱沉淀法　此法是利用某些中药有效成分在水中的溶解度与其溶液酸碱度相关的性质，从而除去水提液的杂质。例如：多数苷元（如：蒽醌类、黄酮类、香豆精）、内酯、树脂、多元酚、芳香酸等在碱性水溶液中较易溶解，故可用碱水提取，然后加酸促使产生沉淀而析出，无效成分则仍留在溶液中，两者分离开来。

5. 透析法　中药水煎液中的高分子有机物，如：多糖类、蛋白质、鞣质、树脂等，因分子较大，不能透过半透膜。而多数有效成分是以低分子化合物或以离子形式存在的，一般能透过透析膜，故利用这一特性将药液进行透析，可达到分离、精制、去除杂质的目的。

6. 超滤法　超滤法是膜分离技术在中药提取分离中的具体运用，属物理分离法，是20世纪80年代初发展起来的新兴应用技术，在超滤时，由于超滤膜上存在极小的筛孔，能将大孔径的大分子物质如鞣质、蛋白质、颗粒状杂质等无效成分截留，使溶剂和小分子物质（多为有效成分）通过而达到精制目的，具有分离效率高、分离过程中无相变化、能耗低、可在常温下操作等特点，尤其适合热敏性物质的分离。超滤法最初主要用于中药注射液精滤，具有有效成分损失少、除杂效果好、工艺流程短、澄明度好、能除菌等优点。

中药水煎液中有效成分的分子量多在1000以下，而一般无效成分（鞣质、蛋白质、树脂等）分子量较大，在常温和一定压力下（外源氮气压或真空泵压），将中药提取液通过一种装有高分子多微孔膜的超滤器，可达到去除杂质，保留有效成分的目的。

常用的高分子膜有醋酸纤维膜（CA膜）、聚砜膜（PS膜）等。通常选用截留蛋白质分子量为10000~30000的膜孔范围，用于中药注射剂的制备。

本法的特点是：①以水为溶剂，保持传统的煎煮方法；②操作条件温和，不加热，不用有机溶剂，有利于保持原药材的生物活性和有效成分的稳定性；③易于除去鞣质等杂质，注射剂的澄明度和稳定性较好。

7. 吸附澄清法　在中药浸出液中加入一定量的澄清剂，利用它们具有可降解某些高分子杂质，降低药液黏度，或能吸附、包合固体微粒等特性来加速药液中悬浮粒子的沉降，经滤过去除沉淀物而获得澄清药液的方法。吸附澄清法操作简单、生产成本低、保留成分多，主要用于除去药液中粒度较大且有沉降趋势的悬浮颗粒；应用时要结合处方所含成分的特性，注意药液浓度、澄清剂种类、浓度、用量、pH、温度等操作条件的选择与优化。常用的澄清剂有壳聚糖、101果汁澄清剂、ZTC1+1天然澄清剂等。

8. 高速离心法　如果中药水提取液含不溶性微粒较少，药液黏度大，一般的精制方法难以进行或对有效成分影响较大时，可采用高速离心分离法。本法能很好地解决固液分离问题，尤其是中药复方药味多，有效成分（或部位）不甚明确时，本法能最大限度地保留有效成分，除去悬浮杂质，且无热处理过程，生产周期短。

9. 大孔吸附树脂法　大孔吸附树脂自20世纪80年代初开始用于中草药化学成分的分离，利用大孔树脂多孔结构和选择性吸附功能，通过表面吸附、表面电性或形成氢键等，从水溶液中选择吸附有机物质，再经洗脱回收达到分离纯化的目的。大孔树脂一般为白色球形颗粒，粒度多为20~60目，有非极性、中等极性与极性树脂三类，应用较多的主要为D-101型、D-101A型、DA-201型等。大孔树脂具有多种品种与规格，可选择性地吸附不同成分，应用时要结合所含成分的特性，研究确定大孔树脂类型、型号、粒度、柱高与直径比、药液上样量、洗脱剂浓度与用量等工艺参数。

第三节 蒸 发

蒸发是中药制剂原料成型前处理的重要单元操作，中药材经浸提后得到浸出液，为满足后道工序的要求，往往需将浸出液进行蒸发，以提高溶液中的溶质浓度。蒸发是指溶液受热，借气化作用从溶液中除去部分溶剂而达到浓缩的过程。中药制剂生产中多采用沸腾蒸发，沸腾蒸发操作所用的热源多为饱和水蒸气，称为加热蒸气，蒸发过程中从溶剂气化所生成的水蒸气称为二次蒸气。

一、影响蒸发的因素

（一）液体的表面积

在一定温度下，蒸发的速度与蒸发面积大小成正比，蒸发面积愈大蒸发速度愈快。因此进行蒸发操作时，应选用蒸发面积大的蒸发设备，以加快蒸发的进行。

（二）液体的温度

被蒸发液体的温度愈高，蒸发速度愈快。提高液体的温度，以使溶剂分子获得足够能量而不断汽化。

（三）液面外蒸气的浓度

在其他因素不变的前提下，蒸发速度与蒸发时液面上大气中的蒸气浓度成反比。蒸气浓度大，分子不易逸出，蒸发速度就慢，反之则快。故在实际工作中，常采用通风设备，以排开蒸发液面外的蒸气，从而加速蒸发。

（四）液面外蒸气的温度

蒸发液面外蒸气温度愈高，蒸发进行得愈快。这是由于在某一温度下饱和的蒸气，在另一较高温度下则变成不饱和。因此，在蒸发液面上通入热风，以促进蒸发。

（五）液体表面上的压力

蒸发液体表面上压力愈小，蒸发进行得愈快。故采用减压蒸发既可加速蒸发，又可避免药物受高热而破坏。

（六）液体本身的静压力

液体静压力愈小，蒸发进行得愈快。这是由于液体静压的大小对液体的对流与沸点有一定影响。液体层愈厚，静压愈大，所需促进对流的热量也愈大，液体的对流不易良好进行。

二、常用蒸发方法与设备

（一）蒸发操作的注意事项

1. 防止液体表面结膜　液体的气化在表面总是最大的，由于热量的损失，液面的温度下降最快，加之液体的挥发，浓度的增高也较快。液面温度下降和浓度升高促使液面的黏稠度增大，因而液面易产生结膜现象。结膜后不利于传热和蒸发。结膜现象更容易发生在对流不良的液体中，所以在低温蒸发时，特别是蒸发的后期阶段最容易产生结膜现象。克服的办法是搅拌。

2. 移除液体内蓄积热　热蓄积是蒸发后期的重要问题，能使局部产生过热现象，引起药物变质。产生原因是液体黏度增大或部分沉积物附着锅壁所致。克服办法是加强搅拌，或不停地去除沉积物。

3. 防止液体沸点升高　蒸发中的沸点升高，也是应注意的问题。虽然在实际工作中其严重性不如其他因素，对减压蒸发影响更小。防止办法是搅拌或加入稀液体后再行继续蒸发。必要时取出浓缩物另行处理。

（二）常用蒸发方法

蒸发方法较多，常用的有常压蒸发、减压蒸发与薄膜蒸发。

1. 常压蒸发　指在一个大气压下进行蒸发的方法。此法一般在敞口蒸发器中进行，蒸气易于扩散排开，有利于加速蒸发。凡是有效成分耐热而溶剂又无燃烧性、无毒与无害、无经济价值者均可采用此法蒸发。但由于常压蒸发多在敞口设备中进行，不符合 GMP 要求，故药物制剂生产中已少用。

2. 减压蒸发　系指使溶液在减压下蒸发的过程，又称为真空蒸发。减压蒸发是使蒸发器内形成一定的真空度，使溶液沸点降低而进行沸腾蒸发操作。其优点是：①由于溶液沸点降低，从而增大了传热温度差，强化了蒸发操作；②能不断地移除二次蒸气，有利于蒸发的顺利进行；③对加热热源的要求可降低，提供了可利用低压蒸气或废热蒸气作热源的可能性；④可低温蒸发能防止或减少热敏性料液的分解，可用于浓缩不耐高温的溶液，宜用于处理热敏性溶液。⑤由于降低了溶液沸点，可减少蒸发器的热能损失。

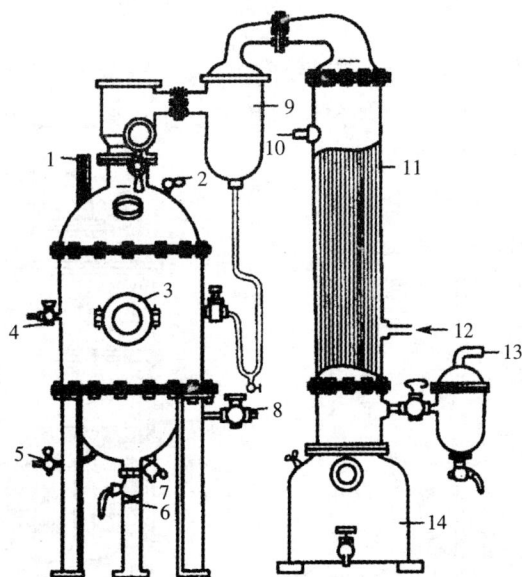

图 5-5　减压蒸发设备

1. 温度计；2. 放气阀；3. 观察窗；4. 待浓缩液入口；5. 蒸汽进口；6. 浓缩液出口；

7. 夹层排水口；8. 废气排放口；9. 汽液分离器；10. 冷凝水排放口；11. 冷凝器；

12. 冷凝水排放口；13. 接气泵；14. 接受器

减压蒸发的缺点是：为保持蒸发器的真空度，需要增加额外的能量消耗，真空度愈高，消耗的能量也愈大；同时，溶液沸点下降随之黏度增大，使对流传热系数减少。应通过经济核算来选择合适的蒸发操作压力。常用的减压蒸发器结构图见5-5。

3. 薄膜蒸发 系指应用薄膜蒸发器进行减压或常压蒸发的一种操作。蒸发的速度与蒸发面积大小成正比，故增大气化表面，是加速蒸发的重要措施。薄膜蒸发使被浓缩药液形成薄膜，极大地增大气化表面，清除液体静压的影响，从而降低压力。薄膜蒸发具有热的传递快而均匀，蒸发温度低，且蒸发过程受热时间短，能较好地避免料液的过热现象等优势，故适用于蒸发处理热敏性料液，此法还可连续操作，并可缩短生产周期，在药剂生产中应用广泛。

（三）常用蒸发设备

蒸发设备的分类方法不同，其类型也较多：①按蒸发器的效数可分为单效蒸发器和多效蒸发器。单效蒸发器产生的二次蒸气不再利用，而是经冷凝后移除；多效蒸发器将产生的二次蒸气加到另一个蒸发器作为加热蒸气，重复再利用，可降低能耗；②按蒸发器的型式可分为循环蒸发器和单程型蒸发器。循环蒸发器的料液被循环加热蒸发，器内滞留的液量大、时间长，不适用于处理热敏性的料液，常用的有中央循环蒸发器、盘管式蒸发器、外加热式蒸发器、强制循环蒸发器等；单程型蒸发器的料液呈膜状流动而进行传热和蒸发，故称为膜式蒸发器，其料液往往只一次通过加热面就达到规定的浓度要求，此类蒸发器具有传热效率高、蒸发速度快、料液器内停留时间短、存液少等优点，故特别适用于热敏性料液的处理，根据料液在器内的流动方向和成膜方法的不同，膜式蒸发器可分为升膜式蒸发器、降膜式蒸发器、刮板式薄膜蒸发器、离心薄膜蒸发器等。

1. 循环型蒸发器

（1）中央循环蒸发器 中央循环蒸发器亦称标准蒸发器，其结构见图5-6，蒸发器主要有加热室和蒸发室两部分。加热室是固定在上下管板之间的一组直立沸腾管与一个直径较大的中央循环管组成。管内走料液，管间通入加热蒸气。蒸发时，加热蒸气在管间流动，由于管径悬殊，使管内料液受热程度不同，料液在沸腾管内沸腾汽化上升，而中央循环管内料液受热程度较低，料液相对密度较大而下降，这样就形成了料液自沸腾管上升，经中央管下降，完成自然循环过程。料液在沸腾管上部汽化，二次蒸气在蒸发室上升，所夹带的液沫在重力的作用下沉降，二次蒸气进入除沫器后经冷凝而移除。

中央循环蒸发器结构紧凑、简明、制造方便，操作可靠，设备投资费用低。但清理和维修麻烦、料液循环速

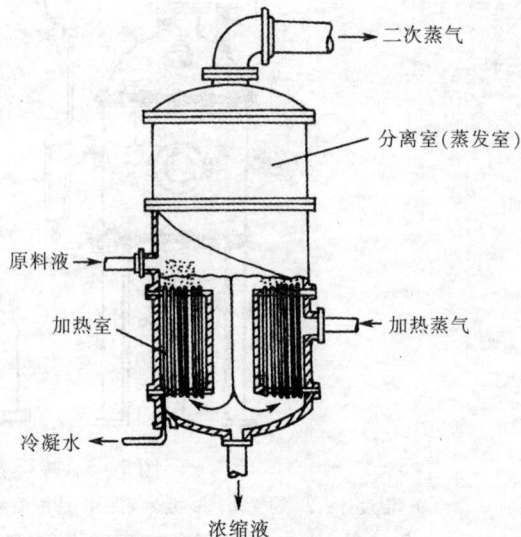

图5-6 中央循环蒸发器示意图

度较低、传热系数小。可用于黏度适中、结垢不严重、有少量结晶析出及腐蚀性较小料液的蒸发。

采用中央循环蒸发器进行蒸发浓缩时,先开启真空阀抽真空,再将料液自加热室上部吸入至高于加热管,关闭原料液进口阀门,启开加热蒸气阀门,通入加热蒸气干管间,产生的二次蒸气经除沫后冷凝被移除。停止蒸发时,关闭真空阀与加热蒸气阀,打开放空阀使恢复常压,浓缩液自下部放出即可。

（2）外加热式蒸发器　外加热式蒸发器结构见图5-7,加热室与蒸发室由上下循环管相连;加热室为列管式换热器,加热管较长,管长与管径之比值为50~100;加热室顶部多设有除沫器。此蒸发器由于加热室与蒸发室分开,故称为外加热式。它具有便于清洗、容易更换加热管及降低蒸发器总高度的结构特点。

外加热式蒸发器原理为:当料液在加热室被加热至沸腾后,部分溶液被气化,沸腾的液体连同气化的蒸气快速沿壁进入蒸发室,溶液受离心力作用而旋转降至分离室下部,经下循环管返回加热室,二次蒸气从上部排出。由于溶液在循环管内流动不受热,使料液在此处的相对密度远大于加热室的相对密度,从而使液体的循环速度加快,可达1.5m/s。

外加热式蒸发器为了更有效地防止料液

被二次蒸气夹带形成跑料,常外设分离器,并根据需要,另设回收装置,对有机溶剂进行回收。通常采用真空蒸发工艺,操作时先开启真空阀门,抽至一定真空度,然后开始进料,进料完毕关闭进料阀,开启蒸气阀门,通入蒸气加热,并使蒸气压在正常工作压力范围内,使蒸发器进入正常运行状态。当溶液蒸发一定时间后,抽样进行检查,达到规定的浓缩程度后,关闭真空系统、加热蒸气阀门,并使室内恢复常压后,打开放料阀,将浓缩液放出。

（3）强制循环蒸发器　强制循环蒸发器蒸发原理与前述几种蒸发器相同。由于借助泵的外力作用而强制循环而使循环速度加快,故传热系数较自然循环蒸发器大,可提高生产强度,但其动力能耗增大,操作费用增加。适用于高黏度和易析出结晶、易结垢或易产生泡沫的料液的蒸发浓缩。

强制循环蒸发器见图5-8,其主要结构为加热室、蒸发室、除沫器、循环管、循环泵等。与前述自然循环蒸发器相比较只是增设了循环泵,从而使料液在蒸发过程中形成定向流动,一般速度可达1.5~3.5m/s,有时可高达5m/s。

强制循环蒸发器进行蒸发浓缩时,先开启真空阀门抽真空,然后将料液自料液进口吸入,关闭进料阀,启动循环泵,同时通入加热蒸气,料液在循环泵的作用下,快

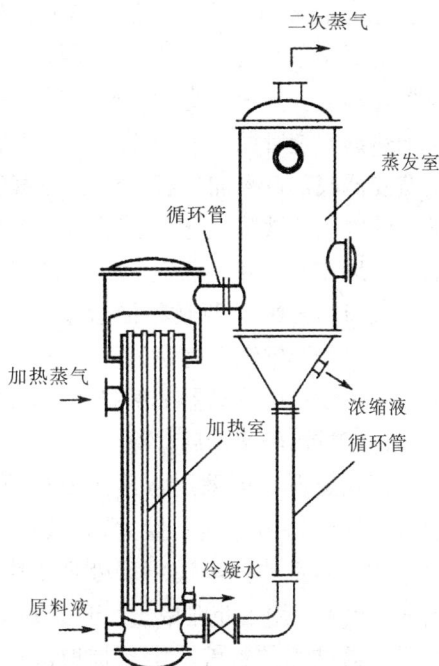

图5-7　外加热式蒸发器示意图

速流经蒸发室被加热气化，产生的二次蒸气经除沫器除沫后，经冷凝而移除。停止蒸发时，先关闭真空阀和加热蒸气阀门，打开放空阀使恢复常压，开启浓缩液出料阀，使料液在循环泵作用下放出。浓缩液放尽后关闭循环泵即可。

2. 膜式蒸发器

（1）升膜式蒸发器　升膜式蒸发器的结构见图 5-9，主要由蒸发室、分离器及附设的高位液槽、预热器等构成。多根垂直的加热长管安装在管板之间。加热蒸气走管间，料液走管内。当料液经预热后由蒸发器底部进入加热管，受管外蒸气加热，使料液在管内迅速沸腾气化，生成的二次蒸气于加热管的中部形成蒸气柱，蒸气密度急剧变小而高速上升，并拉引料液形成薄膜状沿管壁快速向上流动，在此过程中薄膜继续迅速蒸发，气液两相在分离器中分离，浓缩液由分离器底部排出，二次蒸气则由分离器顶部排出经冷凝后移除。

升膜式蒸发器可采用常压蒸发也可减压蒸发。升膜式蒸发器适用于蒸发量大、热敏性及易产生泡沫的料液。但不适用于处理浓度较大的料液，也不适用于处理黏度大于 0.06Pa·s、易结晶、易结垢的料液，中药提取液可选用此蒸发器作初步蒸发浓缩。

（2）降膜式蒸发器　降膜式蒸发器的结构见图 5-10，主要由蒸发室、分离器及附设的高位液槽、预热器组成。

降膜式蒸发器结构与前述的升膜式蒸发器相似，不同点是料液从顶端引入。为了保证料液在加热管内壁形成均匀的薄膜，并且防止二次蒸气从管上方窜出，因此在每根加热管顶端必须设置液体分布装置。当料液自降膜式蒸发器顶端引入，经过液体分布装置均匀地进入各加热管，被管外的蒸气加热，产生二次蒸气，靠重力和二次蒸气的共同作用，使料液呈薄膜状向下流动，并继续蒸发，气液混合物从底部进入分离器，浓缩液从分离器底部放出收集，二次蒸气从分离器顶部排出被冷凝后移除。

降膜式蒸发器与升膜式蒸发器相比较，

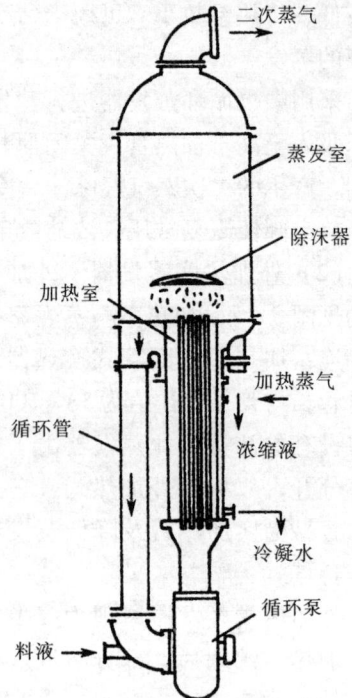

图 5-8　强制循环蒸发器示意图

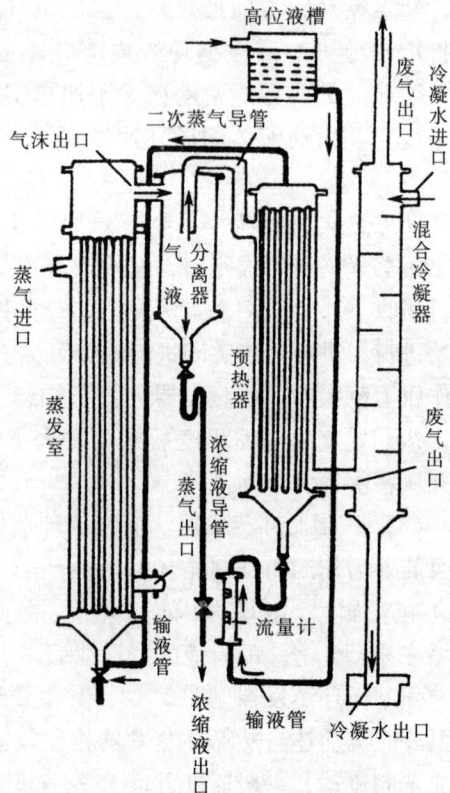

图 5-9　升膜式蒸发器示意图

料液停留的时间更短，受热影响更小，故特别适用于热敏性料液。可用于蒸发黏度较大（$0.05 \sim 0.45$Pa·s）和浓度较高的料液。不宜用于易结晶或易结垢料液的蒸发。

降膜式蒸发器可根据需要，采用常压工艺操作或减压工艺操作。其操作方法与升膜式蒸发器相似。

（3）刮板式薄膜蒸发器　刮板式薄膜蒸发器的结构见图 5-11。该类蒸发器是在壳体上配有加热夹套，壳体内中心设置转动轴，轴上安装有叶片，叶片与壳壁之间的缝隙约为 $0.7 \sim 1.5$mm。叶片的类型有多种，常用的为刮板式和甩盘式两种。

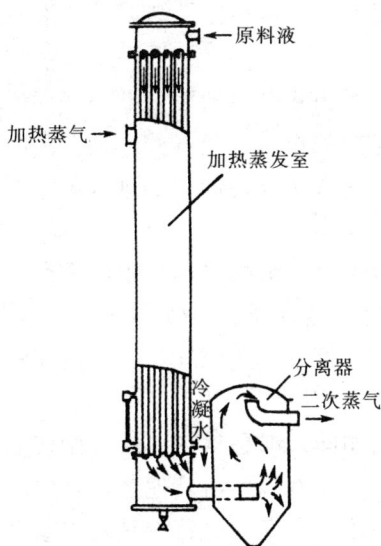

图 5-10　降膜式蒸发器示意图

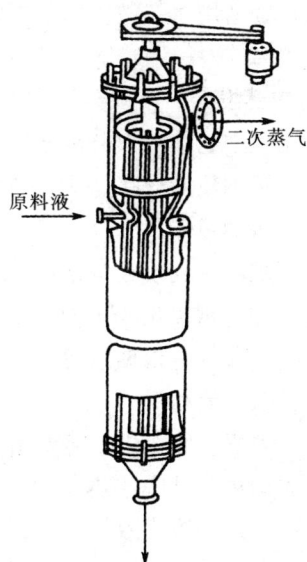

图 5-11　刮板式薄膜蒸发器的结构图

当料液由蒸发器上部沿切线方向输入器内，刮板被传动装置带动旋转，料液受刮板的刮带而旋转，在离心力、重力及刮板的作用下，料液在蒸发器内壁形成了旋转下降的液膜，液膜的厚度通常小于蒸发器壁与刮板之间的缝隙，液膜在下降过程中，不断地被夹套内壁加热蒸发而浓缩，浓缩液由底部排出收集，二次蒸气经分离器分离液沫后冷凝移除。

刮板式薄膜蒸发器依靠叶片强制将料液刮拉成膜状流动，传热系数高、料液停留时间短是其优点，但结构复杂、制造与安装要求高、动力消耗大、传热面积有限而致处理液量不能太大是其缺点。适用于处理易结晶、高黏度或热敏性的料液。对于热敏性中药提取液，可先选用升膜式蒸发器作初步蒸发浓缩，再经刮板式薄膜蒸发器进一步处理，效果良好。

（4）离心式薄膜蒸发器　离心式薄膜蒸发器是借助旋转离心力，将料液分布成均匀薄膜而进行蒸发的一种高效蒸发器。蒸发器的核心部位是一组锥形盘，每个锥形盘都有夹层，内走加热蒸气，外壁走料液。锥形盘固定于转鼓上并随空心轴高速旋转。

当料液经过滤后，用泵由蒸发器顶部输入，经分配管均匀送至锥形盘的内侧面，被高速旋转的锥形盘甩开，迅速铺撒在锥形盘加热面上，形成厚度小于 0.1mm 薄膜进行蒸发，在极短时间内完成蒸发浓缩，浓缩液在离心力的作用下流至外缘，然后汇集于蒸发器的外侧，由出料管流出。加热蒸气由底部进入蒸发器，从边缘小孔进入锥形盘的空间，冷凝水由于离心力的作用在边缘的小孔流出。二次蒸气与溶液分离后，通过外转鼓与外壳之间的缝隙，从二次蒸气出口排出，经冷凝后移除。离心式薄膜蒸发器一般是真空蒸发，每当操作结束后，可通过蒸发器的清洗装置，用热水或冷水冲洗蒸发器各部位。

离心式薄膜蒸发器与刮板式薄膜蒸发器一样，是依靠机械作用强制形成极薄的液膜，具传热系数高，浓缩比高（15～20 倍），料液受热时间极短（仅 1s），设备体积小的优点。特别适用于热敏性料液的处理，但对黏度大、有结晶、易结垢的料液不宜采用该设备。

3. 多效蒸发器 多效蒸发器为减压蒸发设备，系由多个单效蒸发器串联而成。在多效蒸发流程中，前几效分离器内隔板隔出顶部与内腔相通的蒸汽腔，蒸汽腔底部接直管与下一级加热器连接，为二次或三次蒸汽管。蒸汽从分离器顶部进入蒸汽腔，直接进入下一级加热器。

多效蒸发器有利于大量连续生产流浸膏或浸膏等以及浓缩中药浸提液之用，其结构形式有多种，常见的有二效、三效、四效外加热式蒸发器、二效升降薄膜蒸发器、三效降膜蒸发器等。根据给蒸发器加入原料的方式，可分为并流加料、逆流加料和平流加料三种蒸发流程。

并流三效蒸发流程中，溶液和加热蒸汽的流向相同，都是从第一效开始按顺序流到第三效后结束。其中加热蒸汽分两种，第一效是生蒸汽，即由其他蒸汽发生器产生的蒸汽，第二效和第三效的蒸汽是二次蒸汽，第一效蒸发产生的蒸汽是第二效蒸发的加热蒸汽，第二效蒸发产生的二次蒸汽是第三效蒸发的加热蒸汽。原料液进入第一效浓缩后由底部排出，并依次进入第二效、第三效，在第二效和第三效被连续浓缩。完成液由第三效底部排出。并流加料法的优点有利用各效间的压力差输送料液；因前效温度和压力高于后效可以不设预热器；辅助设备少，流程紧凑，温度损失小；操作简便，工艺稳定，设备维修量少。其缺点是：后效温度降低后，溶液黏度逐效增大，降低了传热系数，需要更大的传热面积。

在逆流加料流程中，料液与蒸汽走向相反。料液从末效加入蒸发浓缩后，用泵将浓缩液送入前一效直至第一效，得到完成液；生蒸汽从第一效加入后经放热冷凝成液体，产生的二次蒸汽进入第二效，在对料液加热后冷凝成液体，第二效产生的二次蒸汽进入第三效对原料液加热，释放热量后冷凝成液体排出。逆流加料流程中，因随浓缩液浓度增大而温度逐效升高，所以各效的黏度相差较小，传热系数大致相同；完成液排出温度较高，可在减压下进一步浓缩。其缺点是：辅助设备多，需用泵输送原料液；因各效在低于沸点下进料，故必须设置预热器。能量消耗大也是其缺点。逆流加料流程主要应用于黏度较大的液体的浓缩。

在平流蒸发流程中，原料液分别加入到各效蒸发器中，完成液分别从各效引出，蒸汽流向是从第一效进生蒸汽，产生的二次蒸汽进入第二效并释放热量后冷凝成液体，第二效产生的二次蒸汽进入第三效，在第三效释放热量后冷凝成液体而排出。此法主要用于黏度大、易结晶的场合，也可以用于两种或两种以上不同液体的同时蒸发过程。

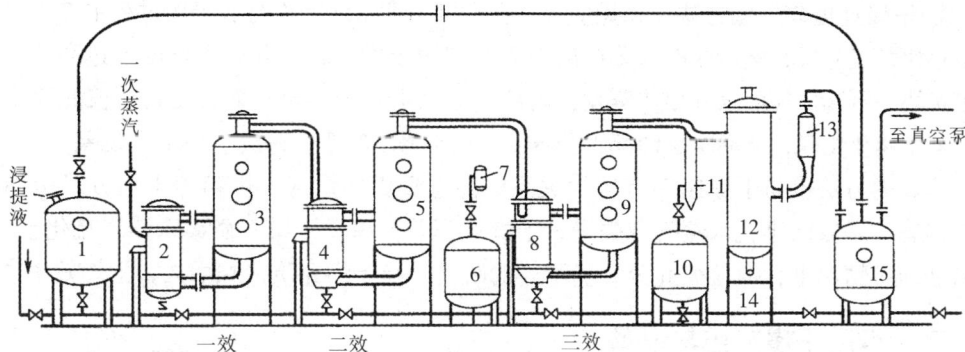

图 5-12　三效减压蒸发装置示意图

1. 成品贮罐；2，4，8. 加热器；3，5，9. 蒸发器；6，10. 受水器；12. 冷凝器；
7，11，13. 汽液分离器；14. 回收溶剂贮罐；15. 真空缓冲罐

第四节　干　　燥

湿物料中所含的水分或其他溶剂称为湿分，除去湿分的方法包括机械除湿法、化学除湿法、加热或冷冻干燥法等。加热或冷冻干燥法也常称为干燥，是指通过受热气化，自湿物料中除去存在的水分或其他液体，得到固体干燥物的过程。这种方法费用较高但除湿程度高，在药物制剂生产中加热干燥应用最为广泛，如新鲜药材的除水，粉末、颗粒、浸膏、片剂及丸剂的干燥等。

一、影响干燥的因素

湿物料进行干燥时传热过程与传质过程同时进行，干燥操作必须具备传热和传质的推动力，因此，干燥介质除应具有较高的温度、较低的含湿量以外，随着干燥的进行，湿分的蒸发，还需及时地将湿物料汽化的湿分带走，以保持一定的汽化推动力。在干燥过程中，影响干燥的因素主要体现在：

1. 被干燥物料的性质　物料的性质包括物料的形状、大小，料层的厚薄及物料中水分的结合方式。如颗粒状的物料要比粉末状的物料干燥得快，因为粉末之间空隙小，内部水分扩散慢，干燥速率小。结晶性物料和有组织细胞的药材比浸出液浓缩后的膏状物干燥快，因为膏状物的结构不像晶体物质能形成粒状并在颗粒之间有空隙，也不像有组织细胞的药材，具有许多毛细管。物料堆积愈厚，暴露的面积愈小，干燥也愈慢。

湿物料中水分有结合水分和非结合水分两种存在形式，结合水分有物理机械结合水（如毛细管水）、物理化学结合水（如吸附结合水）和化学结合水（如结晶水），非结合水是在干燥中容易除去的水分，化学结合水则最难脱去。

2. 干燥介质的温度、湿度、流速　在适当范围内提高干燥介质的温度可加快干燥速度，但应根据物料的性质选择适宜的干燥温度，以防止某些热敏性成分被破坏。

干燥介质的相对湿度愈小，愈易干燥。随着物料中湿分的汽化，为避免烘箱或烘房内相对湿度饱和而停止蒸发，应采用鼓风、排风装置增大空气流速、排除湿蒸汽，更新气流以降低干燥介质的相对湿度。

3. 干燥速度与干燥方法 干燥应控制在一定速度下缓缓进行。干燥过程中首先表面水分很快蒸发除去，然后内部水分扩散至表面继续蒸发。若一开始干燥温度过高，干燥速度过快，则物体表面水分很快蒸发，内部水分来不及迁移至表面，使粉粒彼此紧密粘着，甚至熔化结壳，从而阻碍内部水分蒸发，使干燥不完全，造成"假干"现象。

干燥的方法也与干燥速率有较大关系，静态干燥如烘房、烘箱等干燥方式中物料处于静态，暴露面小，水蒸气散失慢，干燥速率差。沸腾干燥、喷雾干燥属流化干燥，物料在动态情况下，粉粒彼此分开、不停的跳动，与干燥介质接触面大，干燥效率高。

二、常用干燥方法与设备

干燥方法的分类有多种，按操作方式分类可分为间歇式干燥和连续式干燥，按操作压力分类可分为常压干燥和真空干燥，按热量传递方式分类可分为传导干燥、对流干燥、辐射干燥、介电加热干燥。对于一种具体的干燥器，其热能的传递方式可以是上述的一种或几种方式的联合。在药物制剂生产过程中，应根据物料的形状、含湿程度、热稳定性以及对干燥物品的要求，选择适当的干燥方法与设备。

（一）热传导式干燥

热传导式干燥又称接触式干燥。热传导式干燥系指物料中湿分借与其接触的加热壁面以传导方式提供汽化所需的热量，使物料中的湿分汽化并由周围空气气流带走而进行干燥技术。一般靠抽真空排除水气，所以传导式干燥器一般在真空下操作。由于真空干燥温度低，干燥速度快，适合于热敏性物料，也可干燥易氧化、易燃烧、或要求回收有机溶剂的品种。

常见设备有耙式真空干燥器、回转滚筒干燥器等。

耙式真空干燥器结构见图 5-13，器身系由金属制成的一个带有蒸气夹套的圆筒，耙式搅拌叶片（耙齿）固定在方形转轴上，叶片向左向右各一半，叶片的外缘与筒体内壁间隙很小。电动机通过减速器带动搅拌器，并安装自动转向装置，使搅拌方向每隔数分钟改变一次。被干燥物料从壳体上方正中间加入，在不断正反转动的耙齿的搅拌下，物料与壳体内壁接触的表面不断更新，受到蒸汽的间接加热，气化的湿分经干式除尘器、湿式除尘器、冷凝器，由真空泵抽走，黏附在器壁上的干物料不断被耙齿刮下、粉碎棒粉碎，从而获得干燥产品。

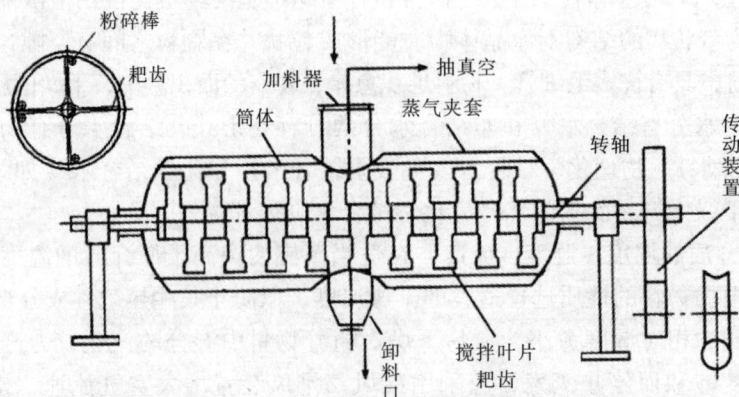

图 5-13　耙式真空干燥器结构图

　　耙式真空干燥器适应性强，被干燥物料含水量可在 15% ~ 90% 范围内，可用于浆状、膏状或粒状物料的干燥，特别适用于不耐高温、易燃、易氧化、干燥时易板结的膏状物料的干燥。与厢式干燥器比较，劳动强度低，操作条件好，但干燥时间较长、生产能力低、结构较复杂、搅拌叶片易损坏是其缺点。

　　滚筒干燥机是将已蒸发到一定稠度的药液涂于滚筒加热面上使成薄层进行干燥。湿物料在滚筒外壁上获得以导热方式传递的热量，随滚筒转动过程而干燥，在卸料点由刮刀卸下，得到粉状或片状成品。按压力分常压和减压两种形式，按结构可分为单筒、双筒干燥机，可连续操作，广泛用于液态物料或带状物料的干燥，对膏状和黏稠物料更适用。因蒸发面及受热面都显著增大，料膜薄，且传热传质方向一致，其一般热效率约为 80% ~ 90% 之间，热效率高，干燥速率大，干燥时间短，整个干燥周期仅为 10 ~ 15 秒，特别适用于热敏性物料。

（二）对流干燥

　　对流干燥系由热空气将热量以对流方式传给与其接触的湿物料，并将其中的湿分汽化并由气流带走而干燥的操作。此时热空气既是载热体，又是载湿体。常见设备有厢式干燥器、气流干燥器、流化床干燥器、喷雾干燥器等，在药剂生产中应用非常广泛。

　　1. 厢式干燥器　厢式干燥器是空气干燥的常用设备，一般为方形密封的金属箱，其四周以绝热材料加以保温，箱内装有搁板，板内具有夹层或附有蛇管，以便通入载热剂加温。小型设备称为烘箱，多采用强制气流的方法，由鼓风机、搁板、隔板、加热器等组成。操作时将需要干燥的湿料放在隔板的架上，开启加热器和鼓风机，以蒸气或电能为热源，产生热风通过各层物料带走湿分达到干燥的目的，最后自出口处将热湿空气排出箱外，排出的热湿空气如未饱和，可利用气流调节器，使一部分回入进气道，与新鲜空气混合后重新利用。大型设备称为烘房，将装有物料的烘盘置于具有多层搁架的烘车上推入烘房，空气由风机送入或抽出，空气经加热器加热后，均匀通过盘间物料表面进行干燥。为增加干燥速率和降低干燥温度，可将箱式干燥器在真空状态下进行操作。减压干燥适用于热敏性物料。

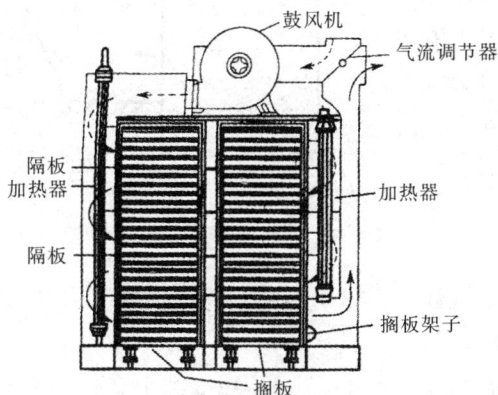

图 5 - 14　厢式干燥器示意图

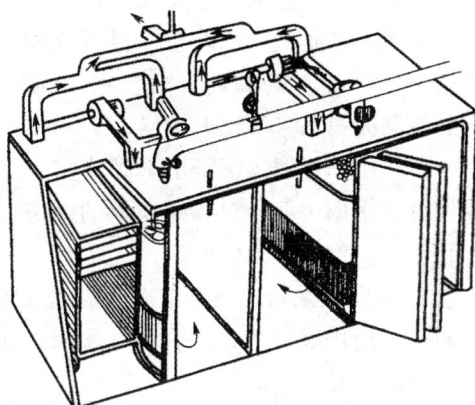

图 5 - 15　烘房示意图

厢式干燥器的特点是结构简单，设备投资少，操作方便，适应性强，适合制药工业中批量少的多品种生产，且干燥后物料破损少、粉尘少。但干燥时间长、物料干燥不够均匀、热利用率低、劳动强度大。为保证操作的规范化，目前生产中所用厢式干燥器均配有温度自动记录仪。

2. 流化床干燥器 沸腾干燥又称流化床干燥，是流化技术用于湿粒状物料如片剂、颗粒剂的干燥方法。其干燥的原理是将待干燥的湿颗粒置于空气分布板上，干热空气以较快的速度流经空气分布板进入干燥室，由于风速较大，所以能使颗粒随气流向上浮动，当颗粒浮动至干燥室的上部时，由于该处风速降低，颗粒又下沉，到了了下部又因气流较快而上浮，如此反复使颗粒处于沸腾状态，气流与颗粒间的接触面积很大，气固间的传热效果良好，使颗粒快速、均匀地被干燥。

沸腾干燥传热系数大，干燥速率较高；干燥产品较均匀；物料在干燥床内停留时间长短可在几分钟至数小时范围内调节，产品含水量低；可在同一干燥器内进行连续或间歇操作；物料处理量大，结构简单，占地面积小，投资费用低，操作维护方便。但沸腾干燥器对被处理物料的含水量、形状和粒径有一定限制，易黏结成团及易黏壁的物料处理困难，干燥过程易发生摩擦，使物料产生过多细粉。

沸腾干燥适宜于处理粒度范围在 $30\mu m \sim 6mm$，含水量在 $10\% \sim 15\%$ 的湿颗粒，也用于处理含水量在 $2\% \sim 5\%$ 的粉料。特别适用于处理湿性粒状而不易结块的物料，如湿颗粒的干燥。

根据流化床的结构不同，目前生产中常见的设备有如下几种：

（1）单层圆筒形沸腾干燥器 空气由系统末端的风机抽入过滤器后进入加热器，经加热后进入沸腾干燥器下部，通过多孔分布板，（一般孔径为 $1.5 \sim 2.5mm$）使被干燥的物料在器内呈沸腾状翻动，通过沸腾床的空气由器顶排出，进入旋风分离器和袋滤器将夹带出去的细粉捕集后排出。湿物料由加料器连续或间歇地加入，干燥后的物料通过卸料器出料。

（2）卧式多室沸腾干燥器 设备为一长方形箱式流化床，底部为多孔筛板，筛板上方有上下可调的竖向档板，竖向档板下沿与多孔分布板之间仅留几十毫米间隙，竖向档板将流化床分为四至八个小室，每个室的筛板下部均有一进气支管，支管上有可调节气体流量的阀门，湿物料由第一室连续加入，逐渐向第八室移动。干燥后的物料由第八室卸下，废气由干燥器顶部排出。卧式多室干燥器的气流压降比多层为低，对各种物料的适应性较大，操作也稳定，但热效率较低。

3. 喷雾干燥器 喷雾干燥是流化技术用于液体物料干燥的良好方法，以热空气作为干燥介质，其

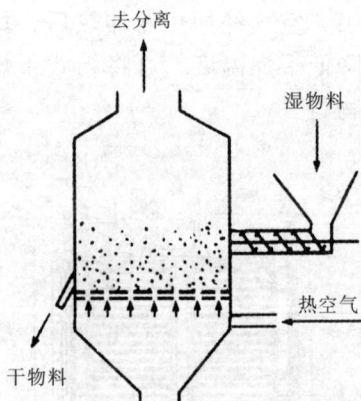
图 5 – 16 单层沸腾干燥器示意图

干燥的原理是使液体物料以流体形式通过喷嘴喷成直径约为 $10 \sim 60\mu m$ 细小雾滴，使干燥总面积增大，当与热气流相遇时进行热交换，水分迅速蒸发，物料被干燥成为粉末状或颗粒状。喷雾干燥的特点有①喷雾干燥速度快，干燥时间短，避免物料受热变质，

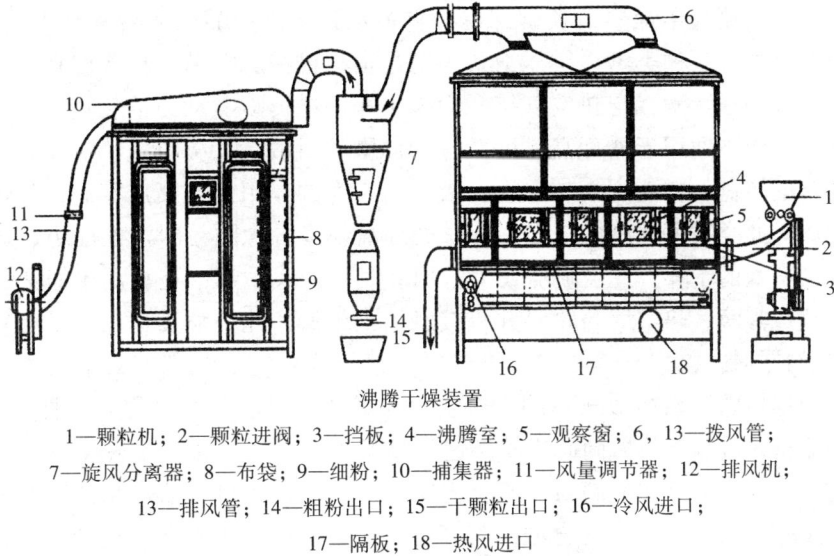

沸腾干燥装置

1—颗粒机；2—颗粒进阀；3—挡板；4—沸腾室；5—观察窗；6，13—拔风管；
7—旋风分离器；8—布袋；9—细粉；10—捕集器；11—风量调节器；12—排风机；
13—排风管；14—粗粉出口；15—干颗粒出口；16—冷风进口；
17—隔板；18—热风进口

图5-17 卧式多室沸腾干燥器示意图

特别适用于热敏性物料的干燥；②由料液直接得到干燥产品，省去蒸发、结晶、分离及粉碎等单元操作，操作方便，易自动控制，减轻劳动强度；③产品质量良好，疏松性、分散性和速溶性均好。但喷雾干燥器体积传热系数小，热效率低，设备体积庞大，干燥时物料易发生黏壁现象。

喷雾干燥器在药物制剂生产中应用广泛，特别适用于热敏性物料以及易氧化物料的干燥。近年来，在中药制剂生产中日渐广泛使用，将中药浸出液浓缩至适宜比重时，通过喷雾干燥法直接得到干燥的细粉，以此细粉作为原料进行制剂生产，较稠浸膏、浸膏加工制剂，提高了制剂的质量稳定性，减小了剂量。

喷雾干燥器的结构见图5-18，由干燥塔（喷雾干燥室）、喷嘴、旋风分离器、干料收集器、加热空气和输送热空气装置、细粉与废气分离装置等部分构成。

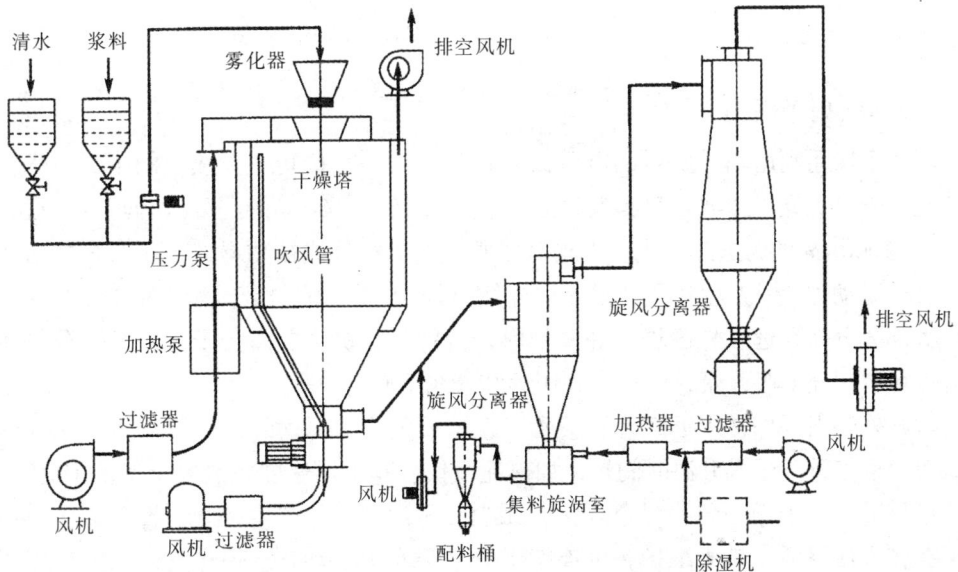

图5-18 喷雾干燥器工作原理示意图

其中喷嘴是喷雾干燥器的关键部位，它关系到干燥产品的质量和技术经济指标。常用的喷嘴有如下三种类型：①压力式喷嘴，也称机械式喷嘴。料液被高压泵送入喷嘴中被雾化成细小液滴，与热空气接触而被干燥。这类喷嘴动力消耗较低。可用于浓溶液的干燥，但不适用于处理高黏度及含固体颗粒料液。②离心式喷嘴，其主要部位是高速旋转的转盘，料液注入转盘上，借助离心力的作用而被喷成雾滴，与热空气接触而被干燥。此类喷嘴适用性较强，具有处理高黏度、含颗粒料液的能力，可用于混悬液、黏稠料液的干燥。此类喷嘴较为常用。③气流式喷嘴：是利用压缩空气于喷嘴中把料液喷成雾滴，热空气与物料并流接触而被干燥，此类喷嘴适用于黏度较大与含少量固体微粒的料液。

喷雾干燥器由于结构形式不同，热空气与料液接触的工艺过程有三种，见图5-19：①并流型，液滴与热风同向流动，这种类型可采用较高温度的热空气，适用于热敏性的物料。②逆流型，液滴与热风作相反方向流动，物料在器内悬浮时间稍长，适用于含水量较高的物料。③混合型，液滴与热风在干燥器内作混合交错流动，喷嘴安装于塔的中间，向上喷雾，与顶部喷下的热风呈逆流相遇后再并流而下，这种类型兼有并、逆流的优点，适用于不易干燥的物料。

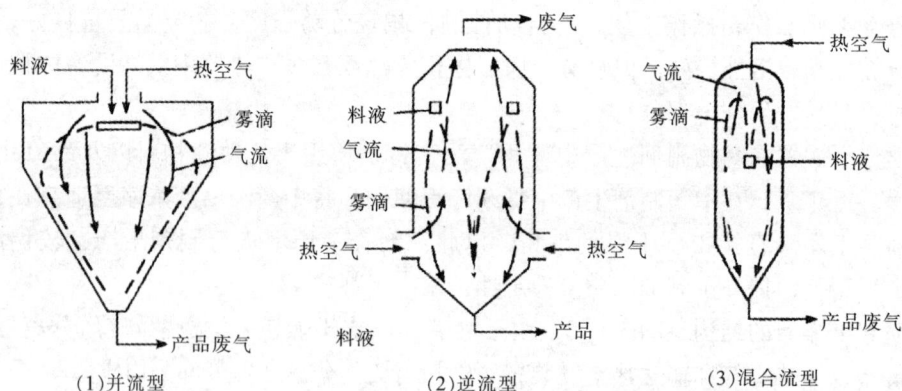

图5-19 喷雾与热空气流向示意图

(1)并流型　(2)逆流型　(3)混合流型

（三）辐射干燥

辐射干燥系利用辐射发射的电磁波被物料吸收，直接转变为热能的干燥技术。红外线是介于可见光与微波之间的电磁波，波长 $0.75 \sim 5.6\,\mu m$ 的红外线为近红外线，波长 $5.6 \sim 1000\,\mu m$ 的为远红外线。由辐射器所发出的红外线被物料以分子共振的形式吸收，分子运动加快，产生热量，因此红外线可被用于干燥。由于物料对红外线的吸收光谱大部分分布在远红外区域，许多物料，特别是有机物、高分子物料及水分等在远红外区域有很宽的吸收带，因此常利用远红外线干燥。

远红外辐射元件常用远红外石英管、镀金石英管等，远红外干燥设备有箱式和隧道式等。远红外线干燥升温时间短，加热速度快，其干燥速度是热风干燥的10倍；干燥产品质量好、干燥均匀；绿色环保，无尘、无污染，不产生废气；设备简单，成本低，操作方便灵活，易于维护，可连续干燥易于实现自动化。但电耗较大，仅限于薄层物料及物体表面的干燥。适用于热敏性物料、多孔性薄层物料的干燥。在药物制剂生产中可用于湿颗粒、中药水丸的干燥，还广泛用于玻璃容器的干燥灭菌。

（四）介电加热干燥

介电加热干燥系指湿物料置于高频电场内，由于高频电场的交变作用使物料加热，湿分汽化而进行的干燥技术。最常用的是微波干燥。高频微波是频率为300兆赫～300千兆赫的电磁波。微波干燥的原理是将湿物料置于高频电场内，湿物料中的极性分子（水分子）在微波电场的作用下反复极化、变动与转动，产生剧烈的碰撞与摩擦，将微波电场中所吸收的能量变成了热能，物料本身被加热而干燥。

微波干燥器一般由直流电源、微波发生器、波导、微波干燥室及冷却系统组成。直流电源供给微波发生器高压直流电，微波发生器能将电能转换为微波能。波导是用来传输微波的金属导管，冷却系统则对微波发生器具有冷却作用。

微波干燥器具有加热迅速、干燥速度快、干燥时间短、穿透能力强、干燥均匀、产品质量好、能选择性加热、热效率高、控制灵敏、操作方便等优点。但缺点是设备费用高、耗电量大、产量小、质量欠稳定以及有可能因微波泄漏而对人体造成伤害。

（五）冷冻干燥

冷冻干燥又称为升华干燥，是将含水物料置于冷冻干燥室内预冻至该溶液的最低共熔点以下，使制品冻结完全，然后抽真空，在低温、低压条件下，利用冰的升华性能，使物料中的水分由固体冰升华而被除去，物质本身剩留在冻结时的冰架中的干燥技术。

冷冻干燥在冷冻、真空条件下进行干燥，可避免产品因高热而分解变质，挥发性成分的损失极少；并且在缺氧状态下干燥，避免药物被氧化，因此干燥所得的产品稳定；冻干制品呈多孔疏松结构，加水后迅速溶解恢复药液原有特性；同时产品重量轻、体积小、含水量低，可长期保存而不变质。冷冻干燥目前在医药工业，食品工业，科研和其他部门得到广泛的应用。

1. 溶液的冷冻干燥过程 冷冻干燥是一项多元操作，包括预冻、升华干燥、再干燥。

（1）预冻 预冻过程不仅是为了保护物质的主要性能不变；而且要获得冻结后产品有合理的结构以利于水分的升华；还要有恰当的装量，以便日后的应用。

预冻是将溶液中的自由水固化，赋予干后产品与干燥前有相同的形态，防止真空干燥时产生起泡、浓缩或溶质移动等不可逆变化，减少因温度下降引起的物质可溶性的降低。产品在预冻前，应先测其低共熔点。低共熔点系指水溶液冷却过程中，冰和溶质同时析出混合物（低共熔混合物）时的温度。制品的预冻应将温度降到低于产品共熔点10～20℃。

预冻有速冻法和慢冻法两种。速冻法每分钟降温10～15℃。产品进箱前，先把冻干箱温度降到－45℃以下，再将制品放入箱内，这样急速冷冻，形成细小冰晶，制得产品疏松易溶，且不易引起蛋白质变性，故适用于生物制品如酶类或活菌活病毒的干燥。慢冻法每分钟降温1℃，形成的结晶较粗，有利于提高冻干效率，预冻时间一般2～3小时，有些制品需要更长时间。

（2）升华干燥 升华干燥也称第一阶段干燥，将冻结的产品置于密闭的真空容器中加热，其冰晶就会升华成水蒸气逸出而使产品脱水干燥。干燥是从外表面开始逐步向内推移的，冰晶升华后残留下的空隙变成升华水蒸气的逸出通道。已干燥层和冻结部分的分界面称为升华界面。

升华干燥分为一次升华干燥和反复冷冻升华干燥法。一次升华干燥法适用于最低共熔点在 $-10 \sim -20℃$ 的制品，而且溶液的浓度、黏度都不大，装量厚度在 $10 \sim 15mm$ 的情况。反复升华干燥适用于某些最低共熔点较低、组分比较复杂、黏稠度较大的液体如蜂蜜等。这些产品在升华过程中，往往冻结软化，产生气泡，并在制品表面形成黏稠的网状结构，从而影响升华干燥和产品外观。为了保证产品干燥顺利进行，可用反复冷冻升华干燥法，使制品晶体结构改变，制品表面由致密变为疏松，有利于水分升华。

（3）再干燥　也称为第二阶段干燥。在第一阶段干燥结束后，在干燥物质的毛细管壁和极性基团上还吸附有一部分水分，这些水分是未冻结的。当它们达到一定含量，就为微生物的生长繁殖和某些化学反应提供了条件。为进一步除去制品中残留的水分，保证制剂的稳定性，延长其保存期，需再干燥。再干燥的温度，可根据制品性质确定，常控制在30℃左右。直到制品温度与隔板温度重合，即达到干燥终点。

2. 冷冻干燥器　冷冻干燥器结构见图5-20，由干燥室、冷凝器、制冷机组、真空泵组、加热系统组成：①干燥室：内设若干层隔板，隔板内置有冷冻管和加热管分别对制品进行冷冻或加热，可调节温度在 $-40 \sim +60℃$ 范围。室门四周镶嵌密封胶圈，临用前涂以真空脂，以保证室体的密封。②冷凝器：由数组螺旋冷凝蛇管组成，设有除霜装置，一般被制冷至 $-40 \sim -80℃$，将来自干燥室的大量水蒸气冷凝。③制冷机组：通常设置两组，一组对干燥室的隔板降温，另一组用来对冷凝器中的冷冻盘管降温。常用的制冷剂有氨、氟里昂及烃类，大型冷冻干燥器采用盐水（氯化钙、氯化钠水溶液）做载冷剂吸收被冷却物体的热量，再与制冷剂进行热交换的间接制冷法。④真空泵组：用以保证干燥室内真空度，小型冷冻干燥器常采用罗茨泵与旋片式真空泵串联，大型机组可采用多级蒸气喷射泵组成。⑤加热系统：用来加热冷冻干燥室内的隔板，促使产品升华，常采用电加热或循环油间接加热。

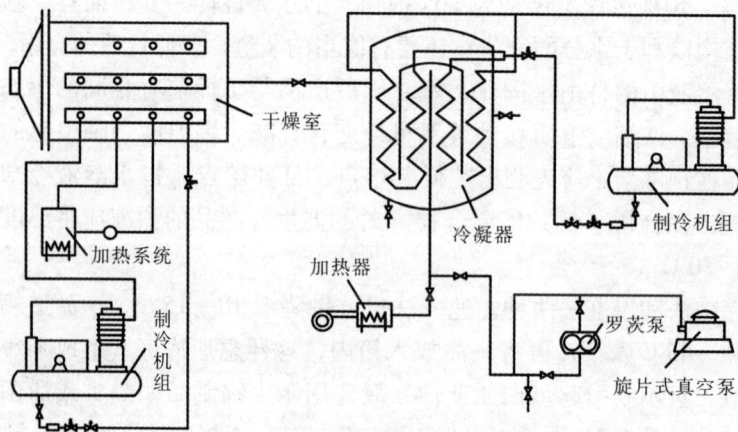

图5-20　冷冻干燥器示意图

知 识 链 接

制冷剂与载冷剂

制冷机组中完成制冷循环的工作介质，称为制冷剂，也称制冷介质。液态的制冷剂能大量吸收被冷却物体的热量而蒸发成蒸气，蒸气循环至压缩机被压缩而成高压过热蒸气，后者将热量传递给冷却剂（通常是水或空气）而液化。制冷机组借助制冷剂的状态变化，达到制冷的目的。常用的制冷剂有氨、氟里昂及烃类。大型冷冻干燥器不是直接使用制冷剂吸收被冷却物体的热量，而是采用一种盐类的水溶液作为载冷剂，载冷剂被制冷机组冷却后送到干燥室，大量吸收被冷却物体的热量，再返回制冷机组，将热量传递给制冷剂，载冷剂被重新冷却，如此循环不止，以达到延续制冷的目的。最常用的载冷剂是氯化钙和氯化钠水溶液。

目 标 检 测

一、名词解释

渗漉法　浸渍法　干燥　热传导干燥　冷冻干燥

二、选择题

（一）单项选择题

1. 浸提的基本原理是
   A. 溶剂的浸润与渗透，成分的溶解浸出
   B. 溶剂的浸润，成分的解吸与溶解
   C. 溶剂的浸润与渗透、成分的解吸与溶解、溶质的扩散与置换
   D. 溶剂的浸润，成分的溶解与滤过，浓缩液扩散
   E. 溶剂的浸润，浸出成分的扩散与置换

2. 药材浸提过程中浸提动力是
   A. 温度　　　　B. 溶媒用量　　C. 时间　　　　D. 浸提压力　　E. 浓度差

3. 有关影响浸提因素的叙述正确的是
   A. 药材粉碎度越大越利于浸提　　　　B. 温度越高浸提效果越好
   C. 时间越长浸提效果越好　　　　　　D. 溶媒 pH 越高越利于浸提
   E. 浓度梯度越大浸提效果越好

4. 浸提过程中加入酸、碱的作用是
   A. 增加浸润与渗透作用　　　　　　　B. 增加有效成分的溶解作用
   C. 增大细胞间隙　　　　　　　　　　D. 增加有效成分的扩散作用
   E. 防腐

5. 关于单渗漉法操作的叙述，错误的是
   A. 药材应粉碎适度　　　　　　　　　B. 药材先湿润后装筒

C. 慢漉流速为 1~3ml/min·kg   D. 装筒时药材需压实，越紧越好

E. 药材装筒后要排气

6. 以下不属于减压浓缩装置的是

A. 三效浓缩器 B. 夹层锅   C. 管式蒸发器 D. 减压蒸馏器 E. 真空浓缩罐

7. 中药浓缩时，采用三效浓缩的主要原因是

A. 节省能源，提高蒸发效率   B. 增加蒸发面积

C. 有利于热敏性药物的蒸发   D. 操作简单

E. 提高被浓缩药液的相对密度

8. 三效蒸发器不能采用的加料方式是

A. 顺流加料法   B. 逆流加料法   C. 紊流加料法

D. 平流加料法   E. 错流加料法

9. 以下哪一项关于薄膜蒸发特点的叙述是错误的

A. 浓缩速度快，受热时间短

B. 不受液体静压和过热影响，被破坏成分不易

C. 能连续操作，可在常压或减压下进行

D. 能将溶剂回收反复使用

E. 能进行固液分离

10. 干燥时，湿物料中不能除去的水分是

A. 结合水   B. 非结合水   C. 平衡水分   D. 自由水分   E. 毛细管中水分

11. 下列哪一种干燥方法不适用于药剂工业生产

A. 吸附干燥   B. 减压干燥   C. 流化干燥   D. 喷雾干燥   E. 冷冻干燥

12. 下列不能提高干燥速率的方法是

A. 减小湿度   B. 加大热空气流动

C. 提高温度，加速表面水分蒸发   D. 加大蒸发表面积

E. 根据物料性质选择适宜的干燥速度

13. 属于辐射干燥的干燥方法是

A. 减压干燥   B. 红外干燥   C. 喷雾干燥   D. 烘干干燥   E. 鼓式干燥

14. 有关喷雾干燥叙述正确的是

A. 干燥温度高不适于热敏性药物   B. 可获得硬颗粒状干燥制品

C. 能保持中药的色香味   D. 须加入助溶剂以增加干燥制品的溶解度

E. 相对密度为 1.0~1.35 的中药料液均可进行喷雾干燥

15. 湿颗粒不能采用的干燥方法为

A. 烘干干燥   B. 喷雾干燥   C. 减压干燥   D. 沸腾干燥   E. 红外干燥

16. 冷冻干燥的特点不包括

A. 适于热敏性药物   B. 低温减压下干燥

C. 成品多孔疏松，易溶解   D. 操作过程中只降温，不升温

E. 成品含水量低，利于长期贮存

（二）多项选择题

1. 影响浸提的因素，是下列哪些项

A. 药材的成分与粒度 　　B. 浸提的时间与温度 　　C. 溶剂的用量与 pH

D. 溶剂性质 　　E. 浸提的压力

2. 下列关于影响浸提的因素叙述正确的有

A. 药材粉碎的越细越好 　　　　B. 提取的次数越多越好

C. 药材先润湿有利于溶剂的浸提 　　D. 浸提温度越高越好

E. 浓度梯度越大越好

3. 下列有关渗漉法叙述正确的是

A. 药粉越细，浸出越完全 　　　　B. 装筒前药粉用溶媒湿润

C. 装筒时药粉应较松，使溶剂容易扩散

D. 药粉装完后，添加溶媒，并排出空气

E. 控制适当的渗漉速度

4. 提高蒸发浓缩效率的主要途径是

A. 扩大蒸发面积 　　B. 降低二次蒸汽的压力 　　C. 提高加热蒸汽的压力

D. 不断向溶液供给热能 　　E. 提高总传热系数值 k

5. 下列关于减压蒸发浓缩操作要求中，正确的是

A. 先抽真空，再吸入药液 　　　　B. 要回收到高浓度乙醇，应采用精馏塔

C. 使药液保持适度沸腾 　　　　D. 浓缩完毕，先停抽真空，再放出药液

E. 填空度要适度

6. 薄膜蒸发常用方法是

A. 升膜式蒸发 　　B. 降膜式蒸发 　　C. 刮板式薄膜蒸发

D. 离心式薄膜蒸发 　　E. 流化法

7. 冷冻干燥的特点有

A. 在高真空条件下干燥 　　B. 在低温条件下干燥 　　C. 适用于热敏性物品

D. 成品多孔疏松 　　E. 又称升华干燥

8. 下列关于喷雾干燥叙述正确的为

A. 数小时内完成水分蒸发 　　　　B. 获得制品为疏松的细颗粒或细粉

C. 适用于热敏性的物料 　　　　D. 适用于液态物料的干燥

E. 适用于湿颗粒性物料的干燥

9. 鼓式干燥适于干燥的对象是

A. 固体粉末 　　B. 中药浸膏 　　C. 湿颗粒 　　D. 膜剂剂 　　E. 丸剂

10. 下列属于用流化技术进行干燥的方法有

A. 喷雾干燥 　　B. 真空干燥 　　C. 冷冻干燥 　　D. 沸腾干燥 　　E. 带式干燥

三、简答题

1. 影响蒸发的因素有哪些？

2. 多能式中药提取罐在工作状态下如何维持压力稳定？

3. 影响干燥的因素是什么？

4. 喷雾干燥特点有哪些？

实训　参观中药厂

　　为密切联系生产、科研和临床实践，为使学生对中药制剂生产加深感性认识，拓宽视野，强化技能训练。所以应选择具有代表性的中药厂进行参观学习。目的在于增加学生在中药制剂生产技术、管理和质量控制等方面的感性认识，以深化、巩固和扩大课堂教学的基本理论和基本知识。为培养一专多能高素质合格中药人才奠定基础。

　　【实训目的】

　　1. 了解中药厂的主要任务、工作内容、车间设置、主要设备及生产品种等内容。

　　2. 熟悉或了解中药厂 GMP 设施、厂房设计、管理、净化设备、洁净室的等级标准与卫生管理、药品卫生措施与方法。

　　3. 熟悉灭菌法和无菌操作的方法和常用设备构造、性能及使用方法和操作注意事项。

　　4. 熟悉药材粉碎与筛析的常用机器设备构造、性能及使用与保养方法。

　　5. 熟悉中药提取车间浸提、精制、浓缩与干燥等方法与设备。

　　6. 了解中药厂生产各种剂型的主要工艺流程以及质检工作的概况，保证药品质量与卫生标准的方法和措施。以及新剂型、新设备、新辅料等的应用。

　　【实训内容】

　　1. 任课教师应事先联系约定，作好充分准备，认真严密组织和安排。带教老师根据参观学习内容提出要求和注意事项，使学生带着问题而有目的去学习。避免走马观花。

　　2. 听取药厂负责介绍药厂的基本概况。

　　3. 分组参观学习药厂质检科及提取、粉碎与筛析、无菌操作等车间的主要工作任务以及机械设备构造、性能及操作方法。

　　4. 听取各车间负责人介绍车间的基本概况，实地讲解。学生边听边看边想，可及时提问请教。由经验丰富的工人师傅实地演示各器械的操作方法，并介绍操作注意事项。

　　【思考题】

　　1. 写一份参观学习体会。

　　2. 常用物理灭菌有哪些？热压灭菌器应如何操作？注意哪些问题？

　　3. 常用粉碎的方法有哪些？应如何选择使用？

　　4. 提取的方法有哪些？应如何选择？

　　5. 常用蒸馏、浓缩与干燥的方法有哪些？各自的适用范围是什么？

（黄家利）

第六章 | 浸出制剂

第一节 概 述

一、浸出制剂的含义与特点

浸出制剂系指用适宜的提取溶媒和方法将药材中的药用成分提出，直接制得或再经一定的加工处理制成的供内服或外用的一类中药制剂。本章重点介绍汤剂、合剂、煎膏剂与糖浆剂、流浸膏剂与浸膏剂、酒剂与酊剂的生产技术。而以药材提取物为原料制备的颗粒剂、胶囊剂、片剂、注射剂、气雾剂、滴丸剂、膜剂、软膏剂等制剂另列专章叙述。

浸提制剂既保留了中药传统制备方式，又利用了现代去粗取精的浸提工艺，因此，浸提制剂既是中药各类剂型的基础，也是中药现代化的重要途径。浸提制剂具有如下特点：

1. 具有原药材中各浸出成分的综合疗效 浸提制剂与同一药材所提取的单体化合物相比较，不仅疗效好，有时还能呈现单体化合物不能起到的治疗效果，发挥药材中各浸出成分的综合疗效。

例如，升麻和柴胡两味药对肠蠕动没有直接作用，但含有这两味药的补中益气汤具有调整小肠蠕动作用，但若从该方中抽去升麻、柴胡，则小肠蠕动明显减弱。同时，补中益气汤尚有"适应原"样作用，他对肠管蠕动功能亢进者有抑制作用，对肠管松弛者有促进蠕动作用，既可治疗慢性结肠炎引起的泄泻，也可以治疗内脏下垂引起的便秘等。

2. 作用缓和持久、毒性较低　浸提制剂中共存有辅助成分，能促进药用成分的吸收，延缓药用成分在体内的运转，增强制剂的稳定或在体内转化成有效物质。例如鞣质可缓和生物碱的作用并使药效延长；莨菪浸膏中的东莨菪内酯可以提高莨菪碱对肠黏膜组织的亲和性，促进其吸收，同时尚能延长莨菪碱在肠管的停留时间，减少莨菪碱向体内转移，因而浸膏与莨菪碱比较，前者对肠管平滑肌的解痉作用缓和持久，毒性也较低。四逆汤的强心升压效应优于处方中各单味药物，且能减慢窦性心率，避免单味附子所产生的异位心律失常，充分体现了中医药关于"附子无干姜不热、得甘草则性缓"的传统论述。

3. 有效成分浓度较高，减少服用量　浸出制剂由于去除了部分无效成分和组织物质，相应的提高了有效成分浓度，故与原方药相比，减少了服用量，便于服用。同时，某些有效成分经浸出处理可增强其稳定性及疗效。

二、浸出制剂的种类

1. 水浸出制剂　是指在一定的加热条件下，用水作为溶剂浸出中药中药用成分，制得的含水制剂，如汤剂、合剂、口服液等。

2. 醇浸出型制剂　是指在一定条件下，用适宜浓度的乙醇或蒸馏酒为溶媒提取药材中的药用成分制成的含醇浸出制剂，如酒剂、酊剂、流浸膏剂等。有少数流浸膏剂虽然采用水为溶媒提取药材中的药用成分，但成品中仍需加适量乙醇。

3. 含糖型浸出制剂　一般是指在水或含醇浸出型制剂的基础上，通过一定处理，加入适量蔗糖或蜂蜜制成，如煎膏剂、糖浆剂等。

4. 精制型浸出制剂　精制型浸提制剂系指在水或醇浸出型制剂的基础上经过精制处理后，再灌封于安瓿中经灭菌方法处理制成的浸出制剂，如合剂、口服液等。

第二节　汤　　剂

一、概述

汤剂系指药材用水煎煮或用沸水浸泡，去渣取汁后制成的液体制剂，亦称"汤液"。供内服或外用。

汤剂是我国最早使用的有效剂型之一。在现代中医临床上也是应用数量最多的一个剂型，它占整个中医处方数的50%左右。是多种剂型的起始操作，具有以下特点：

优点：①适应中医辨证施治需要，可随证加减处方，灵活性大；②制法简单，能充分发挥处方中多种药用成分的综合疗效；③属液体制剂，吸收快，奏效迅速。

缺点：①使用不便，久置易发霉变质；携带不方便；②儿童及昏迷的患者难以服用；③药用成分提取不完全，特别是脂溶性和难溶性成分。主要是由于在汤剂的制备过程中，有些药用成分会被药渣再吸附，挥发性成分挥散，不耐热成分分解以及某些药用成分沉淀导致，这些问题应引起重视和深入研究。

二、汤剂的制备

汤剂主要用煎煮法制备。对汤剂的制法和服药法，历代医药学家都非常重视，留下了许多宝贵的经验。李时珍在《本草纲目》中说"凡服汤药，虽品物专精，修治如法，而煎煮者，鲁莽造次，水火不良，火候失度，则药亦无功"。清代名医徐灵胎在《医学源流论》中说"煎药之法，最宜深讲，药之效不效，全在乎此。夫烹饪禽鱼羊豕，失其调度，尚能损人，况药专以之治病，而可不讲乎？"说明正确地掌握汤剂的煎煮方法，对中药临床疗效的发挥起着比较重要的作用。

汤剂制备工艺流程一般为：

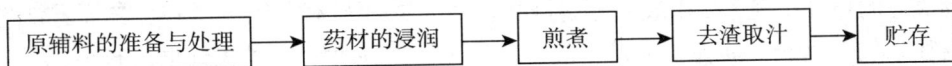

原辅料的准备与处理 → 药材的浸润 → 煎煮 → 去渣取汁 → 贮存

1. 原辅料的准备与处理

（1）药材的准备　根据处方要求，炮制药材，保证煎煮质量，提高药效。

（2）溶剂　小量生产选用饮用水，大量生产用纯化水。

（3）煎器　传统采用砂锅或瓦罐。李时珍说"凡煎药并忌铜铁器，宜银器、瓦罐"。根据现代实验研究证明，用铁或铜器煎煮药物，可使金属与药材中的某些化学成分发生反应。砂锅性质稳定，锅底厚，传热均匀和缓，保温性强，水分蒸发量小，对热不稳定的药用成分不易损失。但在煎煮外用汤剂时可用铁锅煎煮，取"以毒攻毒"之效。

2. 药材的浸润　除特殊品种外，一般药材在煎煮前应用冷水将其浸润，使药用成分能有效的提取出来。依据药材性质，花、叶、草、茎等类药材浸泡的时间为 20～30 分钟，根、根茎、种子、果实类药材浸泡约 60 分钟左右即可。

3. 煎煮

（1）煎药的用水量　煎药用水量的多少直接影响汤剂质量。剂多水少，会造成"煮不透、煎不尽，药味则不出"，即药用成分浸出不完全；而剂少水多，虽能增加药用成分的溶出量，但汤剂的成品量大，不宜病人服用，且耗时费力，在实际中须根据药材用量及质地而定。

传统经验是将饮片放入煎锅内，加水至超过药面 3～5cm 为度，第二煎可超过药面 1～2cm；或按第一煎加水 8～10 倍，第二煎加水 6～8 倍，第三煎药 5～6 倍；也有按每克药材加水约 10ml 计算，然后将计算的总用水量的 70% 加到第一煎药中，余下的 30% 留作第二煎用。

（2）火候　药材煎煮时所用火力大小直接影响药材煎煮的质量。对火候的掌握是先用武火加热至沸，文火保持微沸，目的是减慢水分的蒸发，利于药用成分的浸出。现在有采用砂浴炖法、高压蒸煮法、远红外煎煮法等煎煮质量和传统方法相似。

（3）煎煮时间　药材煎煮的时间应根据药材性质、煎煮次数、剂量大小而定。解表药因多含挥发性成分煎煮时间宜短些，滋补药煎煮时间宜长。药材煎煮到规定时间后应趁热过滤，以防止煎液中的药用成分反渗到药渣中而影响成品质量。

（4）煎煮次数　为保证药用成分浸出完全，又节省时间，一般汤剂煎煮2~3次。若药用成分难于浸出或为滋补类药，可酌情增加煎煮次数，或延长煎煮时间。

（5）需特殊处理的药材　由于药材的性质、质地等不同，汤剂的制备方法也不相同。为保证汤剂疗效，在汤剂的制备过程中应针对具体情况对药材进行特殊处理。

①先煎　将药材先煎煮30分钟甚至更长时间，再加入其他药材一同煎煮。先煎的药材有：质地坚硬的矿石类（磁石、自然铜、青礞石、花蕊石等）；贝壳类（海蛤壳、石决明、珍珠母、瓦楞子等）；角甲类（龟板、鳖甲、水牛角、穿山甲等）；有毒药材（生川乌、生附子、雪上一枝蒿、生南星等）；药用成分难溶于水的药材（天竺黄、石斛、藏青果、火麻仁等）。

②后下　一般药材在煎煮5~15分钟后再加入后下药材一同煎煮。目的是减少挥发性成分的损失、避免药用成分分解破坏。后下的药材有：气味芳香、含挥发油多的药材如砂仁、豆蔻、沉香、降香、檀香、藿香、薄荷等，一般在其他药材煎煮5~10分钟后入煎即可；不耐久煎的药材如钩藤、大黄、苦杏仁、番泻叶等一般在其他药材煎药煮10~15分钟后入煎。

③另煎　将药材单独进行煎煮取汁另器保存，再兑入其他药材煎出液中，混合服用。目的是防止与其他药材共煎时被吸附于药渣或沉淀损失。另煎的药材一般是贵重药如人参、西洋参、鹿茸等。

④包煎　把药材装入煎药袋内，扎紧袋口，与其他药材一同煎煮。目的是防止药材沉于锅底引起焦化、糊化，或浮于水面引起溢锅；也能防止绒毛进入汤液，避免服用时刺激咽喉引起咳嗽。需包煎的药材有：花粉类如松花粉、蒲黄；细小种子类药材如苏子、车前子；药材细粉如六一散，这些药材表面积大，疏水性强，质轻易浮于水面，故需用纱布包好与其他药材同煎；含淀粉、黏液质较多的如北秫米、葶苈子等，煎煮时易沉于锅底引起焦糊，也需包煎；带有绒毛的药材如旋覆花等，包煎可防止其绒毛脱落混于汤液中。

⑤冲服　将药材磨成极细粉以汤液冲服或加入汤液中服用。目的是保证药效，降低药材损耗。需要冲服的药材主要是一些难溶于水的贵重药材如牛黄、三七、麝香、朱砂、羚羊角等。

⑥烊化　将药材加适量水加热溶化或直接投入煎好的汤液中加热溶化后服用。目的是避免因煎液稠度大而影响药用成分的煎出或药材中的药用成分被药渣吸附而影响疗效。需要烊化的有胶类或糖类药材如阿胶、龟鹿二仙胶、蜂蜜、饴糖等。

⑦取汁兑服　为保证鲜药的疗效，可将新鲜药材压榨取汁兑入汤液中服用。需要取汁兑服的药材有鲜生地、生藕、梨、生韭菜、鲜姜、鲜白茅根等。竹沥亦不宜入煎，可兑入汤液中服用。

4. 去渣取汁　汤剂煎煮至规定时间后及时分离，弃去药渣，合并煎液，静置，取上清液服用。一般头煎取200ml左右，二煎取100ml左右，儿童酌减。煎液分两次或三次服用。

5. 贮存　汤剂在室温条件下保存。

三、举例

旋覆代赭汤

【处方】旋复花（包煎）15g　党参12g　代赭石（先煎）30g　甘草（炙）6g　制半夏12g　生姜9g　大枣4枚

【制法】以上药材，将代赭石打碎入煎器内，加水700ml，煎煮1小时，旋覆花用布包好，与其他五味药材用水浸泡后置煎器内共煎30分钟，滤取药液；药渣再加水500ml，煎煮20分钟，滤取药液。合并两次煎出液，静置，过滤，即得。

【功能主治】降逆化痰，益气和胃。用治胃气虚弱，痰浊内阻证，症见心下痞硬，噫气不除，或反胃呕逆，吐涎沫。

【用法用量】一日两次，早晚分服。

知识链接

中药配方颗粒

所谓单味中药配方颗粒是用符合炮制规范的传统中药饮片作为原料，经现代制药技术提取、浓缩、分离、干燥、制粒、包装精制而成的纯中药产品系列。它保证了原中药饮片的全部特征，能够满足医师进行辨证论治，随证加减，药性强、药效高、同时又具有不需要煎煮、直接冲服、服用量少、作用迅速、成分完全、疗效确切、安全卫生、携带保存方便、易于调制和适合工业化生产等许多优点。

第三节　合　剂

一、概述

合剂系指饮片用水或其他溶剂，采用适宜方法提取制成的口服液体制剂（单剂量灌装者也可称"口服液"）。

合剂是在汤剂的基础上改进和发展起来的新的中药剂型。其特点是：

优点：①能保证制剂的综合疗效，奏效快，易被吸收；②服用量比汤剂小，能大量生产，贮存时间长；③携带、服用方便。

缺点：①不能随症加减，不能完全代替汤剂；②成品生产和贮存不恰当时易产生沉淀或霉变。③目前多数合剂尚缺乏科学的质量检测方法和标准，有待于进一步深入研究，积累经验，使合剂质量更加完善和提高。

二、合剂的制备

1. 合剂的生产工艺流程

2. 制备方法 按处方称取炮制合格的药材，依据各品种项下规定的方法进行提取，

备料 → 浸提 → 净化 → 浓缩 → 分装 → 灭菌 → 成品

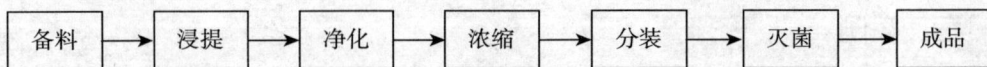

一般采用煎煮法煎煮两次，每次煎煮1~2小时，滤液静置沉降后过滤；若处方中含芳香挥发性成分药材，可用"双提法"收集挥发性成分另器保存，备用；亦可根据药用成分的特性，选用不同浓度的乙醇或其他溶媒，用渗漉法、回流法等进行提取；所得滤液浓缩至规定的相对密度，必要时加入矫味剂、防腐剂或着色剂，分装于灭菌瓶中密闭，灭菌。在制备过程中，根据药材性质选用先煎、后下、另煎、包煎、烊化等特殊处理方法，以确保合剂质量。

3. 合剂在生产与贮藏期间应注意

（1）药材应按各品种项下规定的方法提取、纯化、浓缩至一定体积。除另有规定外，含有挥发性成分的药材宜先提取挥发性成分，再与余药共同煎煮。

（2）可加入适宜的附加剂　如需加入防腐剂，山梨酸和苯甲酸的用量不得超过0.3%（其钾盐、钠盐的用量分别按酸计），对羟基苯甲酸酯类的用量不得超过0.05%；如需加入其他附加剂，其品种与用量应符合国家标准的有关规定，不影响成品的稳定性，并避免对检验产生干扰。必要时可加入适量的乙醇。

（3）合剂若加蔗糖作为附加剂　除另有规定外，含蔗糖量不应高于20%（g/ml）。

（4）除另有规定外，合剂应密封，置阴凉处贮存。

三、质量要求与检查

1. 外观　除另有规定外，合剂应澄清。在贮存期间不得有发霉、酸败、异物、变色、产生气体或其他变质现象，允许有少量摇之易散的沉淀。

2. 相对密度　照《中国药典》2010年版一部相对密度测定法（附录Ⅶ A）测定，应符合规定。

3. pH值　照《中国药典》2010年版一部pH值测定法（附录Ⅶ G）测定，应符合规定。

4. 装量　单剂量灌装的合剂，照下述方法检查应符合规定。

检查法　取供试品5支，将内容无分别倒入经校正的干燥量筒内，尽量倾尽。在室温下检视，每支装量与标示装量相比较，少于标示装量的应不得多于一支，并不得少于标示装量的95%。

多剂量灌装的合剂，照《中国药典》2010年版一部最低装量检查法（附录Ⅻ C）检查，应符合规定。

5. 微生物限度　照《中国药典》2010年版一部微生物限度检查法（附录ⅩⅢ C）检查，应符合规定。

四、举例

复方扶芳藤合剂

【处方】扶芳藤　黄芪　红参

【制法】以上三味，红参用65%乙醇加热回流提取三次，每次2小时，合并提取液，滤过，滤液备用；药渣加水煎煮三次，每次 1.5 小时，煎液滤过，滤液合并，浓缩至相对密度约为 1.06（60℃），放冷，冷藏 48 小时以上，滤过，滤液备用；扶芳藤和黄芪加水煎煮两次，每次 2 小时，煎液滤过，滤液合并，浓缩至相对密度约为 1.14（60℃），放冷，加 2 倍量乙醇，搅匀，静置 48 小时以上，滤过，滤液与红参的乙醇提取液合并，回收乙醇，加水至适量，混匀，加适量的 50% 鸡蛋清溶液，搅匀，煮沸，滤过，滤液与红参的水煎液合并，加入蔗糖，煮沸使溶解，加适量苯甲酸钠，香草醛和水，煮沸，滤过，加水至规定量，搅匀，灌装，即得。

【功能主治】益气补血，健脾养心。用于气血不足，心脾两虚，症见气短胸闷、少气懒言、神疲乏力、自汗、心悸健忘、失眠多梦、面色不华、纳谷不馨、脘腹胀满、大便溏软、舌淡胖或有齿痕、脉细弱；神经衰弱、白细胞减少症见上述证候者。

【用法用量】口服，一次 15ml，一日两次。

【注意】周岁以内婴儿禁服；外感发热患者忌服。

【规格】每只装 15ml，每瓶装 120ml

第四节 糖 浆 剂

一、概述

糖浆剂系指含有提取物的浓蔗糖水溶液。除另有规定外，糖浆剂的含糖量应不低于 45%（g/ml）。单纯的蔗糖近饱和水溶液称为"单糖浆"，含糖量为 85%（g/ml）。糖浆剂中的糖和芳香剂主要作为矫味，能掩盖某些药物的苦、咸等不适气味，改善口感，深受儿童欢迎。

中药糖浆剂因含糖等营养成分，在制备和储藏过程中极易被微生物污染，导致糖浆霉变。为防止霉变现象的发生，生产中除采取防止污染措施外，常加入适宜的防腐剂以抑制微生物的生长或繁殖，使糖浆剂符合卫生学要求。常用的防腐剂有对羟基苯甲酸酯类、苯甲酸和苯甲酸钠、山梨酸、乙醇、甘油、挥发油等。对羟基苯甲酸酯类的用量不得多于 0.05%，苯甲酸和苯甲酸钠不得多于 0.2%，山梨酸用量为 0.05%～0.15%，0.01% 的桂皮醛能抑制长霉，橘子油和八角茴香油单独使用达 0.3%，都能抑制长霉和发酵。此外，挥发油兼具矫味作用。

糖浆剂根据其组成和用途不同，可以分为以下几类

1. 单糖浆 为蔗糖的近饱和水溶液，其浓度为 85%（g/ml）或 64.71%（g/g），不含任何药物，除供制备含药糖浆外，一般用作矫味剂或不溶性成分的助悬剂及片剂、丸剂的黏合剂。

2. 药用糖浆 为含药物或中药提取物的浓蔗糖水溶液，具有相应的治疗作用。如儿康宁糖浆，具有健脾消食开胃作用；川贝枇杷糖浆具有化痰止咳作用。

3. 芳香糖浆 为含芳香性物质或果汁的浓蔗糖水溶液。主要用作液体药剂的矫味剂，如橙皮糖浆等。

二、糖浆剂的制备

中药糖浆剂的制备工艺流程为：

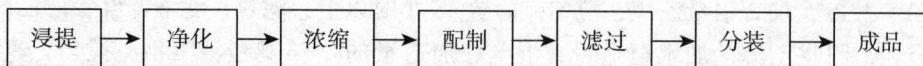

浸提 → 净化 → 浓缩 → 配制 → 滤过 → 分装 → 成品

中药糖浆剂中药材的提取、净化及浓缩详见本章第三节"合剂"项下，配制根据药物性质有三种不同的方法。

1. 热溶法 将蔗糖加入沸蒸馏水或中药浸提浓缩液中，加热使溶解，再加入可溶性药物，混合溶解后，滤过，从滤器上加适量蒸馏水至规定容量即得。

此法蔗糖易于溶解，糖浆易于滤过澄清，同时可杀灭微生物，使糖浆利于保存。但加热时间不宜太长（一般沸后 5 分钟），温度不宜超过 100℃。适用于单糖浆、不含挥发性成分的糖浆、受热较稳定的药物糖浆和有色糖浆的制备。

2. 冷溶法 在室温下将蔗糖溶解于蒸馏水或含药物的溶液中，待完全溶解后，滤过，即得。

此法制得的糖浆色泽较浅或呈无色，转化糖较少。因糖溶解时间较长，生产过程中容易受微生物污染，可用密闭容器或渗漉筒溶解。适用于单糖浆和不宜用热熔法制备的糖浆剂，如含挥发油或挥发性药物的糖浆。

3. 混合法 系将药物与单糖浆直接混合后制得。操作时，一般是先将药材加工成饮片，按规定方法浸出、滤过，滤液浓缩至规定浓度。蔗糖按溶解法制成单糖浆。然后将浓缩液、单糖浆、其他药物以及需要加入的附加剂混合均匀，补充蒸馏水至全量即得。

中药糖浆剂一般是从原药材开始制备，经浸提、净化、浓缩至适当浓度，采用上述三种方法中的一种，加入糖或单糖浆、防腐剂、矫味剂等混匀，加水至全量，静置 24 小时后，滤过即得。

三、质量要求与检查

1. 外观性状 除另有规定外，糖浆剂应澄清。在贮存期间不得有发霉、酸败、产生气体或其他变质现象，允许有少量摇之易散的沉淀。

2. 蔗糖含量 除另有规定外，含蔗糖量应不低于 45%（g/ml）。

3. 相对密度 照《中国药典》2010 年版一部相对密度测定法（附录ⅦA）测定，应符合规定。

4. pH 值 照《中国药典》2010 年版一部 pH 值测定法（附录ⅦG）测定，应符合规定。

5. 装量 单剂量灌装的糖浆剂，照下述方法检查应符合规定。检查法 取供试品 5 支，将内容物分别倒入经校正的干燥量筒内，尽量倾尽。在室温下检视，每支装量与标示装量相比较，少于标示装量的应不得多于一支，并不得少于标示装量的 95%。

多剂量灌装的糖浆剂，照《中国药典》2010 年版一部最低装量检查法（附录Ⅻ

C））检查，应符合规定。

6. 微生物限度 照《中国药典》2010 年版一部微生物限度检查法（附录ⅩⅢ C）检查，应符合规定。

四、举例

例 1 单糖浆

【处方】蔗糖 850g 水适量加至 1000ml

【制法】取水 450ml，煮沸，加蔗糖，搅拌使溶解，继续加热 100℃，用脱脂棉滤过，自滤器上添加适量的热水，使其冷至室温时为 1000ml，搅匀，即得。

【检查】本品的相对密度应不低于 1.30。

【功能】药用辅料（赋形剂或矫味剂）

【贮藏】遮光、密封，在 30℃以下保存

【注】本品可用热熔法、冷溶法制备。热熔法制得的成品因含较多的转化糖，长期贮存后，色泽易变深。制备时注意控制加热时间，以免色泽加深。另外，盛装本品的容器，在装瓶前药瓶及瓶塞均应灭菌。

例 2 小儿百部止咳糖浆

【处方】蜜百部 100g 苦杏仁 50g 桔梗 50g 桑白皮 50g 麦冬 25g 知母 25g 黄芩 100g 陈皮 100g 甘草 25g 制天南星 25g 枳壳（炒）50g

【制法】以上十一味，加水煎煮二次，第一次 3 小时，第二次 2 小时，合并煎液，滤过，滤液静置 6 小时以上，取上清液，浓缩至适量。另取蔗糖 650 克加水煮沸制成糖浆，与上述浓缩液混匀，煮沸，放冷，加入苯甲酸钠 2.5g 与香精适量，加水至 1000ml，搅匀，静置，滤过，即得。

【功能主治】清肺、化痰、止咳。用于小儿痰热蕴肺所致的咳嗽、顿咳，症见咳嗽、痰多、痰黄黏稠，咳吐不畅，或痰咳不已，痰稠难出；百日咳见上述诸症者。

【用法用量】口服，2 岁以上一次 10ml，2 岁以内一次 5ml，一日三次。

第五节 煎 膏 剂

一、概述

煎膏剂系指饮片用水煎煮，取煎煮液浓缩，加炼蜜或糖（或转化糖）制成的半流体剂型。

煎膏剂的特点：药物浓度高、体积小、稳定性好、便于服用。

煎膏剂以滋补为主，兼具有缓和的治疗作用，药性滋润，故又称膏滋。煎膏剂多用于治疗慢性疾病，如益母草膏多用于妇女活血调经；养阴清肺膏多用于阴虚肺燥，干咳少痰等症。受热易变质及以挥发性成分为主的中药不宜制成煎膏剂。

二、煎膏剂的制备

煎膏剂的制备工艺流程：

原辅料准备 → 煎煮 → 浓缩 → 加糖收膏 → 包装 → 成品

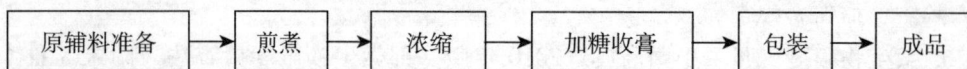

1. 原辅料准备 原料准备见本章第二节汤剂的制备，此处主要介绍辅料的选择与处理。

制备煎膏剂所用的糖，除另有规定外，应使用《中国药典》收载的蔗糖，由于糖的品质不同，制成的煎膏剂质量及效用也有差异。煎膏剂采用的糖有冰糖、白糖、红糖、饴糖等。白糖味甘性寒，有润肺生津、和中益肺、舒缓肝气的作用。红糖又称红砂糖、黄糖，是一种未经提纯的糖，其营养价值比白糖高，具有补血、破瘀、疏肝、祛寒等功效，尤其适用于产妇、儿童及贫血者服用，具有矫味、营养和辅助治疗作用，故中医常用红糖做煎膏剂。饴糖甘温质润，具有益脾气，养脾阴；温中焦，缓急止痛的作用。

各种糖在有水分存在时，都可发酵变质，使用前均应加以炼制。炼制糖的目的是：使糖的晶粒熔融，去除部分水分，净化杂质，杀死微生物。炼糖时，使糖部分转化，控制糖的适宜转化率，可以防止煎膏剂产生"返砂"现象。

知识链接

煎膏剂"返砂"

有些煎膏剂在贮藏一定的时间后，常有糖的结晶析出，俗称"返砂"。返砂的原因与煎膏剂所含总糖量和转化糖量有关。研究结果表明，总糖量超过单糖浆的浓度，因过饱和度大，结晶核生成的速度和结晶长大速度快，一般控制总糖含量在85%以下为宜。糖的转化程度并非越高越好，在以等量的葡萄糖和果糖作为转化糖的糖液，转化率在40%～50%时未检出蔗糖和葡萄糖结晶。蔗糖在酸性或高温条件下转化时，果糖的损失较葡萄糖大，为防止在收膏时蔗糖的进一步转化和果糖的损失，应尽量缩短加热时间，降低加热温度，还可适当调高 pH 值。

炼糖时一般根据糖的种类及质量加适宜的水炼制。白砂糖可加水 50% 左右，用高压蒸汽或直火加热熬制，并不断搅拌至糖液呈金黄色，泡发亮光及微有青烟发生时停止加热，以免烧焦。冰糖含水量少，炼制时间宜短，且应在开始炼制时加适量水，以免烧焦；饴糖含水量多，炼制时可以不加水，且炼制时间较长。为使糖转化，炼制时可加入适量枸橼酸或酒石酸（一般为糖量的 0.1%～0.3%），至糖转化率达 40%～50% 时，取出，冷至 70℃，加碳酸氢钠中和后备用。红糖含杂质多，转化后一般加糖量 2 倍的水稀释，静置适当时间，除去沉淀备用。

2. 煎煮提取 见汤剂。

3. 浓缩 将提取液加热浓缩至规定的相对密度，或以搅拌棒趁热蘸取浓缩液滴于桑皮纸上，以液滴的周围无渗出水迹为度，即得"清膏"。

4. 收膏 将炼蜜或糖冷至 100℃，加入清膏中，除另有规定外，一般不超过清膏的 3 倍。收膏时随着稠度的增加，加热温度可相应降低，并需不断搅拌和掠去浮沫。收膏稠度视品种而定，一般相对密度在 1.4 左右。药材细粉在煎膏冷却后加入，搅拌混匀，即得。

5. 煎膏剂在生产与贮藏期间应符合下列有关规定。

（1）饮片按各品种项下规定的方法煎煮，滤过，滤液浓缩至规定的相对密度，得清膏。

（2）如需加入药粉，除另有规定外，一般应加入细粉。

（3）清膏按规定量加入炼蜜或糖（或转化糖）收膏；若需加饮片细粉，待冷却后加入，搅拌混匀。除另有规定外，加炼蜜或糖（或转化糖）的量，一般不超过清膏量的 3 倍。

（4）煎膏剂应无焦臭、异味，无糖的结晶析出。

（5）除另有规定外，煎膏剂应密封，置阴凉处贮存。

三、质量要求与检查

1. 外观　煎膏剂应无焦臭、无异味、无糖的结晶析出。

2. 相对密度　除另有规定外，应符合各品种项下有关规定。凡加药材细粉的煎膏剂，不检查相对密度。

3. 不溶物　取供试品 5g，加热水 200ml，搅拌使溶化，放置 3 分钟后观察，不得有焦屑等异物。

加药材细粉的煎膏剂，应在未加入药粉前检查，符合规定后方可加入药粉。加入药粉后不再检查不溶物。

4. 装量　照《中国药典》2010 年版一部最低装量检查法（附录ⅩⅡ C））检查，应符合规定。

5. 微生物限度　照《中国药典》2010 年版一部微生物限度检查法（附录ⅩⅢ C）检查，应符合规定。

四、举例

例 1　枇杷叶膏

【处方】枇杷叶

【制法】取枇杷叶，加水煎煮三次，煎液滤过，滤液合并，浓缩成相对密度为 1.21～1.25（80℃）的清膏，每 100g 清膏加炼蜜 200g 或蔗糖 200g，加热使溶化，混匀，浓缩至规定的相对密度，即得。

【检查】相对密度　应为 1.42～1.46

【功能主治】清肺润燥，止咳化痰。用于肺热燥咳，痰少咽干。

【用法用量】口服，一次 9～15g，一日 2 次。

例 2　养心定悸膏

【处方】地黄 120g　麦冬 60g　红参 20g　大枣 60g　阿胶 20g　黑芝麻 50g　桂枝 30g　生姜 30g　炙甘草 40g

【制法】以上九味，除阿胶外，红参切片，用温水浸泡 1 小时后煎煮两次，每次 2

小时，煎液滤过，滤液合并；生姜绞汁；桂枝提取挥发油；其余甘草等五味与上述红参、生姜、桂枝的药渣加水煎煮两次，每次 2 小时，合并煎液，滤过，滤液加入红参的滤液，浓缩成稠膏；取黄酒 30g，烊化阿胶。另取蔗糖 120g，制成糖浆，加入上述稠膏、烊化阿胶及炼蜜 20g，浓缩至适量，放冷，加入生姜汁及桂枝挥发油，搅匀，制成约 300g，即得。

【检查】 相对密度 取本品 10g，用水 20ml 稀释后，依法测定，应为 1.08～1.10。

【功能主治】 养血益气，复脉定悸。用于气虚血少，心悸气短，心律不齐，盗汗失眠，咽干口燥，大便干结。

【用法用量】 口服，一次 15～20g，一日 2 次。

第六节　流浸膏剂与浸膏剂

一、概述

流浸膏剂系指饮片用适宜的溶剂提取，蒸去部分溶剂，调整至规定浓度而制成的制剂。浸膏剂系指饮片用适宜的溶剂提取，蒸去部分或全部溶剂，调整至规定浓度而制成的制剂。

流浸膏剂与浸膏剂只有少数品种可直接供临床应用，而绝大多数品种是作为配制其他制剂的原料。流浸膏剂一般多用于配制合剂、酊剂、糖浆剂等液体制剂。如甘草流浸膏剂用于调配杏仁止咳糖浆；浸膏剂多用于配制散剂、胶囊剂、颗粒剂、丸剂、片剂等。

流浸膏剂为液体制剂，而浸膏剂为半固体或固体制剂，若浸膏剂的含水量在15%～20%，具有黏性呈膏状半固体时称为稠浸膏；若浸膏剂的含水量在5%，呈干燥块或粉末状固体时则称为干浸膏。稠浸膏可用甘油、液状葡萄糖调整含量，而干浸膏可用淀粉、乳糖、蔗糖、氧化镁、磷酸钙、药材细粉等调整含量。

二、流浸膏剂与浸膏剂的制备

（一）流浸膏的制备

流浸膏剂的生产工艺流程为：

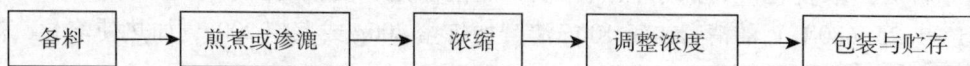

备料 → 煎煮或渗漉 → 浓缩 → 调整浓度 → 包装与贮存

渗漉时应先收集药材量的 85% 的初漉液另器保存，续漉液经低温浓缩后与初漉液合并，调整浓度至规定标准，静置，取上清液分装即得；若药用成分明确者，应作含量测定。若溶剂为水，且药用成分又耐热，可不必收集初漉液，将全部漉液常压或减压浓缩后，加适量乙醇作防腐剂。

另外，流浸膏剂还可以用浸膏剂稀释而成。

流浸膏剂制备时所用的溶剂量一般为药材量的 4～8 倍。富含油脂的药材在制备流浸膏时应先脱脂再提取。

流浸膏剂成品应置棕色遮光容器内密封，置阴凉处贮存。

（二）浸膏剂的制备

浸膏剂的生产工艺流程

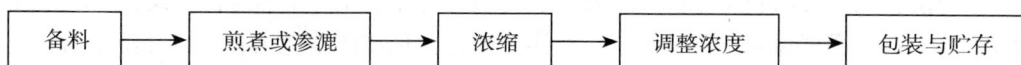

```
┌──────┐   ┌──────────┐   ┌──────┐   ┌──────────┐   ┌──────────┐
│ 备料 │ → │ 煎煮或渗漉 │ → │ 浓缩 │ → │ 调整浓度 │ → │ 包装与贮存 │
└──────┘   └──────────┘   └──────┘   └──────────┘   └──────────┘
```

浸膏剂用煎煮法或渗漉法提取，全部煎煮液或漉液应低温浓缩至稠膏，加稀释剂或继续浓缩至规定的量。制备干浸膏时，干燥操作往往比较费时且麻烦，生产中可将浸膏摊铺在涂油或撒布一层药粉或淀粉的烘盘内，在80℃以下抽真空干燥，制成薄片状物；也可在浸膏中掺入适量药粉或淀粉稀释后再干燥。若要直接将其制成干浸膏粉，达到既能缩短干燥时间，又能防止药用成分分解或失效，最好是采用喷雾干燥法。

流浸膏剂与浸膏剂在生产与贮藏期间应符合下列有关规定：

（1）除另有规定外，流浸膏每1ml相当于原药材1g，浸膏剂每1g相当于原药材2～5g。

（2）除另有规定外，流浸膏用渗漉法制备、也可用浸膏剂稀释制成；浸膏剂用煎煮法或渗漉法制备、全部煎煮液或漉液应低温浓缩至稠膏状，加稀释剂或继续浓缩至规定的量。

（3）流浸膏剂一般应检查乙醇量。久置若产生沉淀时，在乙醇和有效成分含量符合各品种项下规定的情况下，可滤过除去沉淀。

（4）除另有规定外，应置遮光容器内密封，流浸膏剂应置阴凉处贮存。

三、质量要求与检查

1. 流浸膏剂的质量要求

（1）外观　为棕色或棕褐色或红棕色液体。

（2）鉴别　应具备各药材中药用成分或指标成分的特殊鉴别反应。

（3）含量测定　药用成分明确的，按规定测定含量，应符合规定。药用成分不明确的，测定指标成分或总固体量，应符合规定范围。

（4）乙醇量　流浸膏剂一般应检查乙醇量，检查方法照《中国药典》2010年版一部乙醇量测定法（附录ⅨM）测定，应符合各品种项下的规定。

（5）装量　照《中国药典》2010年版一部最低装量检查法（附录ⅫC）检查，应符合规定。

（6）微生物限度照《中国药典》2010年版一部微生物限度检查法（附录ⅫC）检查，应符合规定。

2. 浸膏剂的质量要求　浸膏剂外观、鉴别、理化检查（如干燥失重、总灰分、水中不溶物等）按《中国药典》附录测定，应符合各该品种项下的规定。含量测定应符合各该品种项下含药量规定。装量照《中国药典》最低装量检查法（附录Ⅻ C）检查，应符合规定。微生物限度照《中国药典》微生物限度检查法（附录ⅫC）检查，应符合规定。

四、举例

例1 当归流浸膏

【制法】取当归粗粉 1000g，用 70% 乙醇作溶剂，浸渍 48 小时，缓缓渗漉，收集初漉液 850ml，另器保存，继续渗漉，至渗漉液近无色或微黄色为止，收集续漉液，在 60℃ 以下浓缩至稠膏状，加入初漉液 850ml，混匀，用 70% 乙醇稀释至 1000ml，静置数日，滤过，即得。

【性状】本品为棕褐色的液体；气特异，味先微甜后转苦麻。

例2 甘草浸膏

【制法】取甘草，润透，切片，加水煎煮三次，每次 2 小时，合并煎液，放置过夜使沉淀，取上清液浓缩至稠膏状，取出适量，照［含量测定］项下的方法，测定甘草酸含量，调节使符合规定，即得；或干燥，使成细粉，即得。

【性状】本品为棕褐色的块状固体或粉末；有微弱的特殊臭气和持久的特殊甜味。

第七节 酒剂与酊剂

一、概述

酒剂系指饮片用蒸馏酒提取制成的澄清液体制剂。又称药酒，可内服、外用或内外兼用。

蒸馏酒中主要含乙醇，是一种良好的浸提溶剂，药材中的多种药用成分皆易溶于酒中。酒性甘辛大热，能通血脉、御寒气、行药势、行血活络，因此酒剂通常用于风寒湿痹，具有祛风活血、止痛散瘀的功能。但儿童、孕妇、心脏病及高血压患者不宜服用。内服酒剂可加适量的矫味剂和着色剂。

酊剂系指饮片用规定浓度的乙醇提取或溶解而制成的澄清液体制剂，也可用流浸膏稀释制成。供口服或外用。酊剂因服用量较小，故一般不加矫味剂和着色剂。由于乙醇对药材中各成分的溶解性能有一定的选择性，利用适宜浓度的乙醇浸提药液内的杂质较少，成分较为纯净，药用成分含量较高，所以用药剂量较小，服用方便，因乙醇具防腐作用，故不易生霉变质。但因乙醇本身有一定的药理作用，在应用时受到一定限制。酊剂用水稀释时因溶剂改变，可导致沉淀产生。

二、酒剂与酊剂的制备

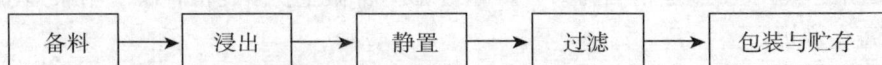

备料 → 浸出 → 静置 → 过滤 → 包装与贮存

（一）酒剂的生产工艺流程

1. 备料

（1）药材的处理 按处方要求将药材加工炮制合格，一般应适当加工成片、段、块、丝或粗粉。

（2）酒的选用　酒剂用酒应符合《食品卫生国家标准》关于蒸馏酒质量标准的规定，生产内服酒应用谷类酒为原料。蒸馏酒的浓度和用量均应符合各品种制法项下的规定。一般祛风湿类酒剂所用的酒浓度可高些，而滋补类酒剂的酒浓度可低些。

2. 浸出　酒剂的浸出方法可用冷浸法、温浸法、渗漉法或其他适宜方法制备。

（1）冷浸法　即在常温条件下进行浸渍的方法。将药材加工炮制合格后，置适宜的容器中，加入规定量的蒸馏酒，密闭浸渍，每日搅拌 1～2 次，1 周后改为每周搅拌一次，除另有规定外，浸渍 30 天以上。取上清液，压榨药渣，榨出液与上清液合并。此法制得的成品澄明度较好，但浸渍时间较长。

（2）温浸法　药材在 40～60℃ 的条件下进行浸渍的方法。适宜于耐热药材制备酒剂。将药材加工炮制合格后，置适宜容器中，加入规定量蒸馏酒，搅匀密闭，水浴或蒸汽加热至微沸后立即取下，倾入另一有盖容器中，浸泡 30 天以上，每日搅拌 1～2 次，滤过，压榨药渣，榨出液与上清液合并。本法温度高，药用成分浸出完全，时间短，但澄明度较差，且酒与挥发性成分易挥发损失。

（3）渗漉法　以蒸馏酒为溶剂，按渗漉法操作，收集渗漉液，若处方中需加矫味剂或着色剂者，可加入渗漉完毕后的药液中。

（4）其他方法　可用回流法等方法进行浸出。

3. 静置、过滤　将上述方法制得的浸出液静置，待杂质充分沉淀后取上清液，滤过。需加矫味剂或着色剂的酒剂应在浸出完毕后加入，搅匀，密闭静置，澄清，滤过。

4. 包装与贮存　将检验合格的酒剂灌装于洁净的细口中性玻璃瓶内，密封，置阴凉处贮存。

酒剂在生产与贮藏期间应符合下列有关规定。

（1）生产酒剂所用的药材，一般应适当加工成片、段、块、丝或粗粉。

（2）生产内服酒剂应以谷类酒为原料。

（3）可用浸渍法、渗漉法或其他适宜的方法制备。蒸馏酒的浓度及用量、浸渍温度和时间、渗漉速度，均应符合各品种制法项下的要求。

（4）可加入适量的糖或蜂蜜调味。

（5）配制后的酒剂须澄清，滤过后分装于洁净的容器中。在贮存期间允许有少量摇之易散的沉淀。

（6）酒剂应检查含醇量。

（7）除另有规定外，酒剂应密封、置阴凉处贮存。

（二）酊剂的制备方法

酊剂可用浸渍法、渗漉法、溶解法和稀释法制备。

1. 溶解法或稀释法　取药材浸膏或流浸膏，加规定浓度的乙醇适量，溶解或稀释，静置，必要时滤过，即得。如复方樟脑酊、远志酊等的制备。

2. 浸渍法　取炮制合格的药材，根据药材性质进行适当粉碎后置有盖容器中，加入适量乙醇，密盖，搅拌或振摇，浸渍 3～5 日或规定的时间，倾取上清液，再加入乙醇适量，依法浸渍至药用成分充分浸出，合并浸出液，加乙醇至规定量后，静置 24 小时，滤过，即得。如十滴水等。

3. 渗漉法　照《中国药典》2010 年版一部流浸膏剂项下的方法（附录 I O），用适量乙醇渗漉，至漉液达到规定量后，静置、滤过，即得。如颠茄酊等。

酊剂在生产与贮藏期间应符合下列有关规定。

（1）除另有规定外，含有毒性药的酊剂，每 100ml 应相当于原药材 10g；其有效成分明确者，应根据其半成品的含量加以调整，使符合各酊剂项下的规定。其他酊剂，每 100ml 相当于原药材 20g。

（2）酊剂可用溶解法、稀释法、浸渍法或渗漉法制备。

（3）酊剂应检查乙醇量。

（4）酊剂久置产生沉淀时，在乙醇量和有效成分含量符合各品种项下规定的情况下，可滤过除去沉淀。

（5）除另有规定外，酊剂应置遮光容器内密封，置阴凉处贮存。

三、质量要求与检查

1. 酒剂的质量要求及检查

（1）外观　酒剂应澄清，在贮存期间允许有少量摇之易散的沉淀。

（2）乙醇量　照《中国药典》2010 年版一部乙醇量测定法（附录Ⅸ M）测定，应符合各品种项下的规定。

（3）总固体　酒剂一般应做总固体检查。含糖、蜂蜜的酒剂照第一法检查，不含糖、蜂蜜的酒剂照第二法检查，均应符合规定。

第一法　精密量取供试品上清液 50ml，置蒸发皿中，水浴上蒸至稠膏状，除另有规定外，加无水乙醇搅拌提取 4 次，每次 10ml，滤过，合并滤液，置已干燥至恒重的蒸发皿中，蒸至近干，精密加入硅藻土 1g（经 105℃ 干燥 3 小时、移置干燥器中冷却30 分钟），搅匀，在 105℃ 干燥 3 小时，移置干燥器中，冷却 30 分钟，迅速精密称定重量，扣除加入的硅藻土量，遗留残渣应符合各品种项下的有关规定。

第二法　精密量取供试品上清液 50ml，置已干燥至恒重的蒸发皿中，水浴上蒸干，在 105℃ 干燥 3 小时，移置干燥器中，冷却 30 分钟，迅速精密称定重量，遗留残渣应符合各品种项下的有关规定。

（4）甲醇量检查　照《中国药典》2010 年版一部甲醇量检查法（附录Ⅸ T）检查，应符合规定。

（5）装量　照《中国药典》2010 年版一部最低装量检查法（附录Ⅻ C）检查，应符合规定。

（6）微生物限度　照《中国药典》2010 年版一部微生物限度检查法（附录ⅩⅢ C）检查，除细菌数每 1ml 不得过 500cfu，霉菌和酵母菌数每 1ml 不得过 100cfu 外，其他应符合规定。

2. 酊剂的质量评定

（1）外观　酊剂应为澄清液体，久置产生沉淀时，在乙醇量和有效成分含量符合各品种项下规定的情况下，可滤过除去沉淀。

（2）乙醇量及药物含量　按《中国药典》2010 年版一部乙醇量测定法（附录Ⅸ M）测定附录方法测定，应符合规定。

（3）装量　照《中国药典》2010 年版一部最低装量检查法（附录Ⅻ C）检查，应符合规定。

（4）微生物限度 照《中国药典》2010 年版一部照微生物限度检查法（附录ⅩⅢC）检查，应符合规定。

四、举例

例1 三两半药酒

【处方】当归 100g 炙黄芪 100g 牛膝 100g 防风 50g

【制法】以上四味，粉碎成粗粉，用白酒 2400ml 与黄酒 8000ml 的混合液作溶剂，浸渍 48 小时后，缓缓渗漉，在漉液中加入蔗糖 840g 搅拌溶解后，静置，滤过即得。

【功能主治】益气活血，祛风通络。用于气血不和，感受风湿所致的痹病，症见四肢疼痛、筋脉拘挛。

【用法用量】口服，一次 30～60ml，一日三次。

【注】高血压患者慎服；孕妇忌服。

例2 姜酊

【处方】姜流浸膏 200ml

【制法】姜流浸膏，加 90% 乙醇，混匀，静置，滤过，制成 1000ml，分装，即得。

【性状】本品为淡黄色的液体；有姜的香气，味辣。

【功能主治】健胃祛风。用治外感风寒所致胃痛不适。

【用法用量】口服，一次 2～4ml，一日 6～12ml

目标检测

一、名词解释

浸出制剂 浸膏剂 酒剂 煎膏剂 合剂

二、选择题

（一）单项选择题

1. 按浸提过程和成品情况分类流浸膏属于
   A. 水浸出制剂　　B. 含醇浸出制剂　　C. 含糖浸出制剂
   D. 无菌浸出制剂　　E. 精制型浸出制剂

2. 下列关于浸出药剂类型的陈述，错误的是
   A. 中药汤剂、合剂为水浸出剂型　　B. 中药浸膏剂为含醇的浸出剂型
   C. 中药煎膏剂为含糖的浸出剂型　　D. 中药注射剂为无菌的浸出剂型
   E. 中药酒剂为精制型浸出制剂

3. 含人参等贵重药材的汤剂，该药材的处理方法是
   A. 先煎　　B. 后下　　C. 包煎　　D. 另煎　　E. 烊化

4. 中药合剂与口服液一般不必加入

　　A. 矫味剂　　　　　B. 防腐剂　　　　C. 着色剂　　　　D. 乙醇

5. 下列关于糖浆剂的陈述，正确的是

　　A. 蔗糖的水溶液称为单糖浆，可用于配制药用糖浆

　　B. 热溶法制备单糖浆应保持微沸 30 分钟，以达灭菌目的

　　C. 热溶法配制的糖浆中有适量转化糖，可延缓易氧化药物的变质

　　D. 糖浆剂中含糖浓度高，易染菌长霉发酵，故应进行热压灭菌

6. 制备煎膏剂炼糖时，一般控制糖的转化率为

　　A. 30%～40%　　　B. 40%～50%　　　C. 50%～60%　　　D. 60%～70%

7. 内服药酒制备时不能加入

　　A. 蒸馏酒　　　　　B. 乙醇　　　　　C. 蜂蜜　　　　　D. 着色剂

8. 下列关于流浸膏剂的陈述，正确的是

　　A. 流浸膏剂每 1ml 相当于原药材 2g

　　B. 流浸膏一般含水量约为 15%～20%

　　C. 流浸膏至少含 20% 以上的乙醇

　　D. 流浸膏可用甘油、液状葡萄糖调整含量

（二）多项选择题

1. 下列关于制备汤剂对药材粒径要求陈述，正确的是

　　A. 药材粒径愈小，成分浸出率愈高　　　B. 全草、花、叶类宜粉碎成粗颗粒入煎

　　C. 坚硬致密的药材，宜切薄片入煎　　　D. 黏性强的药材，宜切厚片入煎

　　E. 淀粉多的药材，宜切厚片入煎

2. 中药合剂和口服液的特点有

　　A. 发挥多成分综合疗效　　　B. 吸收快，奏效迅速　　　C. 可以大批量生产

　　D. 能随症加减药味　　　　　E. 携带、服用方便

3. 中药糖浆剂的配制方法有

　　A. 热溶法　　　B. 混合法　　　C. 稀释法　　　D. 冷溶法　　　E. 分散法

4. 制备煎膏剂时，炼糖的目的是

　　A. 使糖的晶粒熔融　　　B. 使部分双糖转化为单糖　　　C. 去除水分

　　D. 杀死微生物　　　　　E. 去除杂质

5. 中药酊剂的配制方法有

　　A. 溶解法　　　B. 渗漉法　　　C. 稀释法　　　D. 浸渍法　　　E. 回流热浸法

6. 下列关于浸膏剂的陈述，正确的是

　　A. 浸膏剂分为干浸膏剂与稠浸膏剂　　　B. 干浸膏含水量约为 5%

　　C. 稠浸膏应含 20% 以上的乙醇　　　　D. 稠浸膏一般含水量约为 15%～20%

　　E. 浸膏剂呈粉状或膏状

三、简答题

1. 糖浆剂和煎膏剂的区别。

2. 浸膏剂和流浸膏剂的区别。

3. 酒剂和酊剂的区别。

实训 浸提制剂的制备

【实训目标】

1. 掌握浸出制剂的制备方法及操作要点。

2. 学会各类浸出制剂的质量检查方法。

【实训条件】

1. 实训场地：实训室。

2. 实训材料

设备器皿：磨塞广口瓶、渗漉筒、木槌、接受瓶、铁架台、蒸馏瓶、冷凝管、温度计、水浴锅、烧杯、量筒、量杯、脱脂棉、滤纸、电炉、蒸发器、漏斗、天平等。

药品：土槿皮、远志、益母草、红糖、白糖、乙醇、氨溶液等。

【实训内容】

1. 单糖浆

【处方】蔗糖 42.5g 蒸馏水 制备量 50ml

【制法】取蒸馏水 25ml，煮沸，加入蔗糖，搅拌溶解后，加热至 100℃，沸后趁热用脱脂棉滤过，自滤器上添加适量热蒸馏水，使成 50ml，混匀即得。

【作用与用途】有矫味、助悬作用。常用于配制液体制剂的矫味剂或制备含药糖浆，亦可作片剂、丸剂包衣的黏合剂。

【注】

（1）本品为蔗糖的近饱和溶液，为无色或淡黄色黏稠液体，含蔗糖 85%（g/ml）或 64.74%（g/g）。25℃时相对密度为 1.313。

（2）原料蔗糖应选用洁净的无色或白色干燥结晶品。盛装本品的容器和用具洗净后应干热灭菌，以防染菌。

（3）本品可用热溶法制备，也可用冷溶法制备，热溶法制得的成品因含转化糖，长期贮存后，色泽易变深，所制备时加热温度不宜过高，时间不宜过长，以防蔗糖焦化或转化，而影响产品的质量，以免色泽加深。加热不仅能加速蔗糖溶解，尚可杀灭蔗糖中的微生物、凝固蛋白，使糖浆易于保存。

（4）乘热灌装时，应将密塞瓶倒置放冷后，再恢复直立，以防蒸汽冷凝成水珠存于瓶颈，致使糖浆发酵变质。本品应密闭，在 30℃ 以下避光保存。

2. 煎膏剂的制备

【处方】益母草、红糖适量。

【制法】取益母草，切碎，加水煎煮二次，每次 2 小时，合并煎液，滤过，滤液浓缩至相对密度为 1.21 ~ 1.25（80℃）的清膏。称取红糖（每 100g 清膏加红糖 200g），加糖量 1/2 的水及 0.1% 酒石酸，直火加热，不断搅拌、溶化，至金黄色时，加入上述清膏，混匀，继续浓缩至规定的相对密度，即得。

【注】相对密度检查时，取本品 10g，加水 20ml 稀释后（即加水 2 倍），按照《中国药典》（附录ⅦA）检查，其相对密度应为 1.10 ~ 1.12。

【功能与主治】活血调经。用于经闭，痛经及产后瘀血腹痛。

【用法与用量】 口服，一次 10g，一日 1～2 次。

3. 远志流浸膏

【处方】 远志（中粉）100g　浓氨溶液适量　乙醇（60%）　加至 100ml

【制法】 取远志中粉按渗漉法制备。用 60% 乙醇作溶剂，浸渍 24 小时后，以每分钟 1～3ml 的速度缓缓渗漉，收集初漉液 85ml，另器保存。继续渗漉，俟有效成分完全漉出，收集续漉液，在 60℃ 以下减压浓缩至稠膏状，加入初漉液，混合后滴加浓氨溶液适量使呈微碱性，并有氨臭，再加 60% 乙醇稀释使成 100ml，静置，俟澄清，滤过，即得。

【功能与主治】 祛痰药，用于咳痰不爽。

【用法与用量】 口服，一次 0.5～2ml，一日 1.5～6ml。

【注】

（1）远志内含有酸性皂苷和远志酸，在水溶液中渐渐水解而产生沉淀，因此，加适量氨溶液使成微碱性，以延缓苷的水解，而产生沉淀。

（2）装渗漉筒前，应先用溶剂将药粉湿润。装筒时应注意分次投入，逐层压平，松紧适度，切勿过松、过紧。投料完毕用滤纸或纱布覆盖，加几粒干净碎石以防止药材松动或浮起。加溶剂时宜缓慢并注意使药材间隙不留空气，渗漉速度以 1～3ml/min 为宜。

（3）药材粉碎程度与浸出效率有密切关系。对组织疏松的药材，选用其粗粉浸出即可；而质地坚硬的药材，则可选用中等粉或粗粉。粉末过细可能导致较多量的树胶、鞣质、植物蛋白等黏稠物质的浸出，对主药成分的浸出不利，且使浸出液与药渣分离困难，不易滤清使产品混浊。

（4）收集 85% 初漉液，另器保存。因初漉液有效成分含量较高，可避免加热浓缩而导致成分损失和乙醇浓度改变。

4. 土槿皮酊

【处方】 土槿皮 200g　乙醇（80%）适量　制备量 100ml

【制法】 取土槿皮粗粉，置广口瓶中，加 80% 乙醇 100ml，密闭浸渍 3～5 日，时加振摇或搅拌，滤过，残渣压榨，滤液与压榨液合并，静置 24h，滤过，自滤器上添加 80% 乙醇使成 100ml，搅均，滤过，即得。

【功能与主治】 杀菌，治脚癣。

【用法与用量】 外用，将患处洗净擦干后，涂于患处上，一日 1～2 次。

【注】

（1）本品所用原料土槿皮以 2 号粉为宜，粉末过细过滤较困难。

（2）在浸渍期间，应注意时常振摇或搅拌，为提高浸提效率，可采用重浸渍法。

【思考题】

（1）常用的浸出方法有哪些？各有什么特点？

（2）比较浸渍法与渗漉法的异同点？操作中各应注意哪些问题？

（3）渗漉法制备流浸膏时为何要收集 85% 初漉液另器保存？

（4）混合法制备糖浆剂的混合方式？

（高淑红）

第七章 | 液体药剂

第一节 概 述

一、液体药剂的含义与特点

液体制剂有广义和狭义之分。广义的液体制剂是指所有以液态形式存在并使用的药物制剂；狭义的液体制剂是指除了无菌制剂和中药浸出制剂以外的其他液体形态的制剂。本章节中所阐述的液体制剂为狭义的液体制剂。

（一）液体药剂含义

液体制剂系指药物分散在适宜的液体分散介质中制成的可供内服或外用的液体剂型。液体制剂的分散相可以是固体、液体或气体药物，在一定条件下以分子、离子、颗粒、液滴、胶粒等形式存在于分散介质中。液体制剂是常用剂型之一，品种多，临床广泛应用。

（二）特点

与固体制剂相比，液体药剂有如下特点：

（1）药物分散度大，可直接通过胃肠生物膜吸收，比相应的固体制剂的分散度大，吸收快，显效迅速。

（2）浓度易控制，以减少对胃肠道的刺激性。有些固体药物，如溴化物口服后由于局部浓度过高对胃肠道有刺激性，制成液体制剂易调整浓度，减少局部刺激性。

（3）易于分剂量，特别是溶液剂与乳剂易准确分剂量，易于服用，尤其适宜于老年患者和婴幼儿。

（4）液体药剂还可掩盖药物的不良气味，如混悬剂和 O/W 型乳剂。

（5）某些难溶性药物制成混悬剂可增加药物的稳定性或有缓释作用。

（6）有利于提高某些固体药物的生物利用度。

（7）流动性大，能深入腔道。如灌肠剂。

但是液体药剂也存在一些缺点：①化学稳定性差，某些药物易水解降低药效，甚至失效；②非均相液体药剂中药物的分散度大，分散粒子的比表面积大，物理稳定性较差；③口服液体药剂大多以水为溶剂，容易霉变，常需加入防腐剂，非水性溶剂常有药理作用；④液体制剂体积较大，携带、贮运不方便；⑤对包装材料要求高，易产生配伍禁忌。

二、液体药剂的分类与质量要求

（一）液体药剂的分类

1. 按分散系统分类

（1）均相液体制剂　为均匀分散体系，从外观看是澄明溶液，其中的固体或液体药物以分子、离子形式分散于液体分散介质中，属热力学稳定体系。

①低分子溶液剂：又称溶液剂，是由低分子药物分散在分散介质中形成的液体制剂，分散微粒小于1nm。

②高分子溶液剂：由高分子化合物分散在分散介质中形成的液体制剂（含缔合胶体溶液）。分散相微粒大小在 1～100nm 范围。

（2）非均相液体制剂　为多相分散体系，药物以分子聚集体（微粒或液滴）形式分散，属热力学和动力学不稳定体系。包括溶胶剂、乳剂、混悬剂三种。

液体类别	微粒大小（nm）	特　征
溶液剂	<1	以分子、离子状态分散，为澄明溶液，体系稳定，用溶解法制备
溶胶剂	1～100	以分子聚集体分散，形成多相体系，有聚结不稳定性，用胶溶法制备
乳剂	>100	以小液滴状态分散，形成多相体系，有聚结和重力不稳定性，用分散法制备
混悬剂	>500	以固体微粒状态分散，形成多相体系，有聚结和重力不稳定性，用分散和凝聚法制备。

2. 按给药途径分类

（1）内服液体制剂　如滴剂、口服液、糖浆剂、乳剂、混悬剂、合剂等。

（2）外用液体制剂

①皮肤用液体制剂：如洗剂、擦剂等。

②五官科用液体制剂：如滴鼻剂、滴眼剂、洗眼剂、含漱剂、滴耳剂等。

③直肠、阴道、尿道用液体制剂：如灌肠剂、灌洗剂等。

（二）液体药剂的质量要求

（1）均相液体药剂应是澄明溶液，非均相液体制剂分散相的粒子应小而均匀。

（2）口服液体药剂应外观良好、口感适宜，外用液体药剂无刺激性。

（3）所有液体制剂应浓度准确、稳定，并具有一定的防腐能力，贮藏和使用过程中不应发生霉变。

（4）包装容器应方便患者用药。

（二）液体药剂的溶剂

液体制剂的溶剂亦称分散介质，其种类对液体制剂的性质和质量影响很大，使用时要根据不同的需求合理的选择，常用的分散介质可按介电常数的大小分为极性分散介质、半极性分散介质和非极性分散介质三类。

1. 极性分散介质

（1）水　制备液体药剂最常用的分散介质，能与乙醇、甘油、丙二醇等以任意比例混溶。水能溶解大多数的无机盐类和极性大的有机药物，还能溶解中药材中的生物碱盐类、苷类、糖类、鞣质、酸类等成分。水的溶解范围比较广，又无药理作用，且价廉易得，故为首选的分散介质，但水无防腐作用，有些药物在水中易产生霉变，制剂中应加入适宜的防腐剂。制备液体制剂时所用的水应为纯化水，不宜使用饮用水。

（2）甘油　即丙三醇，为无色黏稠澄明液体，能与水、乙醇、丙二醇等以任意比例混溶，对鞣质、苯酚和硼酸的溶解度比水大。甘油有甜味，毒性小，有吸水性，对皮肤、黏膜有刺激性，当含水 10% 以上时便无刺激性，可供内服或外用。

（3）二甲基亚砜　无色澄明液体，能与水、乙醇、甘油、丙二醇等以任意比例混溶。本品溶解范围广，亦有"万能溶媒"之称。有大蒜臭味，有较强的吸湿性，可促进药物在皮肤上的渗透，但对皮肤有轻度刺激。

2. 半极性分散介质

（1）乙醇　是常用的分散介质，没有特殊说明时，乙醇指 95%（V/V）的乙醇，可与水、丙二醇、甘油等以任意比例混合，可溶解大部分有机药物和药材中的有效成分，如生物碱及其盐类、挥发油、树脂、色素等。含乙醇 20% 以上的水溶液即有防腐作用；40% 以上能抑制某些药物的水解；70% 以上有消毒作用。但乙醇有一定的药理作用，且有易挥发、易燃烧等缺点。

（2）丙二醇　无色黏稠澄明液体，味微甜，有引湿性，性质与甘油相近，但黏度较小，能与水、甘油、乙醇等任意混溶。丙二醇的毒性小、无刺激性，能溶解许多有机药物，可作为内服及肌内注射液的溶剂。

（3）聚乙二醇　分子量小于 1000 时为液体，超过 1000 即为半固体或固体。液体制剂中常用聚乙二醇 300～600，为无色澄明略黏稠的液体，能与水、乙醇、甘油等任意比例混溶，聚乙二醇不同浓度的水溶液，能溶解许多水溶性无机盐和水不溶性的有机药物。本品对易水解的药物有一定的稳定作用，在外用制剂中具有与甘油类似的保湿作用。

3. 非极性分散介质

（1）脂肪油　常用非极性溶剂，如豆油、麻油、花生油、橄榄油等植物油。能溶解非极性药物，如固醇类激素、油溶性维生素、游离生物碱、挥发油和许多芳香族化合物等。脂肪油易氧化、酸败，也易与碱性药物发生皂化反应，影响制剂的质量。多用于外用液体制剂，如洗剂、搽剂等。

（2）液体石蜡　从石油产品中分离得到的液状饱和烃的混合物，为无色澄明油状液体，无臭、无味，化学性质稳定，能溶解生物碱、挥发油等非极性药物。分为轻质液体石蜡和重质液体石蜡两种，轻质液状石蜡相对密度为 0.828～0.860，多用于外用液体制剂，重质液状石蜡相对密度为 0.860～0.890，多用于软膏剂及糊剂中。

（3）醋酸乙酯　无色油状液体，微臭，可溶解挥发油、甾体药物及其他油溶性药物。本品有挥发性和可燃性，在空气中容易氧化、变色，需加入抗氧剂。常作为搽剂的溶剂。

第二节　表面活性剂

一、表面活性剂的含义

表面活性剂是指具有很强的表面活性，能使液体的表面张力显著下降的物质。表面活性剂分子一般由非极性烃链和一个以上的极性基团组成。烃链长度一般在 8 个碳原子以上，极性基团可以是解离的离子，也可以是不解离的亲水基团（如 –OH、–COOH、$-NH_2$、$-SO_3H$ 等）。

知识链接

表面张力

如果没有外力的影响或影响不大时，液体是趋向于成为球状。从简单的分子引力观点来看，液体表面的分子与液体内部分子情况不同。内部分子所受到相邻周围分子的作用力是对称的，相互抵消，但液体表面分子由于受内部分子的吸引力，远远大于液面上气体分子对它的吸引力，因此产生了一种力使表面分子有向内运动的趋势，使液体的表面积力求收缩到最小程度的趋势，这种力即是所谓的表面张力，这也就是悬挂的水滴总是呈球形的原因。

二、表面活性剂的特点

（一）两亲性

表面活性剂分子既有亲水基团，又有亲油基团。亲水基团是一些电负性较强的原子团或原子，包括羧酸及其盐，磺酯及其盐，硫酸酯及其盐，硫酸酯基、氨基及其盐，也包括羟基、酰胺基、醚键等，与水有较强的亲和力；亲油基团多为较长的（8 个 C 以上）碳氢链结构，对非极性物质有较强的亲和力。如肥皂（R·COONa），其中碳氢链 R– 为亲油基团，羧基 –COONa 为亲水基团。

（二）溶液表面吸附

表面活性剂溶于水后，在低浓度时，被吸附在溶液与空气交界的表面上或水溶液与油交界的界面上，其亲水基团插入水相中，亲油基团朝向空气或油相中，并在表面（界面）上定向排列，改变了液体表面的组成，此时，表面层的浓度大于溶液内部浓度，称为表面的正吸附，使表面张力明显降低。

三、表面活性剂的性质

（一）形成胶束与增溶作用

（1）胶束的形成 亲水性较大的表面活性剂以较低的浓度分散在水中可形成真溶液，随着浓度的增加，由于表面活性剂分子的疏水基与水的亲和力小，疏水部分相互吸引，自发的聚集和定向排列，形成疏水基向内、亲水基向外、直径在胶体范围的球状缔合体，这种缔合体称为胶团或胶束。胶束外部是亲水基形成的栅状层结构，内部是碳氢链形成的内核。表面活性剂能形成胶束的最低浓度即为临界胶束浓度（CMC）。临界胶束浓度一般随表面活性剂分子中碳链增长而降低，也因分散系统中加入其他药物或盐类而降低。胶束可为球形，也可是层状结构，都尽可能地将疏水基藏于胶束内部而将亲水基外露。胶束的结构如图 7-1 所示。

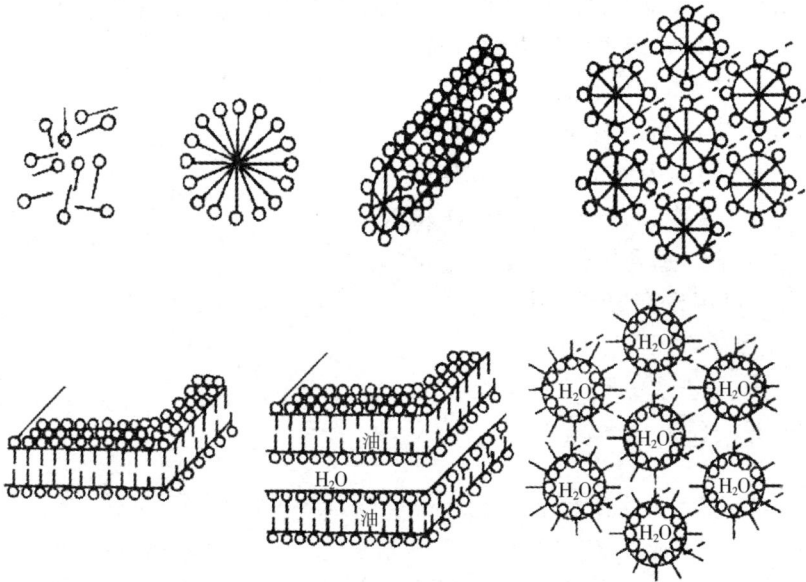

图 7-1 胶束的结构

（2）增溶作用 表面活性剂在水中达到 CMC 后，由真溶液变为胶体溶液，并具有增溶作用。一些水不溶性或微溶性药物会进入胶束的不同位置而使其在水中的溶解度显著增加，这个过程称为增溶，而此表面活性剂则称为增溶剂。

对于离子型表面活性剂，温度上升主要是增加增溶质在胶束中的溶解度以及增加表面活性剂的溶解度。

①Krafft 点 对于离子型表面活性剂温度升高溶解度增加，超过某一温度时溶解度急剧增大，此温度称为 Krafft（克拉费特）点。Krafft 点越高的表面活性剂，其临界胶束浓度越小，Krafft 点是表面活性剂应用温度的下限。

②起昙与昙点 对于某些聚氧乙烯型非离子表面活性剂当温度升高到一定程度时，可导致聚氧乙烯链与水之间的氢键断裂，而在水中的溶解度急剧下降并析出，溶液出现混浊，这一现象称为起昙，此温度称为浊点或昙点。吐温类表面活性剂有起昙现象，

但泊洛沙姆 188 等聚氧乙烯类非离子表面活性剂在常压下观察不到浊点。

（二）亲水亲油平衡值

（1）HLB 值的概念　表面活性剂分子中亲水基团和亲油基团对水或油的综合亲和力称为亲水亲油平衡值（HLB）。HLB 值越大，表明表面活性剂的亲水性越强，反之亦然。在实际药剂生产中，通常将两种或两种以上表面活性剂合并使用，以提高制剂的稳定性和质量。表面活性剂的 HLB 值具有加合性，混合后的 HLB 值，一般可按如下公式求得：

$$HLB_{AB} = \frac{HLB_A \times W_A \times HLB_B \times W_B}{W_A + W_B}$$

（2）HLB 值的范围　根据经验，将表面活性剂的 HLB 值范围限定在 0 ~ 40，其中非离子表面活性剂的 HLB 值在 0 ~ 20，疏水性最大的石蜡的 HLB 值定为 0，亲水性最大的聚氧乙烯的 HLB 值定为 20，其他的非离子型表面活性剂的 HLB 值则介于 0 ~ 20之间。HLB 值不同的表面活性剂，其用途也不同。如 HLB 值为 3 ~ 8 者，适合用作 W/O 型乳化剂；HLB 值为 8 ~ 18 者，适合用作 O/W 型乳化剂；HLB值为 7 ~ 9 者，可用作润湿剂；HLB 值为 13 ~ 18 者，可作增溶剂等。表面活性剂的HLB 值分布见图 7 - 2 所示。

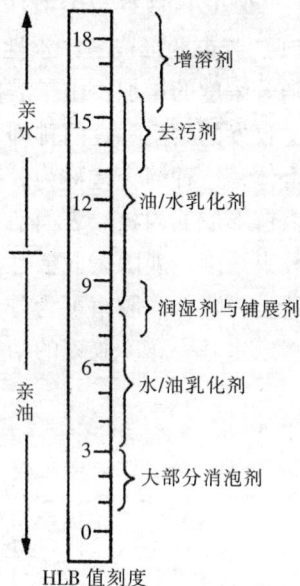

图 7 - 2　表面活性剂的 HLB 值

知识链接

　　1949 年格里芬（Griffin）提出来 HLB 值的概念，当时，他把非离子型表面活性剂亲水性最大的聚氧乙烯二醇基的 HLB 值定为 20，将疏水性最大的饱和烷烃基的 HLB 值定为 0。但随着新型表面活性剂的不断问世，亲水性更强的表面活性剂被发现，如十二烷基硫酸钠的HLB 值达到了 40。

（三）生物学性质

1. 对药物吸收的影响　药物如果不在胶束内部或容易从胶束中扩散出来，则表面活性剂的存在一般会促进药物的吸收。

2. 毒性与刺激性　此为选择表面活性剂时需要考虑的重要指标。表面活性剂毒性大小的顺序一般是：阳离子表面活性剂 > 阴离子表面活性剂 > 非离子表面活性剂。

（1）阳离子表面活性剂由于毒性较大，故只作为消毒杀菌使用。

（2）阴离子表面活性剂有较强的溶血作用和刺激性，也只能用作外用。

（3）非离子型表面活性剂毒性较小，可用作口服。其中泊洛沙姆 188（Poloxamer188）毒性较低，可供静脉注射用，而吐温 - 80 的溶血作用虽然最小，但也只能用于肌肉注射。

3. 与蛋白质的相互作用 蛋白质分子结构中的氨基酸的羧基在碱性条件下发生解离而带有负电荷，在酸性条件下结构中的氨基或胺基发生解离而带有正电荷。因此在两种不同带电情况下，分别与阳离子表面活性剂或阴离子表面活性剂发生电性结合。此外，表面活性剂还可能破坏蛋白质二维结构中的肽键、氢键和疏水键，从而使蛋白质各残基之间交联变弱，螺旋结构无序，最终使蛋白质变性。

四、常用的表面活性剂

表面活性剂在药物制剂领域中的应用非常广泛。如油的乳化；难溶药物的增溶；固体药物的润湿；混悬液的分散与助悬；增加药物的稳定性；促进药物的吸收等方面。此外还可以用作起泡剂与消泡剂、去污剂、消毒剂、杀菌剂等。

表面活性剂按其分子能否解离成离子，分为离子型和非离子型两大类。离子型表面活性剂按其带电荷的性质，又分为阴离子型、阳离子型及两性离子型三类。

（一）阴离子型表面活性剂

此类表面活性剂起表面活性作用的部分是阴离子。具体有如下几种：

1. 肥皂类 通式为（$RCOO^-$）$_n M_n^+$。分为碱金属皂（如硬脂酸钠、硬脂酸钾等）和有机胺皂（如三乙醇胺皂）。这两类皂有较强的亲水性，可作增溶剂和 O/W 型乳化剂使用。碱土金属皂（如硬脂酸钙、硬脂酸镁等）亲水性很弱，只能作 W/O 型乳化剂及疏水性润滑剂使用。

2. 硫酸化物 通式为 $ROSO_3^- M^+$。如十二烷基硫酸钠（又称月桂醇硫酸钠）、十六醇硫酸钠。有较强的乳化能力，对黏膜有刺激性，主要作软膏的乳化剂。

3. 磺酸化物 通式为 $RSO_3^- M^+$。如二辛基琥珀酸硫酸钠、十二烷基苯磺酸钠等，后者为广泛使用的洗涤剂。

（二）阳离子型表面活性剂

这类表面活性剂起表面活性作用的部分是阳离子，带正电荷的表面活性剂称为阳离子型表面活性剂，也称为阳性皂，为季铵化物，通式为：$[RNH_3^+]$ X^-。其特点是水溶性大，但由于其毒性较大，常用作消毒杀菌剂，如苯扎氯铵（洁尔灭）和苯扎溴铵（新洁尔灭）等。某些品种如苯扎氯铵，可作为抑菌剂用于眼用溶液。

（三）两性离子型表面活性剂

这类表面活性剂的分子结构中同时具有正、负电荷基团，在不同 pH 值介质中可表现出阳离子或阴离子表面活性剂的性质。两性表面活性剂在碱水溶液中呈阴离子表面活性剂的性质，具有很好的起泡、去污作用；在酸性溶液中则呈阳离子表面活性剂的性质，具有很强的杀菌能力。

1. 卵磷脂 天然表面活性剂，从卵黄和大豆中提取而制得。分子中的负电荷基团是磷酸型阴离子，正电荷基团为季铵盐型阳离子。本品毒副作用小，可作为静脉脂肪乳剂的乳化剂使用，也是制备脂质体的主要材料。

2. 氨基酸型与甜菜碱型 合成的两性离子表面活性剂。阴离子部分主要是羧酸盐，其阳离子部分为季铵盐或胺盐。其中氨基酸型两性离子表面活性剂"Tego"杀菌力很强而毒性小于阳离子表面活性剂。

在碱性水溶液中呈阴离子表面活性剂的性质，具有很好的起泡、去污作用；在酸性溶液中则呈阳离子表面活性剂的性质，具有很强的杀菌能力。

（四）非离子型表面活性剂

非离子型表面活性剂在水中不解离，亲水基团一般为多元醇，亲油基团是长链脂肪酸或长链脂肪醇以及烷基或芳基等。常用的品种有如下几类：

1. 脂肪酸甘油酯　主要有脂肪酸单甘油酯和脂肪酸二甘油酯，如单硬脂酸甘油酯等。其表面活性作用较弱，HLB 为 3～4，主要用做 W/O 型辅助乳化剂。

2. 蔗糖脂肪酸酯　是蔗糖与脂肪酸反应生成的一大类化合物，属多元醇型非离子表面活性剂。为白色至黄色粉末，在室温下性质稳定，主要用做 O/W 型乳化剂和分散剂。

3. 脂肪酸山梨坦　商品名为司盘（Span），是失水山梨醇脂肪酸酯。根据反应的脂肪酸的不同，可分为司盘－20、司盘－40、司盘－60、司盘－65、司盘－80、司盘－85 等。其 HLB 值从 1.8～3.8，是常用的 W/O 型乳化剂，常与吐温配合使用。

4. 聚山梨酯　商品名为吐温（Tween），是聚氧乙烯失水山梨醇脂肪酸酯。因其结构与脂肪酸山梨坦比增加了聚氧乙烯基团，故亲水性大大提高，HLB 值在 8 以上，可用作增溶剂、分散剂、润湿剂及 O/W 型乳化剂。与司盘的命名相对应，有吐温 20、40、60、65、80、85 等多种。

5. 聚氧乙烯脂肪酸酯/醇醚　商品名分别为卖泽（Myrij）/苄泽（Brij）。两类都具有较高的 HLB 值，亲水性较强，可作为增溶剂及 O/W 型乳化剂使用。

6. 聚氧乙烯－聚氧丙烯共聚物　又称泊洛沙姆，商品名为普朗尼克，相对分子量可在 1000～14000，HLB 值为 0.5～30。随聚氧丙烯比例的增加，亲油性增强；反之，随聚氧乙烯比例的增加，亲水性增强。本品作为高分子非离子表面活性剂，具有润湿、乳化、分散、起泡和消泡等多种优良性能，但增溶能力较弱。

五、表面活性剂在中药药剂中的应用

表面活性剂在中药药剂中有着广泛的应用，阳离子型表面活性剂可直接用于消毒、杀菌和防腐，其他类型表面活性剂常用于难溶性药物的增溶、油的乳化、混悬微粒的润湿与助分散、促进药物吸收等方面。

1. 增溶剂　表面活性剂在溶液中形成胶束后可增大难溶性药物在溶剂中的溶解度，具有增溶作用的表面活性剂称为增溶剂。应用增溶剂可增加难溶性药物的溶解度，改善液体制剂的澄明度，同时提高制剂的稳定性。

知识链接

医院常用的消毒水（来苏儿）即是典型的增溶制剂。

来苏儿的通用名为甲酚皂溶液。甲酚在水中溶解度只有 2%，用硬脂酸钠（钠肥皂）作增溶剂可得到 50% 的溶液。起增溶作用的表面活性剂称为增溶剂，如硬脂酸钠。本增溶的物质称为增溶质，如甲酚。

2. 乳化剂 表面活性剂能降低油–水界面张力，使乳浊液易形成，同时表面活性剂分子在分散相液滴周围形成保护膜，防止液滴相互碰撞时聚集，提高乳浊液的稳定性。

3. 润湿剂 液体在固体表面铺展或渗透的作用称为润湿。制备混悬液时，常出现分散介质不易在药物粉末表面铺展的现象，使药物粉末漂浮或下沉。润湿剂降低了固–液界面张力，使固体被润湿。

4. 起泡剂与消泡剂 皂苷、树胶等化合物具有表面活性，在浸提、浓缩时产生稳定的泡沫而影响操作。为了破坏泡沫，加入少量 HLB 值为 1～3 的亲油性表面活性剂（消泡剂），可与泡沫液层争夺液膜表面而吸附在泡沫表面上，替代泡沫表面原来的表面活性物质（起泡剂），而本身不能形成稳定的液膜，使泡沫破坏。

5. 去污剂 去污剂亦称洗涤剂，系指用于除去污垢的表面活性剂，常用的去污剂有脂肪酸的钠皂、钾皂、十二烷基硫酸钠等。去污剂的 HLB 值一般为 13～15。.

6. 杀菌剂与抑菌剂 阳离子型表面活性剂除具有润湿、分散、乳化等作用外，还有杀菌或抑菌的作用。

第三节 溶解度与增加药物溶解度的方法

药物的溶解度是制备药物制剂时首先掌握的必要信息，也直接影响药物在体内的吸收与药物生物利用度。

一、溶解度及其影响因素

（一）溶解度的定义及表示方法

溶解度（solubility）是指在一定温度（气体在一定压力）下，在一定量溶剂中达饱和时溶解的最大药量，是反映药物溶解性的重要指标。溶解度常用一定温度下 100g 溶剂中（或 100g 溶液或 100ml 溶液）溶解溶质的量的克数来表示。例如咖啡因在 20℃ 水溶液中溶解度为 1.46%，即表示在 100ml 水中溶解 1.46g 咖啡因时达到饱和。溶解度也可用物质的摩尔浓度 mol/L 表示。

（二）影响药物溶解度的因素

1. 药物的分子结构 药物在溶剂中的溶解度是药物分子与溶剂分子间相互作用的结果。根据"相似相溶"，药物的极性大小对溶解度有很大的影响，而药物的结构则决定着药物极性的大小。

2. 溶剂 溶剂通过降低药物分子或离子间的引力，使药物分子或离子溶剂化而溶解，是影响药物溶解度的重要因素。极性溶剂可使盐类药物及极性药物产生溶剂化而溶解；极性较弱的药物分子中的极性集团与水形成氢键而溶解；非极性溶剂分子与非极性药物分子形成诱导偶极–诱导偶极结合；非极性溶剂分子与半极性药物分子形成诱导偶极–永久偶极结合。通常，药物的溶剂化会影响药物在溶剂中的溶解度。

3. 温度 温度对溶解度的影响取决于溶解过程是吸热还是放热。如果固体药物溶解时，需要吸收热量，则其溶解度通常随着温度的升高而增加。绝大多数药物的溶解是一吸热过程，故其溶解度随温度的升高而增大。但氢氧化钙、MC 等物质的溶解正相反。

4. 粒子大小 一般情况下，药物的溶解度与药物粒子的大小无关。但是，对于难溶性药物来说，一定温度下，其溶解度与溶解速度与其表面积成正比。即小粒子有较大的溶解度，而大粒子有较小的溶解度。但这个小粒子必须小于 $1\mu m$，其溶解度才有明显变化。但当粒子小于 $0.01\mu m$ 时，如再进一步减小，不仅不能提高溶解度，反而导致溶解度减小，这是因为粒子电荷的变化比减小粒子大小对溶解度的影响更大。

5. 晶型 同一化学结构的药物，因为结晶条件如溶剂、温度、冷却速度等的不同，而得到不同晶格排列的结晶，称为多晶型。多晶型现象在有机药物中广泛存在。药物的晶型不同，导致晶格能不同，其熔点、溶解速度、溶解度等也不同。具有最小晶格能的晶型最稳定，称为稳定型，其有着较小的溶解度和溶解速度；其他晶型的晶格能较稳定型大，称为亚稳定型，它们的熔点及密度较低，溶解度和溶解速度较稳定型的大。无结晶结构的药物通称无定型。与结晶型相比，由于无晶格束缚，自由能大，因此溶解度和溶解速度均较结晶型大。

6. 溶剂化物 药物在结晶过程中，因溶剂分子加入而使结晶的晶格发生改变，得到的结晶称为溶剂化物。如溶剂是水，则称为水化物。溶剂化物和非溶剂化物的熔点、溶解度和溶解速度等不同，多数情况下，溶解度和溶解速度按水化物 < 无水物 < 有机溶剂化物排列。如：导眠能无水物溶解度为 0.04%（g/ml），而水化珠则为 0.026%（g/ml）；醋酸氟氢可的松的正戊醇化合物溶解度比非溶剂化合物提高 5 倍。

7. pH 值 大多数药物为有机弱酸、弱碱及其盐类。这些药物在水中溶解度受 pH 影响很大。有弱酸性药物随着溶液 pH 升高，其溶解度增大；弱碱性药物的溶解度随着溶液的 pH 下降而升高。而两性化合物在等电点 pH 时，溶解度最小。

8. 同离子效应 若药物的解离型或盐型是限制溶解的组分，则其在溶液中的相关离子浓度是影响该药物溶解度大小的决定因素。一般向难溶性盐类的饱和溶液中，加入含有相同离子的化合物时，其溶解度降低，这就是同离子效应。如许多盐酸盐类药物在生理盐水或稀盐酸中的溶解度比在水中低。

9. 其他 如在电解质溶液中加入非电解质（如乙醇等），由于溶液的极性降低，电解质的溶解度下降；非电解质中加入电解质（如硫酸铵），由于电解质的强亲水性，破坏了非电解质与水的弱的结合键，使溶解度下降。另外，当溶液中除药物和溶剂外还有其他物质时，常使难溶性药物的溶解度受到影响。故在溶解过程中，宜把处方中难溶的药物先溶于溶剂中。

二、增加药物溶解度的方法

增加药物溶解度的方法主要有以下几种：

（一）制成盐类

一些难溶性弱酸或弱碱类药物，由于它们的极性较小，所以在水中溶解度很小或不溶，但如果加入适量的酸（弱碱性药物）或碱（弱酸性药物）制成盐使之成为离子型极性化合物后，则可增加其在水（极性溶剂）中的溶解度。

（二）更换溶剂或选用混合溶剂

常用作混合溶剂的有水、乙醇、甘油、丙二醇、聚乙二醇，二甲基亚砜等。药物在混合溶剂中的溶解度通常是在各溶剂中溶解度相加的平均值。药物在混合溶剂中的溶解度，除与混合溶剂的种类有关外，还与溶剂在混合溶剂中的比例有关。这些都可通过实验加以确定。药物在单溶剂中溶解能力差，但在混合溶剂中比单一溶剂更易溶解的现象称为潜溶，这种混合溶剂称为潜溶剂。这种现象可认为是由于两种溶剂对药物分子不同部位作用的结果。

（三）加入助溶剂

一些难溶性药物，当加入第三种物质时，能使其在水中的溶解度增加，而不降低活性的现象，称为助溶，第三种物质是低分子化合物时（不是胶体物质或、非离子型表面活性剂）称为助溶剂。

常用的助溶剂可分为三类：①无机化合物如碘化钾、氯化钠等；②某些有机酸及其钠盐，如苯甲酸钠、水杨酸钠、对氨基苯甲酸钠等；③酰胺化合物，如乌拉坦、尿素、烟酰胺、乙酰胺等。很多其他类似的物质也都有较好的助溶作用。

（四）使用增溶剂

系将药物分散于表面活性剂形成的胶团中，而增加药物溶解度的方法。具有增溶能力的表面活性剂称增溶剂，被增溶的物质称为增溶质。

（五）改变部分化学结构

某些难溶性药物常在其分子结构中引入亲水性基团，增加它在水中的溶解度。但要注意，有些药物引入亲水性基团后，水溶性增大，其药理作用也有可能改变，例如穿心莲内酯难溶于水，通过与亚硫酸氢钠加成，生成溶解度较大的亚硫酸氢钠穿心莲内酯。

（六）其他

微粉化、固体分散体、制成 β – CD 等也可增加药物的溶解度。

第四节　真溶液型液体药剂

真溶液型液体制剂又称低分子溶液剂，系指小分子药物以分子或离子形式分散在溶剂中制成的均匀分散的液体制剂，简称真溶液。真溶液的分散相质点小于 1nm，属于单相分散体系，其性质较为稳定，但如果制备或贮存不当，也易发生化学变化而导致制剂的质量改变，如药物的水解、氧化及滋生微生物等均可导致药物变质。常见剂型有溶液剂、芳香水剂、甘油剂、醑剂等。

一、溶液剂

（一）概述

溶液剂系指药物溶解于溶剂中所形成的澄明液体制剂。溶质多为不挥发性药物，溶剂多用水、乙醇或非极性溶剂。溶液剂可供内服或外用。

溶液剂应澄清，不得有沉淀、浑浊、异物等。根据需要可加入助溶剂、抗氧剂、矫味剂等附加剂。药物制成溶液剂，量取容易，服用方便，特别是对小剂量药物或毒性较大的药物更适宜。溶液剂疗效显著，其浓度与剂量均应严格规定，以保证用药安全。有些药物制成溶液形式贮存、使用安全，如过氧化氢溶液、氨溶液等。性质稳定的常用药物，为了便于调配处方，可制成高浓度的贮备液（又称倍液），供临时调配用。

（二）制备与举例

溶液剂的制备方法有三种：溶解法、稀释法和化学反应法。其中化学反应法较为少用。

1. 溶解法　溶液剂的制备主要采用溶解法，一般可分为：称量、溶解、滤过、质量检查、包装等几个步骤。生产工艺流程如图 7 - 3：

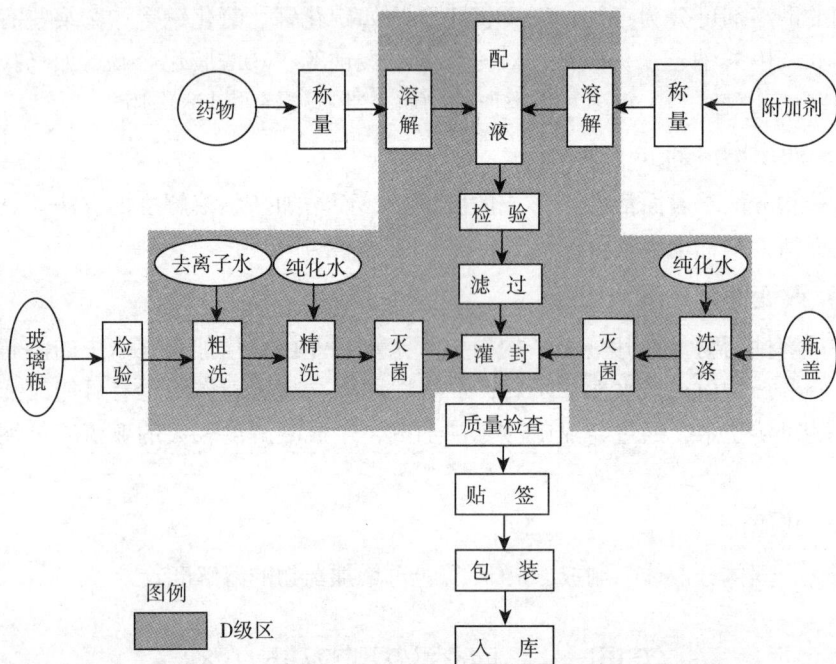

图 7 - 3　溶液剂生产工艺流程及环境区域划分示意图

溶解法操作要点及注意事项如下：

（1）取处方总量 1/2 ~ 3/4 的溶剂，加入药物，搅拌溶解。

（2）处方中如有附加剂或溶解度较小的药物，宜先溶解后再加其他药物。

（3）根据药物性质，可将固体药物先行粉碎或加热助溶；不耐热的药物，宜在冷却后加入；某些难溶药物，可加适当的助溶剂。

（4）真溶液型液体制剂一般应滤过。常用的滤器有普通漏斗、垂熔玻璃滤球（或滤棒）及微孔滤膜滤器等滤毕后自滤器上添加溶剂至所需量。

（5）如处方中含有糖浆、甘油等黏稠液体时，用量杯量取后，应加少量水稀释，搅匀后再倾出。

（6）溶剂如为油、液状石蜡时，容器与用具等所用器材均应干燥，以免制品中混入水而浑浊。

（7）必要时可加分散剂溶解法，有利于溶液澄清，有助于过滤。

2. 稀释法 稀释法是将高浓度溶液或易溶性药物的浓贮备液加溶剂稀释到治疗浓度范围内的方法。本法适用于浓溶液或易溶性药物的浓贮备液等原料。

用稀释法制备时，应搞清原料浓度和所需稀释溶液的浓度，计算时应细心，还应注意浓度单位等。对有较大挥发性和腐蚀性的浓溶液如浓氨水，稀释操作要迅速，操作完毕应立即密塞，以免过多挥散损失，影响浓度的准确性。此外，还应注意量取操作的准确性。

3. 化学反应法 是利用化学反应制备溶液的方法。本法适用于原料药物缺乏或不符合医疗要求的情况，如氢氧化钙溶液可用其化学纯品溶解于水制备，也可用氧化钙与水经化学反应制得。

例：复方碘口服溶液

【处方】碘 1g　碘化钾 2g　蒸馏水加至 20ml

【制备】取碘化钾 2g，置于小烧杯中，加蒸馏水约 2ml，搅拌使溶解，再加入碘 1g，搅拌使全部溶解后，再加蒸馏水至全量 20ml，混匀，即得。

【药典法】取碘与碘化钾，加水 2ml 溶解后，再加适量的水使成 20ml，即得。

【注】

（1）碘具有强氧化性、腐蚀性和挥发性，称取时须用玻璃器皿或蜡纸垫；称后不宜长时间露置空气中；切勿接触皮肤与黏膜。

（2）碘难溶于水（1:2950），故加碘化钾作助溶剂，以增大其溶解度。称样时应尽量取较细的粉末。按制法 1 在制备时，先将碘化钾加适量蒸馏水配成浓溶液后再加入碘溶解。碘化钾与碘生成易溶于水及醇的络合物（$I_2 + KI \rightarrow KI_3$）。

（3）碘溶液具氧化性，应贮存于密闭玻璃塞瓶内。为避免被腐蚀，可加一层玻璃纸衬垫。

（4）本品一般不过滤，若需滤过，宜用垂熔玻璃滤器。

（5）本品内服时用水稀释 5~10 倍，以减少刺激性。

二、芳香水剂与露剂

芳香水剂系指芳香挥发性药物的饱和或近饱和水溶液。含挥发性成分的中药材用水蒸气蒸馏法制成的芳香水剂又称为露剂。

芳香水剂与露剂均要求澄明，具有与原有药物相同的气味，不得有异物、酸败等变质现象。芳香水剂多用作矫味、矫臭，有些也具有治疗作用。芳香水剂中挥发性成分易氧化变质，且极易霉败，所以不宜大量配制或久贮。

芳香水剂与露剂的制备方法因原料不同而异，纯净的挥发油或挥发性物质，可用溶解法和稀释法制备，含挥发性成分的中药材常用水蒸气蒸馏法制备。

三、甘油剂

（一）概述

甘油剂指药物的甘油溶液。甘油具有黏稠性、防腐性、吸湿性，对皮肤、黏膜有滋润作用，能使药物滞留于患处而延长药物局部疗效作用，常用于耳鼻喉科疾患。甘油对硼酸、鞣酸、苯酚和碘有较大的溶解度，并对某些有刺激性的药物有一定的缓和作用，故可用于黏膜。甘油剂引湿性较大，应密闭保存。

近年来，医疗上应用的甘油剂，也有甘油的混悬液和胶状液，如抗口炎甘油等。

（二）制法与举例

甘油剂的制法主要有：

1. 化学反应法　即药物与甘油发生化学反应而制成的甘油剂。如硼酸甘油。

2. 溶解法　系药物加甘油（必要时加热）溶解即得，如苯酚甘油等。

例：硼酸甘油

【处方】硼酸 6.2g　甘油适量　共制 20g

【制备】

（1）取甘油 8g 置称定重量的蒸发皿中

（2）在砂浴中加热至 140℃～150℃后，分次加入硼酸粉，随加随搅拌

（3）溶解后继续用同温加热，并时时搅拌，破开液面上结成的薄膜

（4）待重量减至 11g，再缓加适量甘油搅拌至全量 20g，即得。

【注】

（1）蒸发皿应事先称重。加热温度不宜超过 150℃，以防甘油分解为丙烯醛。

（2）硼酸甘油酯易水解，故必须将反应生成的水除尽。加热时应破开液面上结成的薄膜，加速水蒸发。所有器材必须洁净干燥。

四、醑剂

（一）概述

醑剂（spirits）系指挥发性药物的浓乙醇溶液。凡用于制备芳香水剂的药物一般都可以制成醑剂，供外用或内服。由于挥发性药物在乙醇中的溶解度一般均比在水中大，所以醑剂的浓度比芳香水剂大得多，为 5%～20%。醑剂中乙醇的浓度一般为 60%～90%。当醑剂与水性制剂混合或制备过程中与水接触时，可因乙醇浓度降低而发生浑浊。

（二）制法与举例

醑剂的制法分为溶解法和蒸馏法两种：

1. 溶解法　系将挥发性物质直接溶解于乙醇中制得。如樟脑醑、三氯甲烷醑等。

2. 蒸馏法　系将挥发性物质溶解于乙醇后进行蒸馏，或将经过化学反应所得的挥发性物质加以蒸馏制得。如芳香氨醑。

例：樟脑醑

【处方】樟脑 2.5g　乙醇 q.s　共制 25ml

【制备】

（1）取处方量樟脑加乙醇约 20ml 溶解

（2）滤过，自滤器上添加乙醇使成全量，即得。

注：如果制剂澄清可不滤过。

【注解】

（1）本品含醇量应为 80% ~ 87%，在常温下易挥发，密封并在阴凉处保存。

（2）本品遇水易析出结晶，所用器材及包装材料均应洁净干燥。

第五节　胶体溶液型液体药剂

一、概述

胶体溶液型液体制剂系指具有胶体微粒的固体药物或高分子化合物分散在溶剂中的液体制剂。

胶体溶液外观与溶液相似，能通过滤纸，分散相比真溶液中的溶质（分子或离子）大，其直径在 1 ~ 100nm 之间，可用电子显微镜观察到。其中分散相质点以多分子聚合体（胶体微粒或胶团）形式分散的胶体溶液，称为溶胶，也称疏水胶体，属于非均匀分散体系；高分子化合物则为以单分子形式分散形成胶体溶液，也称亲水胶体，属于均匀分散体系。

二、胶体溶液的分类

胶体按胶粒与溶剂之间的亲和力不同，分为亲液胶体与疏液胶体。因水为最常用的溶剂，所以一般又称亲水胶体与疏水胶体。

1. 亲水胶体　多为高分子化合物，其结构中含有亲水基团，如 – COOH、– NH$_2$ 及 – OH 基等，能与水分子形成氢键，形成水化物，故易溶于水。

2. 疏水胶体　是由多分子聚合而成的微粒，与水亲和力小，不能形成水化层，属于多相不均匀分散体系，故不稳定。

知识链接

其他类型胶体简介

1. 保护胶体　疏水胶体不能形成水化层，当向疏水胶体溶液中加入一定量亲水胶体溶液时，胶粒表面吸附了亲水胶体，产生了亲水性，能阻碍胶粒间相互接触，从而增加了原疏水胶体的稳定性。所加的亲水胶体（高分子化合物）称为保护胶体。

2. 凝胶　有些亲水胶体溶液如明胶水溶液、琼脂水溶液等，在温热条件下为黏稠性液体（溶胶）。当温度降低时，因是链状分散的高分子化合物形成网状结构，作为溶剂的水被包含在网状结构之中，形成了不流动的半固体状物，称为凝胶。凝胶再失去网状结构内的水分，即变为干胶。

3. 触变胶　有些胶体溶液如硬脂酸铝分散于植物油中形成的胶体溶液，在一定温度下静置时，逐渐变为凝胶，当搅拌或振摇时，又复变为溶胶（即可流动的胶体溶液），胶体溶液的这种可逆的变化性质称为触变性，具有触变性的胶体称为触变胶。

三、胶体溶液的性质

1. 高分子溶液的性质

（1）带电性　高分子溶液常因其某些基团的解离而带有电荷。由于高分子溶液带有电荷，因而具有电泳现象。同时，胶体溶液的带电性有利于维持其稳定性。

（2）渗透压　亲水性高分子溶液与溶胶不同，有较高的渗透压，渗透压的大小与高分子溶液的浓度有关。

（3）黏性　高分子溶液是黏稠性流体，其黏度与分子量有关，黏性用黏度来表示，测定其黏度可以确定其分子量。

（4）可滤过性　胶体溶液的分散相能通过滤纸，而不能透过半透膜。这一特性与真溶液不同，与粗分散体系也不相同。因此，提纯胶体即除去胶体溶液中夹杂的盐类杂质，可用透析与电渗析法。

2. 疏水胶体（溶胶）的性质

（1）光学性质　当强光线通过溶胶剂时从侧面可见到圆锥形光束称为丁达尔效应。这是由于胶粒粒度小于自然光波长引起光散射所产生的。

（2）动力学性质　溶胶剂中的胶粒在分散介质中有不规则的运动，这种运动称为布朗运动。这种运动是由于胶粒受溶剂水分子不规则地撞击产生的。溶胶粒子的扩散速度、沉降速度及分散介质的黏度等都与溶胶的动力学性质有关。

（3）电学性质　溶胶剂中固体微粒由于本身的解离或吸附溶液中某种离子而带有电荷，带电的微粒表面必然吸引带相反电荷的离子，称为反离子，吸附的带电离子和反离子构成了吸附层。少部分反离子扩散到溶液中，形成扩散层。吸附层和扩散层分别是带相反电荷的带电层称为双电层，也称扩散双电层。

溶胶剂由于双电层结构而荷电，可以荷正电，也可以荷负电。在电场的作用下胶粒或分散介质产生移动，在移动过程中产生电位差，这种现象称为界面动电现象。溶胶的电泳现象就是界面动电现象所引起的。

四、胶体溶液的稳定性

1. 水化膜　亲水胶体因其分子中含亲水基团，水在胶粒的周围能形成水化层，阻碍胶粒合并与聚结。水化层愈厚，稳定性愈大。凡能破坏胶粒水化层的因素，均能使亲水胶体溶液不稳定。如向亲水胶体溶液中加入大量脱水剂（如乙醇、丙酮等）后，可使胶粒失去水化层而沉淀。

2. 带电荷　同一胶体带有相同的电荷，因同电相斥，故在某种程度上可抵消胶粒的表面能，使胶体溶液稳定。当向亲水胶体溶液中加入大量电解质（如盐类及其浓溶液）时，不仅能中和胶粒的电荷，而且也能脱去胶粒周围的水化层，使胶粒凝聚与沉淀，这种现象称为盐析。带相反电荷的两种亲水胶体溶液混合时，因电荷中和也能发生胶体的凝结、沉淀。

3. 絮凝现象　亲水胶体溶液久置也能因陈化现象而聚结、沉淀。或因其他因素如光、热、空气、pH、射线等影响，使胶体微粒凝结成大颗粒，继而沉淀（称为絮凝现象）。

4. 布朗运动　溶胶剂属热力学不稳定系统，主要表现为有聚结不稳定性和动力不稳定性。但由于胶粒表面电荷产生静电斥力，以及胶粒荷电所形成的水化膜，都增加了溶胶剂的聚结稳定性。由于重力作用胶粒产生沉降，但由于胶粒的布朗运动又使其沉降速度变得极慢，增加了动力稳定性。

五、胶体溶液的制备与举例

（一）亲水胶体溶液的制备

亲水胶体一般多为高分子化合物，与水亲和力较大，不需特殊处理在水中即能自动溶解，或搅拌、加热溶解。与低分子化合物不同，制备高分子化合物胶体溶液，要经过溶胀过程。即水分子渗入到亲水胶体分子间的空隙中去，与其亲水基团发生水化作用而使体积胀大，这个过程称有限溶胀。由于胶体空隙里充满了水分子，降低了胶体分子间的作用力，使之不断溶胀，最后胶体分子完全分散在水中，形成亲水胶体溶液（此过程称无限溶胀）。无限溶胀过程，往往需借助搅拌或加热方能完成。

（1）粉末状原料取所需水量的 1/2～3/4，置于大口盛器内，将原料撒在水面上，令其充分吸水膨胀，最后略加振摇即可均匀溶解。也可将原料置于干燥的盛器内，先加少量乙醇或甘油使其均匀润湿，然后加大量水振摇使溶。

（2）片状、块状原料先使成细粒，加少量水放置，令其充分吸水膨胀，然后加足热水，并加热使溶（如明胶、琼脂等）。

（二）疏水胶体的制备

1. 分散法

（1）机械分散法　常采用胶体磨进行制备。分散药物、分散介质以及稳定剂从加料口处加入胶体磨中，胶体磨 10000r/min 转速高速旋转将药物粉碎成胶体粒子范围。可以制成质量很好的溶胶剂。

（2）胶溶法　亦称解胶法，它不是使脆的粗粒分散成溶液，而是使刚刚聚集起来的分散相又重新分散的方法。

（3）超声分散法　用 20000Hz 以上超声波所产生的能量使分散粒子分散成溶胶剂的方法。

2. 凝聚法

（1）物理凝聚法　改变分散介质的性质使溶解的药物凝聚成为溶胶。

（2）化学凝聚法　借助于氧化、还原、水解、复分解等化学反应制备溶胶的方法。

（三）举例

例：甲紫溶液

【处方】甲紫 1g　乙醇 10ml　蒸馏水加至 100ml

【制法】取甲紫 1g 置于小量杯中，加入乙醇 10ml 搅拌溶解，取蒸馏水约 60ml，缓缓加入甲紫的乙醇溶液，边加边搅拌，用余下的蒸馏水分次冲洗小量杯，洗液并入甲紫液中，添加蒸馏水至 100ml，即得。

【功能与主治】外用消毒防腐。用于防治皮肤、黏膜化脓性感染及治疗口腔、阴道真菌感染。

【用法与用量】外用。适量涂于患处。

【处方工艺分析】甲紫的分子基并不大，但在水中能形成缔合分子，大小达到胶粒范围，属于胶体溶液；甲紫在水中为 1:30～1:40，不但溶解缓慢，且易结块，而在乙醇中为 1:10，故制备时，可先用乙醇润湿或溶解。

【制备过程注意事项】 配制时不宜剧烈搅拌，否则会结块而长时间不易溶解。

第六节　乳浊液型液体药剂

一、概述

乳剂（emulsions）系指两种互不相溶的液体，其中一种液体以小液滴状态分散在另一种液体中所形成的非均相分散体系。形成液滴的液体称为分散相、内相或非连续相，另一液体则称为分散介质、外相和连续相。

（一）乳剂的基本组成

为了得到稳定的乳剂，除水相、油相外，还必须加入第三种物质，这种物质称为乳化剂，即乳剂由水相、油相和乳化剂组成，三者缺一不可。根据乳化剂的种类、性质及相体积比形成水包油（O/W）或油包水（W/O）型。也可制成复乳，如 W/O/W 或 O/W/O 型。水包油或油包水型乳剂的主要鉴别方法如表 7-1：

表 7-1　水包油（O/W）或油包水（W/O）型乳剂的鉴别

	O/W 型乳剂	W/O 型乳剂
外观	通常为乳白色	接近油的颜色
稀释法	可用水稀释	可用油稀释
导电性	导电	不导电或几乎不导电
水溶性染料	外相染色	
油溶性染料		外相染色

（二）乳剂的类型

1. 普通乳（emulsion）　普通乳的粒径较大，通常在 1～100μm 范围，可分为水包油型（O/W）和油包水型（W/O）乳剂。

2. 亚微乳　粒径在 0.1～1.0μm 范围的乳剂称为亚微乳，常作为胃肠外给药的载体。

3. 微乳（microemulsion）　微乳是粒径为 10～100nm 的乳滴分散在另一种液体中形成的胶体分散体系，亦称纳米乳，外观上是透明液体，微乳乳滴多为球形，大小较均匀，始终保持均匀透明，经加热或离心也不能使之分层，多属热力学稳定体系。

4. 复乳（multiple emulsions）　又称二级乳，是由初乳（一级乳）进一步乳化而成的复合型乳剂，分为 W/O/W 和 O/W/O 两种类型。

（三）乳剂的特点

乳剂临床应用广泛，可以口服、外用、肌肉、静脉注射，其作用特点为：①乳剂中液滴的分散度很大，有利于药物的吸收和药效的发挥，提高生物利用度；②油性药物制成乳剂能保证剂量准确，而且服用方便，如鱼肝油；③水包油型乳剂可掩盖药物的不良臭味，也可加入矫味剂；④外用乳剂可改善药物对皮肤、黏膜的渗透性，减少刺激性；⑤静脉注射乳剂注射后分布较快，药效高，有靶向性。

二、乳浊液的形成

（一）提供乳化所需的能量

乳化过程包括了分散和稳定两个过程。分散过程是指内相液体形成液滴均匀地分散于分散介质中，即内相液体被切分成小液滴而分布外相中，小液滴的表面积和界面自由能均增大，因此要完成分散过程必须通过乳化机械做功提供乳化能量。切分后的乳滴愈细，制备量愈大需要的乳化能愈多，要求乳化机械做功愈强。

（二）加入适宜乳化剂

乳化剂是乳剂形成与稳定的必要条件。乳化剂在乳化过程的作用是：

1. 形成牢固的乳化膜 乳化膜是阻碍液滴合并的屏障。乳化剂能被吸附在油、水界面上，并在液滴的周围有规律地定向排列，即其亲水基团伸向水、亲油基团伸向油形成乳化膜。乳化剂的这种排列愈整齐，乳化膜就愈牢固，乳剂愈稳定。

知识链接

乳化膜的类型

1. 由表面活性剂类乳化剂形成的单分子膜。
2. 由亲水性高分子类乳化剂形成的多分子膜。
3. 由固体微粒类乳化剂形成的固体乳化膜。
4. 由二种或二种以上不同物质组成的复合凝聚膜（如胆固醇和十六烷基硫酸钠组成的复合凝聚膜）。

2. 降低界面张力 在乳剂形成过程中产生的分散小液滴具有高界面自由能，有很强的液滴凝聚合并降低界面自由能的倾向，从而破坏乳剂分散状态。合适的乳化剂的乳化膜能有效的降低界面张力和降低界面自由能，使乳剂易于形成并保持其分散和稳定状态。

3. 决定乳剂的类型 决定乳剂类型的因素有多种，主要的是乳化剂的性质和乳化剂的 HLB 值。亲水性较大的乳化剂吸附于油、水界面时使水的界面张力降低较大可形成 O/W 型乳剂，亲油性较大的乳化剂降低油的界面张力较大则形成 W/O 乳剂。其规律是：与乳化剂亲和力较大，即界面张力较小的相构成外相。

（三）具有适宜的相比

乳剂中油、水两相的容积比称之为相比。制备乳剂时分散相浓度一般宜在 10% ~ 50%。相容积比在 25% ~ 50% 时乳剂的稳定性好。如分散相浓度大于 50% 时，乳滴易发生碰撞而合并或转相。乳剂的相比也是决定乳剂类型的重要因素。因此制备乳剂时要有适宜的相比。

三、乳化剂

乳化剂是乳剂的重要组成部分，理想的乳化剂应具有较强的乳化能力；无毒、无刺激性；一定的生理适应能力，稳定性好。具体应用时应结合药物的性质、乳剂的类型、乳化方法等因素综合考虑选择合适的乳化剂。乳剂中常见的乳化剂有以下几类：

1. 天然乳化剂　多为高分子化合物，具有较强的亲水性，能形成 O/W 型乳剂，乳剂形成时被吸附于乳滴表面，形成多分子乳化膜，多数黏性较大，能增加乳剂的稳定性，使用这类乳化剂宜新鲜配制或加入适宜的防腐剂。常用的天然乳化剂有阿拉伯胶、西黄蓍胶、明胶、杏树胶、卵磷脂等。其中阿拉伯胶与西黄蓍胶在药剂学中应用较普遍，但单独应用时乳化能力均较弱，一般将二者互相配合使用效果较好；明胶为两性蛋白质，用量为油量的 1%～2%，易受溶液的 pH 值及电解质的影响而产生凝聚作用，亦常与阿拉伯胶合并使用；杏树胶为杏树分泌的胶汁凝结而成的棕色块状物，用量为 2%～4%，其乳化能力和黏度均超过阿拉伯胶；卵磷脂的乳化能力强，可供内服，一个卵黄约含有 7% 的卵磷脂，相当于 10g 阿拉伯胶的乳化能力，其精制品还可供静脉注射用。

2. 表面活性剂类　此类乳化剂的分子中因含有较强的亲水基和亲油基，故具有较强的亲水性和亲油性，其乳化能力强，性质较稳定，如混合使用效果更好。常用的有阴离子型表面活性剂（如硬脂酸钠、硬脂酸钾、油酸钠、十二烷基硫酸钠、十六烷基硫酸化蓖麻油等）和非离子型表面活性剂（如脂肪酸甘油酯、蔗糖脂肪酸酯、脂肪酸山梨坦、聚山梨酯、卖泽、苄泽、泊洛沙姆等），其中非离子型表面活性剂的毒性、刺激性均较小，且性质稳定，应用较广泛。

3. 固体微粒类　为一些溶解度小、颗粒细微的固体粉末，乳化时聚集于液－液（油－水）界面上形成固体微粒乳化膜而起到阻止乳滴合并的作用。形成乳剂的类型由固体粉末与水相的接触角 θ 决定，一般 θ < 90° 时易被水润湿，形成 O/W 型乳剂，乳化剂有氢氧化镁、氢氧化铝、二氧化硅、硅皂土等；θ > 90° 时易被油润湿，形成 W/O 型乳剂，乳化剂有氢氧化钙、氢氧化锌、硬脂酸镁等。

4. 辅助乳化剂　是指与乳化剂合并使用而增加乳剂稳定性的一类物质。此类乳化剂的乳化能力一般很弱或无乳化能力，但它能提高乳剂中某一相的黏度，并能使乳化膜强度增大，防止液滴的合并。用来增加水相黏度的辅助乳化剂有甲基纤维素，羧甲基纤维素钠、羟丙基纤维素、海藻酸钠、阿拉伯胶、西黄蓍胶、琼脂、黄原胶、果胶等；增加油相黏度的辅助乳化剂有单硬脂酸甘油酯、蜂蜡、鲸蜡醇、硬脂酸、硬脂醇等。

四、乳浊液的稳定性

（一）乳浊液的不稳定现象

1. 转相　系指乳浊液由一种类型（如油/水型）转变为另一种类型（水/油型）的现象。转相主要是由于乳化剂的性质改变而引起的。如油酸钠是 O/W 型乳化剂，遇氯化钙后生成油酸钙，变为 W/O 型乳化剂，乳剂则由 O/W 型变为 W/O 型。向乳剂中加入相反类型的乳化剂也可使乳剂转相，特别是两种乳化剂的量接近相等时，更容易转相。转相时两种乳化剂的量比称为转相临界点。在转相临界点上乳剂不属于任何类型，处于不稳定状态，可随时向某种类型乳剂转变。

2. 乳析 又称分层现象。系指乳剂长时间静置后出现乳滴上浮或下沉的现象。分层主要原因是由于分散相和分散介质之间的密度差造成的。O/W 型乳剂中水相含电解质较多而密度很大时，一般出现油滴上浮而分层的现象。两相的密度差愈小乳滴的粒子愈小，外相的黏度愈大，乳剂分层的速度越慢。乳剂分层也与分散相的相体积有关，一般相体积低于 25% 乳剂很快分层，达 50% 时就能明显减小分层速度。分层的乳剂乳滴仍保持完整，经振摇后仍能恢复均匀的乳剂，乳滴大小也不变。

3. 絮凝 絮凝系指乳剂中的乳滴发生聚集，形成疏松团块的现象。它是乳滴合并的前奏。但由于乳滴乳化膜尚未破坏，阻止了絮凝时乳滴的合并。絮凝是可逆的，经充分振摇，乳剂仍能恢复使用，但大的乳滴可能增多。发生絮凝的原因是：乳滴的电荷减少时，使 ξ 电位降低，乳滴产生聚集而絮凝。乳剂中的电解质和离子型乳化剂的存在是产生絮凝的主要原因，同时絮凝与乳剂的黏度、相体积比以及流变性有密切关系。絮凝状态进一步变化就会引起乳滴的合并。

4. 破裂 亦称分裂作用。即分散相经乳析后又逐渐合并与分散媒分离成为明显的两层，而破坏了原来油与水的乳化状态。乳浊液一经破裂，则虽经振摇亦不能恢复。通常乳浊液破裂的原因有：①温度过高可引起乳化剂水解、凝聚、黏度下降以促进分层；过低可引起乳化剂失去水化作用，使乳浊液破坏；②加入相反类型的乳化剂；③添加油水两相均能溶解的溶剂（如丙酮）；④添加电解质；⑤离心力的作用；⑥微生物的增殖、油的酸败等均可引起乳浊液破裂。

5. 酸败 系指受光、热、空气、微生物等影响，使乳浊液组成成分发生水解、氧化，引起乳浊液酸败、发霉、变质的现象，可通过添加适当的稳定剂（如抗氧剂等）、防腐剂等，以及采用适宜的包装及贮存方法，即能防止乳浊液的酸败。

（二）影响乳浊液稳定性的主要因素

乳浊液属于粗分散体系，其分散相有趋于合并而使体系不稳定的性质。影响乳浊液稳定性的因素有：

1. 乳化剂性质与用量 主要是对两相间界面张力降低的程度及在界面上形成吸附膜的坚韧程度，一般用量越多越稳定，但用量过多，易致黏稠。通常用量为 0.2% ~ 10%。

2. 内外相的相对密度差距。

3. 分散相的浓度及其液滴大小 当分散相浓度达到 74% 以上时，容易转相或破裂。一般最稳定的乳浊液分散相浓度为 50% 左右，而浓度在 25% 以下或 74% 以上时均不稳定。同时，乳滴越小，越稳定。

4. 分散媒的黏度。

5. 温度（过热、过冷）。

6. 外加物质的影响 如电解质、反型乳化剂、pH、脱水剂等。此外，离心力、微生物污染等，也能影响乳浊液的稳定性。

五、乳浊液的制备

（一）生产工艺流程

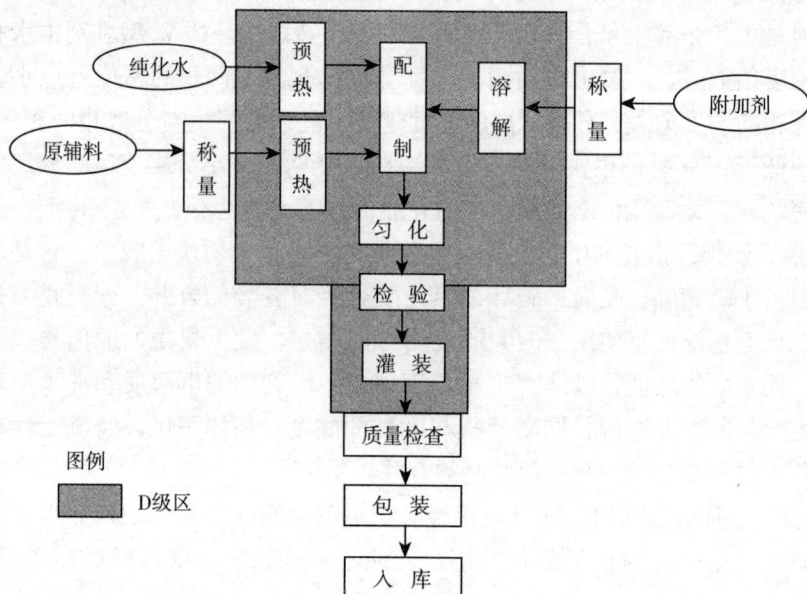

```
纯化水 → 预热 → 配制 ← 溶解 ← 称量 ← 附加剂
原辅料 → 称量 → 预热 → 配制
                    ↓
                   匀化
                    ↓
                   检验
                    ↓
                   灌装
                    ↓
                  质量检查
                    ↓
                   包装
                    ↓
                   入库

图例
[■] D级区
```

图7-4　乳剂生产工艺流程及环境区域划分示意图

（二）乳浊液的制法

1. 手工法

（1）干胶法　又称油中乳化剂法，其流程为：油＋乳化剂→研匀→加水→成初乳→加水至全量。

具体制备工艺是先将乳化剂和油置于干燥的乳钵中，研匀，按比例一次性加入纯化水，迅速向同一方向用力研磨，直到出现噼啪声，即成稠厚的初乳，然后边研磨边加水至全量，混匀即得。

本法的特点是先制备初乳，在初乳中油、水、胶的比例是：植物油比例为4:2:1；挥发油比例为2:2:1；液状石蜡比例为3:2:1。本法适用于阿拉伯胶，或阿拉伯胶与西黄蓍胶的混合胶为乳化剂的乳剂。若用其他胶作乳化剂则其比例应有所改变。

在制初乳时若添加的水量不足或加水过慢，极易形成W/O型初乳，使在其后的加水研磨稀释中，不但难以转变为O/W型，而且极易破裂。倘在初乳中添加水量过多，则因外相水液的黏度降低过甚，以致不能把油很好地分散成球粒。一般胶油混合液加水后研磨不到1分钟就能形成良好的初乳。此时在研磨过程中能听到在黏稠液中油相被撕裂成油球而乳化的噼啪声。初乳至少需研磨1分钟以上，以完成乳化剂的乳化与稳定的作用。

（2）湿胶法　又称水中乳化剂法，其流程为：水＋乳化剂→研匀→加油→成初乳→加水至全量。

具体制备工艺是先将乳化剂分散于水中，再将油加入，用力搅拌使成初乳，然后加水将初乳稀释至全量，混匀即得。本法也需制备初乳，初乳油、水、胶的比例与上法相同。

在进行干胶法或湿胶法操作时须注意：①量取油的容器不得沾有水分，量取水的容器也不得带油腻，以保证乳化顺利进行；②两相的混合次序应严格遵守。

（3）新生皂法 所谓新生皂法是将植物油与含有碱如氢氧化钠或氢氧化钙等的水相分别加热至一定温度后，混合搅拌使发生皂化反应，生成的新生皂乳化剂随即进行乳化而得到稳定的乳剂。

新生皂法所制得的乳剂要比用肥皂直接乳化的制品品质优良。此法按新生皂性质可制得 O/W 型或 W/O 型的乳剂。一般说，氢氧化钾、氢氧化钠或三乙醇胺等生成的一价皂而得 O/W 型乳剂，氢氧化钙等生成二价皂或三价皂得 W/O 型的乳剂。在配制时，一般原则是以内相加入外相中，但在生产中即使是 O/W 乳剂也往往将水相加入油相，以免因油相黏度较大，不易倒净而造成较大损失，再则 O/W 型乳剂由于具电屏障的作用而比 W/O 型乳剂稳定。因此即使将水相加入油相中也不致影响 O/W 型乳剂的形成与稳定。

（4）两相交替加入法 本法是向乳化剂中每次少量交替地加入水或油，边加边搅拌，即可形成乳剂。天然高分子类乳化剂、固体粉末乳化剂等可用于本法制备乳剂。当乳化剂用量较多时，本法是一个很好的方法。本法应注意每次需少量加入油相和水相。

2. 机械法 将油相、水相、乳化剂混合后用乳化机械制成乳剂。机械法制备乳剂可以不考虑混合顺序，借助于机械提供的强大能量，很容易制成乳剂。乳化机械主要有以下几种：

（1）搅拌乳化装置 分为低速搅拌乳化装置和高速搅拌乳化装置。低速搅拌制得的普通乳粒径范围较宽；高速搅拌器在一定范围内，转速愈高，搅拌时间愈长，乳滴愈小。组织捣碎机属于高速搅拌乳化装置。

（2）高压乳匀机 借强大推动力将两相液体通过乳匀机的细孔而形成乳剂。制备时先用其他方法初步乳化，再用乳匀机乳化，效果较好。

（3）胶体磨 利用高速旋转的转子和定子之间的缝隙产生强大剪切力使液体乳化。制备出乳剂的质量不如高压乳匀机或超声波乳化机好，可用于制备比较黏的乳剂。

（4）超声波乳化装置 用 10kHz～15kHz 高频振动制备乳剂。乳化时间短，液滴细而匀，因能量大可引起某些药物分解。可制备 O/W 和 W/O 型乳剂，但黏度大的乳剂不宜用本法制备。

知识链接

乳浊液型液体制剂中加入药物的方法

1. 水溶性药物，先制成水溶液，在初乳剂制成后加入。
2. 油溶性药物，先溶于油，乳化时尚需适当补充乳化剂用量。
3. 在油、水中均不溶解的药物，研成细粉后加入乳浊液中。
4. 大量生产时，药物能溶于油的先溶于油，可溶于水的先溶于水，然后将油、水两相混合进行乳化。

六、举例

例　鱼肝油乳

【处方】鱼肝油 50.0ml　阿拉伯胶（细粉）12.5g　西黄蓍胶（细粉）0.4g　挥发杏仁油 0.1ml　糖精钠 0.01g　三氯甲烷 0.2ml　蒸馏水加至 100ml

【制法】

1. 干胶法　取鱼肝油和阿拉伯胶粉于干燥乳钵中，研匀后，一次加入蒸馏水25ml，迅速向同一方向研磨，直至形成稠厚的初乳，再加糖精钠水溶液、挥发杏仁油、三氯甲烷、西黄芪胶浆与适量蒸馏水使成 100ml，搅匀即得。

2. 湿胶法　先将阿拉伯胶粉与水混合成胶浆，再将油相分次小量加入，在乳钵中研磨乳化使成初乳（所用的油、水、胶比例亦为 4∶2∶1），再添加其余成分至足量。

【工艺分析】阿拉伯胶为乳化剂，西黄芪胶为辅助乳化剂，可增加分散媒的黏度，提高乳剂的稳定性。挥发杏仁油、糖精钠作矫味剂。三氯甲烷作防腐剂。

【功能与主治】维生素类药，主要用于维生素 A、D 缺乏症。用于治疗夜盲症、骨软化症、佝偻病。

【用法与用量】口服，一日 3 次，一次 10～30ml。

【制备过程注意事项】制备时容器应洁净、干燥，油、水、胶的比例应准确，研磨时向同一方向；干胶法应将比例量的水一次性加入并迅速研磨至成初乳；湿胶法应将油相分次小量加入，边加边研磨至成初乳。

知识链接

乳剂的质量评定

　　由于乳剂的给药途径不同，其质量要求也各不相同，故很难制定统一的质量标准，但对所制备的乳剂必须有最基本的质量评定项目。

　　（1）乳剂粒径大小的测定：乳剂的粒径大小是衡量乳剂质量的重要指标。不同用途的乳剂对粒径大小的要求也不同，如普通乳的液滴大小一般在 1～100μm 之间，静脉注射乳剂的粒径大小一般应在 0.1～0.5μm 之间等。目前测定乳剂粒径大小的方法主要有显微镜测定法、库尔特计数器测定法、激光散射光谱法和透射电镜法四种。

　　（2）乳剂分层现象的观察：乳剂经长时间放置，粒径会逐渐变大，进而产生分层现象，分层的快慢是衡量乳剂稳定性的重要指标。通常可采用离心法来加速乳剂的分层，从而考证乳剂的稳定性，一般用 4000r/min 离心 15 分钟，如果乳剂不分层则可认为乳剂的质量稳定。

　　（3）乳滴合并速度的测定：乳滴合并速率符合一级动力学规律，求出合并速率常数，估计乳滴的合并速度，用以评价乳剂稳定性的大小。乳滴的合并速率值越大，其稳定性越差。

　　（4）乳剂稳定常数的测定：乳剂离心前后光密度变化百分率称为稳定常数，本法是研究乳剂稳定性的定量方法。稳定常数的值愈小乳剂愈稳定。

第七节　混悬液型液体药剂

一、概述

（一）含义与特点

1. 含义　混悬剂系指难溶性固体药物以微粒状态分散于介质中形成的非均匀分散的液体制剂。混悬剂中药物微粒一般在 $0.5 \sim 10\mu m$ 之间，小者可为 $0.1\mu m$，大者可达 $50\mu m$ 或更大。混悬剂所用的分散介质大多数为水，也可用植物油，还可以按一定的生产工艺将其制成干粉形式，临用时再加分散介质制成高浓度的混悬剂，如阿奇霉素干混悬剂。混悬剂在药物制剂领域应用较广泛，如搽剂、洗剂、注射剂、气雾剂、栓剂和软膏剂等都有混悬型制剂存在。

2. 特点　混悬液在医疗上有许多特点：①对局部有保护和覆盖创面作用；②能延长药物作用时间；③但混悬液中的分散相由于颗粒较大，受重力作用易沉降，影响了剂量的准确性；④由于不能完全防止沉降，所以毒药不得制成混悬液，以确保用药安全；⑤为了维持其分散体系的均匀性，保证在分取剂量时准确，投药时必须加贴"用前摇匀"或"服前摇匀"标签。

（二）需要制成混悬剂的药物

一般下列情况可考虑制备混悬剂：①难溶性药物需制成液体制剂供临床应用；②药物剂量超过了溶解度而不能以溶液剂形式应用；③两种溶液混合时药物的溶解度降低或产生难溶性化合物；④为了使药物产生长效作用。但为了安全，毒剧药或剂量小的药物不应制成混悬剂。混悬剂的制备也可以采用分散法和凝聚法两种方法，由于混悬剂属于粗分散体系，使混悬微粒具有较高的表面自由能而处于不稳定状态，为了提高混悬剂的物理稳定性，在制备时常需加入助悬剂、润湿剂、絮凝剂和反絮凝剂等稳定剂。

二、影响混悬液稳定性的因素

混悬剂分散微粒与分散介质间存在着固液界面，微粒具有较高表面积，易聚集沉降。混悬液的稳定性主要与下列因素有关：混悬微粒的沉降；混悬微粒的电荷与水化；混悬微粒的润湿及其他，如药物的晶型、分散相的浓度、温度等。

（一）混悬微粒的沉降速度

混悬剂中的微粒因受到重力作用而产生沉降，其沉降速度服从斯托克（Stoke's）定律：

$$V = \frac{2r^2(\rho_1 - \rho_2)g}{9\eta}$$

式中，V—为沉降速度；r—为微粒半径；ρ_1—为微粒的密度；ρ_2—为介质的密度；g—为重力加速度；η—为分散介质的粘度。由 Stoke's 公式可以看出，提高混悬剂稳定性的主要方法是：减小微粒的半径，增加分散介质的粘度，减小固体微粒与分散介质间的密度差。

斯托克定律系表示混悬微粒在理想体系中沉降的速度。即在混悬微粒为均匀的球体粒子间无电效应干扰，沉降时不发生湍流，也各不相扰，且不受器壁影响等条件下的沉降速度。但大部分混悬液还不能完全符合上述条件，因而该定律仅能供参考。

（二）混悬微粒的电荷与水化

混悬剂中的粒子在分散过程中，由于表面分子的解离或吸附液体介质中的离子而带电，形成如胶体一样的双电层结构，具有 ξ 电位。粒子带电产生排斥力，阻止粒子间的聚集。另外，带电离子有强烈的水化作用，使水分子能够在粒子周围形成水化膜，进一步阻止了粒子间的聚集，增加了混悬剂的稳定性。

（三）混悬微粒的润湿

混悬微粒本身亲水性的大小，关系到微粒表面能否被水润湿，因此与混悬剂的稳定性有关。亲水性药物易被水润湿，易于分散和制成较稳定的混悬剂。若为疏水性药物，难于被水润湿，不能均匀的分散，制成的混悬剂稳定性较差。可通过加入润湿剂解决。

（四）絮凝与反絮凝

絮凝与反絮凝混悬剂的粒子分散度愈大，其总表面积愈大，系统的表面自由能也愈大，因而这种处于高能状态的粒子就有降低表面自由能的趋势。因此加入适当的电解质，使 ξ 电位降低，微粒间产生一定的聚集性，形成疏松的絮凝状聚集体，混悬剂就可以处于稳定状态。混悬微粒形成絮凝状聚集体的过程称为絮凝，加入的电解质称为絮凝剂。

混悬剂中的粒子发生絮凝时，加入适宜的电解质，使絮凝状态变为非絮凝状态，这一过程称为反絮凝。加入的电解质称为反絮凝剂。絮凝剂与反絮凝剂所用的电解质可以相同，只是由于用量不同而产生不同的作用。

> **知识链接**
>
> ### 混悬微粒的沉降形式
>
> 混悬微粒的沉降有二种情况：①自由沉降：即微粒先大后小沉降，小微粒填充于大的微粒之间形成坚实饼状物，不易再分散；②絮凝沉降：即数个微粒聚集到一起沉降，此沉降物疏松，易重新分散。显然，混悬剂如发生沉降，絮凝沉降较为理想的沉降方式。

（五）微粒的生长与晶型的转变

混悬剂在放置过程中，药物微粒的大小与数量在不断变化，即小的微粒数目在不断减少，而大的微粒在不断增大，使微粒的沉降速度加快，结果必然影响混悬剂的稳定性。混悬剂在总体上是饱和溶液，但因小微粒的溶解度大而在不断的溶解，对于大微粒来说过饱和而不断地增长变大。为了保持混悬剂的物理稳定性，可向其中加入抑制剂以阻止结晶的增长与转型。

（六）其他

分散相的浓度和温度对混悬剂的稳定性也有影响。一般分散相浓度升高，混悬剂稳定性下降。温度改变可影响分散介质粘度，微粒的沉降速度、絮凝速度、沉降容积等；冷冻也可破坏混悬剂的网状结构，从而改变混悬剂的稳定性。

三、混悬液的稳定剂

为增加混悬液稳定性，可加入适当的稳定剂。常用的稳定剂有：助悬剂、润湿剂、絮凝剂与反絮凝剂。

1. 助悬剂 助悬剂的作用是增加混悬剂中分散介质的黏度，从而降低药物微粒的沉降速度，它又能被药物微粒表面吸附形成机械性或电性的保护膜，从而防止微粒间互相聚集或结晶的转型，或者使混悬剂具有触变性，这些均能使混悬剂稳定性增加。通常可根据混悬剂中药物微粒的性质与含量，选择不同的助悬剂。目前常用的助悬剂有：

（1）低分子助悬剂 如甘油、糖浆等。

（2）高分子助悬剂 有天然的与合成的两类。天然高分子助悬剂常用的有阿拉伯胶、西黄蓍胶、白及胶等；合成类高分子助悬剂用的有：甲基纤维素、羧甲基纤维素钠、羟乙基纤维素、羟丙基甲基纤维素等。

（3）硅酸类 如胶体二氧化硅、硅酸铝、硅藻土等。

（4）触变胶 触变胶具有触变性，如2%硬脂酸铝在植物油中可形成触变胶。

2. 润湿剂 润湿剂的作用主要是降低药物微粒与液体分散介质之间的界面张力，增加疏水性药物的亲水性，使其易被润湿与分散。常用的润湿剂多为表面活性剂，口服混悬剂常用聚山梨酯类、磷脂类、泊洛沙姆等作为润湿剂。

3. 絮凝剂与反絮凝剂 常用的絮凝剂和反絮凝剂有枸橼酸盐、酒石酸盐、酸性酒石酸盐、磷酸盐、氯化铝等，絮凝剂与反絮凝剂可以是同一物质，也可以是不同的物质。

四、混悬液型液体药剂的制备

（一）混悬剂的生产工艺

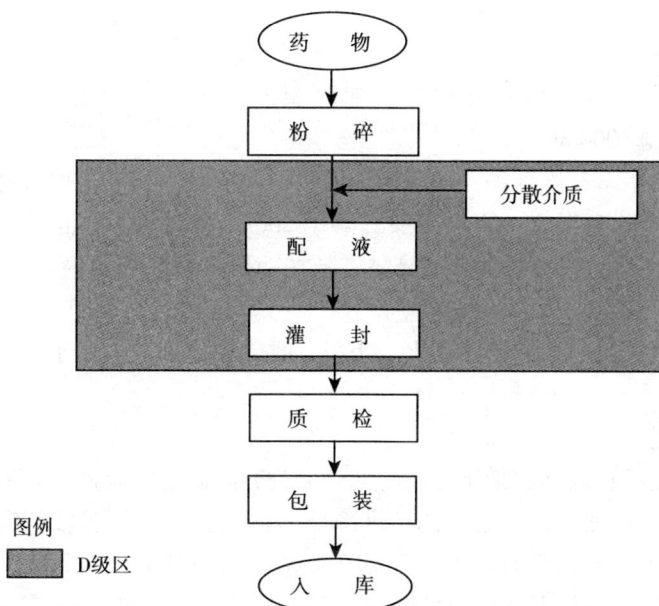

图7-5 混悬剂生产工艺流程及环境区域划分示意图

（二）混悬剂的制备方法

1. 分散法　系指将粗颗粒的药物粉碎成符合混悬微粒分散度要求的方法。凡不溶性药物或虽能溶解但其用量超过溶解度的药物，制备混悬液时应采用分散法。其流程为：

固体药物称量与粉碎→药物润湿与分散→质量检查→分装。

具体工艺过程可根据固体药物和液体分散介质的特性而不同。口服混悬剂的分散介质一般用水，因而制备工艺和药物的亲水性关系密切。

（1）亲水性药物，如氧化锌、炉甘石等，一般应先将药物粉碎到一定细度，再加处方中的液体适量，研磨到适宜的分散度，最后加入处方中的剩余液体至全量。

（2）疏水性药物不易被水润湿，必须先加一定量的润湿剂与药物研匀后再加液体研磨混匀。小量制备可用乳钵，大量生产可用乳匀机、胶体磨等机械。

（3）质重、硬度大的药物制备混悬剂时，可用中药制剂中常用的"水飞法"。

2. 凝聚法　是指利用化学反应或改变药物溶解度条件，使分子或离子状态的药物凝集成不溶性药物微粒以制备混悬剂的方法。属于凝聚法制备混悬液的情况有：由于溶剂性质改变而形成的混悬液和由两种药物溶液经化学反应生成不溶性药物而形成的混悬液。

（1）物理凝聚法　也称微粒结晶法。系将药物制成热饱和溶液，在急速搅拌下加至另一种不同性质的冷液体中，使药物快速结晶的方法。可制成 $10\mu m$ 以下的微粒，再将微粒分散于适宜介质中制成混悬液。

（2）化学凝聚法　一般是将两种药物的稀溶液，在尽量低的温度下相互混合，使之发生化学反应生成细微的沉淀，这样制得的混悬液分散比较均匀。如果溶液浓度较高，混合时温度又较高则生成的颗粒较大，产品质量较差。

五、举例

复方硫磺洗剂

【处方】硫酸锌 30g　沉降硫 30g　樟脑醑 250ml　甘油 100ml　羧甲基纤维素钠 5g
蒸馏水适量共制 1000ml

【制法】取羧甲基纤维素钠，加适量蒸馏水，使成胶浆状；另取沉降硫分次加入甘油研磨细腻后，与前者混合。再取硫酸锌溶于 200ml 蒸馏水中，滤过，将滤液缓缓加入上述混合液中，然后再缓缓加入樟脑醑，随加随研，最后加蒸馏水至 1000 毫升，搅匀，即得。

【功能与主治】具有抑制皮脂溢出、杀菌、收敛等作用。适用于皮脂溢出、痤疮及酒渣鼻。

【用法与用量】外用。用前摇匀，涂布于患处。

【处方工艺分析】硫磺因加工方法不同，分为升华硫、沉降硫、精制硫三种。其中以沉降硫的颗粒为最细，故本处方选用沉降硫为佳；硫磺颗粒表面易吸附空气而形成气膜，聚集浮于液面上。所加入羧甲基纤维素钠可增加分散媒的黏度，并能吸附在微粒周围形成保护膜，而使本品处于稳定。

【制备过程注意事项】加入樟脑醑时，应以细流缓缓加入水中并不断搅拌，为防止析出樟脑结晶；硫磺为强疏水性药物，不被水湿润但能被甘油所湿润，故应先加入甘油充分湿润研磨，再与其他药物混悬均匀；本品禁用软肥皂，因它可与硫酸锌生成不溶性的二价皂。

知识链接

混悬剂的质量评定

混悬剂属于热力学不稳定体系，其质量评价主要是考察其物理稳定性，目前有以下几种方法。

（1）微粒大小的测定：混悬剂中微粒的大小及其分布，是评定混悬剂质量的重要指标，因为其关系到混悬剂的质量和稳定性，从而影响到混悬剂的药效和生物利用度。常用来测定混悬剂粒子大小的方法有显微镜法、库尔特计数法、浊度法、光散射法、漫反射法等。

（2）沉降容积比的测定：沉降容积比是指沉降物的容积与沉降前混悬剂的容积之比。沉降容积比也可用高度表示，其测定方法是：将 100ml 混悬剂置于刻度量筒中，摇匀。混悬剂在沉降前原始高度为 H_0，静置一定时间后观察沉降面不再改变时沉降物的高度为 H，其沉降体积比为 $F = (H/H_0) \times 100\%$，F 值在 0%~100% 之间，F 值越大，表示沉降物的高度越接近混悬剂的原始高度，混悬剂就越稳定。沉降容积比的测定，可评价混悬剂的沉降稳定性及所使用稳定剂的效果。

（3）絮凝度的测定：絮凝度是比较混悬剂絮凝程度的重要参数，用下式表示：

$$\beta = \frac{F}{F_\infty} = \frac{V_u/V_0}{V_\infty} = \frac{V_u}{V_\infty}$$

式中，F—絮凝混悬剂的沉降容积比；F_∞—去絮凝混悬剂的沉降容积比。絮凝度 β 表示由絮凝所引起的沉降物容积增加的倍数，β 值愈大，絮凝效果愈好。

（4）重新分散试验：混悬剂经贮存后如再振摇，沉降物应能很快重新分散，以保证服用时剂量的均匀性和分剂量的准确性。其试验方法是：将混悬剂置于 100ml 量筒内，以每分钟 20 转的速度转动，经过一定时间的旋转，量筒底部的沉降物应重新均匀分散，说明混悬剂的重新分散性良好。

（5）ζ 电位测定：混悬剂中的微粒具有双电层，既 ζ 电位，ζ 电位的大小可表明混悬剂的存在状态。一般 ζ 电位在 25mV 以下，混悬剂呈絮凝状态；ζ 电位在 50~60mV 时，混悬剂呈反絮凝状态。

（6）流变学测定：主要是用旋转粘度计测定混悬液的流动曲线，通过流动曲线的形状来确定混悬液的流动类型，以评价混悬液的流变学性质。

第八节 其他液体药剂

液体药剂除了可按分散系统分类外，并可按给药途径和应用方法分类。给药途径不同对液体制剂有特殊要求。同一给药途径的液体制剂中又包括不同分散体系的制剂。

一、灌肠剂

灌肠剂是指灌注于直肠的水性、油性溶液或混悬液，以治疗、诊断或营养为目的的液体药剂。根据应用目的灌肠剂可分为泻下灌肠剂、含药灌肠剂和营养灌肠剂。大体积灌肠剂使用前应将药液热至体温。除另有规定外，灌肠剂应密封贮藏。常用的有生理盐水、鱼肝油等灌肠剂。

二、灌洗剂

指灌洗阴道、尿道的液体药剂。当药物与食物中毒初期，洗胃用的液体药剂亦属灌洗剂。用量较大，一般为 1000~2000ml，主要用于清洗或洗除黏膜部位的病理异物，一般为低浓度药物水溶液，用前新鲜配制或由浓溶液稀释而得，施用时应热至体温。如 2% 硼酸溶液、生理盐水等。

三、洗剂

洗剂一般系指含水、醇等为溶剂的，供清洗或涂抹无破损皮肤用的外用液体制剂。
按分散系统可分为：溶液型、乳浊液型及混悬液型。用于冲洗开放性伤口或腔体的无菌溶液叫冲洗剂。洗剂多以水和乙醇为分散介质。乳浊液型洗剂储藏时可能会有油相和水相分离，但经振摇应易重新分散；混悬液型洗剂放置后的沉淀物，经振摇应易分散，并具有足够稳定性；易变质的洗剂应于临用前配置。洗剂一般具有清洁、消毒、止痒、收敛和保护的作用。常用苯甲酸苄酯洗剂、炉甘石薄荷脑洗剂等。
冲洗剂由药物、电解质或等渗调节剂溶解在注射用水中制成，标签注明为供冲洗用；通常洗剂应调节为等渗溶液，应澄清，其容器应符合注射容器规定；冲洗剂不能用于注射，并应标明该制剂仅可用一次。

四、搽剂

搽剂系指药物用乙醇、油或适当的溶剂制成的溶液、乳状液或悬浮液搽剂，供无破损皮肤揉擦用的液体制剂。搽剂常用的溶剂有水、乙醇、液状石蜡、甘油或植物油等。起保护作用的多用油、液状石蜡为溶剂；起镇痛作用的多用乙醇等为溶剂。搽剂有镇痛、收敛、保护、消炎、抗刺激等作用。常用者有氧化锌搽剂、硝酸咪康唑搽剂等。

五、滴耳剂

滴耳剂指滴入耳道内的液体药物制剂，一般以水、乙醇、甘油、丙二醇、聚乙二醇等为溶剂，对耳道起清洁、消炎、收敛等作用，如用于外伤的应灭菌并不得加抑菌剂。也可将药物以粉末、颗粒、块状或片状形式包装，另备溶剂，在临用前配成澄明溶液或混悬液后使用。外耳道有炎症时显弱碱性，因此用于外耳道的滴耳剂常配成弱酸性。混悬液型、乳浊液型滴耳剂和洗耳剂贮藏时如有分层，振摇时应易分散，溶液型应澄清。
由药物与适宜辅料制成澄明水溶液，用于清洁外耳道的耳用液体制剂叫洗耳剂；

洗耳剂通常是符合生理 pH 范围的水溶液，用于伤口或手术前使用的洗耳剂应无菌。除另有规定外耳用制剂应密闭贮藏，多剂量包装的滴耳剂每装量应不超过 10ml 或 5g，启用后最多可用 4 周。常用滴耳剂有氯霉素滴耳剂、碳酸氢钠滴耳剂等。

六、滴鼻剂

滴鼻剂系指提取物或药物用适宜的溶剂制成的供滴入鼻腔用的液体制剂，分为溶液型、混悬型和乳浊型三种。滴鼻剂用于鼻腔内的药物（液剂），有滴剂、喷雾剂、注入剂及洗净剂等。一般配成等渗或略为高渗，因鼻腔炎症时呈碱性，滴鼻剂 pH 一般为 5.5 ~ 7.5，如为水性溶液还应为等渗，以不影响鼻腔纤毛运动和分泌液的离子组成。常用滴鼻剂有盐酸麻黄碱滴鼻剂、复方薄荷脑滴鼻剂等。

七、漱口剂

漱口剂是指专用于咽喉、口腔清洗的液体药剂。多数以水为溶剂，也用水、甘油、乙醇混合溶剂。漱口剂一般配成微碱性，这样有利于出去微酸性分泌物和溶解黏液蛋白；通常在制剂中加入适量着色剂着成红色以示外用；有的也配成浓溶液，供稀释后使用；或制成固体粉末，供溶解后使用。常用的有复方硼酸钠溶液、甲硝唑漱口液、1% 碳酸氢钠溶液等。

第九节 液体药剂的矫嗅、矫味与着色

一、液体药剂的色、香、味

液体药剂除了保证其有效性、安全性和稳定性外，还应注意其外观和臭味。许多药物有不良的臭味，如溴化钾、碘化钾等盐类有咸味，氯霉素、生物碱类等有苦味，鱼肝油有腥味，这些药物由于口感差让人难以接受，勉强下咽常常引起恶心和呕吐，尤其是小儿患者往往拒绝服药，既影响了及时治疗又浪费了药物。因此，选用适宜的矫味剂能在一定程度上掩盖与矫正药物的不良臭味，消除或减少患者对服药的厌恶，使患者愉快服药，达到应有的治疗效果。有些药物本身无色，但有时为了心理治疗的需要或强调某种用药方法而进行调色。因此，矫正药物的不良臭味，改善液体药剂的色、香、味，提高药剂质量，使患者愿意接受或服用，是关系到医疗效果的重要措施。

二、矫味剂与矫嗅剂

1. 甜味剂　用于掩盖制剂的苦、涩、咸等不良味道常需加入甜味剂，甜味剂包括天然和合成的两大类。天然的甜味剂有蔗糖、单糖浆、果汁糖浆、甜菊苷等。其中蔗糖和单糖浆应用最广泛；果汁糖浆（如橙皮糖浆、桂皮糖浆）兼具矫臭作用；甜菊苷为微黄白色粉末，无臭，有清凉甜味，甜度比蔗糖高约 300 倍，常用量为 0.025% ~ 0.05%，本品甜味持久且不被吸收，但甜中带苦，故常与蔗糖或糖精钠合用。合成的甜味剂有糖精钠和阿斯巴甜等。糖精钠的甜度为蔗糖的 200 ~ 700 倍，常用量为 0.03%，易溶于水，常与单糖浆或甜菊苷合用，常作咸味药物的矫味剂。阿斯巴甜，

也称蛋白糖，甜度为蔗糖的 150 ~ 200 倍，可以有效地降低热量，适用于糖尿病、肥胖症患者。

2. 芳香剂 在制剂中有时需要添加少量的香料和香精以掩盖药物的不良臭味，这些香料与香精称为芳香剂，包括天然的和合成的两大类。天然产品有薄荷挥发油、橙皮油、桂皮油、薄荷水、桂皮水等。合成产品是各种香精，如苹果香精、香蕉香精、柠檬香精等。

3. 胶浆剂 具有黏稠缓和的性质，可以通过干扰味蕾的味觉而起到矫味的作用。常用的有淀粉浆、阿拉伯胶、羧甲基纤维素钠、琼脂胶浆、明胶等。使用时可在胶浆剂中加入适量的甜味剂，以增加其矫味作用。

4. 泡腾剂 用于改善盐类的苦味、涩味、咸味等。其原理是利用有机酸（如枸橼酸、酒石酸）与碳酸氢钠或碳酸钠在水溶液中发生化学反应，产生大量的二氧化碳气体，二氧化碳溶于水中显酸性，能麻痹味蕾从而起到矫味的作用。

三、着色剂

着色剂又称色素或染料。有时为了改善制剂的外观颜色，识别制剂的浓度，区分应用方法和增加病人用药的顺应性等往往需要在制剂中添加适宜的着色剂。常用的着色剂有天然色素（如甜菜红、胡萝卜素、叶绿素、焦糖等）和合成色素（如苋菜红、胭脂红、柠檬黄、日落黄、伊红、品红、美蓝等）两类。

第十节　液体药剂的包装与贮藏

一、液体药剂的包装

液体药剂的包装关系到产品的质量、运输和贮存。液体制剂体积大，稳定性较其他制剂差，液体药剂如果包装不当，在运输和贮存过程中会发生变质。因此包装容器的材料选择、容器的种类、形状以及封闭的严密性等都极为重要。

液体制剂的理想包装材料要求为：对人体无毒、无害；不与药物反应，不影响药物性质和疗效，不影响药物质量控制；隔离、密封性能好；坚固、质轻、价廉等。常用的包装材料为容器（玻璃瓶、塑料瓶等）、瓶塞（软木塞、橡胶塞、塑料塞）、瓶盖（塑料盖、金属盖）等。

液体制剂包装瓶上应贴有标签。医院液体药剂的投药瓶上应贴不同颜色的标签，习惯上内服液体药剂的标签为白底蓝字或黑字，外用液体药剂的标签为白底红字或黄字。

二、液体药剂的贮藏

液体药剂特别是以水为溶剂的液体药剂在贮藏期间极易水解和染菌，使其变质。流通性的液体药剂应注意采取有效的防腐措施，并应密闭贮藏于阴凉干燥处。医院液体药剂应尽量减小生产批量，缩短贮藏时间，有利于保证液体药剂的质量。

目标检测

一、名词解释

昙点 CMC 触变胶 乳析

二、选择题

（一）单项选择题

1. 下列哪项不能增加药物的溶解度
   A. 加助溶剂 B. 加增溶剂 C. 改变溶剂 D. 加助悬剂 E. 使用混合溶剂
2. 下列剂型中既可内服又可外用的
   A. 甘油剂 B. 漱口剂 C. 醑剂 D. 糖浆剂 E. 洗剂
3. 有关亲水胶体叙述正确的是
   A. 亲水胶体外观澄清
   B. 分散相为高分子化合物的分子聚集体
   C. 加大量电介质会使其沉淀
   D. 亲水胶体可提高疏水胶体的稳定性
4. 有关乳浊液型液体制剂说法错误的有
   A. 由水相、油相、乳化剂组成 B. 药物必须是液体
   C. 可掩盖药物的不良臭味 D. 乳浊液剂为热力学不稳定体系
5. pH 一般为 5.5～7.5，并要调节等渗的是
   A. 洗剂 B. 漱口剂 C. 滴鼻剂 D. 滴牙剂 E. 灌肠剂

（二）多项选择题

1. 按分散系统可将液体制剂分为
   A. 真溶液 B. 胶体溶液 C. 混悬液 D. 乳浊液 E. 注射剂
2. 有关混悬液的说法错误的是
   A. 混悬液为热力学稳定体系 B. 药物制成混悬液可延长药效
   C. 难溶液性药物常制成混悬液 D. 毒剧性药物常制成混悬液
   E. 微粒沉降后不结块，稍加振摇又能均匀分散
3. 为增加混悬液的稳定性，在药剂学上常用措施有
   A. 减少粒径 B. 增加粒径 C. 增加微粒与介质间密度差
   D. 减少微粒与介质间密度差 E. 增加介质黏度
4. 乳浊液的不稳定现象有
   A. 转相 B. 分层 C. 絮凝 D. 破裂 E，酸败
5. 胶体溶液根据胶粒与溶剂之间的亲和力不同分为
   A. 亲水胶体 B. 疏水胶体 C. 保护胶体 D. 凝胶 E. 触变胶

三、简答题

1. 液体药剂的定义和特点是什么？

2. 增加药物溶解度的方法有哪些？

3. 溶液型液体制剂、胶体溶液型液体制剂、混悬型液体制剂、乳浊液型液体制剂的特点是什么？各分为哪几类？如何制备？

实训 | 液体药剂的制备

【实训目的】

1. 熟练掌握溶液型液体制剂的制备方法及操作要点；正确使用常用的称量器具。

2. 学会对常见的液体制剂药品进行分类判断；对生产车间和用具进行清洁消毒处理。

【实训条件】

1. 实训场地 实验室、实训车间

2. 实训仪器与设备 烧杯、量筒、漏斗、玻璃棒、乳钵、滤纸、普通天平、电子天平、显微镜、电炉等。

3. 实训材料 碘、碘化钾、羧甲基纤维素钠、甘油、羟苯乙酯、炉甘石、氧化锌、氢氧化钙、花生油、蒸馏水等。

【实训内容】

（一）溶液型液体药剂的制备

复方碘溶液

【处方】 碘 50g　碘化钾 100g　蒸馏水加至 1000ml

【制法】 取碘化钾置容器中，加蒸馏水约 100ml，搅拌使溶解，加入碘，随加随搅拌，使溶解后，再加蒸馏水至全量，混匀，即得。

【质量检查】 外观为深棕色澄明溶液，有碘特臭。

注：（1）碘具有强氧化性、腐蚀性和挥发性，称取时可用玻璃器皿或蜡纸，不宜用纸衬垫，不应直接置于天平托盘上称量，以防腐蚀天平；称取后不宜长时间露置空气中；切勿接触皮肤与黏膜。

（2）碘难溶于水（1:2950），故加碘化钾作助溶剂，以增大其溶解度。制备时，为使碘迅速溶解，宜先将碘化钾加适量蒸馏水浓溶液，然后加入碘溶解。碘化钾与碘生成易溶于水及醇的络合物。其结合形式为 $I_2 + KI \rightarrow KI_3$。

（3）碘溶液具氧化性，应贮存于密闭玻璃塞瓶内，不得直接与木塞、橡胶塞及金属塞接触。为避免被腐蚀，可加一层玻璃纸衬垫。

（4）内服时用水稀释 5~10 倍，以减少刺激性。

（二）胶体溶液型液体药剂的制备

羧甲基纤维素钠胶浆

【处方】 羧甲基纤维素钠 2.5g　甘油 30ml　羟苯乙酯溶液（5%）2ml　蒸馏水加至 100ml

【制法】 取羧甲基纤维素钠撒布于盛有适量蒸馏水的烧杯中，使其自然溶胀，然后

稍加热使其完全溶解，将羟苯乙酯醇溶液、甘油加入到烧杯中，最后补加蒸馏水至全量，搅拌均匀，即得。

【质量检查】外观为无色黏稠的液体。

【注】

（1）羧甲基纤维素钠为白色纤维状粉末或颗粒，在冷、热水中均能溶解，但在冷水中溶解缓慢，配制时，可先将羧甲基纤维素钠撒在水面上，切忌立即搅拌，使慢慢自然吸水充分膨胀后，再加热即溶解。否则因搅拌而形成团块，使水分子难以进入而导致难溶解制成溶液。若先用甘油研磨而分散开后，再加水时则不结成团块，会很快溶解；或先用少量乙醇湿润羧甲基纤维素钠，再加水溶解则更为方便。

（2）处方中加甘油可以起保湿、增稠和润滑作用。本品 pH 5~7 时黏度最高。

（3）羧甲基纤维素钠遇阳离子型药物及碱土金属、重金属盐会发生沉淀，故不宜用季铵盐类和汞类防腐剂。

（三）乳浊液型液体制剂的制备

1. 石灰搽剂

【处方】氢氧化钙溶液 50ml　花生油 50ml

【制法】取氢氧化钙溶液与植物油置具塞三角烧瓶中，用力振摇，使成乳状液，即得。

【质量检查】

（1）外观为蜡黄色乳浊液。

（2）乳浊液类型鉴别。

（3）乳滴最大直径和最多直径。

注：本处方系 W/O 型乳剂，乳化剂为氢氧化钙与花生油中所含的少量游离脂肪酸经皂化反应生成的钙皂。其他常见的植物油如菜油等均可代替花生油，因为这些油中也含有少量的游离脂肪酸。

2. 松节油搽剂

【处方】松节油 65ml　樟脑 5g　软肥皂 7.5g　蒸馏水加至 100ml

【制法】取软肥皂与樟脑在乳钵中研匀，分次加入松节油不断研磨至均匀为止。然后将此混合物分次加入已盛有 25ml 水的三角瓶中，每次加后，即用力振摇，至细腻的乳白色液为止，加蒸馏水至 100ml，混匀，即得。

【质量检查】

（1）外观为乳白色乳浊液。

（2）乳浊液类型鉴别。

（3）乳滴最大直径和最多直径。

注：（1）本处方中软肥皂为钾肥皂作乳化剂，故形成 O/W 型乳浊液；樟脑与松节油为皮肤发赤药。

（2）本品用干胶法制备，也可将蒸馏水分次加入到松节油中。本品易分层，因松节油的比重小，流动性又大，且含量高，故不够稳定。

3. 乳浊液类型的鉴别

（1）染色镜检法　将上述乳浊液涂在载玻片上，加油溶性的苏丹红染色，镜下观察。另用水溶性亚甲蓝染色，同样镜检，判断乳剂的类型。将实验结果记录于表3中。

表3　乳浊液类型鉴别结果

	内相	外相
苏丹红		
亚甲蓝		
乳剂类型		

（2）稀释法　取试管两支，加入上述乳浊液一滴，加水约5ml，振摇或翻转数次。观察是否能混匀。并根据实验结果判断乳浊液类型。

（四）混悬型液体药剂的制备

1. 炉甘石洗剂

【处方】炉甘石150g　氧化锌50g　甘油50ml　羧甲基纤维素钠2.5g　蒸馏水加至1000ml

【制法】取炉甘石、氧化锌研细过100目筛，加甘油研磨成糊状后，另取羧甲基纤维素钠加蒸馏水溶解后，分次加入上述糊状液中，随加随搅拌，再加蒸馏水至全量，搅匀，即得。

【质量检查】

（1）外观为白色混悬液，久置易分层。

（2）沉降体积比的测定。

（3）重新分散试验。

【注】

（1）处方中氧化锌以选用轻质者为好。

（2）炉甘石和氧化锌均为（不溶于水）亲水性药物，可被水湿润，故先加入甘油研磨成糊状，再与羧甲基纤维素钠水溶液混合，使吸附在微粒周围形成保护膜以阻碍微粒的聚合，并使本品趋于稳定，振摇时易再分散。

（3）若本品配制方法不当或选用的助悬剂不适宜，则不易保持混悬状态，且涂用时有沙砾感。久贮沉淀的颗粒易聚结，虽振摇亦难再分散。为此，应注意选择适宜的稳定剂以提高混悬剂的稳定性。

2. 混悬剂的质量评定

沉降体积比的测定　将配制好的混悬液置100ml具有塞子的量筒中，密塞，振摇1分钟，记录混悬液的初始高度 H_0，再分别将放置5、10、20、60分钟的沉降物高度 H_u 记录于表1中。按式：沉降体积比 $F = H_u/H_0$，计算各个放置时间的沉降体积比。记入表1中。以沉降容积比 $F = H_u/H_0$ 为纵坐标，时间 t 为横坐标，绘制沉降曲线图，得出什么结果？沉降体积比在 $0 \sim 1$ 之间，其数值越大，混悬剂越稳定。

表 1 混悬液的沉降体积比

时间（分）	沉降高度（cm）	沉降体积比 $F(H_u/H_0)$
0（H_0）		
5		
10		
20		
60		

（孙妍）

第八章 | 注射剂与滴眼剂

第一节 概 述

一、注射剂的含义、分类与特点

(一) 含义

注射剂（injection）系指供注入体内的灭菌溶液、乳状液或混悬液及供临用前配成溶液或混悬液的无菌粉末或浓溶液。

(二) 分类

注射剂按分散系统，可分为四类：

1. 溶液型注射剂 对于易溶于水且在水中稳定的药物，可以制成溶液型注射剂。如氯化钠注射液，葡萄糖注射液。

2. 乳剂型注射剂 水不溶性液体药物，可以制成乳剂型注射剂，如脂肪乳注射剂。

3. 混悬型注射剂 水难溶性药物或注射后要求延长药效作用的药物，可制成水或油的混悬液，注射用混悬液一般不得用于静脉注射与椎管注射，仅供肌肉注射，如醋酸可的松注射液。

4. 注射用无菌粉末 注射用无菌粉末亦称粉针，是将供注射用的无菌粉末状药物装入安瓿或其他适宜容器中，临用前用适当的溶剂溶解或混悬的制剂，如青霉素粉针剂。

（三）特点

注射剂是当前应用最广泛的剂型之一，因为它具有许多优点：

1. 起效迅速而可靠　药液直接注入组织或血管，作用迅速，尤其是静脉注射，药物直接进入血液而无吸收过程，剂量准确，作用可靠，适于抢救危重病人。

2. 适用于不宜口服的药物　口服易被消化液破坏的药物如青霉素或胰岛素等，或口服不易吸收、引起呕吐刺激的药物均可考虑制成注射剂给药。

3. 适用于不能口服的病人　如昏迷或不能吞咽的患者，或有其他消化系统障碍不能口服给药的患者，其营养或治疗可注射给药。

4. 可以产生局部定位作用　局部麻醉药可以产生局部定位作用，如麻醉药的局部注射、动脉注射造影剂用于局部造影、动脉插管注射给药（介入治疗）用于肝肿瘤栓塞等等。

5. 某些注射剂还可具有长效作用　如油溶液型和混悬型注射剂用于肌内注射时往往有长效作用；微球制剂进行肌肉或皮下注射也可产生长效作用。

但注射剂也存在一些缺点：

1. 使用不便，注射疼痛　注射剂一般不能自己使用，应根据医嘱由技术熟练者注射，以保证安全，同时，注射给药属于侵入式给药，伴有明显的疼痛感。

2. 安全性问题　注射剂药物直接进入体内，避开了人体正常的生理保护功能，如果药品稍有质量问题，就可能带来安全隐患。

3. 稳定性问题　由于溶液型注射剂占多数，故注射剂有液体药剂共有的化学稳定性问题；乳剂型和混悬型注射剂还有物理稳定性问题；大多数注射剂必须经过高温灭菌过程，也可能加速药物的降解等。

4. 制备工艺相对复杂　注射剂对设备和环境条件等要求较高，对产品的质量要求也很严格，可以说注射剂代表着普通药物制剂在生产和质控上的最高水平，故生产费用较高，产品的最终价格也相对较高。

二、注射剂的给药途径

根据医疗上的需要，注射剂的给药途径主要有静脉注射、肌内注射、皮下注射、皮内注射、脊椎腔注射等。给药途径不同，作用特点也不一样。

1. 静脉注射　静脉注射分静脉推注和静脉滴注，前者用量小，一般 5～50ml，后者用量大，从数百毫升到数千毫升不等。静脉注射多为水溶液。油溶液和混悬型注射液一般不能作静脉注射。凡能导致红细胞溶解（溶血作用）或使蛋白质沉淀的药物，均不宜静脉给药。

2. 肌内注射　以水溶液为主，也可以是油溶液、混悬液或者乳状液。肌内注射的单次剂量一般在 5ml 以下。肌内注射后药物有一个吸收入血的过程。

3. 皮下注射　注射于真皮和肌内之间，药物吸收速度稍慢，主要是水溶液，注射剂量一般为 1～2ml。

4. 皮内注射　注射到表皮和真皮之间，单次注射量在 0.2ml 以下。主要用于过敏性试验或疾病诊断，如青霉素皮试液和结核菌阳性试验等。

5. 脊椎腔注射　注射于脊椎四周蛛网膜下腔内。由于神经组织较敏感，脊髓液循环较慢，渗透压的紊乱，能很快引起头痛和呕吐，故脊椎腔注射产品质量应严格控制，其 pH 与渗透压应与脊椎液相等，注射体积应在 10ml 以下。

除此之外，还有其他的注射给药途径，包括动脉注射、关节内注射、心内注射、瘤内注射和穴位注射等。

三、注射剂的质量要求

注射剂直接进入机体各部位，故其质量要求特别高，要求药效确切，用药安全，成品稳定，除要求主药含量合格外，还应符合下列质量要求：

1. 无菌　注射剂成品中不应含有任何活的微生物。所有注射剂都必须达到药典无菌检查的要求。对于不能用高温进行灭菌的注射剂，保持无菌是一个重要的问题。

2. 无热原　用量大的注射剂、供静脉注射及脊椎腔注射的药物制剂，均需进行热原检查，合格后方能使用。热原进入人体可引发各种不良反应，严重时可危及生命。

3. 安全性　注射剂不应对组织有刺激性或毒性反应。特别在使用非水溶剂或一些附加剂时，必须经过严格的动物实验，证实使用的安全性。

4. 澄明度　注射剂在规定的条件下检查，不得有肉眼可见的混浊或异物。注射剂中的微粒较大或较多时可引起局部血管栓塞，进而因供血不足或缺氧发展成为静脉炎或水肿，微粒进入组织还可引发肉芽肿，或引起过敏与热原样反应等。

5. 渗透压　注射剂的渗透压应尽量与血液相等或接近，其中脊椎腔注射液必须等渗；输液剂由于量大最好等渗或稍高渗。

6. pH 值　注射剂的 pH 应尽量与血液相等或接近（血液的 pH 为 7.4）。考虑到不同药物在不同环境中溶解度和稳定性的不同，而且机体具有一定的缓冲能力，故注射剂的 pH 可控制在 4~9 的范围内。

7. 稳定性　要求注射剂必须具有必要的物理稳定性、化学稳定性和生物学稳定性，确保产品在有效期内稳定和安全。

8. 其他　有些注射液（如复方氨基酸注射液），可能含有降压物质，要按规定进行检查，其降压物质必须符合规定。有些注射剂也可能含有升压物质，也要检查合格。在新药开发时有时还要进行溶血试验、血管刺激性试验等。

在制剂生产中常遇到的质量问题是澄明度、化学稳定性及无菌、无热原等问题，在生产过程中应注意产生上述质量问题的原因与解决办法。

四、中药注射剂的发展概况

中药注射剂是指在中医药理论指导下，采用现代科学技术与方法，从中药、天然药物的单方或复方中提取有效物质制成的可供注入体内（包括肌内、穴位、皮内、皮下、静脉以及其他组织或器官）的灭菌制剂以及供临床前配制溶液的无菌粉末或浓缩液。中药注射剂在我国已有 70 多年的发展及应用的历程。在这 70 多年中，中药注射剂为我国医疗事业做出了巨大贡献，也为无数的患者解除了病痛。中药注射剂在临床方面具有化学药品不可替代的作用，在某些疾病的治疗上，中药注射剂的疗效高于部分化学药品。中药注射剂这一我国独有的，具有卓著疗效的药品是中华民族的国宝。

但由于受历史条件的限制，直至建国以前，除了 1938 年由抗日根据地研制出的柴胡注射液外，中药制剂一直停留在汤剂和丸、散、膏、丹水平。建国以后，中药注射剂的研制步伐加快，20 世纪 50 年代中期到 60 年代初，研制出了"板蓝根注射液"等 20 多个品种用于临床。在 20 世纪 70 年代，曾研制出几百种中药注射液，但由于盲目性大，技术不太过关，疗效和安全性差，不少品种到现在已经被淘汰了。《中国药典》1977 年版一部收载了 23 种中药注射液，如丹参注射液、盐酸川芎嗪注射液和银黄注射液等，《中国药典》1985 年版只收载了盐酸川芎嗪注射液 1 种，而《中国药典》1990 年版无收载，《中国药典》1995 年版和《中国药典》2000 年版收载了注射用双黄连，止喘灵注射液 2 个品种，《中国药典》2005 年版收载了注射用双黄连、清开灵注射液等 4 个品种。《中国药典》2010 年版收载了灯盏细辛注射液，清开灵注射液等五个品种。近 20 年来，在原有中药注射剂临床疗效的基础上，应用现代科学技术，对一些中药注射剂进行了进一步的研究，对工艺质量进一步优化，形成了一批受临床欢迎的中药注射剂品种，如清开灵注射液、复方丹参注射液、康莱特注射液等，它们在一些急重症，尤其是病毒性感染、心血管疾病以及肿瘤等治疗方面，显示有独特的治疗优势。因此目前仍在临床使用的中药注射剂品种是经过了较长期的临床实践，证明确有独特疗效的品种。然而，由于中药注射剂在原料、生产工艺、质量控制等方面存在一些技术瓶颈没有解决，因此，在临床使用中还存在一些安全性问题。中药注射剂的安全性事件不仅给用药者的健康和生命带来危害，对社会影响很大，并且可造成连锁效应，对整个中医药行业带来了不可估量的影响。因此，为了提高中药注射剂的安全性和稳定性，除了在分离提取方面采用新技术、新工艺外，中药冻干粉注射剂将是中药注射剂发展的主要方向之一。因为只有有效成分清楚的处方，才有条件制成冻干粉注射剂。对溶解性差的成分，可通过附加剂的助溶来解决澄明度与剂量的矛盾。冻干粉注射剂无论是在物理稳定性或化学稳定性方面优势是明显的。在解决定向定量、安全稳定的诸问题时，中药注射剂高效的特点将是显而易见的。

我们相信，随着中药现代化进程的加快，基础药理、药物分析以及相关提取分离技术的发展与突破，中药注射剂将日益受到医药界的关注。

第二节 热 原

一、热原的含义与特点

热原系指由微生物产生的能引起恒温动物体温异常升高的致热物质。当含有热原的注射剂，特别是静脉输液注入人体，约半小时后，就会产生发冷、寒战、体温升高、身痛、出汗和恶心呕吐等不良反应，有时体温可升高至 40℃，严重者出现昏迷、虚脱、休克，甚至有生命危险。

热原是微生物的一种内毒素，存在于细菌的细胞膜和固体膜之间，是磷脂、脂多糖和蛋白质组成的复合物，其中脂多糖是内毒素的主要成分，具有特别强的致热活性，一般脂多糖的分子量越大其致热作用也越强。热原的分子量一般为 $1 \times$

10^6 左右。

二、热原的基本性质

1. 耐热性 热原的耐热性因热原的种类不同而有差异。一般来说，热原在60℃加热1h不受影响，100℃加热也不降解，但在250℃、30~45分钟；200℃、60分钟或180℃、3~4小时可使热原彻底破坏。在通常注射剂的热压灭菌法中热原不易被破坏。

2. 水溶性 由于磷脂结构上连接有多糖，所以热原能溶于水。其浓缩的水溶液往往带有乳光，所以带乳光的水与药液提示有可能热原不合格。

3. 不挥发性 热原本身不挥发，但因其溶于水，在蒸馏时，可随水蒸气中的雾滴带入蒸馏水，故蒸馏水器上应装备完好的隔沫装置，以防止热原污染。

4. 滤过性 热原体积小，约在1~5nm之间，能通过一般滤器。即使微孔滤膜，也不能截流。但活性炭可以吸附热原。

5. 其他 热原能被强酸强碱破坏，也能被强氧化剂，如高锰酸钾或过氧化氢等破坏，超声波及某些表面活性剂（如去氧胆酸钠）也能使之失活。另外，热原在水溶液中带有电荷，也可被某些离子交换树脂所吸附。

三、注射剂被热原污染的途径

1. 从溶媒中带入 这是注射剂出现热原的主要原因，冷凝的水蒸气中带有非常小的水滴（称飞沫）即可将热原带入。制备注射用水时不严格或储存过久均会污染热原。因此，生产的注射用水应定时进行内毒素检查，药典规定供配制用的注射用水必须在制备后12小时内使用。GMP规定注射用水宜用优质低碳不锈钢罐贮存，并在80℃以上保温或65℃以上保持循环或冷藏，并至少每周全面检查一次。

2. 从原料中带入 原料质量及包装不好均会产生热原，尤其是营养性药物如葡萄糖、中药材提取物或存放过久的药材，污染后微生物增殖也会产生热原。另外，用生物方法生产的药品很易带入致热物质，如抗生素、水解蛋白、右旋糖酐等。

3. 从容器、用具和管道中带入 配制注射液用的器具等工作前没有洗净或没有灭菌，均易产生热原。所以操作前均应按规定严格处理、合格后方能使用。

4. 生产过程中污染 室内卫生条件不好、操作时间过长、装置不密闭、灭菌不完全或操作不符合要求、包装封口不严、输液瓶口不圆整或薄膜及胶塞质量不好等，均会在注射剂中进入细菌而产生热原。

5. 由使用过程带入 静脉输液本身不含热原，但临床使用时仍发现有热原反应，这往往是由于注射器具（注射器、输液瓶、玻璃管、乳胶管、针头与针筒及其他用具）被污染导致热原反应，因此，必须做到注射器具无菌无热原，这也是防止热原反应不能忽视的措施。

四、除去热原的方法

（一）除去药液中热原的方法

1. 活性炭吸附法 即在配液时加入溶液体积0.1%~0.5%的针用一级活性

炭，煮沸并搅拌 15 分钟，即能除去大部分热原，而且活性炭还有脱色、助滤、除臭作用。但活性炭也会吸附部分药液，故使用时应过量投料，但小剂量药物不宜使用。

2. 离子交换法 热原分子上含有磷酸根和羧酸根，带有负电荷，可以被碱性阴离子交换树脂吸附，但树脂易饱和，须经常再生。

3. 凝胶过滤法 也称分子筛滤过法，是利用凝胶物质作为滤过介质，当溶液通过凝胶柱时，分子量较小的成分渗入到凝胶颗粒内部而被阻滞，分子量较大的成分则沿凝胶颗粒间隙随溶剂流出。当制备的注射剂，其药物分子量明显大于热原分子时，可用此法除去热原，但当两者分子量相差不大时，不宜使用。

4. 超滤法 是利用高分子薄膜的选择性与渗透性，在常温条件下，依靠一定的压力和流速，达到除去溶液中热原的目的。一般用 3.0 ～ 15nm 超滤膜可有效去除药液中的细菌与热原。

（二）除去器具上热原的方法

1. 酸碱法 因热原能被强酸、强碱或强氧化剂等破坏，所以玻璃容器、用具及输液瓶等均可使用重铬酸钾硫酸清洁液浸泡以破坏热原。

2. 高温法 注射用针头、针筒及玻璃器皿等，先洗涤洁净烘干后，再在 180℃ 加热 2 小时或 250℃ 加热 30 分钟以上处理破坏热原。

（三）除去溶媒中热原的方法

1. 蒸馏法 利用热原的不挥发性来制备注射用水，但热原又具有水溶性，所以蒸馏器要有隔沫装置，挡住雾滴的通过，避免热原进入蒸馏水中。

2. 反渗透法 用醋酸纤维素膜和聚酰胺膜制备注射用水可除去热原，与蒸馏法相比，具有节约热能和冷却水的优点。

五、热原的检查方法

1. 家兔法 将一定剂量的供试品，静脉注入家兔体内，在规定时间内，观察家兔体温变化的情况，以判定供试品中所含热原的限度是否符合规定。由于家兔对热原的反应与人体相同，因此，目前各国药典法定的热原检查方法仍为家兔法，对家兔的要求，试验前的准备，检查法，结果判断均有明确规定。具体方法参见《中国药典》2010 年版一部附录 XⅢ A。

2. 鲎试验法 是利用鲎试剂来检测或量化由革兰阴性菌产生的细菌内毒素，以判断供试品中细菌内毒素的限量是否符合规定的一种方法。具体操作和鉴定结果的方法见《中国药典》2010 年版一部附录ⅩⅢ D 细菌内毒素检查法。鲎试验法特别适用于某些不能用家兔致热实验法进行热原检测的品种，如放射性制剂、肿瘤抑制剂等，因为这些制剂具有细胞毒性因而会产生一定的生物效应。鲎试验法灵敏度高，操作简单，实验费用少，可迅速获得结果，适用于生产过程中的热原控制，但由于鲎试验法对革兰阴性菌以外的内毒素不够敏感、易出现"假阳性"，故不能完全代替家兔致热试验法。

第三节 注射剂的溶剂

一、注射用水

（一）纯化水、注射用水与灭菌注射用水

纯化水是原水经蒸馏法、离子交换法、反渗透法或其他适宜方法制得的供药用的水，不含任何附加剂。可作为配制普通药物制剂的溶剂或试验用水，也可用于洗瓶，但不得用于注射剂的配制。

注射用水为纯化水经蒸馏所制得的水，应符合细菌内毒素试验要求。注射用水必须在防止细菌内毒素产生的设计条件下生产、贮藏及分装。其质量应符合注射用水项下的规定。注射用水可作为配制注射剂、滴眼剂等的溶剂或稀释剂及容器的精洗。为保证注射用水的质量，应减少原水中的细菌内毒素，监控蒸馏法制备注射用水的各个生产环节，并防止微生物的污染。

灭菌注射用水为注射用水经灭菌所制得的水，是无菌、无热原的水，主要用于注射用灭菌粉末的溶剂或注射液的稀释剂。灭菌注射用水灌装规格应适应临床需要，避免大规格、多次使用造成的污染。

（二）注射用水的质量要求

注射用水的质量必须符合《中国药典》2010 年版二部中注射用水项下的规定，应为无色的澄明液体；无臭、无味；pH 值为 5.0 ~ 7.0；细菌内毒素要求为每 1ml 中含细菌内毒素量应小于 0.25EU；微生物限度要求为细菌、霉菌和酵母菌总数每 100ml 不得过 10 个；氨、氯化物、硝酸盐与亚硝酸盐、电导率、总有机碳、不挥发物与重金属等均应符合规定。

二、注射用油

一些水不溶性药物常溶于可被机体代谢的油中，如脂溶性维生素等，常溶于植物油中供用。

（一）酸值、碘值与皂化值

酸值、碘值、皂化值是评价注射用油的重要指标。酸值是指中和 1 克油脂中含有的游离酸所需氢氧化钾的毫克数，表示油脂中游离脂肪酸的多少，反映酸败的程度，酸值越大，则油脂酸败程度越严重。碘值是指 100g 油脂与碘起加成反应时所需碘的克数，碘值表示油中不饱和键的多少，碘值高，则不饱和键多，油易氧化，不适合供注射用。皂化值系指皂化 1g 油脂所需氢氧化钾的毫克数，皂化值的高低表示油中游离脂肪酸和结合成酯的脂肪酸的总量，以此可辨别油的种类和纯度。

（二）注射用油的质量要求

《中国药典》2010 年版二部中明确规定，注射用油的质量标准是：①应无异臭，无酸败味；②色泽不得深于规定的标准比色液；在 10℃时应保持澄明。③碘值为 78 ~ 128。④皂化值为 185 ~ 200。⑤酸值不大于 0.56。常用的油有芝麻油、大豆油、茶

油等。

（三）注射用油的精制

植物油是由各种脂肪酸的甘油酯组成，贮存时易与空气、光线接触时间较长而发生复杂的化学变化，产生特异的刺激性臭味，称为酸败，酸败的油脂不符合上述注射用油的标准时，均须加以精制，才能供注射用。

1. 中和　取植物油，测定酸值，根据测定结果加比计算量大 20% ~ 30% 的氢氧化钠（或钾）。为此先将碱配成约 18% ~ 35% 的溶液，另将油置蒸气夹层锅中，加入上述碱液并不断搅拌，缓缓升温至 60 ~ 70℃，保持 30 分钟，静置过夜。

2. 油皂分离　取样测定油液酸值（在 0.3 以下），合格后即行滤过。

3. 脱色脱臭　取上述滤清的油液，在搅拌下加热至 50℃，加入油量 3% 的活性白陶土及 0.5% 活性炭（两者用前须经 160℃，烘烤 1 小时），继续加温至 80℃，不断搅拌 30 分钟，静置过夜。用板框压滤机滤过至油液完全澄明，经酸值、水分、杂质等项目检查合格方可。

4. 灭菌　精制油应在 150 ~ 160℃ 干热灭菌 1 ~ 2 小时后，备用。

注射用油应贮于避光密闭洁净容器中，避免日光、空气接触，为保证贮存过程不变质，可考虑加入没食子酸丙酯、V_E 等抗氧剂。

三、注射用其他溶剂

对于不溶或微溶于水或在溶液中不稳定的药物，常用非水溶剂制备注射液，各溶剂性质如下：

1. 乙醇　本品与水、甘油、挥发油等可任意混溶，可供静脉或肌内注射。采用乙醇为注射溶剂浓度可达 50%。但乙醇浓度超过 10% 时可能会有溶血作用或疼痛感。如氢化可的松注射液中含一定量的乙醇。

2. 丙二醇（propylene glycol，PG）　本品与水、乙醇、甘油可混溶，能溶解多种挥发油。注射用溶剂或复合溶剂常用量为 10% ~ 60%，用做皮下或肌注时有局部刺激性。其溶解范围较广，已广泛用做注射溶剂，供静注或肌注。如苯妥英钠注射液中含 40% 丙二醇。

3. 聚乙二醇（polyethylene，PEG）　本品与水、乙醇相混合，化学性质稳定，PEG300、400 均可用做注射用溶剂。有报道 PEG300 的降解产物可能会导致肾病变，因此 PEG400 更常用。如塞替派注射液以 PEG400 为注射溶剂。

4. 甘油（glycerin）　本品与水或醇可任意混合，但在挥发油和脂肪油中不溶。由于黏度和刺激性较大，不单独做注射溶剂用。常用浓度 1% ~ 50%，但大剂量注射会导致惊厥、麻痹、溶血。常与乙醇、丙二醇、水等组成复合溶剂，如普鲁卡因注射液的溶剂为 95% 乙醇（20%）、甘油（20%）与注射用水（60%）。

5. 二甲基乙酰胺（dimethylacetamide，DMA）　本品与水、乙醇任意混合，对药物的溶解范围大，为澄明中性溶液。但连续使用时，应注意其慢性毒性。如氯霉素常用 50% DMA 作溶剂，利血平注射液用 10% DMA、50% PEG 作溶剂。

第四节　注射剂的附加剂

为了提高注射剂的有效性、安全性与稳定性，注射剂中除主药外还可添加其他物质，这些物质统称为"附加剂"。附加剂在注射剂中的作用有：①增加药物的理化稳定性；②增加主药的溶解度；③抑制微生物生长，多剂量注射剂尤其重要；④减轻疼痛或对组织的刺激性等。

一、增加主药溶解度的附加剂

为了提高注射剂的澄明度，常采取在药物分子结构上引入亲水基团；或使用混合溶剂、非水溶剂；或加酸碱使生成可溶性盐类；或加增溶剂、助溶剂等方法增加药物的溶解度，但供静脉注射用的注射液应慎用增溶剂，脊椎腔注射用的注射液不得添加增溶剂。

增加主药溶解度的方法有：①采用混合溶剂或非水溶剂；②加酸或碱，使难溶性药物生成可溶性盐；③在主药的分子结构上引入亲水基团；④加入增溶剂，如吐温-80、胆汁等。但使用吐温-80时，可能使含酸性的药物、苯甲醇、三氯叔丁醇等的作用减弱，应予注意；⑤加入助溶剂。常用的有：

1. 吐温-80　常用增溶剂，用量为 0.5%～1%，使用时需先将被增溶药物与吐温-80 混匀后，再溶解。主要应用于肌内注射，有轻微的降压与溶血作用，静脉注射慎用。其中需要注意的是：①鞣质或酚性成分溶液偏酸，加入吐温-80 会出现浑浊；②含酚性成分，加入吐温-80 降低杀菌效果；③吐温-80 灭菌过程中，会出现浑浊。

2. 胆汁　天然的增溶剂，其主要成分是胆酸类钠盐，常用量为 0.5%～1.0%，其增溶效果与药液的 pH 密切相关，当药液 pH 大于 6.9 时，其性质稳定；pH 小于 6.0 时，增溶效果降低，影响制剂的澄明度。

3. 甘油　是鞣质与酚性成分良好的溶剂，用量一般为 15%～20%。

4. 其他　有机酸及其钠盐、酰胺与胺类，复合溶剂系统等。

二、帮助主药混悬或乳化的附加剂

注射剂中使用的助悬剂与乳化剂应符合下列质量要求：①无抗原性、无毒性、无热原、无刺激性、不溶血；②耐热，在灭菌条件下不失效；③有高度的分散性和稳定性，用少量即可达到目的；④供静脉注射用的助悬剂、乳化剂必须严格控制其粒径大小，一般应小于 1nm，个别粒径不大于 5nm。

其中，常用的助悬剂：吐温-80、司盘-85、羧甲基纤维素、海藻酸钠、聚乙烯吡咯烷酮、明胶、甘露醇、山梨醇、单硬脂酸铝、硅油等。常用的乳化剂：卵磷脂、豆磷脂、泊洛沙姆 188、氧乙烯丙烯聚合物等。

三、防止主药氧化的附加剂

注射剂中药物的化学稳定性以氧化变质多见，如酚羟基药物、芳胺类药物等在氧、金属离子、光线与温度的影响下均易氧化变质。因此，为了避免或延缓药物的氧化，在注射剂的制备中常常加入抗氧剂、金属络合剂及通惰性气体等方法解决。

1. 抗氧剂 抗氧剂是一些比药物更易氧化的还原性物质,当抗氧剂与易氧化药物共存时,空气中的氧气先与抗氧剂发生作用,消耗氧气,从而使主药保持稳定。常用的水溶性抗氧剂有亚硫酸氢钠(0.1%~0.2%)、焦亚硫酸钠(0.1%~0.2%)、亚硫酸钠(0.1%~0.2%)、硫代硫酸钠(0.1%~0.3%),其中前二种适用于偏酸性药液,后二种适用于偏碱性药液;此外,常用的还有硫脲(0.05%~0.1%)和抗坏血酸(0.05%~0.2%)等。

2. 加金属络合剂 许多注射液的氧化降解作用可因微量金属离子(Cu^{2+}、Fe^{2+}、Zn^{2+}、Mn^{2+})的存在而加速,这些金属离子可能来自原料、辅料、溶媒或制药器械等,因此除严格控制上述诸因素外,常用一些金属络合剂,与溶液中微量金属离子生成稳定的络合物,从而避免金属离子对药物的催化作用和氧化作用。最常用的金属络合剂为依地酸二钠,常用浓度为0.01%~0.05%,因其溶解度大而稳定,常将金属络合剂与抗氧剂结合使用,有协同作用。

3. 通入惰性气体 为了避免水中溶解的氧和安瓿内剩余空间存在的氧对药物的氧化,除加入抗氧剂外,可将高纯度的惰性气体氮气或二氧化碳通入供配液的注射用水或已配好的药液中使之饱和,从而驱除其中溶解的氧气。并在药液灌入安瓿后立即通入惰性气体,以置换液面上空的氧气,然后再封口。氮气在酸性和碱性的溶液中都可使用,而二氧化碳在水中呈酸性,能生成碳酸盐而影响制剂的质量,应用时应注意。

供通入注射剂所用的惰性气体,必须是高纯度和经严格处理的,否则会污染药液而影响注射剂的质量。如二氧化碳用前应先后通过浓硫酸、硫酸铜及高锰酸钾等洗气瓶处理,以除去含有的硫化物、水分、氧及细菌、热原等杂质;氮气用前应先后通过浓硫酸、碱式焦性没食子酸酯、高锰酸钾等以除去水分、氧气、有机物。

四、抑制微生物增殖的附加剂

为了防止注射剂在制造过程中或在使用过程中污染微生物,需要加入抑制细菌增殖的抑菌剂。对多剂量注射液、采用低温间歇灭菌的注射剂,以及许多生物制品中均可加入适量抑菌剂。但用于静脉或脊髓的注射液一律不得加抑菌剂,加抑菌剂的注射剂一般都是皮下或肌肉注射。剂量超过5ml的注射剂在添加抑菌剂时应特别慎重,如葡萄糖、氯化钠注射液静脉注射大剂量应用者,不得添加抑菌剂。

抑菌剂必须对人体无毒无害、保持主药及其他附加剂的稳定与有效;不易受温度、pH值等影响而降低抑菌效果。需要注意的是,大分子物质(如吐温-80)的存在可与抑菌剂结合,减少了游离抑菌剂的量,故降低了抑菌效果。因而吐温-80用量增加,抑菌剂量也应增大。注射剂中常用抑菌剂及用量:0.5%三氯叔丁醇、0.5%苯酚、0.3%甲酚、0.18%尼泊金甲酯、0.02%尼泊金丙酯等。

五、调整 pH 值的附加剂

注射剂为保证产品的稳定应有适宜的 pH 值,才能防止药物在贮存期间发生降解,才能保证注射时对机体的安全及无刺激性。虽然 pH 值调节剂在注射液中用量不大,但直接影响到产品的质量和安全。通常注射液调节 pH 值时需要考虑两方面：首先，从机体的适应性考虑。正常人体的 pH 值在 7.35 ~ 7.45，若血液中 pH 值突然改变，对细胞的代谢有极大危险，可能引起酸中毒或碱中毒，甚至危及生命。正常人体的 pH 值能大体保持恒定，主要是通过血液缓冲体系等一系列调节来维持的。因此，注射液的 pH 值不能超过血液的缓冲极限。一般要求小剂量静脉注射液的 pH 值在 4 ~ 9 之间，大剂量的静脉注射液要尽可能接近正常人体的 pH 值。其次，从药物的稳定性考虑。药物在溶液中的水解、氧化、分解、变色等各种化学反应都与 pH 值有关，而且 pH 值对化学反应速度的影响很大。所以兼顾以上两方面因素，寻找注射液的最佳 pH 值，对保证和提高注射液的稳定性具有重要的意义。

常用酸碱以及弱酸与弱酸盐或弱碱与弱碱盐组成的缓冲液调节注射液的 pH 值。常用的缓冲液有醋酸及盐（pH 3.5 ~ 5.7，用量 1% ~ 2%），枸橼酸及其盐（pH 2.5 ~ 6，用量 1% ~ 3%）、磷酸盐（pH 6 ~ 8.2，用量 0.8% ~ 2%）。其他 pH 值调节剂有盐酸、氢氧化钠（钾）、碳酸氢钠等。

六、减轻疼痛的附加剂

有些注射剂由于药物本身或其他原因，在皮下和肌内注射时，对组织产生刺激而引起疼痛，除根据疼痛原因调节适宜的 pH 值、调整渗透压外，可考虑酌加局部止痛剂。常用的局部止痛剂有：①苯甲醇：常用量 1% ~ 2%，本品吸收较差，连续注射易使局部产生硬结；②三氯叔丁醇：常用量 0.3% ~ 0.5%，本品既有止痛作用，又具抑菌作用；③盐酸普鲁卡因：常用量 0.5% ~ 2%，止痛时间仅维持 1 ~ 2 小时，但对个别患者有过敏反应；④利多卡因：常用量 0.2% ~ 1.0%，作用比盐酸普鲁卡因强，过敏反应发生率低。还应指出，对肌肉注射有刺激性的注射液，当缓慢的进行静脉输注时，因被血液迅速稀释而极少有刺激，这就不需要再加止痛剂了。

七、调整渗透压的附加剂

渗透压是指两种不同浓度的溶液被一理想的半透膜隔开，这种半透膜只透过溶剂而不透过溶质，溶剂从低浓度溶液向高浓度溶液转移，这种促使溶剂转移的力就是渗透压。如果注射液渗透压过高或过低时，肌肉注射也能产生刺激性，并影响吸收。0.9% 氯化钠注射液和 5% 葡萄糖注射液和血浆具有相同的渗透压，被称为等渗溶液。对于静脉注射，认为红细胞膜为一半透膜，如果血液中注入大量的低渗溶液，就有大量水分子透过血细胞膜进入血细胞内，造成血细胞膨胀甚至破裂，引起溶血现象，渗透压小于 0.45% 氯化钠注射液时，将有溶血现象产生。大量注入这类低渗溶液，将使人感到头胀、胸闷、尿中有血红蛋白等。如果血液中注入大量高渗溶液时，血细胞就会因水分大量渗出而萎缩，但只要输入量不太大，速度不太快，就不致产生不良影响。肌内注射时人体可耐受的渗透压范围相当于 0.45% ~ 2.7% 氯化钠溶液所产生的渗透压，但为了减少疼痛、不损害组织并利于吸收，最好能调整成等渗或接近等渗。凡注入椎管内的注射剂必须调至等渗。

常用的等渗调节剂有葡萄糖、氯化钠、磷酸盐或枸橼酸盐等。调节等渗的计算方法很多，最常用的是冰点降低数据法和氯化钠等渗当量法（表 8 - 1）。

表8-1 常用药物水溶液冰点下降度与氯化钠等渗当量表

名称	1% (g/ml) 水溶液冰点降低度℃	每1g 药物氯化钠等渗当量 (g)
硼酸	0.28	0.47
硼砂	0.25	0.35
氯化钠	0.58	1.00
氯化钾	0.44	0.76
葡萄糖 (H_2O)	0.910	0.16
无水葡萄糖	0.10	0.18
依地酸二钠	0.132	0.23
枸橼酸钠	0.18	0.31
亚硫酸氢钠	0.35	0.61
无水亚硫酸氢钠	0.375	0.65
焦亚硫酸钠	0.389	0.67
磷酸氢二钠 ($2H_2O$)	0.24	0.42
磷酸二氢钠 ($2H_2O$)	0.202	0.36
乳酸钠	0.318	0.52
碳酸氢钠	0.375	0.65
吐温-80	0.01	0.01
甘油	0.20	0.35
硫酸锌	0.085	0.12
荧光素钠	0.182	0.31
硝酸银	0.190	0.33
盐酸麻黄碱	0.16	0.28
盐酸吗啡	0.086	0.15
盐酸乙基吗啡	0.19	0.15
盐酸毛果芸香碱	0.14	0.24
硝酸毛果芸香碱	0.131	0.23
盐酸普鲁卡因	0.122	0.21
盐酸狄卡因	0.109	0.18
盐酸丁卡因	0.10	0.18
盐酸可卡因	0.091	0.16
氢溴酸东莨菪碱	0.07	0.12
氢溴酸后马托品	0.097	0.17
氢甲基后马托品	0.106	0.19
水杨酸毒扁豆碱	0.090	0.16
硫酸毒扁豆碱	0.08	0.13
硫酸阿托品	0.073	0.13
青霉素 G 钾	0.101	0.16
盐酸土霉素	0.06	0.14
盐酸四环素	0.078	0.14
氯霉素	0.06	
甘露醇	0.099	0.17
硫酸锌 ($7H_2O$)	0.090	0.12
尿素		0.59

1. 冰点降低数据法 冰点相同的稀溶液具有相等的渗透压。人的血浆或泪液的冰点

均为 $-0.52℃$，因此，任何溶液只要将其冰点调整为 $-0.52℃$，即与血液或泪液等渗。

（1）配制单一药物等渗溶液的计算法

$$w = \frac{0.52}{b} \qquad\qquad (8-1)$$

式中 w 为配制等渗溶液 100ml 所需加入药物的量，b 为 1% （g/ml）药物溶液的冰点下降值（见表 8-1）。

例：用无水葡萄糖配制 100ml 等渗溶液，需用多少克无水葡萄糖？

解：从表 8-1 查得，1% 无水葡萄糖的冰点降低度 $b = 0.1℃$，代入公式（8-1）：

$$w = \frac{0.52}{b} = \frac{0.52}{0.1} = 5.2 \ （g）$$

所以配 100ml 无水葡萄糖等渗液需用无水葡萄糖 5.2 g。

（2）配制两种以上药物等渗溶液的计算法

$$w = \frac{0.52 - (a_1 + a_2 + a_3 + \cdots)}{b} \qquad\qquad (8-2)$$

式中 w 为配制等渗溶液 100ml 所需加入药物量，a_1、a_2、a_3 等为未经调整的药物溶液的冰点下降度。

例：今欲配制 2% （g/ml）苯甲醇溶液 100ml，需加多少克氯化钠才能成为等渗溶液？

解：查表 8-1 得 1% 苯甲醇溶液冰点下降度 0.095℃。2% 苯甲醇溶液冰点下降度为：

$$2 \times 0.095℃ = 0.19℃ \ （即 \ a \ 值）$$

查表 8-1 又知 1% 氯化钠溶液冰点下降度为 0.58℃ （即 b 值），将 a、b 值代入公式（11-2）

$$w = \frac{0.52 - 0.19}{0.58} = 0.57 \ （g）$$

所以应加入 0.57g 氯化钠才能使其成为等渗溶液。

对于成分不明或查不到冰点降低数据的注射液（如中药注射剂），可测定药液的冰点降低数据后再按上式计算。

2. 氯化钠等渗当量法 氯化钠等渗当量（E）系指 1g 药物相当于具有同等渗透效应氯化钠的克数。例如 1% 无水葡萄糖所具有的渗透压与 0.18% 氯化钠溶液所具有的渗透压相等，故 1g 无水葡萄糖相当于 0.18g 氯化钠所具有的渗透压，即无水葡萄糖的氯化钠等渗当量为 0.18。又如硼酸的氯化钠等渗当量为 0.47，即表示 1g 硼酸相当于 0.47 g 氯化钠所具有的渗透压。

计算时先从表 8-1 中查得数值，再求出使成为等渗溶液时所需添加等渗调节剂的量。

例：硫酸阿托品 2.0g，盐酸吗啡 4.0g。氯化钠适量，注射用水加至 200ml。问将此注射液制成等渗溶液，应加多少氯化钠？

解：查表 8-1 知硫酸阿托品 E = 0.13，盐酸吗啡 E = 0.15

处方中①硫酸阿托品相当于氯化钠的量：2.0g × 0.13 = 0.26g；②盐酸吗啡相当于氯化钠的量：4.0g × 0.15 = 0.60g；③硫酸阿托品与盐酸吗啡共相当于氯化钠的量：0.26g + 0.60g = 0.86g；④200ml 0.9% 氯化钠溶液应含氯化钠为 1.8g；⑤使 200 上述注射液成为等渗溶液时所需添加氯化钠的量为 1.8g − 0.86g = 0.94g。上述计算可归纳成下列公式：

$$x = 0.009v - G_1 E_1 - G_2 E_2 - \cdots$$

式中 x 为 v ml 溶液中所加氯化钠的量；G_1、G_2、$\cdots$为 v ml 溶液中溶质的克数；E_1、E_2、$\cdots$为溶质的氯化钠等渗当量数。

3. 等张溶液 等张溶液系指与红细胞张力相等的溶液，也就是能使在其中的红细胞保持正常体积和形态的溶液。"张力"实际上是指溶液中不能透过红细胞细胞膜的颗粒（溶质）所造成的渗透压。由此可见等张与等渗既有联系又有区别，前者是生物学概念，后者是物理化学概念。多数药物的等渗溶液往往就是或近似等张溶液，如 0.9%氯化钠溶液即是等渗又是等张溶液。但也有一些药物的等渗溶液并不等张，如 2.6%甘油、2%丙二醇、1.63%尿素、1.9%硼酸等，均与 0.9%氯化钠溶液等渗，但施于机体时在一定的 pH 值下可引起 100%的溶血，加入适量葡萄糖或氯化钠后可避免溶血。

生物机体对药物溶液特别是对注射剂和滴眼剂的要求应该是等张而不是等渗。在实际工作中，凡皮下注射、肌肉注射以及滴眼液因用量小不一定要求等张；静脉注射一般要求等张；鞘内注射则严格要求等张。

等张浓度通常采用溶血试验法测定，但实验条件要求较高。

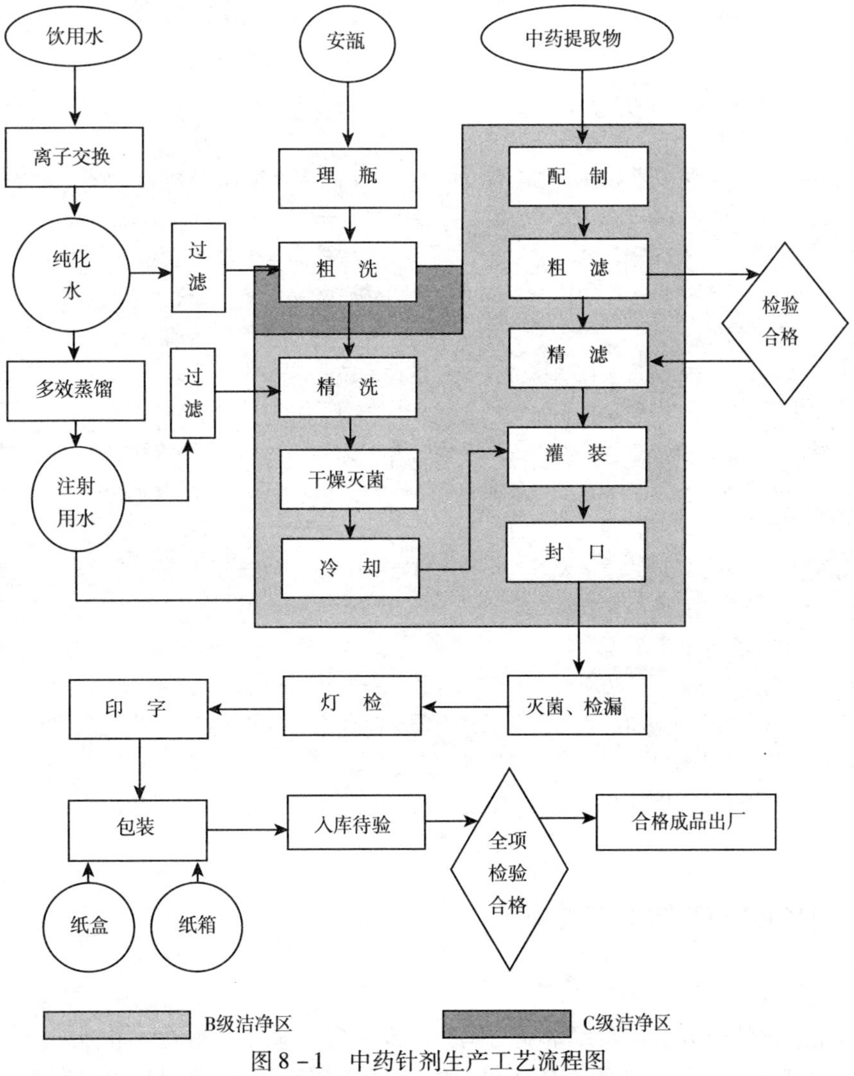

图 8-1 中药针剂生产工艺流程图

第五节　中药注射剂的制备

一、中药注射剂制备的工艺流程

小容量注射剂也称水针剂，指装量小于 50ml 的注射剂，通常采用湿热灭菌法制备。该类注射剂除一般理化性质外，无菌、热原、澄明度、pH 值等项目的检查均应符合规定。其生产过程包括中药原药材的净选、提取、浓缩、收药；容器的处理；注射液的配制与滤过、灌封、灭菌与检漏、印字与包装等步骤。中药针剂生产工艺流程见图 8−1：

> ### 知识链接
>
> ### 注射剂生产环境
>
> （一）洁净室的设计
>
> 洁净室内的设备布置尽量紧凑，以减小洁净室的面积。洁净室外部应设有厕所、洗澡室、更衣室、缓冲室、风淋室等，不同级别洁净室应按洁净度从低到高安排，在符合生产工艺流程前提下，明确人流、物流和空气流向，以确保洁净室内的洁净度要求。洁净室内一般不设窗户，洁净室门应密闭，并向洁净度高的方向开启；洁净室的墙壁、天花板、地面交界处应成弧形，天花板、风口、管线等连接部位应密封；洁净室空间对于其相邻空间应保持相对正压，静压差应大于 5 Pa，洁净室（区）与室外大气的静压差应大于 10 Pa，并应有指示压差的装置，室内温度一般控制在 18～26℃，相对湿度控制在 45%～65% 之间。
>
> （二）空气滤过
>
> 为了达到洁净室内空气净化的目的，安装空调系统是基本的手段。经过空调系统滤过、除湿、加热等处理，可得到基本无尘土、无菌、清洁新鲜的空气。空气过滤方式分为表面过滤和深层过滤。层流洁净空气技术是较为理想的洁净技术，包括水平层流和垂直层流，可使室内存留的粒子保持在层流中运动，不易碰撞结成大粒子，无死角，同时可除去室内新产生的粉尘，洁净度可达 A 级。目前已广泛使用。为保证注射剂生产环境的洁净度符合要求，必须采用空气净化系统或局部净化设备。一般采用局部净化，要求较高时可采用全面净化或局部净化与全面净化相结合的方式。
>
> （三）洁净室的标准
>
> 空气洁净技术是以创造洁净空气为目的而采用的综合性净化方法和技术。空气的洁净要求包括工业洁净和生物洁净。我国《药品生产质量管理规范》（GMP）对药品生产区域的净化度标准划分为四个级别，即 A 级、B 级、C 级和 D 级。

二、中药注射剂原料的准备

（一）中药注射剂的原料要求

中药注射剂的处方组成及用量应与国家标准一致，应提供相关质量标准。

（1）中药注射剂处方中的有效成份、有效部位、提取物、药材、饮片等应有法定标准。无法定标准的应建立质量标准。

（2）应采取有效措施保证中药注射剂原料质量的稳定。应固定药材的基原、药用部位、产地、采收期、产地加工、贮存条件等，建立相对稳定的药材基地，并加强药材生产全过程的质量控制，尽可能采用规范化种植的药材。无人工栽培药材的，应明确保证野生药材质量稳定的措施和方法。

①基原　明确并固定基原、药用部位等。药材标准中包含多种基原的，应固定使用其中一种基原的药材。如确需使用多个基原的，应固定不同基原药材之间的投料比例，保证投料用药材质量的相对稳定。

②产地　建立相对稳定的药材基地。如确需使用多个产地药材的，应固定源于不同产地药材的饮片之间的投料比例，或采用质量均一化等方法保证投料用饮片质量的稳定。

③采收期　应固定药材采收期，如采收期与传统采收期不符，应提供相关研究资料。

④产地加工　应明确采收加工的方法及条件。

⑤贮存条件及期限　应明确药材贮存的条件和期限，必要时提供相关研究资料。应明确药材的包装。药材对包装有特殊要求的，应提供药材包装材料的质量标准。

⑥药材生产　药材生产应按规范化种植要求进行，并提供生产全过程质量控制的相关资料，包括药材生产的技术要求、管理制度及措施、生产记录及研究资料等。如采用《中药材生产质量管理规范》（GAP）基地的药材，需提供相关证明文件及合同等。

（二）中药注射剂原液的制备

中药注射剂原料的形式有以下几种：①以中药中提取的单体有效成分为原料；②以中药中提取的有效部位为原料；③以中药中提取的总提取物为原料。中药注射用原液的制备要求是最大限度地除去杂质，保留有效成分。其中，提取与纯化路线的选择依据是：①根据处方组成中药物所含成分的基本理化性质；②结合中医药理论确定的功能主治与现代药理研究；③处方的传统用法、剂量；④制成注射剂后应用的部位与作用时间。

1. 提取与纯化

（1）蒸馏法　本法主要用于提取挥发性成分。如：柴胡、野菊花、鱼腥草、艾叶、徐长卿、防风、细辛、大蒜、薄荷、荆芥等均宜用蒸馏法提取有效成分。具体方法是将药材粗粉或薄片放入蒸馏器内，加水适量，待充分吸水膨胀后，加热蒸馏或通水蒸气蒸馏，收集馏出液。若药材中有效成分为挥发油或其他挥发性成分，则可存在于馏出液内。为提高蒸馏效率和防止有效成分被热破坏，也可采用减压蒸馏法。

操作中需要注意的问题有：①挥发油饱和水溶液澄明度较差时，加少量精制滑石粉或硅藻土吸附滤过，还可加适量增溶剂；②蒸馏法制得的原液，不含或少含电解质，渗透压偏低，直接配制需要加适量的氯化钠调整渗透压。

（2）水提醇沉法　系利用药材等植物中的大多数有效成分如生物碱盐、苷类、有机酸类、氨基酸、多糖等既溶于水又溶于醇的特性，用水提出，并将其提取液浓缩后，加入适当的乙醇，可以改变其溶解度而将杂质部分或全部除去。本法的操作流程见图8-2。

中药（粗粉和饮片）
↓ 加水煎煮2~3次，滤过

药渣   滤液（水溶性成分、糊化淀粉、少量脂溶性成分）
（纤维素、脂溶性成分、部分蛋白质） 浓缩（部分蛋白质及脂溶性成分析出）
至1∶1~1∶2，
滤过，滤液中加入适量高浓度乙醇，使含醇量达
60~70%冷藏，滤过

沉淀（粘液质、糊化淀粉、蛋白质） 醇液（水溶性成分及少量脂溶性成分）
↓ 回收乙醇，浓缩，冷藏，滤过

沉淀   浓缩液（苷、生物碱盐、氨基酸、水溶性
（脂溶性成分）   有机酸、鞣质）

经精制后，供配注射液用

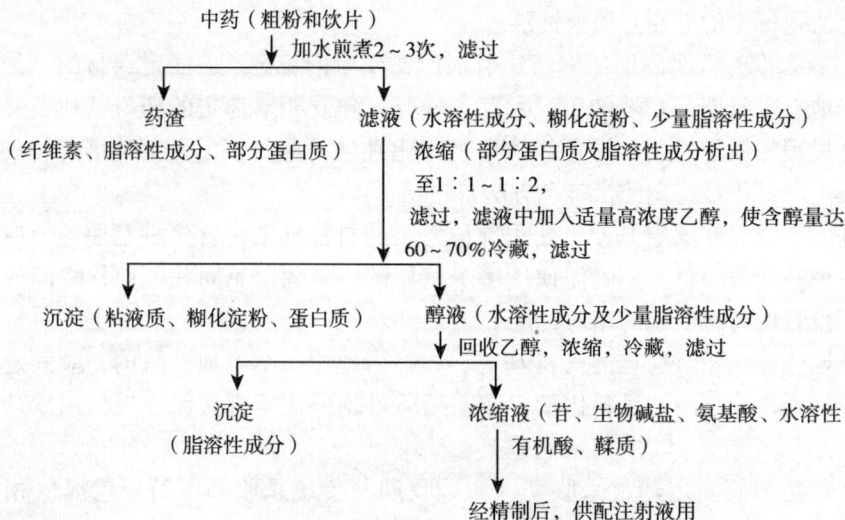

图8-2 水提醇沉法工艺流程图

当乙醇浓度达到60%~70%时，除鞣质、树脂等外，其他杂质已基本上沉淀而除去。如果分2~3次加入乙醇，浓度又逐步提高，最终达到75%~80%，则除去杂质的效果更好。操作时需要注意的问题是浓缩液加乙醇时应"慢加快搅"，即缓缓加入并充分搅拌，使乙醇与药液充分接触、沉淀完全，防止沉淀包裹药液，使杂质不易除尽。此外，"慢加快搅"的加醇方式还可以加快蛋白质的沉淀速度。药液醇沉以后，一般放置12~24小时或24小时以上，低温冷藏更有利于杂质的充分沉淀。往往水煎液还含有一些水不溶性杂质，醇沉也难以除去，应在醇沉、滤过、回收乙醇后，再加水混匀，冷藏24小时，又可除去一些杂质。如此醇、水交替处理，杂质除得完全，有利于提高注射液的澄明度。

（3）醇提水沉法 中药材用一定浓度的乙醇以渗漉法、回流法提取，即可提取出生物碱及其盐、苷类、挥发油及有机酸类等；虽然多糖类、蛋白质、淀粉等无效成分不易溶出，但树脂、油脂、色素等杂质却仍可提出。为此，醇提取液经回收乙醇后，再加水处理，并冷藏一定时间，可使杂质沉淀而除去。40%~50%的乙醇可提取强心

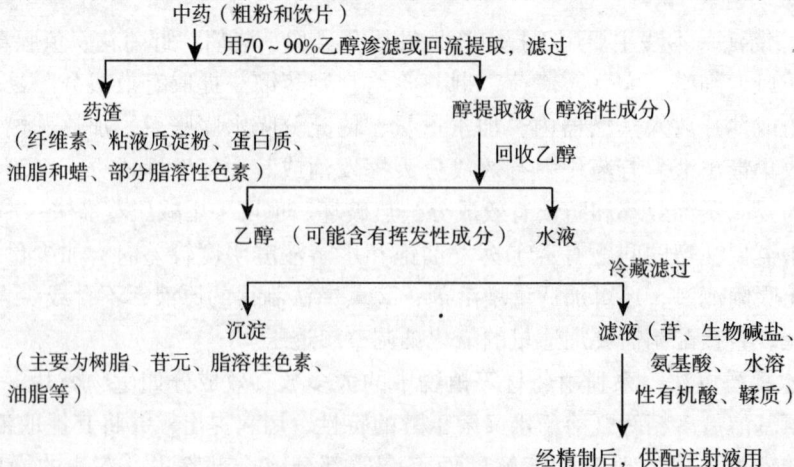

中药（粗粉和饮片）
↓ 用70~90%乙醇渗滤或回流提取，滤过

药渣   醇提取液（醇溶性成分）
（纤维素、粘液质淀粉、蛋白质、 ↓ 回收乙醇
油脂和蜡、部分脂溶性色素）

乙醇（可能含有挥发性成分） 水液
↓ 冷藏滤过

沉淀   滤液（苷、生物碱盐、
（主要为树脂、苷元、脂溶性色素、 氨基酸、水溶
油脂等）   性有机酸、鞣质）

经精制后，供配注射液用

图8-3 醇提水沉法工艺流程图

苷、鞣质、蒽醌及其苷、苦味质等；60% ~70% 乙醇可提取苷类；更高浓度乙醇则可用于生物碱、挥发油、树脂和叶绿素的提取。该法的操作流程见图8-3：

（4）双提法 如果处方内有药材既需要其提取挥发性成分，又需要提取其不挥发性成分时，可使用本法。即将药材先以蒸馏法提出挥发性成分后，再以水提醇沉法或其他方法提取其不挥发性成分，最后将两部分合并，供配注射液用。双提法的一般工艺流程见图8-4。

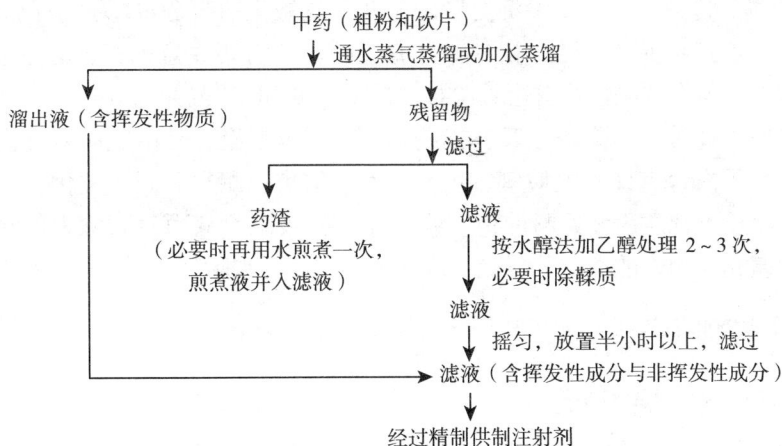

图8-4 双提法工艺流程图

（5）超滤法 中药水煎液中有效成分的分子量多在1000以下，而一般无效成分（鞣质、蛋白质、树脂等）分子量较大，在常温和一定压力下（外源氮气压或真空泵压），将中药提取液通过一种装有高分子多微孔膜的超滤器，可达到去除杂质，保留有效成分的目的。

常用的高分子膜有醋酸纤维膜（CA膜）、聚砜膜（PS膜）等。通常选用截留蛋白质分子量为10000~30000的膜孔范围，用于中药注射剂的制备。

本法的特点是：①以水为溶剂，保持传统的煎煮方法；②操作条件温和，不加热，不用有机溶剂，有利于保持原药材的生物活性和有效成分的稳定性；③易于除去鞣质等杂质，注射剂的澄明度和稳定性较好。

此外，尚有透析法、离子交换法、有机溶剂萃取法、树脂吸附法、酸碱沉淀法、反渗透法、离子交换法可供选用。

2. 除去注射剂原液中鞣质的方法

（1）鞣质性质 鞣质是多元酚的衍生物，植物药材中广泛存在，其溶于水又溶于醇，有较强的还原性，在酸、酶、强氧化剂存在或加热时，可发生氧化、水解、缩合反应，生成不溶性物质。

（2）除鞣质目的 一般纯化方法不易除尽，经灭菌会产生沉淀，影响澄明度，制剂的稳定性差；鞣质与蛋白质形成不溶性鞣酸蛋白，注射时疼痛，在注射部位往往结成硬块。

（3）除鞣质方法

①明胶沉淀法 明胶是一种蛋白质，与鞣质在水溶液中能形成不溶性的鞣质蛋白，因而可除鞣质，该反应在pH 4.0~5.0时最灵敏。在中药水煎浓缩液中，加入2%~5%明胶溶液，至不产生沉淀为止，静置、滤过除去沉淀，滤液浓缩后，加乙醇，使含

量达75%以上，以除去过量明胶。

②改良明胶沉淀法 水煎液浓缩，加入2%~5%明胶后稍经放置，不须滤过即再加入乙醇至含酸量达70%~80%，静置过夜，滤过即得，该法可降低明胶对中药中黄酮类成分和蒽醌类成分的吸附作用。

③醇溶液调pH值法（碱性醇沉法） 将中药的水煎液浓缩加入乙醇，使其含酸量达80%或更高，冷处放置，滤除沉淀后，用40%氢氧化钠调至pH为8，此时鞣质生成钠盐且不溶于乙醇而析出，经放置，即可滤过除去。需要注意的是：醇浓度与pH越高，除鞣越多。但有些酸性成分会被除掉。醇溶液调pH不易超过8。

④聚酰胺除鞣质法 聚酰胺又称锦纶、尼龙、卡普隆，是由酰胺聚合而成的高分子化合物。分子内含有许多酰胺键，可与酚类、酸类、醌类、硝基类化合物形成氢键而吸附这些物质。鞣质为多元酚的衍生物，亦可被吸附，从而达到除去的目的。但要注意的是硝基化合物、酸类成分、醌类成分也可成氢键吸附。

三、注射剂的容器与处理

（一）注射剂容器的种类

注射剂容器有由硬质中性玻璃制成的安瓿或容器（如青霉素小瓶等），亦有塑料容器。

安瓿的式样目前采用有颈安瓿与粉末安瓿，其容积通常为1、2、5、10、20ml等几种规格，此外还有曲颈安瓿。新国标规定水针剂使用的安瓿一律为曲颈易折安瓿。为避免折断安瓿瓶颈时造成玻璃屑、微粒进入安瓿污染药液，国家食品药品监督管理局已强行推行曲颈易折安瓿。

易折安瓿有两种，色环易折安瓿和点刻痕易折安瓿，见图8-5和8-6。色环易折安瓿是将一种膨胀系数高于安瓿玻璃两倍的低熔点粉末熔固在安瓿颈部成为环状，冷却后由于两种玻璃的膨胀系数不同，在环状部位产生一圈永久应力，用力一折即可平整折断，不易产生玻璃碎屑。点刻痕易折安瓿是在曲颈部位可有一细微刻痕，在刻痕中心标有直径2mm的色点，折断时，施力于刻痕中间的背面，折断后，断面应平整。目前安瓿多为无色，有利于检查药液的澄明度。对需要遮光的药物，可采用琥珀色玻璃安瓿。琥珀色可滤除紫外线，适用于光敏药物。琥珀色安瓿含氧化铁，痕量的氧化铁有可能被浸取而进入产品中，如果产品中含有的成分能被铁离子催化，则不能使用琥珀色玻璃容器。

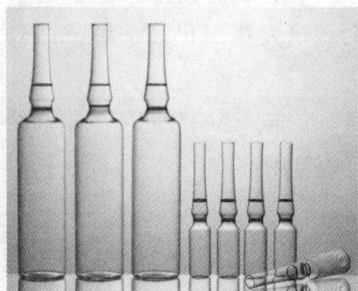

图8-5 色环易折安瓿

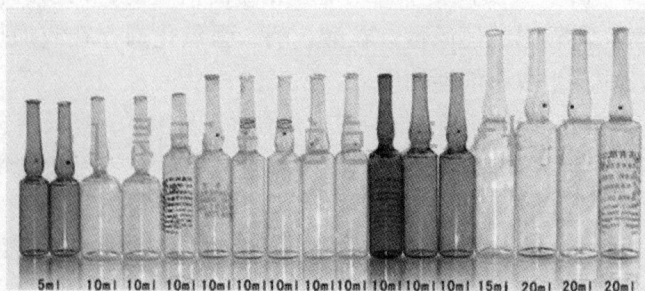

图8-6 点刻痕易折安瓿

粉末安瓿系供分装注射用粉末或结晶性药物之用。瓶的颈口粗或带喇叭状，便于药物装入。该瓶的瓶身与颈同粗，在颈与身的连接处吹有沟槽，用时锯开，灌入溶剂溶解后注射。

（二）安瓿的质量要求与检查

安瓿用来灌装各种性质不同的注射剂，不仅在制造过程中需经高温灭菌，而且应适合在不同环境下长期储藏。玻璃质量有时能影响注射剂的稳定性，如导致 pH 值改变、沉淀、变色、脱片等。因此，注射剂玻璃容器应达到以下质量要求：①应无色透明，以利于检查药液的澄明度、杂质以及变质情况；②应具有低的膨胀系数、优良的耐热性，使之不易冷爆破裂；③熔点低，易于熔封；④不得有气泡、麻点及砂粒；⑤应有足够的物理强度，能耐受热压灭菌时产生的较高压力差，并避免在生产、装运和保存过程中所造成的破损；⑥应具有高度的化学稳定性，不与注射液发生物质交换。若玻璃容器含有过多的游离碱，则可能增高注射液的 pH 值，可使酒石酸锑钾、胰岛素等对 pH 敏感的药物变质。玻璃容器若不耐水腐蚀，则在盛装注射用水时会产生脱片现象。不耐碱的容器，在装入碱性较大的磺胺嘧啶钠或枸橼酸钠、碳酸氢钠等盐类的注射液时，在灭菌后或长期储藏后会发生"小白点"、"脱片"或"混浊"等现象。

目前制造安瓿的玻璃主要有中性玻璃、含钡玻璃、含锆玻璃。中性玻璃是低硼酸硅盐玻璃，化学稳定性好，适合于近中性或弱酸性注射剂，如各种输液、葡萄糖注射液、注射用水等。含钡玻璃的耐碱性好，可作碱性较强的注射液的容器，如磺胺嘧啶钠注射液（pH 10~10.5）。含锆玻璃系含少量氧化锆的中性玻璃，具有更高的化学稳定性，耐酸、碱性能好，可用于盛装如乳酸钠、碘化钠、磺胺嘧啶钠、酒石酸锑钠等。除玻璃组成外，安瓿的制作、贮藏、退火等技术，也在一定程度上影响安瓿的质量。

为保证注射剂的质量，安瓿要经过下列各项目的检查：

1. 物理检查

（1）外观 安瓿的身长、身粗、丝粗、丝全长等符合规定；外观无歪丝、歪底、色泽、麻点、砂粒、疙瘩、细缝、油污及铁锈粉色等。

（2）清洁度 将洁净烘干的安瓿，灌入合格的注射用水，封口。经检查合格者用 121℃、30 分钟热压灭菌，再检查澄明度应符合规定。

（3）耐热性 将洗净的安瓿，灌注射用水，熔封，热压灭菌后检查安瓿破损率，1~2ml 的安瓿不超过 1%，5~20ml 安瓿不超过 2%。

2. 化学检查

（1）耐酸性 取安瓿 110 支，洗净烘干，灌入 0.01mol/L 盐酸液至正常装量，封口，剔除含玻璃屑、纤维及白点等异物的安瓿，置 121℃热压灭菌 30 分钟，取出检查，全部安瓿均不得有易见的脱片。

（2）耐碱性 取安瓿 220 支洗净，烘干，分别注入 0.004% 氢氧化钠溶液至正常装量，熔封，剔除含有玻璃屑、纤维及白点等异物的安瓿，121℃热压灭菌 30 分钟，取出检查，全部安瓿均不得有易见的脱片。

（3）中性检查 取安瓿 11 支，用煮沸过的冷蒸馏水洗净。10 支安瓿中注入甲基红酸性溶液至正常装量,熔封。另 1 支安瓿注入甲基红酸性溶液 10ml 与 0.1mol/L 氢氧化钠液 0.1ml 混合液至正常装量,熔封。将上述 10 支安瓿 121℃ 热压灭菌 30 分钟,放冷,取出与未经热压的安瓿内溶液比较,其色不得相同或更深。

(三) 安瓿的切割与圆口

空安瓿的颈丝必须经过切割,使安瓿颈有一定的长度,以便于灌药和包装。所割安瓿,必须瓶口整齐,无缺口、裂口、双线等废品,长短符合要求。如果切口不好,玻璃屑易掉进安瓿,增加洗涤困难,影响澄明度。安瓿切割后,颈口截面粗糙,留有细小玻屑,在搬运及洗涤时易落入安瓿内,因此,需要圆口,可利用强火焰喷颈口截面,使熔融光滑。目前国内使用的易折安瓿,生产时安瓿瓶口已做处理,故不需要再进行切割与圆口。

(四) 安瓿的洗涤

安瓿属于二类药包材,除去外包装后经洗涤后使用。安瓿可先灌水煎煮,进行热处理。一般使用离子交换水,质量较差的安瓿需用 0.5% 的醋酸水溶液,灌满后,以 100℃ 蒸煮 30 分钟后再进行洗涤。蒸煮目的是使瓶内灰尘和附着的砂粒等杂质经加热浸泡后落入水中,易于洗涤干净,同时也能使玻璃表面的硅酸盐水解,微量的游离碱和金属离子溶解,提高安瓿的化学稳定性。目前国内药厂使用的安瓿洗涤设备有三种。

1. 喷淋式安瓿洗涤机组 这种机组由喷淋机、甩水机、蒸煮箱、水过滤器及水泵等机件组成。喷淋机主要由传送带、淋水板及水循环系统组成。这种生产方式的生产效率高,设备简单,曾被广泛采用。但这种方式存在占地面积大、耗水量多、而且洗涤效果欠佳等缺点。

2. 气水喷射式安瓿洗涤机组 这种机组适用于大规格安瓿和曲颈安瓿的洗涤,是目前水针剂生产上常用的洗涤方法,见图 8-7。气水喷射式洗涤机组主要由供水系统、压缩空气及其过滤系统、洗瓶机等三大部分组成。本法是利用已加压、滤净的纯化水与已滤净的压缩空气通过针头交替喷入安瓿内洗涤,洗涤时,利用洁净的洗涤水及经过过滤的压缩空气,通过喷嘴交替喷射安瓿内外部,将安瓿洗净,冲洗顺序一般为气-水-气-水-气,冲洗 4~8 次,最后一次洗涤,应采用通过微孔滤膜滤过的注射用水。整个机组的关键设备是洗瓶机,而关键技术是洗涤水和空气的过滤,以保证洗瓶符合要求。

3. 超声波安瓿洗涤机组 利用超声波技术清洗安瓿,见图 8-8。在液体中传播的超声波与安瓿接触的界面处于剧烈的超声振动状态,将安瓿内外表面的污垢冲击剥落,从而达到清洗安瓿的目的,其洗涤效率及效果均很理想、特别是对盲孔和各种几何状物体,洗净效果独特。运用喷射气水洗涤技术与超声波清洗技术相结合的原理,制成连续回转超声波洗瓶机,该设备由针鼓转动对安瓿进行洗涤,每一个洗涤周期为进瓶→灌水→超声波洗涤→纯化水冲洗→压缩空气吹洗→注射用水冲洗→压缩空气吹净→出瓶。但有报道认为,超声波在水浴槽中易造成对边缘安瓿的污染或损坏玻璃内表面而造成脱片,应值得注意。

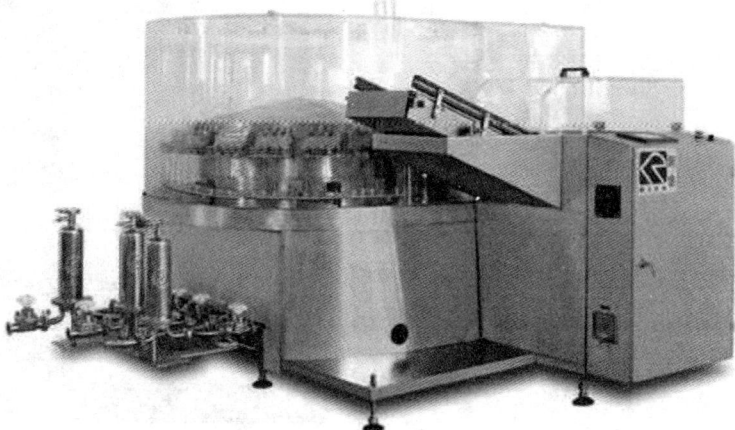

图 8 - 7　气水喷射式安瓿洗瓶机

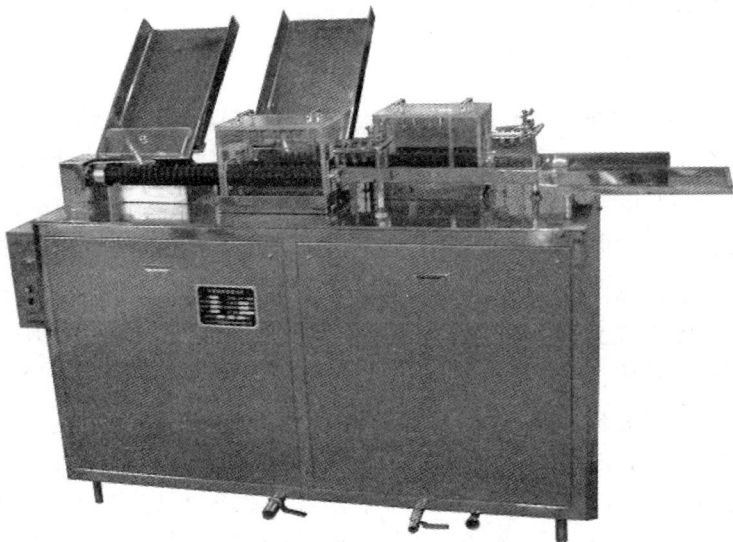

图 8 - 8　超声波安瓿洗涤机

（五）安瓿的干燥

安瓿洗涤后，一般置于 120 ~ 140℃烘箱内干燥。需无菌操作或低温灭菌的安瓿在 180℃干热灭菌 1.5 小时。

大生产中多采用隧道式烘箱，主要由红外线发射装置和安瓿传送装置组成，见图 8 - 9 和 8 - 10。温度为 200℃左右，有利于安瓿的烘干、灭菌连续化。若用煤气加热，易引起安瓿污染。为防止污染，有一种电热红外线隧道式自动干燥灭菌机，附有局部层流装置，安瓿经 350℃的高温洁净区干热灭菌后仍极为洁净。

近年来，安瓿干燥已广泛采用远红外线加热技术，一般在碳化硅电热板的辐射源表面涂远红外涂料，如氧化钛、氧化锆等，便可辐射远红外线，温度可达 250 ~ 300℃。具有效率高、质量好、干燥速度快和节约能源等特点。灭菌后的安瓿存放柜应有净化空气保护，安瓿存放时间不应超过 24 小时。

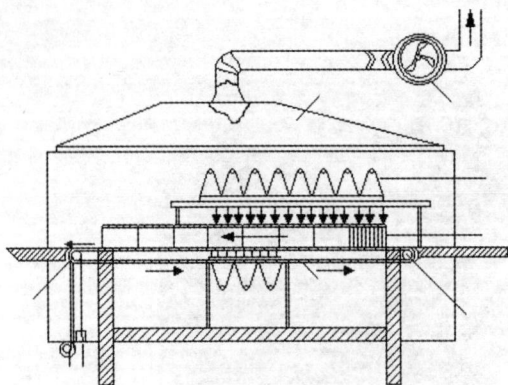

图 8 – 9　隧道式红外线烘箱示意图

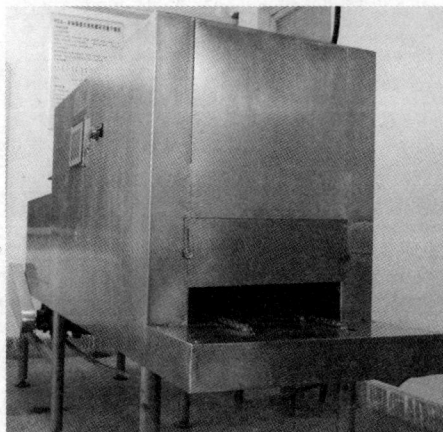

图 8 – 10　远红外隧道式烘箱

四、注射剂的配液与滤过

（一）注射液的配制

1. 原辅料的质量要求　以有效成分或有效部位为组分配制注射剂时，所用原料应符合该有效成分或有效部位的质量标准，对溶解性、杂质检查、含量等指标要严格要求；以净药材为组分配制单方或复方注射液时，必须选用正确的药材品种。注射用原辅料生产前还需小样试制，检验合格后方能使用。有时甚至同一药厂的原料，由于批号不同，制成注射液的质量优劣就不同，所以小样试制是大生产前的必要步骤。

2. 原辅料投料量的计算　中药注射剂的浓度根据原辅料的情况常用以下方法表示：①原料为已提纯的单体：通常用有效成分的百分浓度（g/100ml）表示。亦可用每毫升含单体多少毫克或微克来表示，如丹皮酚注射液每 ml 含丹皮酚 5mg。②原料为总提取物或有效部位：以总提取物的百分浓度或每毫升含总提取物的量来表示。如双黄连粉针剂，含金银花按绿原酸计为 85% ～ 115%，黄芩按黄芩苷计为 85% ～ 115%；又如毛冬青注射液每 ml 含毛冬青提取物 18mg ～ 22mg。③有效成分不明确的中药：以每毫升相当于中药（生药）的量来表示。

配制注射剂前，应按处方规定计算出原辅料的用量，如一些含结晶水的药物，应注意换算；如果注射剂在灭菌后主药含量有所下降时，应酌情增加投料量；溶液的浓度，按原辅料的情况以上述方法表示。原辅料经准确称量，并经两人核对后，方可投料，以避免差错。

一般投料可按下式计算：

$$原料（附加剂）实际用量 = \frac{原料（附加剂）理论用量 \times 成品标示量的百分数}{原料（附加剂）实际含量}$$

成品标示量百分数通常为 100%，有些产品因灭菌或贮藏期间含量会下降，可适当提高成品标示量的百分数。

原料（附加剂）理论用量 = 实际配液数 × 成品含量%

实际配液数 = 计划配液数 + 实际灌注时耗损量

3. 配液的用具　配液宜选用的器具均须用化学稳定性好的材料制成，中性硬质玻璃、不锈钢或耐酸碱的陶瓷及无毒聚乙烯塑料等，不宜用铝制品。大量生产可选用夹层的不锈钢锅，并装有搅拌器，见图8-11。供配制用的所有器具使用前须用新鲜注射用水烫洗或灭菌后备用，胶管、胶塞先用肥皂水浸泡并充分搓揉以除去管内的附着物，再用饮用水揉搓冲洗，洗去碱液，再用注射用水加热煮沸15分钟，然后冲洗干净备用。广口容器可用擦有肥皂并搓成泡沫的纱布擦洗，不要直接用肥皂擦器壁，以免肥皂进入孔隙，难以洗净，再依次用饮用水、注射用水洗净备用。

4. 配液的方法

（1）稀配法 凡原料质量好，药液浓度不高或配液量不大时，常用稀配法，即一次配成所需的浓度。

（2）浓配法 当原料质量较差，则常采用浓配法，即将全部原辅料加入部分溶媒中配成水溶液，经加热或冷藏、过滤等处理后，根据含量测定结果稀释至所需浓度。

图8-11 配液锅

溶解度小的杂质在浓配时可以滤过除去；原料药质量差或药液不易滤清时，可加入配液量0.02%~1%针用一级活性炭，煮沸片刻，放冷至50℃再脱炭过滤。另外，活性炭在微酸性条件下吸附作用强，在碱性溶液中有时出现脱吸附，反而使药液中杂质增加。

5. 配液时需要注意的问题 为进一步提高注射剂的澄明度和稳定性，配制时，常根据需要进一步采取以下措施：

（1）水处理，冷藏 即将中药提取液加一定量注射用水后，破坏了原提取液中成分之间所形成的增溶体系，而使部分被增溶的杂质进一步沉降。

（2）热处理，冷藏 即将配制的注射液加热至95℃以上，保温30分钟，冷却后再冷藏，使呈胶体分散状态的杂质沉淀。

（3）活性炭处理 选用针用活性炭，用前经150℃干燥活化3~4小时，使用量宜少不宜多，一般为0.1%~1.0%，并注意考察其对有效成分吸附的影响。

（4）加入附加剂 如pH调节剂、抗氧剂和止痛剂等。配制注射用油性溶液时，应先将注射用油在150℃干热灭菌1~2小时，并放冷至适宜温度后使用。

此外，药液的配制应在洁净的环境中进行，一般不要求无菌；配好后，应进行半成品质量检查，包括pH、含量等，合格后才能滤过，已经调配好的注射液应在当日完成滤过、灌封、灭菌的操作。

（二）注射剂的滤过

1. 滤过机理

（1）介质滤过 ①表面截留作用（筛析）：粒径大于滤过介质孔径的固体粒子被截留在滤过介质的表面。常用的筛析作用的滤过介质有微孔滤膜、超滤膜、反渗透膜等。②深层截留作用：粒径小于滤过介质孔径的固体粒子在滤过中进入到介质的内部，被截留在介质的深层而分离的作用。如砂滤棒、垂熔玻璃滤器、石棉滤过板等遵循深层截留作用机理。

（2）滤饼滤过 固体粒子聚集在滤过介质的表面之上，滤过的拦截作用主要由所

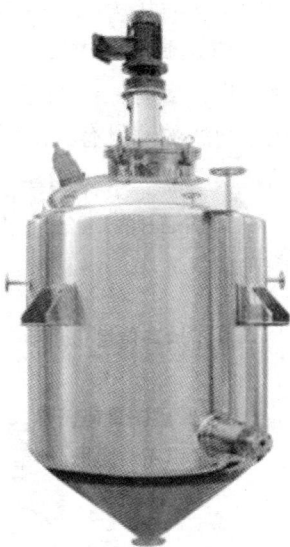

沉积的滤饼起作用。

2. 常用滤器 滤过是保证注射液澄明的重要操作,一般分为初滤和精滤。如药液中沉淀物较多时,特别加活性炭处理的药液须初滤后方可精滤。以免沉淀堵塞滤孔。常用于初滤的滤材有:滤纸、长纤维脱脂棉、绸布、绒布、尼龙布等。常用的滤器有:三角玻璃漏斗、布氏漏斗、滤棒。精滤常用滤器有:垂熔玻璃漏斗、微孔滤膜及滤器等。砂滤棒适用于大生产初滤;垂熔玻璃滤器 G_3 常压过滤, G_4 加压或减压过滤, G_6 除菌过滤,此类滤器可热压灭菌,用后要用水抽洗,并以清洁液或 1% ~2% 硝酸钠硫酸液浸泡处理;微孔滤膜用于精滤 (0.45 ~0.8μm) 或无菌过滤 (0.22 ~0.3μm),见图 8 – 12;板框过滤器用于大生产预滤,见图8 – 13。

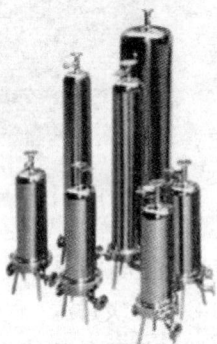

图 8 – 12 微孔滤膜滤器

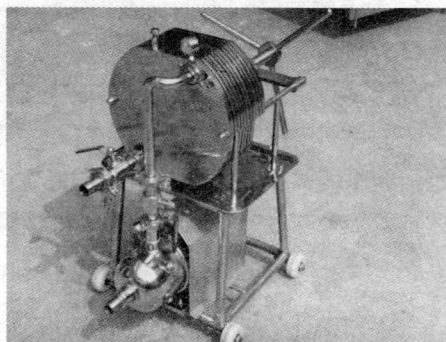

图 8 – 13 板框过滤器

3. 滤过方式

(1) 自然滤过 通常采用高位静压滤过装置。该装置适用于楼房,配液间和储液罐在楼上,待滤药液通过管道自然流入滤器,滤液流入楼下的贮液瓶或直接灌入容器。利用液位差形成的静压,促使经过滤器的滤材自然滤过。此法简便、压力稳定、质量好,但滤速慢。

(2) 减压滤过装置 是在滤液贮存器上不断抽去空气,形成一种负压,促使在滤器上方的药液经滤材流入滤液贮存器内。

(3) 加压滤过装置 系用离心泵输送药液通过滤器进行滤过。其特点是:压力稳定、滤速快、质量好、产量高。由于全部装置保持正压,空气中的微生物和微粒不易侵入滤过系统,同时滤层不易松动,因此滤过质量比较稳定。适用于配液、滤过、灌封在同一平面工作。

不论采用何种滤过方式和装置,由于滤材的孔径不可能完全一致,故最初的滤液不一定澄明,需将初滤液回滤,直至滤液澄明度完全合格后,方可正式滤过,供灌封。

五、注射剂的灌封、灭菌、质检、印字与包装

(一) 注射剂的灌封

1. 注射剂的灌注 灌封是将滤净的药液,定量地灌装到安瓿中并加以封闭的过程。包括灌注药液和封口两步,是注射剂生产中保证无菌的最关键操作。

药液灌封要求做到剂量准确，药液不沾瓶口，以防熔封时发生焦头或爆裂，注入容器的量要比标示量稍多，以抵偿在给药时由于瓶壁黏附和注射器及针头的吸留而造成的损失，一般易流动液体可增加少些，黏稠性液体宜增加多些。

注射剂灌装时要求容量准确，每次灌装前必须先试灌若干支，按照药典规定的注射液的装量测定进行检查，符合规定后再进行灌注。灌注时还注意不使灌装针头与安瓿颈内壁碰撞，以防玻璃屑落入安瓿中，如灌装针头外面沾湿时，可用处理过的洁净稠布拭干后再用。大量生产时可改装为双针或多针灌装器，也可采用安瓿自动灌封机。

易氧化药物溶液灌装后，需向安瓿中通入惰性气体，驱逐药液上面的空气以防药物氧化。安瓿通入惰性气体的方法很多，一般认为两次通气较一次通气效果好。1～2ml 的安瓿常在灌装药液后通入惰性气体，而 5ml 以上的安瓿则在药液灌装前后各通一次，以尽可能驱尽安瓿内的残余空气。

2. 注射剂的熔封　已灌装好的安瓿应立即熔封。安瓿熔封应严密、不漏气、安瓿封口后长短整齐一致，颈端应圆整光滑、无尖头和小泡。封口方法有拉封和顶封两种，由于拉封封口严密，不会像顶封那样易出现毛细孔，故目前主张拉封，特别是装粉末或具有广口的其他类型安瓿，都必须拉封。目前国内药厂常用的是拉丝灌封机，示意图和实物图见图 8－14 和图 8－15。

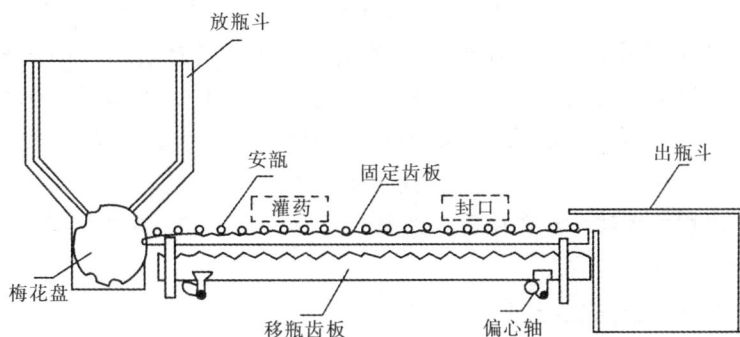

图 8－14　安瓿自动灌封机结构示意图

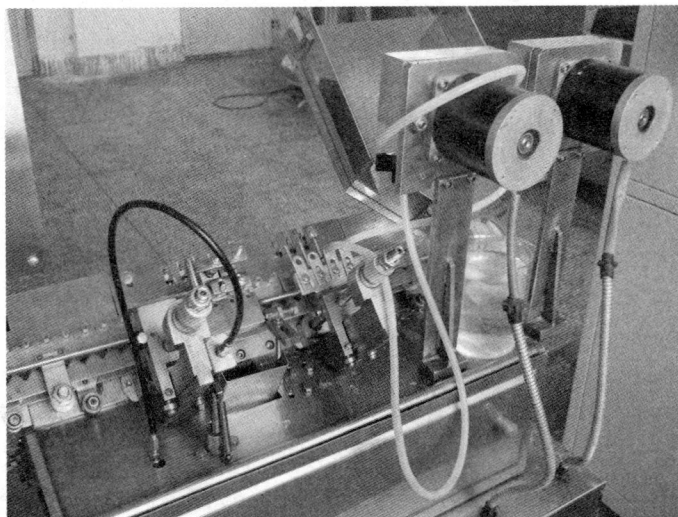

图 8－15　安瓿自动灌封机

注射剂生产全过程，经过多道工序，将这些工序连接起来，组成联动机，可以提高注射剂的质量和生产效率。目前，我国已设计制成多种规格的洗、灌、封联动机，该种机器将多个生产工序在一台机器上联动完成，见图 8 - 16。

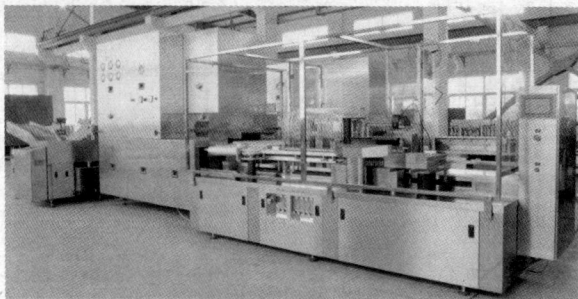

图 8 - 16　洗灌封联动机

3. 灌封时常见问题　灌封时常发生的问题有剂量不准、焦头、鼓泡、瘪头、封口不严等。①剂量不准：装量可能出现偏高、偏低现象，可能因注射器容量调节不准确，也可能操作一定时间后，注射器螺丝松动所至，应经常抽查，及时调整。②焦头：最常见问题。产生焦头的原因有灌药时给药太急，溅起药液在安瓿壁上，封口时形成炭化点；针头往安瓿里注药后，针头不能立即回药，尖端还带有药液水珠；针头安装不正，尤其是安瓿往往粗细不匀，给药时药液沾瓶；压药与针头打药的行程配合不好，造成针头刚进瓶口就注药或针头临出瓶时才注完药液；针头升降轴不够润滑，针头起落迟缓等。应分析原因，加以调整。③鼓泡：是因为火焰太强、位置太低，安瓿内空气突然膨胀所致；④瘪头：出现瘪头，主要是因为安瓿不转动，火焰集中一点所致。⑤封口不严：出现毛细孔，多在顶封时出现，多为火焰调节不到位所至，应调整火焰，并检查夹子的灵活性。

（二）注射剂的灭菌和检漏

1. 灭菌　除采用无菌操作生产的注射剂外，一般注射剂在灌封后必须尽快进行灭菌，以保证产品的无菌。注射剂的灭菌要求是杀灭微生物，以保证用药安全；避免药物的降解，以免影响药效。灭菌与保持药物稳定性是矛盾的两个方面，灭菌温度高、时间长，容易把微生物杀灭，但却不利于药液的稳定，因此选择适宜的灭菌法对保证产品质量甚为重要。在避菌条件较好的情况下生产可采用流通蒸气灭菌，1~5ml 安瓿多采用流通蒸气 100℃、30 分钟灭菌；10~20ml 安瓿常用 100℃、45 分钟灭菌。要求按灭菌效果 F_0 大于 8 进行验证。对热不稳定的产品，可适当缩短灭菌时间；对热稳定的品种、输液，均应采用热压灭菌。以油为溶剂的注射剂，选用干热灭菌。

2. 检漏　灭菌后的安瓿应立即进行漏气检查。若安瓿未严密熔合，有毛细孔或微小裂缝存在，则药液易被微生物与污物污染或药物泄漏，污损包装，应检查剔除。检漏一般采用灭菌和检漏两用的灭菌锅将灭菌、检漏结合进行，见图 8 - 17。灭菌后稍开锅门，同时放进冷水淋洗安瓿使温度降低，然后关紧锅门并抽气，漏气安瓿内气体亦被抽出，当真空度为 640~680mmHg（85326~90657Pa）时，停止抽气，开色水阀，至颜色溶液（0.05% 曙红或亚甲蓝）盖没安瓿止，开放气阀，再将色液抽回贮器中，开启锅门、用热水淋洗安瓿后，剔除带色的漏气安瓿。也可在灭菌后，趁热立即放颜色水于灭菌锅内，安瓿遇冷内部压力收缩，颜色水即从漏气的毛细孔进入而被检出。深色注射液的检漏，可将安瓿倒置进行热压灭菌，灭菌时安瓿内气体膨胀，将药液从漏气的细孔挤出，使药液减少或成空安瓿而剔除。还可用仪器检查安瓿隙裂。

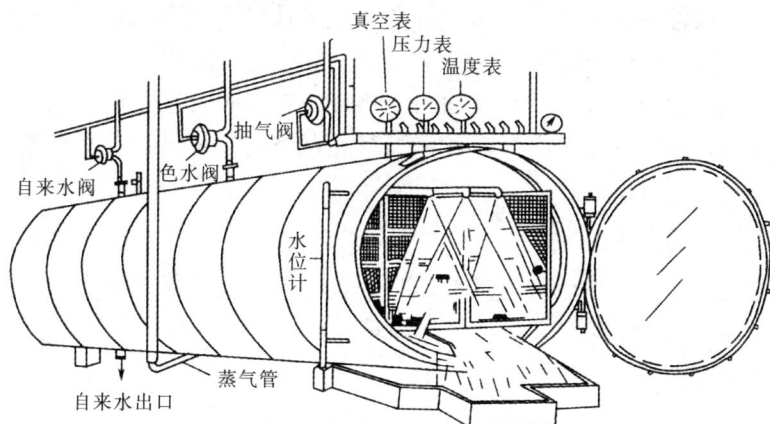

图 8 - 17　灭菌检漏两用锅

（三）注射剂的质量检查

1. 装量　注射剂及注射用浓溶液按照下述方法检查，应符合规定。

检查法：标示装量为不大于 2ml 者，取供试品 5 支，2ml 以上至 50ml 者取供试品 3 支；开启时注意避免损失，将内容物分别用相应体积的干燥注射器及注射针头抽尽，然后注入经标化的量入式量筒内（量筒的大小应使待测体积至少占其额定体积的 40%），在室温下检视，测定有溶液或混悬液的装量时，应先加温摇匀，再用干燥注射器及注射针头抽尽后，同前法操作，放冷，检视，每支的装量均不得少于其标示量。

标示装量为 50ml 以上的注射液及注射用浓溶液，照《中国药典》2010 年版一部附录 X F 检查，应符合规定。

2. 澄明度检查　澄明度检查实质上是异物检查，对确保用药安全和改进生产工艺都相当重要。注射液中的异物包括：炭黑、碳酸钙、氧化锌、纤维、纸屑、玻璃屑、橡皮屑、细菌、霉菌、芽胞及晶粒等。主要是生产中使用的原辅料、容器、用具及生产环境空气洁净度不好所致。这些异物若注入人体后，较大的微粒可以堵塞毛细血管形成血栓；当侵入肺、脑、肾等组织时也会引起这些组织栓塞和巨噬细胞的包围及增殖，生成肉芽肿，危害健康。

澄明度检查方法：我国传统的检查方法是人工灯检。检查时，取供试品，置检查灯下距光源约 20cm 处。先与黑色背景，次与白色背景对照。用手挟持安瓿颈部，轻轻反复倒转，使药液流动，在与供试品同高的位置并相距 15～20cm 处，用目检视，不得有可见浑浊与不溶物（如纤维、玻璃屑、白点、白块、色点等）。混悬液或另有规定者不在此范围内。现国内外有用机器自动检查代替人工检查，如库尔特计数器、光电自动异物检查机等在生产中已有应用。

3. 无菌检查　任何注射剂灭菌后都必须抽取一定数量的样品进行无菌检查，以确保成品的灭菌质量。通过无菌操作制备的注射剂更应注意灭菌检查的结果，以保证临床用药安全。检查方法和结果判断标准按《中国药典》2010 年版一部附录 XI H 进行检查。

4. 细菌内毒素或热原检查　供静脉注射用的注射液，都应作热原检查，除品种有特殊规定外，一般按《中国药典》2010 年版一部附录 XI E 细菌内毒素检查法或附录 XI D 热原检查法检查，应符合规定。

5. 其他检查　如注射用浓溶液应进行不溶性微粒检查，某些注射剂如生物制品要求检查降压物质，此外，鉴别、含量测定、pH 值的测定、毒性试验、刺激性试验等按具体品种项下规定进行检查。

（四）注射剂的印字与包装

注射剂经质量检查合格后即可进行印字和包装，每支注射剂应直接印上品名、规格、批号等。印字有手工印字和机械印字两种。少量安瓿印字时，通常将打印或刻印的蜡纸反铺在涂有少量玻璃油墨的 2～3 层纱布上，纱布固定在橡胶板、纸盒或其他物品上，将安瓿在蜡纸上轻轻滚过即可。机械印字常采用安瓿印字机。目前已有印字、装盒、贴标签及包扎等联成一体的印包联动机，见图 8－19。装安瓿的纸盒内应衬有瓦楞纸及说明书。盒外应贴标签，标签上须注明下列内容：①注射剂的名称（中文、拉丁文全名）；②内装支数；③每支容量与主药含量；④批号、生产日期与有效日期；⑤处方；⑥制造者名称和地址；⑦应用范围、用法、用量、禁忌；⑧贮藏法等。

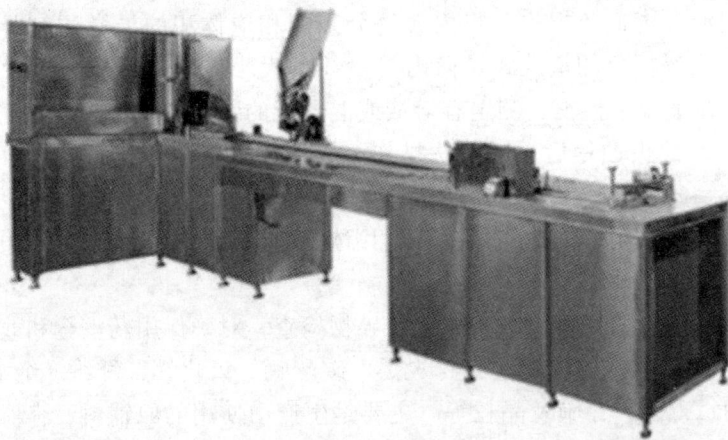

图 8－19　安瓿印字包装联动机

知识链接

注射剂包材新趋势

　　由于来自各国生产商之间的激烈竞争，注射剂生产商为降低生产成本必须首先千方百计降低包装材料的成本，因此，采用价格低廉的包装新材料成为国际注射剂包装产业的一个新趋势。如国外注射剂包装生产商已开发利用新型注射剂用玻璃材料，包括低碱度硼硅玻璃（低伸展度玻璃）、硅涂膜玻璃、事先经硫酸铵处理的玻璃容器等。至于注射剂包装用塑料新材料，目前国外主要使用环烯烃类新型高分子聚合物类材料，它们具有透明度高、耐化学溶剂腐蚀以及金属离子不易渗透入容器内等优点。但与玻璃材料相比而言，环烯烃类高分子聚合物也存在一些固有缺陷，如在灌注药液过程中，在容器经机械手抓放时易因刮擦等因素产生肉眼看不清的塑料微粒脱落而污染药液，玻璃材质包装一般说来不会产生这种现象。尽管存在上述弊端，国际上一些价格低廉的大众型预充式注射剂类产品包装至今仍采用环烯烃类高分子材料。

六、举例

例1 灯盏细辛注射液

【处方】灯盏细辛300g

【制法】灯盏细辛粉碎成粗粉，用0.2%碳酸氢钠溶液作溶剂继续渗滤，收集约3000ml渗滤液，用稀硫酸调节pH值至2~3，滤过，沉淀备用；滤液通过聚酰胺柱，先用水洗去杂质，继用90%乙醇洗脱，收集乙醇洗脱液，备用；上述沉淀用90%乙醇提取3次，滤过，滤液与上述乙醇液合并，回收乙醇，减压浓缩，加稀碱溶液溶解，滤过，喷雾干燥，得黄棕色粉末约4.5g，加注射用水适量及氯化钠8g，溶解后再加注射用水至1000ml，滤过，灌封，灭菌，即得。

【性状】本品为棕色的澄清液体。

【功能与主治】活血祛瘀，通络止痛。用于淤血阻滞，中风偏瘫，肢体麻木，口眼歪斜，言语謇涩及胸痹心痛；缺血性中风、冠心病心绞痛见上述证候者。

【用法与用量】肌内注射，一次4ml，一日2~3次。穴位注射，每穴0.5~1.0ml，多穴总量6~10ml。静脉注射，一次20~40ml，一日1~2次，用0.9%氯化钠注射液250~500ml稀释后缓慢滴注。

例2 清开灵注射液

【处方】胆酸16.25g 猪去氧胆酸18.75g 黄芩甙25g 珍珠母粉250g 水牛角粉125g 栀子125g 板蓝根1000g 金银花100g

【制法]】以上八味。板蓝根加水煎煮二次，每次1小时，合并煎液，滤过，滤液浓缩至200ml，加乙醇使含醇量达60%，冷藏，滤过，滤液回收乙醇，加水，冷藏备用。栀子加水煎煮二次，第一次1小时，第二次0.5小时，合并煎液，滤过，滤液浓缩至25ml，加乙醇使含醇量达60%，冷藏，滤过，滤液回收乙醇，加水，冷藏备用。金银花加水煎煮二次，每次0.5小时，合并煎液，滤过，滤液浓缩至60ml，加乙醇使含醇量达75%，滤过，滤液调节pH值至8.0，冷藏，回收乙醇，再加乙醇使含醇量达85%，冷藏，滤过，滤液回收乙醇，加水，冷藏备用。水牛角粉用氢氧化钡溶液、珍珠母粉用硫酸分别水解7~9小时，滤过，合并滤液，调节pH值至3.5~4.0，滤过，滤液加乙醇使含醇量达60%，冷藏，滤过，滤液回收乙醇，加水，冷藏备用。将栀子液、板蓝根液和水牛角、珍珠母水解混合液合并后，加到胆酸、猪去氧胆酸的75%乙醇溶液中，混匀，加乙醇使含醇量达75%，调节pH值至7.0，冷藏，滤过，滤液回收乙醇，加水，冷藏备用。黄芩苷用注射用水溶解，调pH值至7.5，加入金银花提取液，混匀，与上述各备用液合并，混匀，并加注射用水至1000ml，再经活性炭处理后，冷藏，灌封，灭菌，即得。

【性状】本品为棕黄色或棕红色的澄明液体。

【功能与主治】清热解毒，化痰通络，醒神开窍。用于热病，神昏，中风偏瘫，神志不清；急性肝炎、上呼吸道感染、肺炎、脑血栓形成、脑出血见上述证候者。

【用法与用量】肌内注射，一日2～4ml。重症患者静脉滴注，一日20～40ml，以10%葡萄糖注射液200ml或氯化钠注射液100ml稀释后使用。

第六节 中药注射剂的质量控制

一、中药注射剂质量控制的项目与方法

在中药注射剂质量控制的内容中，"安全"、"有效"、"可控"是药品研发的基本要求。目前中药注射剂的全检包括10多个项目。这些检查项目的设置，为中药注射剂的可控性提供了前提保证，为产品的安全性和有效性奠定了基础。各项目简要分析见表8－2。

表8－2 中药注射剂质量控制项目的要求和意义

质量控制项目	现行要求	意　　义
性状与色泽	性状符合规定，同一产品批间色差不得超过2号，且同一批产品不得有色差	控制产品生产工艺，保证成品批间均一、稳定
鉴别	符合规定	保证所用原料符合要求
pH值	为4～9之间，且同一品种范围不超过2	与人体血液pH值相适应，保证成品的均一性
蛋白质	不得检出	避免引起过敏反应，保证成品的安全性
草酸盐	不得检出	草酸盐进入血液可使血液脱钙，产生抗凝血作用，甚至引起痉挛，还可生成草酸钙，可引起血栓现象
树脂、鞣质	不得检出	避免该类物质进入人体后与心肌细胞结合引起心律失常，诱发并加重心力衰竭。除去大分子物质，避免过敏反应，避免引起给药部位硬结、肿胀现象
钾离子	不得超过40μg	避免患者使用过程中引起的疼痛，血钾偏高，造成电解质平衡失调
重金属与砷盐	重金属不超过10ppm；砷盐不超过2ppm	避免患者使用后重金属中毒
溶血与凝聚	不得出现溶血和凝聚	
刺激性	应符合规定	避免药物在使用过程中产生对血管、肌肉的刺激性，避免红细胞溶血和凝聚现象及毒性反应
异常毒性	应符合规定	

（续表）

质量控制项目	现行要求	意　义
热原	应无热原	避免药物在使用过程中外来微生物引起患者发烧、染菌等现象
无菌	应无菌	
可见异物	不得超过限度	检查成品中是否因制剂过程中引入外来杂质
装量差异	应符合规定	保证产品剂量准确，疗效稳定可靠
指纹图谱	应符合规定	控制产品的均一性、稳定性和可控性。从而保证产品的安全、有效
总固含物及可测成分百分比	应符合规定，且可测成分应不低于固含物的20%或25%（以有效部位投料的为70%或80%）	保证产品的有效、均一、可控
含量测定	应符合规定	保证产品的安全、有效、稳定

二、中药注射剂的质量问题讨论

中药注射剂具有生物利用度高、作用迅速等特点，能较好地发挥中药治疗急病重症的作用，在临床中显示出很好的、甚至化学药物无法达到的治疗效果。中药注射剂的研究和发展，对于我国中医药事业的发展有着重要的意义。但是由于中药成分的复杂性，长期以来，受基础研究不够充分、传统生产工艺不够现代的影响，生产质量还存在一些问题。

（一）澄明度问题

澄明度是中药注射剂稳定性考核项目之一，也是评价其质量的重要指标。中药注射剂因制备工艺条件的问题在灭菌后或在贮藏过程中产生浑浊或沉淀，出现澄明度不合格。一般解决的方法如下。

1. 去除杂质　中药注射剂制备过程中，一些高分子化合物如鞣质、淀粉、树胶、果胶、黏液质、树脂、色素等杂质，在前处理过程中未能除尽，当温度、pH值因素变化时，这些成分就会进一步聚合变性，使溶液呈现浑浊或出现沉淀；同时，有些注射剂中含有的成分，本身不够稳定，在制备或贮藏过程中发生水解、氧化等反应，也会使注射剂澄明度受影响。因此，在制备时，应当根据中药所含成分的性质，采取合适的提取工艺，尽可能除尽杂质，并在操作过程中注意保持相关成分的稳定。

2. 调节药液的pH值　药液的pH值与注射剂的澄明度关系较大，中药中某些成分的溶解性能与溶液的pH值相关，若pH值调节不当，则容易产生沉淀。一般碱性的有效成分（如生物碱类），药液宜调节至偏酸性；酸性的、弱酸性的有效成分（如有机酸等），药液宜调节至偏碱性。这样在适宜的pH值条件下药液中的有效成分可保持较好的溶解性能。

3. 采取热处理冷藏措施　中药注射剂中所含的高分子物质，呈胶体分散状态，具有热力学不稳定性及药动力学不稳定性，易受温度影响，导致胶粒聚集而使药液浑浊或沉淀。因此，在注射剂灌封前，先对药液进行热处理冷藏，以加速药液中胶体杂质的凝结，然后过滤除去杂质、沉淀后再灌封，采取这种措施可明显提高注射液的澄明度及稳定性。

4. 合理选用注射剂的附加剂　有些中药注射剂的本身含有的成分溶解度小，经灭菌或放置后，也可部分析出，加入合适的增溶剂、助溶剂，或使用复合溶剂则可使澄明度得到改善。

（二）刺激性问题

中药注射剂使用过程中产生的刺激性问题，也是限制中药注射剂应用范围扩大的重要原因。引起中药注射剂刺激性的原因很多，一般解决的方法如下。

1. 消除有效成分本身的刺激性　注射剂的某些成分，注射时本身就有较强的刺激性，因此，在不影响疗效的前提下，可通过降低药物浓度、调整 pH 值或酌情添加止痛剂的方法来减少刺激性。

2. 去除杂质　中药注射剂中存在杂质，特别是鞣质含量高时，可使注射部位产生肿痛或硬结，药液中钾离子浓度高，也可产生刺激性。应通过适当工艺措施去除杂质。

3. 调整药液 pH 值　注射剂的 pH 值过高或过低，均可刺激局部，引起疼痛，应在配制药液时注意调节。

4. 调整药液渗透压　药液的渗透压不当，也会产生刺激性。尽可能调节成等渗溶液。

（三）疗效问题

中药注射剂的疗效不稳定，往往使临床治疗效果受到影响。影响中药注射剂疗效的因素，除原药材的质量差异外，组方的配伍、用药剂量、提纯与纯化方法的合理与否都与之相关。一般解决的方法如下。

1. 控制原药材质量　由于中药来源、产地、采收、加工炮制等方面的差异，导致中药有效成分含量不同，应从控制原料入手，保证每批注射剂的质量稳定。

2. 提高有效成分溶解度　有些中药的有效成分溶解度较小，可通过增溶、助溶或其他增加溶解度的方法，提高相关成分的溶解度，以满足临床治疗的需要。

3. 调整剂量优化工艺　中药注射剂与中药的传统口服用法相比，药量相对较小，导致临床疗效不明显，应当从提高纯化工艺入手，采用新技术、新方法提高中药注射剂中的有效成分含量，保证临床疗效的发挥。

第七节　输液剂与血浆代用液

一、输液剂的特点与种类

输液剂是指由静脉滴注输入体内的大剂量注射液，也称静脉输液，除另有规定外，一般一次不小于100ml。输液剂使用剂量大，直接进入血循环，故能快速产生药效，是临床救治危重和急症病人的主要用药方式。在临床医疗工作中，输液剂占有十分重要的地位。

输液剂通常包装在玻璃的输液瓶或塑料的输液袋中，不含抑菌剂。临床上主要用以补充体液、电解质或提供营养物质，以及中毒时稀释和排泄毒素等，也常把输液剂作为载体，将多种注射液如抗生素、强心药加入其中供静脉滴注，以使药物迅速起效。输液剂由于其用量大而且是直接进入血液的，故质量要求高，生产工艺与安瓿剂亦有一定差异。临床上常用输液剂的分类如下。

1. 电解质输液　用于补充体内水分、电解质，纠正体内酸碱平衡等。如氯化钠注射液、复方氯化钠注射液、乳酸钠注射液等。

2. 营养输液　用于不能口服吸收营养的患者，主要提供营养成分和热能，其中包括：糖类、蛋白质、人体必需的氨基酸、维生素和水分等。如葡萄糖注射液、氨基酸输液、脂肪乳注射液等。其中，脂肪乳剂输液是一种胃肠道外的高能输液剂。用于为不能口服进食、严重缺乏营养的患者提供全静脉营养，亦称完全胃肠外营养（TPN）。TPN主要由复方氨基酸注射液、糖类与脂肪乳剂组成。脂肪乳剂必须单独输入。

3. 胶体输液　一类与血浆渗透压相等的胶体溶液，也称渗透压输液、血浆代用液。用于维持血压和增加血容量，以防患者休克。由于胶体溶液中的高分子不易通过血管壁，可使水分较长时间在血液循环系统内保持，产生增加血容量和维持血压的效果。必要时可与氨基酸输液合用，可克服代血浆只有扩张血容量作用而无营养功能的缺点。胶体输液有多糖类、明胶类、高分子聚合物等。如右旋糖酐、淀粉衍生物、明胶、聚维酮（PVP）等。

二、输液剂的质量要求

由于输液是经静脉直接输入人体内部，因此必须确保输液质量，其质量要求有：

1. 安全性　不能引起对组织刺激或发生毒性反应，必须经过必要的动物实验，确保使用安全。

2. 稳定性　输液系水溶液，从制造到使用要经过一段时间，故要求具有必要的物理稳定性和化学稳定性，确保产品在贮存期内安全有效。

3. 无菌　输液成品中不应含有任何活的微生物，必须达到药典无菌检查的要求。染菌输液引起脓毒症、败血病、内毒素中毒甚至死亡。

4. 无热原　无热原亦是输液剂的重要质量指标，须进行热原检查。

5. 澄明度　在规定的条件下检查，不得有肉眼可见的混浊或异物。微粒产生原因：①工艺操作中，车间空气洁净度差，药品内包装质量（接口和密封盖），滤器选择不当，滤过方法不好。灌封操作不合要求，工序安排不合理。②胶塞与输液容器质量不好。③原辅料质量对澄明度有显著影响，原辅料的质量必须严格控制。

6. 渗透压　输液要有一定的渗透压，其渗透压要求与血浆的渗透压相等或相近。

7. pH值　输液的pH要求与血液的相等或相近，血液pH 7.4。

8. 降压物质　有些注射液，如复方氨基酸注射液，其降压物质必须符合规定，以保证用药安全。

三、输液剂的制备

根据我国《药品生产质量管理规范》规定，输液产生必须有合格的厂房或车间，并有必要的设备和经过训练的人员，才能进行生产。输液生产工艺流程图见8-20。

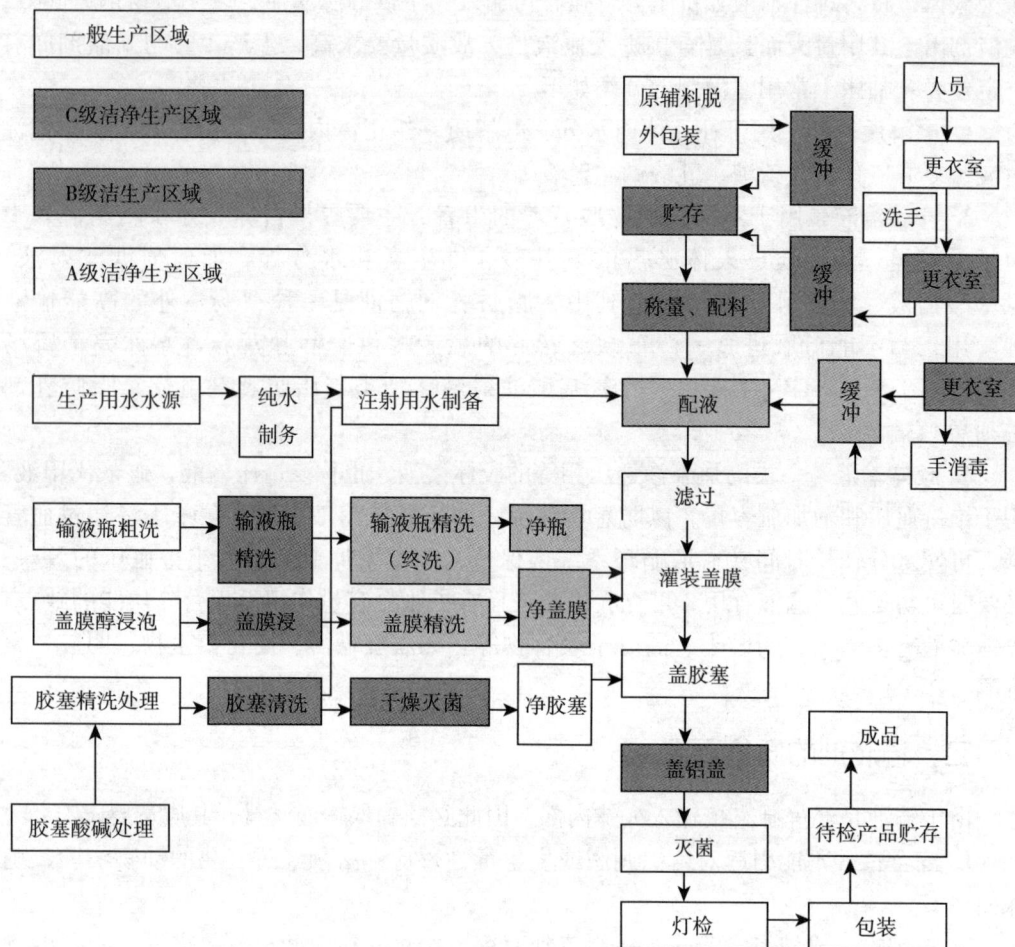

图 8 - 20 输液生产流程图

（一）输液容器及包装材料的质量要求和处理

1. 输液瓶的质量要求和处理

（1）玻璃输液瓶 由硬质中性玻璃制成，物理化学性质稳定，外观应无色透明，光滑无条纹，无气泡，无毛口，瓶口内径大小应符合要求，圆整光滑，以利密封。常用容积为100ml、250ml 和 500ml。新输液瓶的洗涤一般采用水洗和碱洗相结合的方式进行。碱洗法是用2% NaOH 溶液（50~60℃）或1%~3% Na$_2$CO$_3$ 溶液冲洗，由于碱对玻璃有腐蚀作用，故洗瓶在数秒内完成，时间不宜过长。碱洗法可同时除掉细菌和热原。药液灌装前必须用微孔滤膜滤过的注射用水倒置冲洗。国内有些药厂自己生产输液瓶，瓶子出炉后立即密封，故洁净度较高，只用微孔滤膜滤过的注射用水冲洗即可。

（2）塑料瓶 由无毒聚丙烯制成，质轻，机械强度高，耐热、耐水耐腐蚀，化学稳定性强，可热压灭菌，应用较多。先用常水冲洗，再用微孔滤膜滤过的注射用水洗至澄明即可。

（3）塑料袋 由无毒聚氯乙烯制成，质轻、耐压、不易破损，但耐热性差，透湿透气，影响药液稳定性，应用较少。洗涤方法同输液瓶。

2. 橡胶塞和隔离膜的质量要求和处理

（1）橡胶塞　橡胶塞应有弹性及柔软性，针头易刺入，拔出能立即闭合；不污染药液，也不吸附药液成分；有化学稳定性；能热压灭菌；无毒性、无溶血性。天然橡胶塞配方复杂，含有氧化锌、碳酸钙、硫化剂、防老剂、塑化剂、着色剂、润滑剂等附加成分，直接使用会污染药液，严重影响澄明度，故在胶塞下衬垫隔离膜，以防止胶塞与药液直接接触。我国规定2004年底以后一律停止使用天然橡胶塞，而使用质量较高的合成橡胶塞。目前可用的有硅橡胶塞、丁腈橡胶、聚氯丁烯、聚异戊二烯橡胶塞等。

橡胶塞可用烯酸、碱处理，水洗pH值呈中性，洗涤过程应不断搓揉或搅拌，尽量洗去固体微粒及各种杂质，再用注射用水煮沸30分钟，置于新鲜注射用水中备用或热压灭菌、干燥后密封备用。灭菌后的胶塞应在24小时内使用。

（2）隔离膜　隔离膜常用涤纶膜，其理化性质稳定，电解质不能通过，稀酸或水煮均无脱落物，不易破碎，软化点230℃以上，耐热压灭菌。

将隔离膜逐张分开，置于药用95%乙醇中浸泡，再在纯化水中煮沸30分钟，然后用澄明度合格的注射用水反复漂洗，至漂洗水澄明度检查合格。最后置于澄明度合格的流动的新鲜注射用水中，随时漂洗后置于已装满药液的瓶口上，立即加塞。使用质量高的丁腈橡胶、聚氯丁烯橡胶塞等不必加隔离膜。

（二）输液的配制

配制输液必须采用新鲜无热原的注射用水。为保证无热原和澄明度合格，多采用浓配法，即先配成浓溶液，滤过后再加新鲜注射用水稀释至所需浓度。如葡萄糖注射液先配成50%~70%的浓溶液，加入0.01%~0.5%针用活性炭，调pH值3~5，加热煮沸后冷至45~50℃（临界吸附温度），吸附时间为20~30分钟，以吸附热原、色素和其他杂质，过滤后稀释至所需浓度。配制用容器、滤过装置及输送管道，必须认真清洗。使用后应立即清洗干净，并定时进行灭菌。

（三）输液的滤过

常采用加压三级滤过装置，即按照板框式过滤器（或砂滤棒）、垂熔玻璃滤器、微孔滤膜（孔径0.65μm或0.8μm）的顺序进行滤过。板框式过滤器或砂滤棒起预滤或初滤作用，垂熔玻璃滤器和微孔滤膜起精滤作用。加压滤过既可以提高滤过速度，又可以防止滤过过程中产生的杂质或碎屑污染滤液。对高黏度药液可采用较高温滤过。

（四）输液的灌封

灌封室的洁净度应为A级或局部A级。玻璃瓶输液的灌封由四步组成：药液灌注、加隔离膜、塞橡胶塞、轧铝盖。此四步应连续完成，即药液灌装至符合装量要求后，立即将隔离膜轻轻平放在瓶口中央，橡胶塞对准瓶口塞入，翻边，轧紧铝盖。灌封要求装量准确，膜正塞正，铝盖封紧。目前药厂多采用回转式自动灌封机、自动放塞机、自动翻塞机、自动落盖轧口机等完成联动化、机械化生产。

（五）输液的灭菌

灭菌要及时，达到灭菌所需条件，以保证灭菌效果。输液从配制到灭菌的时间，一般不超过4h。输液瓶一般容量为500ml或250ml，且瓶壁较厚，因此灭菌时需要较长预热时间（一般遇热20~30分钟），以保证瓶的内外均达到灭菌温度，也不会因骤然升温而使输液瓶炸裂。输液灭菌条件为115℃、68.6kPa 30分钟。对于塑料袋装输液，灭菌条件为109℃、45分钟。

（六）输液的质量检查

1. 澄明度及不溶性微粒检查　按《中国药典》2010年版规定的方法，输液剂的澄明度用目测检视，应符合判定标准的规定。如发现松盖、歪盖、崩盖、漏气、隔离膜脱落的成品，应作为废品挑出。100ml以上的静脉滴注用注射液在澄明度符合规定后，再进行不溶性微粒检查，除另有规定外，每1ml中含10μm以上的微粒不得超过20粒，含25μm以上的微粒不得超过2粒。

2. 热原无菌检查　对于输液，热原和无菌检查都非常重要，必须按《中国药典》2010年版规定方法进行检查。

3. 酸碱度及含量测定　根据具体品种要求进行测定。

（七）输液的包装

澄明度合格的产品，贴上印有品名、规格、批号的标签，以免发生差错。装箱时注意装严装紧，便于运输。

四、输液剂质量问题讨论

目前输液剂生产质量方面存在的主要问题有染菌、热原反应及微粒等问题。

（一）染菌

生产过程中严重污染，灭菌不彻底，漏气均易导致染菌。因此制备过程要特别注意防止污染，因有些芽孢菌需经120℃，30~40分钟，而某些放线菌要经过140℃，15~20分钟才能杀死。染菌越严重，这些耐热芽孢菌类污染的可能性就越大。同时，输液多为营养物质，细菌易滋长繁殖，即使最后经过灭菌，但大量细菌尸体存在，也能引起热原反应。因此，应尽量减少制备过程中的污染，同时还要严格灭菌，严密包装。输液可能被微生物污染的途径有：①原料药材　主要指植物类、动物类药材直接携带多种微生物和螨；②辅助材料　加水、蜂蜜、淀粉与常用辅料均存在一定数量微生物；③制药设备　如粉碎机、混合机及各种盛装物料容器具，可能带入微生物；④环境空气空气中有多种微生物存在；⑤操作人员　工人的手、皮肤及穿戴的鞋、帽和衣服有带有微生物；⑥包装材料　如玻璃瓶、塑料带等可能带入微生物。

（二）热原反应

微生物污染越严重，热原反应越严重。产品经灭菌可杀灭微生物，但不能除去热原，故需尽量减少制备时的细菌污染。另外，热原反应也可能因为药物本身（如异性蛋白的药液）的因素。热原污染途径和除去方法，详见本章第二节热原项下。

（三）澄明度与微粒问题

静脉输液中常见的微粒有碳黑、氧化锌、碳酸钙、纤维素、纸屑、玻璃屑、黏土、细菌和结晶等，主要来源与除去方法是：①生产过程中 因原辅料不纯、注射用水的质量不佳、操作环境洁净度差、容器和管道不净以及包装材料不洁净、脱落等问题，导致成品的可见异物检查不合格。可通过选择符合要求的原料、辅料和包装材料，采用层流净化空气技术，提高配液室空气的洁净程度，以及使用微孔滤膜滤过药液和生产联动化等综合措施，以提高输液剂的澄明度。②贮存过程中 由于玻璃瓶质量不佳，药液长期侵蚀玻璃，容器的封口不严等原因所致。通过提高玻璃容器的质量，改进输液剂的封口工艺加以解决。另外，输液剂应按要求贮存，避免因贮存条件不当造成可见异物不合格。③使用过程中 在临床在使用过程中，由于输液器具不洁净，无菌操作不严，或者不当的药液配伍也容易产生可见异物不合格问题。目前，在输液器中安置终端过滤器（0.8μm 孔径的薄膜），可解决使用过程中微粒污染。

五、血浆代用液

血浆代用液是指与血浆等渗而无毒的胶体溶液制剂，静脉注射后，能暂时维持血压或增加血容量，但不能代替全血。对于血浆代用液的质量，除符合注射剂有关质量要求外，不影响人体组织与血液正常的生理功能，如代血浆应不影响血型试验，不妨碍红细胞的携氧功能；在血液循环系统内，可保留较长时间（半衰期在 5～7 小时，无利尿作用）；易被机体吸收，不得在脏器组织中蓄积等。

血浆代用液由高分子聚合物制成。目前，在临床上常用的有以下几类：①多糖类 包括右旋糖酐、淀粉衍生物、缩合葡萄糖等，其中常用的右旋糖酐按分子量不同分为中分子量（4.5～7 万）、低分子量（2.5～4.5 万）和小分子量（1～2.5 万）三种。分子量愈大，排泄愈慢。低分子量右旋糖酐能使红细胞带负电荷，由于同性电荷相斥，故可防止红细胞相互黏着，同时也可防止红细胞与毛细管（负电荷）的黏附。因此，可避免血管内红细胞凝聚，减少血栓形成，改善微循环。中分子右旋糖酐与血浆有相似的胶体特性，可提高血浆渗透压，增加血容量，维持血压；②蛋白质类 包括变性明胶、氧化明胶、聚明胶等；③合成高分子聚合物类 包括聚维酮、氧乙烯－聚丙烯二醇缩合物等。

六、举例

例1 葡萄糖输液

【处方】注射用葡萄糖 50g（或 100g）1% 盐酸适量 注射用水加至 1000ml

【制法】取处方量葡萄糖投入煮沸的注射用水中，使成 50%～70% 的浓溶液，用盐酸调节 pH 为 3.8～4.0，加活性炭 0.1%（g/ml）混匀，煮沸约 20 分钟，趁热过滤脱炭，滤液中加入热注射用水至 1000ml，测 pH 及含量，合格后，精滤及微孔滤膜滤至澄明，灌装、封口，热压灭菌 115.5℃ 68.7kPa（0.7 kg/cm²）30 分钟，即得。

【作用与用途】葡萄糖用以供给人体热能，营养全身与心肌。25%～30% 的葡萄糖注射液，因其高渗透压作用，将组织（特别是脑组织）内液体引到循环系统内，由肾脏排出，用于降低眼压及颅内压、急性中毒、流血过多、虚脱、尿闭症、肾脏或心脏性浮肿等。

【用法与用量】常用量静脉注射。一次 5～50g，一日 10～100g。

例2　右旋糖酐输液（血浆代用品）

【处方】右旋糖酐60g　氯化钠9g　注射用水加至1000ml

【制法】将注射用水加热至沸腾，加入处方量右旋糖酐配成12%～15%的溶液，加1.5%活性炭，保持微沸1～2小时，加压过滤脱炭，加注射出用水至1000ml，然后加入氯化钠，调整pH至4.4～4.9，再加0.05%活性炭搅拌，加热至70～80℃，过滤至药液澄明后灌装，热压灭菌112℃30分钟，即得。

【作用与用途】本品为血管扩张药。能提高血浆胶体渗透压，增加血浆容量，维持血压。常用于治疗外伤性休克、大出血、烫伤、及手术休克等，但不能代替全血。

【用法与用量】本品专供静脉注射，不可作皮下滴入，注入人体后血容量的程度，超过注射同容积的血浆。因本品有血液稀释作用，每次用量不可超过1500ml，用量过多时易引起出血倾向和低蛋白血症，一般是500ml，每分钟注入20～40ml，在15～30分钟左右注完全量。

第八节　粉针剂与其他注射剂

一、粉针剂

粉针剂是指药物制成的供临用前用适宜的无菌溶液配制成澄清溶液或均匀混悬液的无菌粉末或无菌块状物，可用适宜的注射用溶剂配制后注射，也可用静脉输液配制后静脉滴注。凡是对热不稳定的或在水溶液中易分解失效的药物，如一些抗生素、医用酶制剂及生化制品等，不能制成水溶性注射液或不适宜加热灭菌，用一般药剂学稳定化技术尚难得到满意的注射剂产品时，可制成固体形态的注射剂。均需用无菌操作法制成粉针剂。

（一）粉针剂的分类

根据药物的性质和生产工艺的不同，粉针剂可分为两种：

1. 无菌粉末分装粉针剂　将中药原料精制成无菌粉末，在无菌条件下将无菌药物粉末按规定要求分装于无菌安瓿或西林瓶中，密封，如注射用青霉素钠盐等。

2. 无菌水溶液冷冻干燥粉针剂　将中药提取物做成无菌水溶液，在无菌条件下进行灌装，经冷冻干燥而成，如注射用双黄连（冻干）等。

（二）粉针剂的质量要求

为保证质量，对无菌分装的原料，除应符合《中国药典》对注射用原料药物的各项规定外，还应符合下列质量要求：①粉末无异物，配成溶液或混悬液的澄明度检查合格；②粉末的细度或结晶应适宜，便于分装；③无菌、无热原。

（三）中药粉针剂的包装容器

粉针剂的分装容器主要为西林瓶。西林瓶及胶塞按规定方法检查，且均需灭菌处理。西林瓶的清洗应处于C级洁净度空间，洗净的西林瓶出瓶端应在A级层流保护下进入干燥程序。西林瓶的干燥用180℃干热灭菌90分钟，目前设备可采用热风循环或远红外辐射，灭菌空瓶的存放柜应有净化空气保护，存放时间不超过24小时。

（四）无菌分装粉针剂的生产工艺

1. 生产工艺 无菌分装粉针剂的生产工艺常采用直接分装法。系将精制的无菌粉末，在无菌条件下直接进行分装，目前多采用容量分装法。

（1）药物的准备 直接无菌分装的原料的精制，必须在高洁净度、无菌条件下采用灭菌溶剂结晶法、喷雾干燥法制备。结晶法制得的原料尚需进行粉碎和过筛，以达到颗粒均匀便于分装；喷雾干燥法干燥速度快、产品质量高、粉末细、溶解度好，大生产较常用。

（2）分装容器的处理 西林瓶清洗灭菌后即送入冷却装置，采用经过高效空气过滤器净化的洁净度达 A 级的空气冷却，备用。为防止无菌粉针剂或混悬剂粘瓶，使所给剂量准确，可用硅油处理玻璃瓶壁。

（3）分装 必须在规定的洁净环境中按照无菌生产工艺操作进行。目前使用分装机械有插管分装机、螺杆式自动分装机、真空吸粉式分装机等。进瓶、分装、压塞或封口在局部 A 级层流装置下进行；分装后应立即加塞、轧铝盖密封，安瓿也应立即熔封。分装过程中，应经常抽样检查装量差异，并符合《中国药典》2010 年版相关要求。

（4）灭菌 对较耐热品种如青霉素，一般可选用适宜灭菌方法进行补充灭菌，以保证用药安全。对不耐热品种，应严格无菌操作，控制无菌分装过程中的污染，成品不再灭菌处理。

（5）质量检查 应符合《中国药典》对注射用药物的各项规定及注射用无菌粉末的各项检查。

（6）印字、贴签与包装 目前生产上均已实现机械化，印字或贴印有药物名称、规格、批号、用法等的标签，并装盒。

2. 无菌分装工艺中需要注意的问题

（1）不溶性微粒问题 按《中国药典》2010 年版的规定，注射用无菌粉末应进行不溶性微粒检查。由于制备药物粉末的工艺步骤多，以致污染机会增多，易使药物粉末溶解后不溶性微粒检查不合格。因此应从原料的精制处理开始，控制环境洁净度，防止污染。

（2）装量差异 《中国药典》中对产品的装量差异有明确规定，应加强管理与提高产品工艺水平，确保符合国家标准。一般来说药品装量差异会因受潮而黏性增加，流动性减小，粒度大小及分布、粉末松密度及机械设备性能等因素均能影响装量差异。应根据具体情况采取相应措施，尤其应控制分装环境的相对湿度。

（3）无菌问题 成品无菌检查合格，只能说明抽查那部分产品是无菌的，不能代表全部产品完全无菌。在实际过程中，可以采用先进的层流净化装置，保证用药安全。

（4）吸潮变质问题 原因是由于橡胶塞的透气性所致，铝盖轧封不严。因此，应对所有橡胶塞进行密封防潮性能测定，选择性能符合规定的橡胶塞，同时铝盖压紧后瓶口烫蜡，防止水汽透入。

（五）冷冻干燥粉针剂的生产工艺

1. 生产工艺 冷冻干燥粉针剂系将药物溶液预先冻结成固体，然后在低温低压条件下，将水分从冻结状态下升华除去的一种低温除水的干燥方法。特别适用于以下制剂：①理化性质不稳定，耐热性较差的制剂；②细度要求高的制剂；③灌装精度要求高的制剂；④使用时要求迅速溶解的制剂。该类粉针剂的特点有：①保证药品的质量，避免有效成分的热变质、分解；工艺过程对组分的破坏程度低；②成品为多孔结构，质地疏松，较脆，复水性能好，复溶迅速完全，便于临床应用；③含水量低，一般1%～3%，便于充填惰性气体，有利于药品贮存，防止水解和氧化；④药液经除菌过滤后灌装，产品的杂质微粒少，无污染。

在冷冻干燥过程中，除了少数药物含有较多的成分如人血浆等可以直接冷冻干燥外，大多数药物都需添加合适的附加剂，制成混合液才能进行冷冻干燥。附加剂的种类很多，有复合物、糖类、盐类和聚合物类等，具体有：①填充剂 用于防治药物在抽真空时与水蒸气一起飞散，如甘露醇、葡聚糖、乳糖等；②防冻剂 如甘油、蔗糖、多肽等；③抗氧化剂 如维生素C、维生素E、卵磷脂等；④pH调整剂 如柠檬酸、酒石酸、磷酸等；⑤缓冲剂，如脱脂乳等；⑥稀释剂，如明胶、乳糖、右旋糖酐、甘露醇等。

制备冻干无菌粉末前药液的配制基本与水性注射剂相同，由于最终产品不再进行灭菌，所以全部过程均须在无菌生产车间内连续完成，产品暴露或直接接触产品的器具暴露区域应符合A级洁净区要求，保证产品质量的可靠。冻干粉末的制备工艺流程是：药液配制→过滤→灌装→冷冻干燥（冻结、一次干燥、二次干燥）→封口→轧盖→质量检查。

（1）药液配制 将主药和辅料溶解在适当的溶剂中，通常为含有部分有机溶剂的水性溶液。

（2）药液过滤 用不同孔径的滤器对药液分级过滤，最后通过0.22μm级微孔膜滤器进行除菌过滤。

（3）药液灌装 将已经除菌的药液灌注到容器中，并用无菌胶塞半压塞。

（4）冷冻干燥 首先运行冻干机，降低搁板温度使溶液冻结，然后冻干箱抽真空，对搁板加热，使药品在固体状态下，通过升华干燥除去大部分水分，最后用加热方式解吸附，去除残余水分。

（5）封口 通过安装在冻干箱内的液压或螺杆升降装置全压塞。

（6）轧盖 将已全压塞的制品容器移出冻干箱，用铝盖轧口密封。

2. 冻干制品生产工艺中需要注意的问题

（1）产品外形不正常 冻干制品正常的外形是颜色均匀、孔隙致密、保持冻干前的体积、形状基本不变，形成海绵状团块结构。凡出现有硬壳、萎缩、塌陷、空洞和破碎现象，均属外形不正常。一些黏稠的药液由于结构过于致密，在冷冻过程中内部水蒸气逸出不完全，冻干结束后，制品会因潮解而萎缩。遇到这种情况通常可在处方中加入适量甘露醇、氯化钠等填充剂，并采取反复预冻法，以改善制品的通气性，产品外观即可得到改善。

（2）产品含水量不合要求 产品含水量过低，主要是干燥时间过长，或第二阶段干燥温度过高。装入容器的药液过厚，升华干燥过程中供热不足，冷凝器温度偏高或真空度不够，均可能导致含水量偏高，可采用旋转冷冻机及其相应的方法解决。

(3) 喷瓶 在高真空条件下，少量液体从已干燥的固体界面下喷出的现象称为喷瓶。主要是预冻温度过高，产品冻结不实，升华时供热过快，部分产品熔化为液体所造成。可采取控制预冻温度在产品共熔点以下 10～20℃、同时加热升华温度不超过共熔点等措施解决。

(六) 举例

例 注射用双黄连

【处方】连翘 金银花 黄芩

【制法】以上三味，黄芩加水煎煮二次，每次 1 小时，滤过，合并滤液，用 2mol/L 盐酸溶液调节 pH 值至 1.0～2.0，在 80℃保温 30 分钟，静置 12 小时，滤过，沉淀加 8 倍量水，搅拌，用 10% 氢氧化钠调节 pH 值至 7.0，加入等量乙醇，搅拌使沉淀溶解，滤过，滤液用 2mol/L 盐酸溶液调节 pH 值至 2.0，在 60℃保温 30 分钟，静置 12 小时，滤过，沉淀用乙醇洗至 pH 值 4.0，加 10 倍量水，搅拌，用 10% 氢氧化钠调节 pH 值至 7.0，每 1000ml 溶液加入 5g 活性炭，充分搅拌，在 50℃保温 30 分钟，加入等量乙醇，搅拌均匀，滤过，滤液用 2mol/L 盐酸溶液调节 pH 值至 2.0，在 60℃保温 30 分钟，静置 12 小时，滤过，沉淀用少量乙醇洗涤，于 60℃以下干燥，备用；金银花、连翘分别用水温浸 30 分钟后煎煮二次，每次 1 小时，滤过，合并滤液，浓缩至相对密度 1.20～1.25（70℃），冷却至 40℃，缓缓加入乙醇使含醇量达 75%，充分搅拌，静置 12 小时以上，滤取上清液，回收乙醇至无醇味，加入 4 倍量水，静置 12 小时以上，滤取上清液，浓缩至相对密度 1.10～1.15（70℃），冷却至 40℃，加入乙醇使含醇量达 85%，静置 12 小时以上，滤取上清液，回收乙醇至无醇味，备用。取黄芩提取物，加入适量的水，加热，用 10% 氢氧化钠调节 pH 值至 7.0 使溶解，加入上述金银花提取物和连翘提取物，加水至 1000ml，加入活性炭 5g，调节 pH 值至 7.0，加热至沸并保持微沸 15 分钟，冷却，滤过，加注射用水至 1000ml，灭菌，冷藏，滤过，浓缩，冷冻干燥，制成粉末，分装；或取黄芩提取物，加入适量的水，加热，用 10% 氢氧化钠调节 pH 值至 7.0 使溶解，加入上述金银花提取物和连翘提取物以及适量的注射用水，每 1000ml 溶液加入 5g 活性炭，调节 pH 值至 7.0，加热至沸并保持微沸 15 分钟，冷却，滤过，灭菌，滤过，冷冻干燥，压盖，即得。

【作用与用途】清热解毒，疏风解表。用于外感风热所致的发热、咳嗽、咽痛；上呼吸道感染、轻型肺炎、扁桃体炎见上述证候者。

【用法与用量】静脉滴注。每次每千克体重 60mg，一日一次；或遵医嘱。临用前，先以适量灭菌注射用水充分溶解，再用氯化钠注射液或 5% 葡萄糖注射液 500ml 稀释。

二、混悬型注射剂

将不溶性固体药物分散于液体分散溶媒中制成的一类供肌肉或静脉注射用的药剂称为混悬型注射剂。近年来，根据临床用药的需要，将此类药剂以静脉途径给药，可更好发挥药物的作用。人体内的网状内皮系统有吞噬外来异物的作用，若将水不溶解的固体药物，制成可供静脉注射的微粒，通过静脉输入体内，作为异物被贮留在网状内皮细胞丰富的部位，使该处药物浓度提高，从而达到提高疗效，减少剂量，延长药效（药物逐渐被吸收），降低副作用的目的。因此，对于网状内皮系统（如肝脏、淋巴）发生的病变，使用静脉注射用混悬剂，可收到比一般注射剂较好的疗效。例如中国将具有抗癌作用的喜树碱制成静脉注射用混悬剂，使药物高度集中于肝脏，用作治疗肝癌取得满意效果。

在以下情况下药物可制成混悬型注射剂：无适当溶媒可溶解的不溶性固体药物；需制成长效制剂的药物；需将药物制成高含量注射液。但必须指出，上述情况必须以固体药物能被机体吸收为前提。

1. 混悬型注射剂的质量要求　除无菌、pH、安全性、稳定性等质量要求外，混悬型注射剂还有一些特殊的要求。

（1）药物颗粒的大小　供一般注射者，颗粒应小于 $15\mu m$，$15\sim20\mu m$ 者不应超过 10%；供静脉注射者，颗粒大小在 $2\mu m$ 以下者占 99%。否则会引起静脉栓塞。

（2）有较好的分散性　不能沉降太快，在贮存时一旦沉下后经振摇可再分散而不能产生结块现象。

（3）具有良好的通针性　可以通过皮下注射针头，易自瓶中顺利取出，不粘瓶壁。

2. 混悬型注射剂的制备　混悬型注射液的处方组成比溶液型复杂，因此，其制备与灭菌比较困难，混悬型注射剂的处方组成包括主药、抑菌剂、表面活性剂、分散剂以及缓冲剂等。

将固体药物分散成粒度大小适宜，分散性良好的颗粒是制备混悬型注射剂的关键问题之一。目前，常用微粒结晶法和机械粉碎法解决固体药物的微晶化问题：

（1）灭菌溶液微粒结晶法　是将药物溶液在一定条件下，控制温度、搅拌速度、加溶剂速度等，通过溶剂的转换作用，使之析出结晶而制得微粒结晶。改变溶剂时，药物的溶解度变小，但需要达到一定的饱和度才能析出。因此，要得到粒度大小适宜的微晶，关键在于药物析出结晶时，如何在混合溶剂中得到合适的过饱和度。此法不需要特殊设备，易于得到微细结晶，使用较多。

（2）机械粉碎法　药物在一般常用粉碎法处理后，再经流能磨处理。

混悬型注射剂的制备包括将药物微晶混悬于溶有分散稳定剂的溶液中，滤过，调pH 值，灌封，灭菌、印包等工序。混悬微粒大都是有机化合物，熔点较低且一般遇热敏感，所以混悬型注射液往往不能用热压灭菌、气体灭菌等方法，而常用流通蒸汽灭菌。

3. 举例

例　醋酸可的松注射液

【处方】醋酸可的松微晶 25g　硫柳汞 0.01g　氯化钠 3g　吐温 – 80 1.5g
CMC – Na 5g　注射用水加到 1000ml

【制法】

①取总量 30% 的注射用水，加硫柳汞、CMC – Na 溶液，用布氏漏斗垫 200 目尼龙布滤过，密闭备用。

②氯化钠溶于适量注射用水中，经 G_4 号垂熔玻璃漏斗滤过。

③将①置水浴中加热，加②及吐温 – 80 搅匀，使水浴沸腾，加醋酸可的松，搅匀，继续加热 30 分钟。

④取出冷至室温，加注射用水至足量，用 200 目尼龙布过滤两次，于搅拌下分装

于瓶内，盖塞轧口密封。用100℃/30分钟振摇下灭菌，即得。

三、乳浊液型注射剂

乳浊型注射液是以挥发油、植物油及脂溶性药物为原料，加入乳化剂及注射用水经乳化而成的可注射给药的乳浊液，通常为O/W型或W/O/W复乳。静注乳剂可以提供高能营养、补充吞咽困难的患者脂肪性营养物质、也可作为许多油性或脂溶性药物的载体，提高药物的淋巴系统定向性。

（一）乳浊型注射液的质量要求

除应符合注射剂的各项规定外，还必须符合下列要求：
（1）乳滴大小均匀、稳定　静脉注射用乳剂，直径一般在1~4μm，最好≤1μm。
（2）耐受热压灭菌，在灭菌和贮存期内，各成分稳定不变，乳滴大小不许超限。
（3）应具有适宜的pH值，无热原反应，无过敏反应，无溶血和降压作用等。

（二）乳化剂的选择

用于静脉注射用的乳化剂，应具有较强的乳化能力，对人体无毒副作用，无热原反应，不溶血，无降压物质，化学性质稳定，能耐热压灭菌，贮存期内不变质等。常用的有：①磷脂（豆磷脂和卵磷脂）：乳化力强，用量为1%~3%，乳滴可达1μm左右，在体内能代谢，从肾脏排出。②泊洛沙姆：无刺激性和过敏性，毒性比其他非离子型乳化剂低，而且化学性质稳定。

（三）乳浊型注射液的制备

静注乳剂以湿胶法为多，即先将乳化剂制成胶浆，然后加入油，应用乳化设备制成乳剂，过滤、灭菌即可。常用的乳化设备有高速组织捣碎机、高压乳匀机等。小量制备时，可采用高速组织捣碎机，转速8000~12000r/min，制得较稳定的浓乳剂，再稀释成乳剂；大量制备时，用高压乳匀机反复高压匀化即可。

（四）举例

例　静脉注射用脂肪乳剂

【处方】精制大豆油（油相）150g　精制大豆磷脂（乳化剂）15g　注射用甘油（等渗调节剂）25g　注射用水加至1000ml

【制法】称取精制大豆磷脂15g，置高速组织捣碎机内，加甘油25g与注射用水400ml在氮气流下搅拌成均匀的磷脂分散液，倾入二步乳匀机的贮液瓶内，加精制豆油，在氮气流下高压乳化至油粒直径达到1μm以下时，经乳匀机出口输至盛器内，在液面有氮气流下，用4号垂熔玻璃漏斗减压滤过，分装于输液瓶中，充氮轧盖，先经水浴预热至90℃左右，再热压灭菌121℃15分钟，浸入热水中，缓慢冲入冷水逐渐冷却，在4~10℃下贮存，切不可结冰，否则油滴变大。

【质量检查】成品经显微镜检查观察测定油滴分散度，并进行溶血试验、热原检查、降压试验、无菌检查、油及甘油含量、过氧化值、酸值、pH值及稳定性等质量检查。

【作用与用途】静脉乳用于外周静脉营养，供给必需脂肪酸。适用于手术前后特别是消化道手术后进食困难或不能进食者；大面积烧伤尤其为颈部烧伤；各种消耗疾病；

严重外伤及高度营养缺乏者。

【用法与用量】静脉滴注。一日输入量以不超过 1.5g/kg（体重）脂肪油为宜。

第九节 滴 眼 剂

一、概述

滴眼剂系用于眼部的无菌外用液体制剂。以水溶液为主，有少量水性混悬液或油溶液。滴眼剂具有局部的杀菌、消炎、散瞳、麻醉等作用。有的发挥局部治疗作用，有的发挥全身治疗作用。

滴眼剂的质量要求

滴眼剂虽是外用制剂，但质量要求类似注射剂。《中国药典》规定，滴眼剂应符合下列要求：

1. 无菌 供角膜创伤或手术用的滴眼剂，必须无菌，以无菌操作法制成单剂量制剂，且不得加抑菌剂；其他用的滴眼剂，为多剂量滴眼剂必须加抑菌剂，不得检出绿脓杆菌和金黄色葡萄球菌。

2. 澄明度 应为澄明的溶液，要求比注射剂稍低；肉眼观察无玻璃屑、较大纤维和其他不溶性异物。混悬液型滴眼剂不得有超过 50μm 直径的粒子，15μm 以下的颗粒不得少于 90%。

3. pH 应为 5.0～9.0 之间，pH 不当可引起刺激性，增加泪液的分泌，导致药物流失，甚至损伤角膜。

4. 渗透压 应尽量与泪液相近，但一般能适应相当于浓度为 0.8%～1.2% 的氯化钠溶液。

5. 稳定性 应具有一定的稳定性，可加入适宜的稳定剂以保证在使用期限内的稳定。

6. 黏度 以 4.0～5.0cP.S 为宜，适当大的黏度使滴眼液在眼内停留时间延长，并减少刺激性。

二、滴眼剂的附加剂

拟定滴眼剂处方要考虑到药物的溶解度、稳定性、刺激性、无菌度等问题，这些问题可从下列几个方面得到解决。

（一）pH 值调整剂

为避免过强的刺激性和使药物稳定，常用缓冲溶液来稳定药液的 pH 值。常用的缓冲溶液有三种。

1. 硼酸缓冲液 以 1.9g 硼酸溶于 100ml 纯化水中制成，pH 值为 5，可直接用作眼用溶媒，适用于盐酸可卡因、盐酸普鲁卡因、硫酸锌等。

2. 磷酸盐缓冲液 以 8% 无水磷酸二氢钠溶液，0.943 7% 无水磷酸氢二钠按不同比例混合后得到溶液，pH 5.9～8.0 缓冲液，适用的药物有阿托品、毛果芸香碱等。

3. 硼酸盐缓冲液 以 1.24% 的硼酸溶液和 1.91% 的硼砂溶液按不同比例配合后得

到 pH 值为 6.7 ~ 9.1 的缓冲液。硼酸盐缓冲液能使磺胺类药物的钠盐稳定而不析出结晶。

（二）等渗调整剂

眼球对渗透压有一定的耐受范围，渗透压的调整不必很精密，滴眼剂应与泪液等渗。眼球能适应的渗透压范围相当于 0.8% ~ 1.2% 的氯化钠溶液，由于眼泪能使滴眼剂浓度下降，渗透压在此范围以外产生的刺激性也是暂时的。滴眼剂是低渗溶液时应调成等渗，因治疗需要有时也采用高渗溶液，而洗眼剂则应力求等渗。作为调整渗透压附加的常用药物有氯化钠、硼酸、葡萄糖、硼砂等。

（三）抑菌剂

一般滴眼剂为多剂量包装，故必须加入抑菌剂。作为滴眼剂的抑菌剂，不仅要求有效，还要求迅速，在 2 小时内发挥作用，即在病人两次用药的间隔时间内达到抑菌。能符合这些要求的抑菌剂不多，常用的有硝酸苯汞、醋酸苯汞、硫柳汞等，但要注意配伍禁忌。单一的抑菌剂常因处方的 pH 值不适合，或与其他成分有配伍禁忌，不能达到速效目的，故采用复合抑菌剂发挥协同作用，提高杀菌效能。

（四）黏度调节剂

适当增加滴眼剂的黏度，既可降低药物对眼的刺激性，又能延长药物与作用部位的接触时间，从而提高疗效。常用的增稠剂为甲基纤维素、聚乙烯醇、聚乙二醇、聚乙烯吡咯烷酮、羟丙基乙基纤维素等，但增黏剂与某些抑菌剂有配伍禁忌，如甲基纤维素与羟苯酯类、氯化十六烷基吡啶等就不能配伍，选用时应注意。

三、滴眼剂的制备

滴眼剂的制备与注射剂基本相同。用于眼外伤的滴眼剂按小容量注射剂生产工艺制备，不得添加抑菌剂，最终产品根据主药的热耐受性决定是否采用热灭菌法补充灭菌；洗眼液用输液瓶包装，按输液工艺制备；一般滴眼剂能在分装后进行热压灭菌的品种很少，一般是将配制好的药液经过滤除菌后，以无菌操作法分装封口。因此，滴眼剂的过滤、灌封应在 B 级背景下的 A 级区完成。

（一）容器的处理

1. 滴眼瓶 包括玻璃制或塑料制两种，目前工厂应用最普遍的是塑料瓶，其处理方法是用真空灌装器将滤过的灭菌蒸馏水灌入滴眼瓶中，然后用甩干机将瓶甩干，如此反复三次，气体灭菌后通风备用。医院药房制剂和一些对氧敏感的药物多用玻璃滴眼瓶，其处理方法是用洗涤剂洗涤后先用常水洗净，然后用滤过的蒸馏水冲至澄明，最后干热灭菌备用。

2. 橡胶帽 先用 0.5% ~ 1.0% 碳酸钠煮沸 15 分钟，放冷揉搓，用常水冲洗干净，继用 0.3% 盐酸煮沸 15 分钟，再用常水冲洗干净，最后用滤过蒸馏水洗净，煮沸灭菌后备用。

（二）配制与过滤

滴眼剂的配制与滤过同注射剂工艺过程基本一致。对热稳定的药物，可在配制、滤过后分装入适宜的包装瓶中，再用适当方法灭菌，其中以流通蒸汽灭菌法比较常用。对热不稳定的药物，可用经过灭菌器具和原辅料等按无菌操作法进行配制、滤过与分装等，避免微生物等的污染。其中，配制溶液型滴眼剂一般采用溶解法，将药物加适量灭菌溶媒溶解后，采用微孔滤膜或用 3 号或 4 号垂熔漏斗滤过至澄明，并从滤器上添加灭菌溶媒至全量，检验合格后分装。混悬液型滴眼剂一般先将主药在无菌乳钵中研成极细粉末，另取助悬剂（如甲基纤维素、羧甲基纤维素等）加灭菌蒸馏水先配成黏稠液，与主药一起研磨成均匀细腻的糊状，再添加灭菌蒸馏水至全量，研匀即得。大量配制时常用高压乳匀机搅匀。如制备中药滴眼剂，可将中药按注射液的提取和纯化方法处理制得浓缩液后，再用适当方法配液。

（三）灌封

配成的药液，应抽样经鉴别试验、含量测定合格后，方可分装于无菌的容器中。普通滴眼剂以每支 5～10ml 为宜，供手术用的可装于 1～2ml 的小瓶中，并用适当的灭菌方法灭菌。目前生产上均采用减压灌注法进行分装，简易真空灌装器则适用于小量生产。

（四）包装

眼用溶液按用途等的不同可有不同的包装形式。如药房自制的洗眼剂，可按输液包装处理；用于眼外伤的滴眼剂，要求严格无菌，应采用一次性包装，而且容量要小，用过一次就弃去；普通滴眼剂可采用多剂量包装，一般可多次使用。目前用于滴眼剂的包装材料有玻璃、橡胶和塑料。中性玻璃化学性质稳定，对药液的影响小，可使滴眼剂保存较长的时间。塑料瓶价廉、轻便、不易破碎，目前使用比较普遍，不足之处是有一定的透气性，可能吸附滴眼剂中的某些化学成分，塑料中的增塑剂或其他化学成分还可能会溶入药液中。塑料瓶有软塑料瓶与硬塑料瓶之分。滴管橡皮帽和塑料有类似的缺点，但是橡皮帽的接触面比较小，在污染程度上比塑料可能要小一些。

四、举例

珍视明滴眼液

【处方】珍珠层粉水 250ml　天然冰片 0.08g　硼酸 11.20g　硼砂 1.91g　氯化钠 2.10g　乙醇 2ml　苯氧乙醇 3ml　蒸馏水适量　制成 1000ml

【制法】取珍珠层粉，加蒸馏水，搅匀，煮沸，每隔 2 小时搅拌 1 次，保温 48 小时，放冷，滤过，滤液浓缩至适量，放冷，滤过，测定总氮量，备用。取适量蒸馏水，加入硼酸、硼砂和适量的氯化钠，加热，搅拌使溶解，趁热加入适量的苯氧乙醇及上述珍珠层粉提取液，搅匀，加热至 100 度并保温 30 分钟，冷却。另取天然冰片，加适量乙醇使溶解，在搅拌下缓缓加入上述溶液中，搅匀，加蒸馏水至规定量，混匀，滤过，即得。

【功能与主治】明目去翳，清热解痉。用于青少年假性近视，轻度青光眼及缓解眼疲劳。

【用法与用量】每瓶 8ml、15ml。滴于眼睑内，每次 1～2 滴，日 3～5 次；必要时可酌情增加。

目标检测

一、名词解释

注射剂　热原　浓配法　稀配法　输液剂　粉针剂　滴眼剂

二、选择题

（一）单项选择题

1. 关于注射剂的特点，描述不正确的是
   A. 药效迅速作用可靠　　　　　　　　B. 适用不宜口服的药物
   C. 适用于不能口服给药的病人　　　　D. 不能产生延长药效的作用
   E. 可以用于疾病诊断

2. 除去注射液中热原的一般方法为
   A. 聚酰胺吸附　　　　B. 一般滤器过滤法　　　　C. 醇溶液调 pH 法
   D. 活性炭吸附法　　　E. 改良明胶法

3. 不能除去热原的方法
   A. 强酸强碱处理　　　B. 强还原剂　　　　C. 超滤法
   D. 高温处理　　　　　E. 活性炭吸附

4. 注射用水是指纯化水经哪种处理后所得的制药用水
   A. 离子交换法　B. 渗透法　　C. 蒸馏法　　D. 电渗析法　E. 滤过法

5. 为了保证注射用水的质量，一般要求可在无菌条件下保存多少时间使用
   A. 14 小时以内　　B. 12 小时以内　　C. 15 小时以内
   D. 18 小时以内　　E. 20 小时以内

6. 不得添加增溶剂的是
   A. 滴眼剂　　B. 皮内注射剂　　C. 肌内注射剂
   D. 皮下注射剂　　E. 脊椎腔注射剂

7. 一般注射液的 pH 允许在
   A. 2～5 之间　B. 3～7 之间　C. 4～9 之间　D. 5～10 之间　E. 6～11 之间

8. 有关热原检查法的叙述中，正确的为
   A. 法定检查法为家兔法和鲎试验法　　B. 家兔法比鲎试验法更准确可靠
   C. 鲎试验法比家兔法灵敏，故可代替家兔法　D. 鲎试验法对一切内毒素均敏感
   E. 家兔法适用于各种剂型的制剂

9. 可作为血浆代用液的是
   A. 葡萄糖注射液　　　B. 右旋糖酐　　　　C. 氯化钠注射液
   D. 氨基酸输液　　　　E. 脂肪乳剂输液

10. 被称为完全胃肠外营养的输液
    A. 葡萄糖输液　　　　B. 氯化钠注射液　　　C. 氨基酸输液

D. 脂肪乳剂输液　　　　E. 右旋糖酐输液

11. 配置氯化钠等渗溶液 1000ml，需用氯化钠
    A. 0.9g　　　B. 2.7g　　　C. 4.5g　　　D. 3.6g　　　E. 9.0g

12. 下列关于热原的性质叙述错误的为
    A. 水溶性　　B. 耐热性　　C. 挥发性　　D. 滤过性　　E. 被吸附性

13. 不能作为注射剂溶剂的是
    A. 纯水　　B. 乙醇　　C. 大豆油　　D. 丙二醇　　E. 聚乙二醇

14. 关于注射剂的描述错误的是
    A. 制备过程复杂　　　　　　　　B. 中药注射剂易产生刺激
    C. 中药注射剂的澄明度易出现问题　　D. 不溶于水的药物不能制成注射剂
    E. 可以制成乳剂型注射剂

15. 注入大量低渗溶液可导致
    A. 红细胞聚集　　　B. 红细胞皱缩　　　　　C. 红细胞不变
    D. 溶血　　　　　　E. 药物变化

(二) 多项选择题

1. 热原的基本性质包括
   A. 耐热性　　B. 滤过性　　C. 水溶性　　D. 不挥发性　　E. 被吸附性

2. 安瓿的质量检查包括
   A. 外观　　B. 耐热　　C. 容积　　D. 耐酸　　E. 耐碱

3. 安瓿的处理工序
   A. 圆口　　B. 切割　　C. 洗涤　　D. 干燥　　E. 灭菌

4. 易水解的药物宜制成
   A. 注射剂　　　　　　　B. 大输液　　　　　　C. 注射用无菌粉末
   D. 混悬型注射剂　　　　E. 乳浊型注射剂

5. 对注射用无菌粉末描述正确的是
   A. 简称粉针剂
   B. 对热不稳定或易水解的药物宜制成此剂型
   C. 按无菌操作法操作
   D. 为无菌的干燥粉末或海绵状物
   E. 只能通过无菌粉末直接分装法来制备

6. 制成混悬型注射剂的药物有
   A. 不溶性固体药物
   B. 水溶液中不稳定需制成水不溶性衍生物
   C. 需在体内定向分布
   D. 需在体内发挥长效作用
   E. 需为机体提供营养的

7. 热原污染的途径有
   A. 操作人员　　B. 机器设备　　C. 制备过程　　D. 辅料　　E. 操作环境

8. 注射剂防止主药氧化可采用的措施有

A. 加抗坏血酸　　　　B. 加依地酸二钠　　　　C. 调适宜 pH

D. 通 CO_2 或 N_2　　　E. 降低温度，避光保存

9. 不得加抑菌剂的注射剂有

A. 皮下注射剂　　　　B. 皮内注射剂　　　　C. 肌肉注射剂

D. 静脉注射剂　　　　E. 脊椎腔注射剂

10. 下列那些物质可作为注射剂的抑菌剂

A. 三氯叔丁醇　　　　B. 尼泊金　　　　　　C. 苯酚

D. 甲醛　　　　　　　E. 苯甲醇

三、简答题

1. 注射剂污染热原的途径？

2. 注射剂中防止主药氧化的附加剂有哪些？

3. 简述注射剂的质量要求？

4. 中药注射剂产生澄明度问题的原因及解决办法？

5. 中药注射剂产生刺激性问题的原因及解决办法？

实训 | 中药注射剂的制备

【实验目的】

1. 掌握制备中药注射剂常用的提取与精制的方法：水蒸气蒸馏法、双提法、水醇法、醇水法等。

2. 掌握制备中药注射剂的制备工艺过程及其操作要点。

3. 熟悉空安瓿与垂熔玻璃容器的处理方法。

4. 熟悉中药注射剂的质量检查。

【实验设备】

设备器皿：钢精锅、烧杯、电炉、水浴锅、蒸发皿、三角烧瓶、安瓿、酒精喷灯、减压抽滤装置、垂熔玻璃滤器、灌注器、熔封装置、普通天平、澄明度检查装置、热压灭菌器、印字装置等。

药品与材料：丹参、板蓝根、柴胡、亚硫酸氢钠、注射用水、乙醇、20% NaOH、氨溶液、吐温 –80、苯甲醇、活性炭、pH 试纸、滤纸、包装盒等。

【实验内容】

1. 板蓝根注射液

【处方】板蓝根 100g　聚山梨酯 –80 2ml　苯甲醇 2ml　注射用水加至 200ml

【制法】取板蓝根 100g（以干燥品计），水煎 2 次，第一次 1.5h，第二次 1h，煎液滤过，滤液于 70℃ 以下减压浓缩至 1∶1。放冷，在搅拌下，缓缓加入乙醇，使含醇量达 60%，静置冷藏沉淀 48h，滤过，回收乙醇，浓缩至 1∶1，冷藏 24h，滤过，滤液在搅拌下加浓氨水调 pH 值 7.0～8.0，冷藏 24h，滤过，滤液加热去氨至 pH 5.0～6.0，

冷藏过夜，滤过，滤液加注射用水至190ml，加聚山梨酯-80 2ml、苯甲醇2ml，调pH值5.0~6.0，再加注射用水至200ml，充分搅匀，用4号垂熔漏斗滤过，灌封，流通蒸汽100℃灭菌30min。

【功能与主治】清热解毒。用于慢性肝炎、迁延性肝炎、急性黄疸型肝炎、无黄疸型肝炎、流行性感冒、流行性腮腺炎、咽喉肿痛等病毒性疾病的预防和治疗。

【用法与用量】肌注，一次2~4ml，一日1~2次；静脉滴注或静脉注射，一次2~4ml，一日1~2次。

2. 丹参注射液

【处方】丹参200g 亚硫酸氢钠0.3g 注射用水加至100ml

【制法】**1. 提取** 取丹参饮片200g，加水浸泡30min，煎煮两次，第一次加8倍量水煎煮40min，第二次加5倍量水煎煮30min，用双层纱布分别滤过，合并滤液，浓缩至约100ml（每1ml相当于原药材2g）。

2. 纯化 ①醇处理：于浓缩液中加乙醇使含醇量达75%，静置冷藏40小时以上，双层滤纸抽滤，滤液回收乙醇，并浓缩至约20ml，再加乙醇使含醇达85%，静置冷藏40小时以上，同法滤过，滤液回收乙醇，浓缩至约15ml；②水处理：取上述浓缩液加10倍量蒸馏水，搅匀，静置冷藏24小时，双层滤纸抽滤，滤液浓缩至约100ml，放冷，再用同法滤过1次，用20% NaOH调pH值6.8~7.0；③活性炭处理：上液中加入0.2%活性炭，煮沸20min，稍冷后抽滤。

3. 配液 取上述滤液，加入亚硫酸氢钠0.3g，溶解后，加注射用水至100ml，经粗滤，再用G₄垂熔漏斗抽滤。

4. 灌封 在无菌室内，用手工灌注器灌装，每支2ml，封口。

5. 灭菌 煮沸灭菌，100℃，30min。

6. 检漏 剔除漏气安瓿。

7. 灯检 剔除有白点、色点、纤维、玻璃屑及其他异物的成品安瓿。

8. 印字 擦净安瓿，用手工印上品名、规格、批号等。

9. 包装将安瓿装入衬有瓦楞格纸的空盒内，盒面印上标签。

【功能与主治】活血化瘀。用于冠状动脉供血不足，心肌缺氧所引起的心绞痛、心肌梗死等。

【用法与用量】肌注，一次2ml，一日1~2次。

3. 柴胡注射液

【处方】柴胡1000g 氯化钠9g 聚山梨酯-80 5ml 注射用水适量 共制成1000ml

【制法】取柴胡1000g，洗净，粉碎成粗粉，用水蒸气蒸馏法蒸馏，收集蒸馏液2000ml。所得馏液重蒸馏，收集重蒸馏液950ml。加入氯化钠9g、聚山梨酯-80 5ml，搅拌溶解，用3号垂熔玻璃漏斗滤过至澄明。灌封，100℃ 30min灭菌，即得。

【功能与主治】升阳散热，解郁疏肝。用于普通感冒及流行性感冒。

【用法与用量】肌内注射，一次2~4ml，一日2~3次。

【注射剂的质量检查】

1. 漏气检查 将灭菌后的安瓿趁热置于1%亚甲蓝溶液中，稍冷取出，用水冲洗干净，剔除被染色的安瓿，并记录漏气支数。

2. 澄明度检查 照卫生部关于注射剂澄明度的规定检查，应符合规定。

3. 装量差异取注射剂 5 支，依《中国药典》（2010 年版一部附录）法检查，应符合规定。

4. 热原 取供试品注射剂，依《中国药典》（2010 年版一部附录Ⅻ A）法检查，应符合规定。

【思考题】

1. 影响注射剂的澄明度的因素有哪些？

2. "水醇法"制备中药注射剂的原理是什么？除"水醇法"常用制备中药注射剂的方法还有哪些？各适用的范围。

3. 试分析本次实验产生废品的原因及解决的办法。

4. 活性炭在中药注射剂生产中有哪些作用？如何应用？

（李可欣）

第九章 | 外用膏剂

第一节 概 述

一、外用膏剂的含义、特点与分类

(一) 外用膏剂的含义

外用膏剂是指将药材提取物、饮片细粉与适宜的基质制成的专供外用的半固体或近似固体的制剂。

外用膏剂多涂布或粘贴于皮肤、黏膜或创面上，对皮肤及患处起保护、润滑或局部治疗作用，也可以透过皮肤或黏膜起全身治疗作用，广泛用于皮肤科和外科。

(二) 外用膏剂的特点

优点：①避免了肝脏的首过效应，有效成分生物利用率高，可减少药物使用剂量。②避免药物对肝脏的毒害，保护肝脏。③药物不会因胃肠 pH 或酶的破坏而失去活性。④涂布或粘贴的给药方式可避免口服刺激性药物对胃黏膜的刺激。⑤释药速度缓慢，可延长作用时间，减少用药次数。⑥可自主用药，减少个体间、个体内差异。

缺点：①起效慢。②载药量小，如橡胶膏剂。③对皮肤有刺激性或过敏性药物不宜制成外用膏剂。④对衣物有污染。

（三）外用膏剂的分类

外用膏剂按基质形态不同可主要分为软膏剂、膏药和贴膏剂三类。

软膏剂主要用于皮肤或黏膜的一类半固体制剂，可含药或不含药，具有保护、润湿、润滑或局部治疗作用，如防腐、收敛、消炎、杀菌等。某些软膏中的药物也可透皮吸收而发挥全身治疗作用。

膏药又称硬膏剂，系指饮片、食用植物油与红丹（铅丹）或宫粉（铅粉）炼制成膏料，摊涂于裱褙材料上制成的供皮肤贴敷的外用剂型。前者称为黑膏药，后者称为白膏药。

贴膏剂系指提取物、饮片或化学药物与适宜的基质和基材制成的供皮肤贴敷，可产生局部或全身性作用的一类片状外用制剂。包括橡胶膏剂、凝胶膏剂（又称巴布膏剂）和贴剂等。

二、外用膏剂的透皮吸收

外用膏剂的透皮吸收是指膏剂中药物通过皮肤进入血液循环的过程，包括释放、穿透、吸收三个阶段。释放是指药物从基质中脱离并扩散到皮肤或黏膜表面，可使外用膏剂起到保护和润滑作用；穿透是指药物透过表皮进入真皮、皮下组织，可使外用膏剂起到局部治疗作用；吸收是指药物进入血液循环的过程，可使外用膏剂起到全身治疗作用。

影响外用膏剂的透皮吸收主要因素如下：

1. 皮肤 药物的透皮吸收，可通过表皮、毛囊、皮脂腺及汗腺等途径实现。不同部位的皮肤各层的厚薄、粗细不同，毛孔的多少不同，导致药物的通透性不同，所以选择角质层薄、施药方便的皮肤部位有利于透皮吸收制剂更好发挥药效。当皮肤表面有创伤、烧伤或患湿疹、溃疡时，药物可自由地进入真皮，吸收的速度和程度显著增加，但可能会引起疼痛、过敏及中毒等副作用，使用时应加以注意。当皮肤温度增加时，血管扩张，血流量增加，吸收速度也增加，故有些膏药烘烤变软后贴敷更有利于药效的发挥。当皮肤湿度增加时，角质层细胞吸收一定量的水分而膨胀，其细胞结构的致密程度降低，使药物的渗透变得更加容易，从而促进了药物的吸收。

2. 药物 皮肤细胞膜具有类脂质特性，非极性较强，所以亲油性药物容易穿透皮肤，但组织液是极性的，因此既具有一定亲油性又具有一定亲水性的药物更容易被人体吸收。此外，如果药物在基质中为溶解状态，则比混悬状态更容易吸收，细颗粒药物比粗颗粒药物更容易吸收。当药物穿透表皮后，通常分子量越大，吸收越慢，所以相对分子量较小的药物更利于吸收。

3. 基质 一般认为软膏剂中的药物在乳剂型基质中的释放、穿透、吸收最快，在动物油脂基质中次之，植物油基质中更次之，烃类基质中最差。总之，基质的组成若与皮脂分泌物相似，则利于某些药物吸收。水溶性基质如聚乙二醇对药物的释放虽然快，但制成的软膏很难透皮吸收。

4. 附加剂

（1）表面活性剂 在软膏剂基质中加入表面活性剂，可帮助药物分散、促进药物的透皮吸收，如在凡士林中加入胆甾醇可以改善药物的吸收，通常非离子型表面活性剂的作用大于阴离子型表面活性剂。

（2）透皮促进剂 系指促进药物穿透皮肤屏障的物质，常用的有二甲基亚砜、氮酮等。①二甲基亚砜（DMSO）及其类似物：二甲基亚砜促渗透作用较强，但长时间及大量使用可导致皮肤严重刺激性，甚至引起肝损害和神经毒性等。因此，美国FDA已经不允许在药品中使用DMSO。一种新的渗透促进剂癸基甲基亚砜（DCMS）已得到FDA批准，它在低浓度时即有促渗活性，对极性药物的渗透促进效果大于非极性药物。②氮酮类化合物：月桂氮酮系国内批准应用的一种渗透促进剂。有效浓度为1%~6%，起效较慢，药物透过皮肤的时间从2~10小时不等，但一旦发生作用，能持续多日。氮酮与其他促进剂合用效果更佳。③其他促进剂：如丙二醇、甘油、聚乙二醇、二甲基甲酰胺等。

5. 其他因素 除皮肤、药物、基质、附加剂及它们之间的相互作用可以影响外用膏剂中药物的吸收外，药物浓度、应用面积、次数及与皮肤接触的时间，人的年龄、性别对皮肤的穿透、吸收均有影响。

第二节 软膏剂

一、概述

（一）软膏剂的含义

软膏剂系指提取物、饮片细粉与适宜基质均匀混合制成的半固体外用制剂。常用基质分为油脂性、水溶性和乳剂型基质，其中用乳剂型基质制成的软膏又称为乳膏剂，按基质的不同，可分为水包油型乳膏剂与油包水型乳膏剂。

按药物在基质中分散状态不同，软膏剂可分为三类：①溶液型软膏剂，指药物溶解或共熔于基质或基质组分中制成的软膏剂；②混悬型软膏剂，指药物细粉均匀分散于基质中制成的软膏剂；③乳剂型软膏剂，药物溶解或以固体微粒分散在乳剂型基质中形成的软膏剂，主要有水包油（O/W）型和油包水（W/O）型。

软膏剂主要起保护、润滑和局部治疗作用，如消肿止痛、收敛皮肤等，多用于慢性皮肤病。少数软膏中的药物经皮吸收后，也可以起到全身治疗作用。

（二）软膏剂的特点

优点：①细腻、均匀，无粗糙感。②黏稠度适宜，易于涂布。③一般有比较好的吸水性，所含药物的释放、穿透能力比较强。④性质稳定，长期贮存无酸臭、异味及变色等变质现象。⑤无不良刺激性、过敏性，不良反应小。⑥生产工艺简单，使用、携带、贮存比较方便。

但软膏剂使用不当会污染衣物，有的会妨碍皮肤的正常功能。

软膏剂的发展

软膏剂的临床应用很早，是一古老的剂型，在《黄帝内经》、《肘后备急方》等文献中，就有用豚脂、羊脂等动物脂肪作为基质制备膏剂的记载；晋代龚庆宣的《刘涓子鬼遗方》中有多种薄贴的记载【薄：软膏；贴：膏药】；到明清两代，外用膏剂的发展更快，尤其是清代吴师机所著的《理瀹骈文》，对膏药的方药、应用和制备工艺均进行了专门论述，并创制出了白膏药、松香膏等膏药剂型。国外远在三千年前的《伊伯氏纸本草》中就有软膏剂的记载，在格林时代应用甚广。

软膏剂的发展与基质的改进有很大相关性，最初使用来源天然的动、植物油脂。近代，由于石油工业的发展，烃类被广泛用作基质。随着"药用高分子材料学"的迅速发展，性能较好的乳剂型基质和凝胶基质在很大程度上取代了油脂性基质，从而制成更为理想的软膏剂。

二、软膏剂的基质

软膏剂主要由药物和基质两部分组成，基质不仅是软膏剂的赋形剂，同时也是药物的载体，其质量直接影响软膏剂的质量及药物的释放、吸收等。因此，软膏剂的基质一般应具备以下质量要求：①具有适当稠度、润滑性，无刺激性；②性质稳定，可与多种药物配伍，不发生配伍禁忌；③不妨碍皮肤的正常功能，有利于药物的释放与吸收；④有良好的吸水性，能吸收伤口分泌液；⑤易于清洗，不污染衣物。

实际上，没有一种基质能完全符合上述质量要求。一般可根据软膏剂的要求，将基质混合使用，或添加适宜附加剂获得理想基质。常用的软膏剂基质有油脂性基质、水溶性基质和乳剂型基质三类。

（一）油脂性基质

油脂性基质性质稳定，具有润滑、无刺激性、性质稳定等特点，对皮肤具有保护和软化的作用，但油腻性大，吸水性差，不易洗除。适用于烧伤脱痂、湿疹、皮炎以及冬季皮肤含水量减少后呈现的干燥、落屑、皲裂等皮肤病，但有多量渗出液的皮肤疾患不宜选用。主要适用于遇水不稳定的药物软膏的制备。该类基质主要包括油脂类、类脂类、烃类等。

1. 油脂类 从动物或植物中提炼所得，在储存中易受温度、光线、空气等的影响而氧化酸败，其化学性质不及烃类基质稳定，需适当加入抗氧剂和防腐剂，此类基质目前在皮肤用局部制剂中已很少应用。

（1）动物油 常用的是豚脂（猪油），熔点36~42℃，可以吸收约15%的水。在应用时常需加其他基质调节其稠度。

（2）植物油 常用麻油、棉子油、花生油等，常与熔点较高的蜡类调制成稠度适宜的基质，也可作为乳剂基质的油相。

（3）**氢化植物油** 主要成分是将植物油氢化而成的饱和或部分饱和的脂肪酸甘油酯。不完全氢化的植物油呈半固体状态，较植物油稳定，但仍能被氧化而酸败；完全氢化的植物油呈蜡状固体，熔点较高。

（4）**单软膏** 以花生油（或棉子油）670g 与蜂蜡330g 加热熔和而成。

2. 类脂类 物理性质与油脂类相似，但化学性质比油脂类稳定，由于具有一定的表面活性而有一定的吸水性能，常与油脂类基质合用。常用的有羊毛脂和蜂蜡。

（1）**羊毛脂** 又称无水羊毛脂，无毒，对皮肤和黏膜无刺激性，且有利于药物的透皮吸收。有良好的吸水性，特别适合于含有水的软膏。因其黏性太大，不宜单独使用，常与凡士林合用，也可改善凡士林的吸水性和穿透性。

（2）**蜂蜡** 又称黄蜡，系蜜蜂的自然分泌物。不易酸败，无毒，对皮肤、黏膜无刺激性。常用于调节软膏的稠度，可以作为油膏基质、乳膏剂的增稠剂、油包水型乳膏的稳定剂。

3. 烃类 系从石油中经分馏而得的烃的混合物，不易酸败，无刺激性，性质稳定，很少与主药发生作用，适用于保护性软膏，也常用在乳膏中做油相。

（1）**凡士林** 最常用的软膏剂基质。特别适用于遇水不稳定的药物。凡士林吸水性较差，仅能吸收约5%的水分，可加入适量的羊毛脂改善其吸水性。凡士林因油腻性大且吸水性差，在皮肤表面能形成封闭性油膜妨碍皮肤水性分泌物的排出，故单独使用不适用于有大量渗出液的患处。

（2）**石蜡与液状石蜡** 系从石油中制得的多种烃的混合物，无毒，无刺激性，主要用于调节软膏的稠度。

4. 硅酮类 简称硅油，无毒，对皮肤无刺激性，润滑而易于涂布，不妨碍皮肤正常功能，不污染衣物，在使用温度范围内黏度变化很小，为理想的疏水性基质。本品对眼睛有刺激性，不宜用做眼膏基质。

（二）水溶性基质

水溶性基质是由天然或合成高分子水溶性物质制成，又称无脂物。无油腻性，易洗除，能与水性液体混合（包括分泌物），一般药物自基质中释放较快。但此类基质润滑性差，易霉败，水分易蒸发，常需加入保湿剂与防腐剂。适用于亚急性皮炎、湿疹等慢性皮肤病。

1. 聚乙二醇类 系乙二醇的高分子聚合物，平均分子量为200～700为液体，1000以上为固体。分子量在300～6000较为常用。本品对人体无毒性，无刺激性，化学性质稳定，不易酸败和发霉；吸湿性好，可吸收分泌液，易洗除。聚乙二醇和许多药物，如苯酚、碘、碘化钾、山梨醇、鞣酸、银、汞和铋的金属盐会产生配伍禁忌，并且可降低季铵盐化合物和羟苯酯类的抑菌能力。不宜用于制备遇水不稳定的药物软膏。目前聚乙二醇基质逐步被水凝胶基质所代替。

2. 纤维素衍生物 常用甲基纤维素、羧甲基纤维素钠等。甲基纤维素能与冷水形成复合物而胶溶。羧甲基纤维素钠在冷、热水中均溶解，浓度较高时呈凝胶状。

3. 卡波普 系丙烯酸与丙烯基蔗糖交联的高分子聚合物。因分子量不同有多种规格，其制成的软膏涂用舒适，尤适于脂溢性皮炎的治疗，还具有透皮促进作用。

4. 其他 主要有海藻酸钠、甘油明胶等。甘油明胶系甘油与明胶溶液混合制成，甘油10%～20%，明胶1%～3%，水70%～80%。本品温热后易涂布，涂后能形成一层保护膜，使用较舒适。

知识链接

FAPG 基质

是一种新型水溶性软膏基质，主要组分为十八醇和丙二醇。也可含有少量附加剂，如聚乙二醇做为增塑剂，甘油或硬脂酸做为增粘剂，二甲基甲酰胺或氮酮做为透皮吸收促进剂。

（三）乳剂型基质

乳剂型基质是由水相、油相与乳化剂在一定的温度下经乳化而成的半固体基质，由油相物质、水相物质、乳化剂、保湿剂、防腐剂等组成，可分为水包油型（O/W）与油包水型（W/O）两类。

油相：常用油脂性基质，高级脂肪醇、酸、酯类等。主要有硬脂酸、石蜡、液状石蜡、蜂蜡、羊毛脂、凡士林等。此相中可含有油溶性药物、乳化剂、防腐剂等。

水相：主要为纯化水、水溶性药物、保湿剂、乳化剂、防腐剂等水溶性附加剂。

乳化剂：O/W 型乳剂基质常用硬脂酸三乙醇胺、十二烷基硫酸钠、吐温类、平平加 O（脂肪醇聚氧乙烯醚类）、乳化剂 OP（烷基酚聚氧乙烯醚类）等作乳化剂；W/O 型乳剂基质常用羊毛脂、胆固醇、司盘类、多价皂等作乳化剂。

乳剂型基质对皮肤正常功能影响较小，对油、水均有一定的亲和力，基质中药物的释放、穿透性较好，基质能吸收创面渗出液，适用于脂溢性皮炎、皮肤开裂、疱疹、瘙痒等皮肤病；忌用于糜烂、溃疡、水疱及化脓性创面。遇水不稳定的药物不宜选用。

1. 水包油型乳剂基质 又称雪花膏，易洗涤，不污染衣物，能吸收一定量的渗出液。润滑性较差，久用易黏于创面。用于有大量渗出液的糜烂疮面时，其所吸收的分泌物可重新进入皮肤（称反向吸收）而使炎症恶化，临床应用时应注意。

常用的水包油型乳剂基质的乳化剂：

（1）一价皂：多为一价金属离子钠、钾、铵的脂肪酸盐，HLB 值15～18，易成 O/W 型的乳剂型基质。

一般以钠皂为乳化剂制成的乳剂基质较硬，以钾皂为乳化剂制成的基质较软，以有机胺皂为乳化剂制成的基质较为细腻、光亮。以新生皂为乳化剂制成的基质避免用于酸、碱类药物制备软膏，一般 pH 值在5～6以下容易水解。忌与含钙、镁离子类药物配伍。

（2）脂肪醇硫酸（酯）钠类：常用的有十二烷基硫酸（酯）钠和十二烷基丙磺酸钠，常与其他 W/O 型乳化剂如十六醇、十八醇、硬脂酸甘油酯、脂肪酸山梨坦类等合用，以调整适当的 HLB 值。本品较肥皂类稳定，但与阳离子型表面活性剂可因电荷中和形成沉淀而失效，另外1.5%～2%氯化钠可使之丧失乳化作用，其乳化作用的活宜

pH 值应为 6~7，不应小于 4 或大于 8。脂肪醇硫酸（酯）钠类乳化剂对黏膜有一定的刺激性，故主要用作外用软膏的乳化剂。

（3）聚山梨酯类：又称吐温类，无毒性，对热稳定，对黏膜与皮肤的刺激性小，并能与酸性盐、电解质配伍，但在强酸、碱和酶的作用下容易水解，与碱类、重金属盐、酚类与鞣质均有配伍变化。聚山梨酯类与羟苯酯类、季铵盐类、苯甲酸等可发生络合反应，使用时应注意。

（4）聚氧乙烯醚的衍生物类：如平平加 O，多与不同辅助乳化剂按不同配比制成乳剂型基质；乳化剂 OP，耐酸、碱、还原剂及氧化剂，性质稳定，用量一般为油相重量的 5%~10%，但与苯酚、间苯二酚、麝香草酚、水杨酸等配伍会形成络合物，破坏乳剂型基质。另外水溶液中有大量金属离子如铁、锌、铝、铜、铬等时，其表面活性降低。

举例：

【处方】

单硬脂酸甘油酯	35g	硬脂酸	120g
凡士林	10g	羊毛脂	50g
液状石蜡	60g	甘油	50g
三乙醇胺	4g	羟苯乙酯	1g
纯化水加至	1000g		

【制法】 油相：取硬脂酸、单硬脂酸甘油酯、凡士林、羊毛脂、液体石蜡水浴加热至 80℃ 左右使熔化，保持温度恒定。水相：取甘油、三乙醇胺、羟苯乙酯加入纯化水中，加热至 80℃ 左右，将油相加至水相中，按同一方向不断搅拌至冷凝，即得。

【处方分析】

（1）本处方中的乳化剂为三乙醇胺与部分硬脂酸作用生成有机胺肥皂，为 O/W 型乳化剂；单硬脂酸甘油酯系非离子型表面活性剂，用作乳剂基质的稳定剂或增稠剂，并有滑润作用；羊毛脂可增加油相的吸水性和药物的穿透性；凡士林主要用作克服本类基质的干燥，减少基质中水分散失，可使皮肤角质层水合能力增强，使皮肤润滑及软化痂皮等作用；液体石蜡用于调节乳剂基质的稠度，或用于研磨粉状药物，以利于基质均匀混合；甘油用作保湿剂；羟苯乙酯用作防腐剂。

（2）本基质的化学稳定性较差，酸性药物；钙、镁等重金属离子；阳离子型乳化剂或药物等不宜配合应用。

2. 油包水型乳剂基质　又称冷霜，外观形态似油膏状，涂展性能好，能吸收少量水分，不能与水混合，不易清洗，常用作润肤剂。

常用的油包水型乳剂基质的乳化剂：

（1）多价皂：多为二、三价金属离子，由钙、镁、铝的氧化物与脂肪酸作用生成，常用的有硬脂酸钙、硬脂酸镁、硬脂酸铝等。

（2）多元醇酯类：主要包括单硬脂酸甘油酯和司盘类。

单硬脂酸甘油酯又名单甘油酯，由甘油与硬脂酸酯化而得，W/O 型乳化剂，乳化能力较弱，常作 O/W 型乳剂型基质的辅助乳化剂，可起稳定和增稠作用。

司盘类又称脂肪酸山梨坦或失水山梨醇脂肪酸酯。司盘类属于亲油性较强的非离子型表面活性剂，常作为 W/O 型软膏剂基质中的乳化剂，有时也用于 O/W 型软膏剂基质的辅助乳化剂。

举例：

【处方】硬脂酸 25g   单硬脂酸甘油酯 34g

白凡士林 130g   蜂蜡 10g

石蜡 150g   液体石蜡 800mL

双硬脂酸铝 20g   氢氧化钙 2g

羟苯乙酯 2g   纯化水 800mL

【制法】取硬脂酸、单硬脂酸甘油酯、蜂蜡、石蜡，于水浴上加热熔化，再加入白凡士林、液体石蜡、双硬脂酸铝，加热至 85℃；另将氢氧化钙、羟苯乙酯溶于纯化水中，加热至 85℃，逐渐加入油相中，不断搅拌至冷凝，即得。

【处方分析】

处方中氢氧化钙与部分硬脂酸作用形成的钙皂，以及处方中的双硬脂酸铝（即铝皂）均为 W/O 型乳化剂。水相中氢氧化钙为过饱和状态，应取上清液加至油相中。

三、软膏剂的制备

（一）制备工艺流程

软膏剂在生产时，依据原料以及生产量的不同，可采用研和法、熔和法及乳化法三种方法制备。软膏剂的制备应在符合《药品生产质量管理规范（2010 年修订)》要求的洁净区内进行，一般供表皮外用的软膏剂的配制、灌封操作室洁净度要求为 D 级，除直肠用药外的腔道用软膏剂生产需在 C 级洁净区进行。一般软膏剂的制备工艺流程如图 9 - 1 所示。

软膏剂应均匀、细腻，有适当的黏稠性，容易涂布在皮肤或黏膜上，无刺激性；无酸败、异臭、变色、变硬、油水分离等现象，必要时可加入适量防腐剂或抗氧剂。用于有创面的软膏应无菌。

（二）软膏剂中基质和药物的处理

1. 基质的处理

（1）油脂性基质应先加热熔融，趁热用多层织物滤材或 120 目钢丝网过滤除杂，如需要灭菌，则采用干热灭菌，150℃灭菌 1 小时以上，同时去除部分水分，灭菌宜用蒸汽加热，忌用直火。

（2）高分子水溶性基质应溶胀、溶解制成溶液或胶冻。

2. 药物的加入方法

（1）不溶性固体药粉可以先与少量基质或液体成分混匀，再逐次递加其余基质；也可将药物细粉在不断搅拌下加到熔融的基质中，继续搅拌均匀至冷凝。

（2）可溶于基质的药物，应溶解在基质或基质组分中。遇水不稳定的药物不宜用水溶解，也不宜选用水溶性基质或水包油型乳剂基质；乳剂型软膏的药物，在不影响乳化的情况下，可在制备时将药物溶于水相或油相。

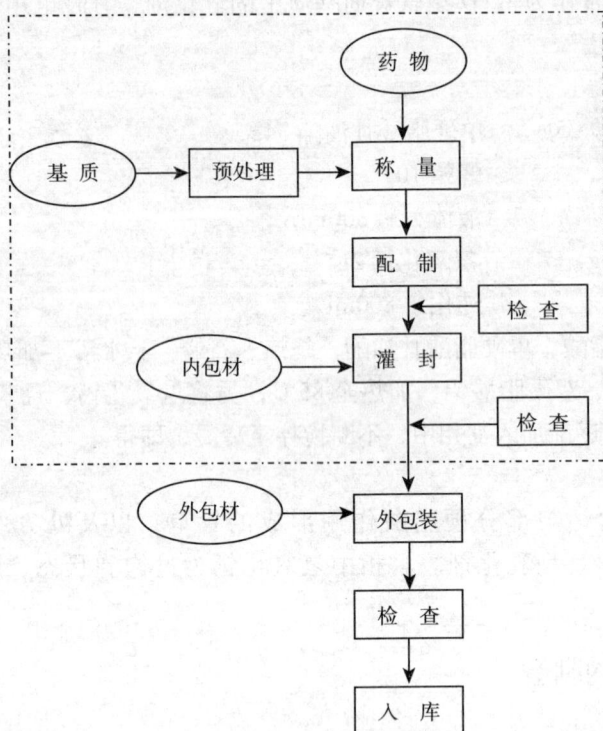

图 9 - 1　软膏剂制备工艺流程
注：虚线框内为 D 级或以上洁净区。

（3）中药提取液，可先浓缩至稠膏状，再与基质混合；提纯物或固体浸膏可加少量溶剂使之软化或研成糊状，再与基质混匀。

（4）樟脑、薄荷脑、麝香草酚等挥发性共熔成分共存时，可先研磨至共熔后，再与冷却至 40℃ 左右的基质混匀。

（5）挥发性或易升华的药物，或遇热易结块的树脂类药物，应使基质冷却至 40℃ 左右，再加入药物混合均匀。

（三）制备方法

1. 研和法　将药物细粉用少量基质研匀或用适宜液体研磨成细糊状，再递加其余基质研匀的制备方法。此法适用于在室温条件下为半固体的油脂性基质的制备，且药物不耐热，也不溶于基质中（在常温下药物与基质可均匀混合）。少量药物的粉碎可用研磨或加液研磨法研匀。大量生产时用用机械研合法，如电动研钵、三滚筒软膏研磨机等。

（1）三滚筒软膏研磨机结构：主要由三个水平方向而平行设置的滚筒和传动装置、加料斗、电动装置

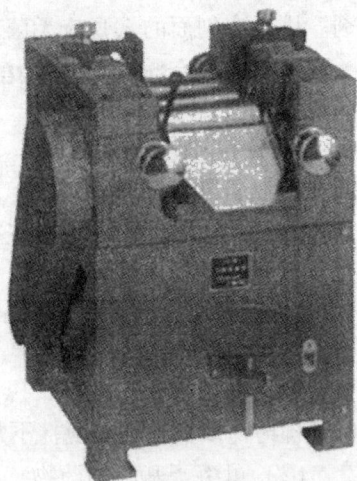

图 9 -2　三滚筒软膏研磨机

等组成。如图9-2所示。

（2）研磨过程：三滚筒软膏机由三个滚筒和传动装置组成，操作时将软膏置于料斗中，启动后滚筒转动方式如图9-3所示，软膏在滚筒的间隙中受到滚碾和研磨，由第三滚筒进入接受器。

2. 熔合法 此法是制备软膏剂的普遍方法，适用于处方中含不同熔点的基质，尤其适用于常温下不能与药物均匀混合的情况。通常先将熔点较高的基质在水浴上加温熔化（如室温为固体的石蜡、蜂蜡），然后依熔点高低加入其余的基质，最后加入液体成分。

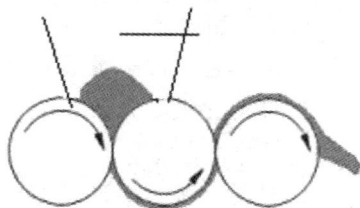

图9-3 滚筒旋转方向示意图

3. 乳化法 将油溶性组分混合加热熔融，另将水溶性组分加热至与油相温度相近时（约80℃），两液混合，边加边搅拌，待乳化完全，直至冷凝的制备方法。适用于乳膏的制备。

乳化法操作时应注意：

（1）乳化法中油、水两相的混合方法：①分散相逐渐加入到连续相中，适用于含少量分散相的乳剂系统。②连续相逐渐加入到分散相中，适用于多数乳剂系统。此方法的最大特点是混合过程中乳剂会发生转型，从而使分散相粒子更细小。③两相同时掺和，适用于连续或大批量生产，需要有一定的设备，如输送泵、连续混合装置等。

（2）在油、水两相中均不溶解的组分最后加入。

（3）大量生产时，因油相温度不易控制均匀，或两相搅拌不均匀，常致成品不够细腻，因此在乳膏温度冷至30℃左右时，可再用胶体磨或软膏机研磨至符合要求。

（四）灌封及包装

小量生产的软膏用手工进行灌装，而大量生产则采用机器灌装。如图9-4所示。常用的包装容器有金属塑料的盒子、玻璃制的广口瓶等，大量生产多用锡管、铝管或塑料管，灌装，轧尾，包装，即得。

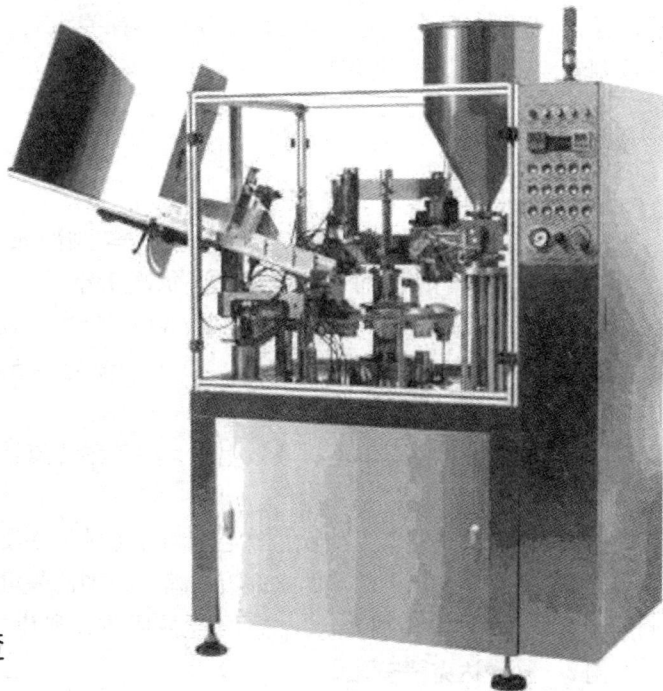

四、软膏剂的质量检查

（一）软膏剂的质量检查

软膏剂的质量评价指标

图9-4 软膏自动灌装封尾机

主要包括外观、粒度、微生物限度、装量、无菌、黏稠度、刺激性、熔点与滴点、稳定性、主药含量等。

1. 外观　软膏剂应均匀、细腻，具有适当的黏稠度，易涂布在皮肤或黏膜上，无酸败、变色、变硬、融化、油水分离等变质现象。

2. 粒度　除另有规定外，含细粉的软膏剂照下述方法检查，应符合规定。

取供试品适量，置于载玻片上，涂成薄层，覆以盖玻片，共涂 3 片，按《中国药典》2010 年版一部附录ⅪB 粒度测定法第一法测定，均不得检出大于 $180\mu m$ 的粒子。

3. 微生物限度　除另有规定外，按《中国药典》2010 年版一部附录Ⅻ C 的规定进行测定，并符合规定。

4. 装量　按《中国药典》2010 年版一部附录Ⅻ C 最低装量检查法检查，应符合规定。

5. 无菌　用于烧伤或严重创伤的软膏剂，按《中国药典》2010 年版一部附录Ⅻ B 的规定进行测定，并符合规定。

6. 主药含量　如主药成分已明确者，应按《中国药典》2010 年版或其他规定的方法和标准测定其含量；对于成分不明确者，一般不作此项检查。

7. 刺激性　考察软膏对皮肤、黏膜有无刺激性或致敏作用，可在动物及人体上进行试验。一般将供试品 0.5g 涂在剃去毛的家兔背部皮肤（2.5cm²）上，24 小时后观察皮肤有无发红、发疹、水疱等现象。人体贴敷法是将软膏贴敷于上臂及大腿内侧等柔软的面上，24 小时后，观察该皮肤的反应，此法是对皮肤有过敏作用的物质最简易、最敏感的方法。

8. 稳定性　软膏剂稳定性的重点考察项目包括性状（酸败、异臭、变色、分层、涂展性）、鉴别、含量测定、均匀性、粒度、有关物质、乳膏剂的分层、卫生学检查、皮肤刺激性试验等方面的检查。

五、举例

例1　老鹳草软膏

【处方】老鹳草 1000g　羟苯乙酯 0.3g　羊毛脂 50g　凡士林适量

【制法】取老鹳草，加水煎煮二次，每次 1 小时，煎液滤过，滤液合并，于 80 ~ 85℃条件下浓缩至相对密度 1.05 ~ 1.10（80 ~ 85℃），加等量的乙醇使沉淀，静置，滤取上清液，浓缩至适量，加入羟苯乙酯 0.3g、羊毛脂 50g 与凡士林适量，混匀，制成 1000g，即得。

【功能与主治】除湿解毒，收敛生肌。用于湿毒蕴结所致的湿疹、痈、疔、疮、疖及小面积水、火烫伤。

【处方分析】老鹳草为药物，羊毛脂和凡士林为基质，羟苯乙酯为防腐剂。

【制备操作要点】老鹳草的水提液浓缩后，加乙醇沉淀部分醇不溶性杂质，回收乙醇后，提取液要浓缩至稠膏状，再加羊毛脂吸收，和凡士林混合均匀。

例2　盐酸达克罗宁乳膏

【处方】盐酸达克罗宁　　　5g　　　十六醇　　　45g

　　　　　液状石蜡　　　　30g　　　白凡士林　　70g

十二烷基硫酸钠　5g　　　甘油　　　25g

纯化水　加至　500g

【制法】 取十六醇、液状石蜡、白凡士林，置水浴上加热至75～80℃使熔化；另取盐酸达克罗宁、十二烷基硫酸钠依次溶解于纯化水中，加入甘油混匀，加热至约75℃，缓缓加至上述油相中，边加边搅拌，使乳化完全，放冷至凝，即得。

【功能与主治】 止痒、止痛、杀菌。用于皮肤瘙痒症。

【处方分析】

（1）本品为白色的乳膏。

（2）盐酸达克罗宁对皮肤各症止痛、止痒功效明显，并有杀菌作用，作用迅速，穿透力强。

凡火伤、皮肤擦烂、痒疹、虫咬伤、痔瘘痔核、溃疡褥疮，均可使用，也可用于喉镜、气管镜、膀胱镜检查前的准备。

（3）盐酸达克罗宁在水中溶解度较小（1∶50），制备时也可加适量甘油研磨，使分散均匀，再与基质混合，使其混悬在基质中搅匀即可得。

第三节　膏药

一、膏药的含义

　　膏药又称硬膏剂，系指饮片、食用植物油与红丹（铅丹）或宫粉（铅粉）炼制成膏料，摊涂于裱背材料上制成的供皮肤贴敷的外用制剂。前者称为黑膏药，后者称为白膏药，目前常用的为黑膏药。

　　黑膏药外观一般应乌黑光亮、油润细腻、老嫩适度、摊涂均匀、无红斑、无飞边缺口，加温后能粘贴于皮肤上，且不易移动。黑膏药用前须烘软，一般贴于患处，亦可贴于经络穴位。急性、糜烂渗出性的皮肤病禁用。其疗效确切，作用持久，并可反复使用，但至今其药理、制造技术及质量检查尚待深入探讨。

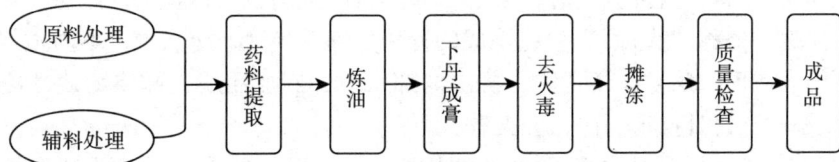

图9-5　黑膏药制备工艺流程

二、黑膏药的制备

一般黑膏药的制备工艺流程如下，见图9-5。

（一）原辅料的选择与药料的处理

1. 植物油　最常用的是麻油，亦可用棉子油、豆油、花生油、菜油等。

2. 红丹　又称铅丹、樟丹、陶丹等，橘红色粉末，主要成分为四氧化三铅

（Pb_3O_4），含量要求在95%以上，为干燥细粉。

3. 药物的选择与处理　在生产时应选择质量合格的药物，一般性的药物应经适当粉碎，大多用的是药物的饮片；贵重细料药、挥发性药材及矿物药等，如乳香、没药、麝香、樟脑、冰片、雄黄、朱砂等，则粉碎成细粉，然后摊膏前直接加入到温度不超过70℃的熔化膏药中，混匀或在摊涂时撒布于膏药表面。

（二）黑膏药的制备

1. 药料提取　一般药材采用油炸的方法，即将植物油置锅中，先加入质地坚硬的甲、角、根、根茎等药料炸至枯黄，然后加入质地疏松的花、草、叶、皮等药料，炸至表面深褐色，内部焦黄为度（油温控制在200~220℃）；过滤，去除药渣，得药油。可溶性或挥发性的药材如乳香、没药、冰片等可先研成细粉，摊涂前加入到已熔化的膏体中混匀；贵重药材如麝香等可研成细粉，待膏药摊涂后撒布于表面。

2. 炼油　将药油过滤至装有搅拌、抽气、排烟设备的炼油锅内继续加热，熬炼，使油脂在高温条件下发生氧化、聚合等反应的过程。炼油程度与下丹方式有关。火上下丹时，滤除药渣微炼后即可下丹；离火下丹必须掌握药油离火的时间，温度应控制在320℃左右。熬炼过"老"，则制成的膏药质硬，黏着力小，贴于皮肤上易脱落；若过嫩则膏药质软，贴于皮肤易移动；应老嫩适宜，则贴之即粘，揭之即落。

3. 下丹成膏　在炼成的油中加入红丹，使之反应生成脂肪酸铅盐，从而使油脂进一步氧化、聚合、增稠而成膏状的过程。当油温达到约300℃时，在不断搅拌下，将红丹缓缓加入油锅中，使油与红丹在高温下充分反应，直至成为黑褐色稠厚状液体。下丹的方式分为火上下丹法和离火下丹法两种，火上下丹法是指将药油微炼后，边加热边下丹；而离火下丹法是将炼好的药油连锅离开火源，趁热加入红丹。

为了检查熬炼程度，可取熬炼成的膏体少许滴入水中数秒钟后取出，若膏粘手，拉之有丝则过嫩，需继续熬炼。若拉之有脆感则过老。膏不粘手，稠度适中，则表示合格。也可用软化点测定仪测定以判断其老嫩程度。

4. 去火毒　膏药直接应用时，会对局部皮肤产生刺激，轻者出现红斑、瘙痒，重者发疱、溃疡，俗称"火毒"。应将炼成的膏药以细流状倒入冷水中，不断搅拌，待膏体冷却凝结后取出。反复搓揉膏体，挤出内部水分，制成团块，并将团块置冷水中浸泡至少24小时，每日换水一次，去火毒。

5. 摊涂　取一定量的膏药团块，文火或水浴熔融，加入细料药或挥发性药物搅匀，用竹签蘸取规定量，摊于纸或布等裱背材料上，冷却后折合包装即可。

三、黑膏药的质量评价

按照《中国药典》2010年版一部的有关规定，黑膏药需要进行以下质量检查：

1. 外观性状　黑膏药的膏体应油润细腻、乌黑光亮、无红斑、老嫩适宜、摊涂均匀、无飞边缺口，加温后能粘贴于皮肤上且不脱落不移动。

2. 重量差异　取供试品5张，分别称定每张总重量，剪取单位面积（cm^2）的裱褙，称定重量，换算出裱褙重量，总重量减去裱褙重量，即为膏药重量，与标示重量相比较，应符合表9-1的规定。

表9-1 黑膏药的重量差异限度

标示重量	重量差异限度
3g及3g以下	±10%
3g以上至12g	±7%
12g以上至30g	±6%
30g以上	±5%

3. 软化点 即测定膏药在规定条件下受热软化时的温度情况，以此检测膏药的老嫩程度，间接反应膏药的黏性。依据膏药软化点测定法（《中国药典》2010年版一部附录ⅫD）测定膏药因受热下坠达25mm时的温度，应符合各品种项下规定。

4. 其他检查 应进行刺激性试验、稳定性试验、药物透皮吸收试验等。

四、举例

例 狗皮膏

【处方】生川乌80g 生草乌40g 羌活20g 独活20g 续断40g 川芎30g 白芷30g 乳香34g 没药34g 青风藤30g 香加皮30g 防风30g 铁丝威灵仙30g 麻黄30g 苍术20g 蛇床子20g 高良姜9g 小茴香20g 官桂10g 当归20g 赤芍30g 木瓜30g 苏木30g 大黄30g 油松节30g 冰片17g 樟脑34g 丁香17g 肉桂11g

【制法】以上二十九味，乳香、没药、丁香、肉桂分别粉碎成细粉，与樟脑、冰片细粉配研，过筛，混匀；其余生川乌等二十三味适当粉碎后，与植物油3495g同置锅内炸枯，去渣，滤过，炼油至滴水成珠。另取红丹1040～1140g，缓缓加入油内，搅匀，收膏，将膏浸泡于冷水中。取膏，文火熔化，加入上述混合后的细粉，搅匀，分摊于兽皮或布上，即得。

【功能与主治】祛风散寒，活血止痛。用于风寒湿邪，气血瘀滞所致的痹病，症见四肢麻木、腰腿疼痛、筋脉拘挛、跌打损伤、闪腰岔气、局部肿痛；或寒湿瘀滞所致的脘腹冷痛、行经腹痛、湿寒带下、积聚痞块。

【制备操作要点】①方中乳香、没药、丁香、肉桂为贵重细料药或挥发性药材，故粉碎成细粉，而樟脑、冰片能产生低共熔又具有挥发性，须与其他粉末配研；剩余的药物须稍加粉碎。②炼油时要不断搅拌，并注意炼制的程度。③炼好的膏有一定的毒性，需要用水浸泡去掉"火毒"，并要控制好去"火毒"的时间。④处理好的药物细粉在摊涂之前应在低于70℃的条件下加入或撒在摊涂好的膏面上。⑤在制备时，要保持操作环境的通风。

第四节　其他外用膏剂

一、橡胶膏剂

（一）橡胶膏剂的含义

橡胶膏剂系指提取物或和化学药物与橡胶等基质混匀后，涂布于背衬材料上制成的贴膏剂。橡胶膏剂可直接贴于皮肤上使用，无需加热软化，具有使用方便、不污染皮肤和衣物、携带方便等特点，但药效维持时间较膏药短。

（二）基质组成

1. 橡胶　为基质的主要原料，具有弹性、低传热性、不透气和不透水的性能。

2. 增黏剂　增加膏体的黏性。以往常用松香，但松香酸会加速橡胶膏剂的老化，现多用甘油松香脂、氢化松香、β－蒎烯等，可提高橡皮膏剂的稳定性。

3. 软化剂　用于软化生胶，增加膏体的可塑性及成品的耐寒性，并改善膏浆的黏性。常用的有植物油、凡士林、羊毛脂、液状石蜡、邻苯二甲酸二丁酯等。中药挥发性成分也具有一定的软化作用，若处方中含有较多挥发性成分，可酌情减少软化剂的用量。

4. 填充剂　常用氧化锌、锌钡白（立德粉）。氧化锌能与松香酸生成松香酸锌盐而使膏料的黏性上升，具有粘结涂料与裱褙材料的功能，同时亦能减弱松香酸对皮肤的刺激，还有缓和的收敛作用。锌钡白常用于热压法制备橡胶膏剂，其特点是遮盖力强，胶料硬度大。

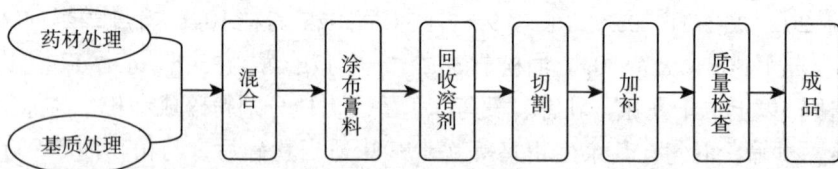

图9-6　橡胶膏剂制备工艺流程

（三）橡胶膏剂制备

橡胶膏剂常用的制备方法有溶剂法和热压法两种，制备工艺流程如图9-6所示。

1. 溶剂法　取橡胶洗净，在50~60℃条件下加热干燥或晾干，切成块状，在炼胶机中塑炼成网状薄片，消除静电18~24小时后，浸于适量汽油中，待溶胀后，移至打胶机中，搅匀，分次加入凡士林、羊毛脂、氧化锌、松香等混匀制成基质，再加入药物，搅匀，涂膏，盖衬，切片即得。

2. 热压法　取橡胶洗净，在50~60℃加热干燥或晾干，切成块状，在炼胶机中塑炼成网状薄片，加入油脂性药物等，待溶胀后再加入其他药物和锌钡白或氧化锌、松香等，搅拌均匀后充分炼压，置烘箱加热后保温于80℃进行涂布，盖衬，切片即得。

（四）质量评价

按照《中国药典》2010年版一部有关规定，橡胶膏剂需进行如下方面的质量检查：

1. 外观性状　膏料应涂布均匀，膏面应光洁，色泽一致，无脱膏、失黏现象；背衬面应平整、洁净，无漏膏现象。

2. 残留溶剂 制备时涂布中若使用有机溶剂的，必要时应检查残留溶剂。

3. 规格大小 每片的长度和宽度，按中线部位测量，均不得小于标示尺寸。

4. 含膏量 橡胶膏剂按《中国药典》2010年版·部附录中贴膏剂含膏量检查法第一法检查，应符合该品种项下的有关规定。

5. 耐热性 除另有规定外，取供试品2片，除去盖衬，在60℃加热2小时，放冷后，膏背面应无渗油现象；膏面应有光泽，用手指触试仍有黏性。

6. 其他检查 重量差异、微生物限度等照《中国药典》2010年版附录相关内容检查法检查，应符合规定。

（五）举例

例 伤湿止痛膏

【**处方**】伤湿止痛流浸膏50g 颠茄流浸膏30g 芸香浸膏12.5g 水杨酸甲酯15g 樟脑20g 薄荷脑10g 冰片10g

【**制法**】以上七味，按处方量称取各药，另加3.7~4.0倍重的由橡胶、松香等制成的基质，制成涂料。进行涂膏，切段，盖衬，切成小块，即得。

【**功能与主治**】祛风除湿，活血止痛。用于风湿性关节炎、肌肉疼痛，关节肿痛。

【**制备操作要点**】①在制备过程中首先要注意生产环境必须满足橡胶膏剂的生产要求；②用渗漉法提取中药材中的成分时渗漉液一定要分步收集，浓缩之前要进行净化，加热的方式只能用蒸汽或水浴，并不断搅拌；③薄荷脑、樟脑、冰片为挥发性成分，不宜加热，应直接粉碎加入基质中；④橡胶在汽油中须充分溶胀后才能进一步操作。

【**处方分析**】伤湿止痛流浸膏系取生草乌、生川乌、乳香、没药、生马钱子、丁香各1份，肉桂、荆芥、防风、老鹳草、香加皮、积雪草、骨碎补各2份，白芷、山柰、干姜各3份，粉碎成粗粉，用90%乙醇制成相对密度约为1.05的流浸膏；伤湿止痛流浸膏、水杨酸甲酯、颠茄流浸膏、樟脑、芸香浸膏、薄荷脑、冰片为药物。基质处方为：橡胶，松香，羊毛脂，凡士林，液状石蜡，氧化锌，汽油。橡胶是基质的主要原料，松香为增黏剂，能增加橡胶膏剂的黏性，氧化锌为填充剂，并能与松香酸生成松香酸锌，减弱松香酸对皮肤的刺激性。羊毛脂、凡士林和液状石蜡为软化剂，可防止膏剂硬节，并能保持适宜的可塑性与贴着性。

二、凝胶膏剂

（一）凝胶膏剂的含义

凝胶膏剂又称巴布膏剂，系指药材提取物、饮片或和化学药物与适宜的亲水性基质混匀后，涂布于背衬材料上制成的贴膏剂。

（二）凝胶膏剂的特点

凝胶膏剂具有以下特点：①载药量大，尤其适用于中药浸膏。②与皮肤相容性好，透气，耐汗，无致敏性及刺激性。③药物释放性良好，能提高皮肤的水化作用，有利于药物透皮吸收。④使用方便，不污染衣物，反复贴敷仍能保持原有黏性。因此，凝胶膏剂是具有广阔发展前景的外用剂型。

（三）组成

1. 背衬层　为基质的载体，常选用无纺布、人造棉等。

2. 防黏层　用于保护膏体，常选用聚丙烯及聚乙烯薄膜、聚酯薄膜及玻璃纸等。

3. 膏体　为凝胶膏剂的主要部分，由药物和基质构成。基质的原料主要包括：①黏合剂：常用的有海藻酸钠、西黄蓍胶、明胶、聚丙烯酸及其钠盐、羧甲基纤维素及其钠盐。②保湿剂：常用聚乙二醇、山梨醇、丙二醇、丙三醇及它们的混合物。③填充剂：常用微粉硅胶、二氧化钛、碳酸钙、高岭土及氧化锌等。④渗透促进剂：可用氮酮、二甲基亚砜、尿素等，近年来多用氮酮。另外，还可根据药物的性质加入表面活性剂等附加剂。

（四）制备方法

凝胶膏剂的制备方法一般为：将高分子物质胶溶，按一定顺序加入黏合剂等其他附加剂，制成均匀基质后，再与药物混匀，涂布，压合防黏层，分割，包装，即得。

在搅拌炼制过程中，搅拌速率对膏体物理性状的影响较大。速度过快，不仅会使膏体产生气泡，而且由于剪切力的作用会使其黏度下降；速度过慢，膏体不易均匀。此外，膏体的含水量对膏体的物理性状也有影响，一般情况以含水量为30%~60%适宜。

（五）举例

例　芳香巴布剂

【处方】聚丙烯酸钠 10g　淀粉丙酸酯 10g　二氧化钛 0.5g　甘油 80g　薰衣草油 1.2g　柠檬油 0.4g　二氧化硅 6g　羟苯甲酯 0.2g　羟苯丙酯 0.1g　乙醇 2ml　聚山梨酯-80 0.1g　乙酸乙烯酯 6g　氢氧化铝干凝胶 0.1g　纯化水适量

【制备】将上述物质加纯化水适量混匀，涂布于无纺纤维织物上，盖上防粘层即得。

【功能与主治】具有芳香治疗作用。贴于体表可产生轻松和兴奋作用。

三、糊剂

（一）糊剂的含义

糊剂系指大量药物细粉与适宜赋形剂制成的糊状制剂。由于糊剂含固体粉末一般在25%以上，其吸水能力大，不妨碍皮肤的正常排泄，具有收敛、消毒、吸收分泌物作用。适用于多量渗出的皮肤，慢性皮肤病如亚急性皮炎、湿疹及结痂成疮等轻度渗出性病变。

（二）糊剂的分类

根据赋形剂不同，糊剂可分为水性糊剂和油性糊剂两类。

1. 水性糊剂　系以水、酒、醋、药汁、蜂蜜、饴糖、淀粉或其他水溶性高分子物质为基质制成的糊剂，无油腻性，易清洗。

2. 油性糊剂　系以麻油等植物油或凡士林为赋形剂制成的糊剂，具有油腻性。常用于疮疡疖肿、烧烫伤等。

（三）糊剂制备与举例

1. 制备　通常是将药物粉碎成细粉，粉状药物应过六号筛。也有将药物按所含有效成分采用适当方法提取制得干浸膏，再粉碎成细粉，与基质搅拌均匀，调成糊状。

基质需加热时，温度不应过高，一般应控制在70℃以下，以免淀粉糊化。

2. 举例

例　皮炎糊

【处方】白鲜皮根500g　白屈菜500g　淀粉100g　冰片1g

【制备】将白鲜皮根和白屈菜分别粉碎成粗末，用pH 4的醋酸水与70%的乙醇渗漉，制成流浸膏，加入淀粉，加热搅拌成糊状。然后将冰片溶于少量乙醇中，加入搅匀，即得。

【功能与主治】消炎，祛湿，止痒。用于稻田皮炎、脚气等。

四、涂膜剂

（一）概述

涂膜剂系指饮片经适宜溶剂和方法提取或溶解，与成膜材料制成的供外用涂抹，能形成薄膜的液体制剂。用时涂于患处，有机溶剂挥发后形成薄膜，保护患处并逐渐释放出所含药物，从而发挥治疗作用。

涂膜剂是我国在硬膏剂、火棉胶剂和中药膜剂等剂型的应用基础上发展起来的一种新剂型，特点是制备工艺简单，制备中不需要特殊的机械设备，不用裱背材料，使用方便。涂膜剂在某些皮肤病、职业病的防治上有较好的作用，一般用于慢性无渗出液的皮损、过敏性皮炎、牛皮癣和神经性皮炎等。

涂膜剂由药物、成膜材料和挥发性有机溶剂三部分组成。常用的成膜材料有聚乙烯醇缩甲乙醛、聚乙烯醇缩甲丁醛、聚乙烯醇（PVA）、火棉胶等；挥发性溶剂有乙醇、丙酮、乙酸乙酯、乙醚等。涂膜剂中一般还需加入增塑剂，常用邻苯二甲酸二丁酯、甘油、丙二醇、山梨醇等。

（二）制法与举例

涂膜剂一般用溶解法制备，如药物能溶于溶剂中，则直接加入溶解；如为中药，则应先制成乙醇提取液或提取物的乙醇–丙酮溶液，再加入到成膜材料溶液中。

例　复方鞣酸涂膜剂

【处方】
鞣酸	50g	间苯二酚	50g
水杨酸	30g	苯甲酸	30g
苯酚	20g	PVA	40g
甘油	100ml	纯化水	400ml
乙醇	加至	1000ml	

【制法】取PVA，加全量纯化水膨胀后，在水浴上加热使其完全溶解；另取鞣酸、间苯二酚、水杨酸、苯甲酸依次溶于适量乙醇中，加入苯酚和甘油，再加乙醇使成550ml，搅匀后，缓缓加至PVA溶液中，随加随搅拌，搅匀后，滤过，再自滤器上加乙醇使成1000ml，搅匀，即得。

【作用与用途】消毒防腐，可抑制真菌生长，止痒。用于脚癣、体癣、股癣及神经性皮炎等。

【用法与用量】外用、局部涂布。

【处方分析】

（1）鞣酸为浅黄色到浅棕色非结晶型粉末或有光泽的鳞片，易溶于水、甘油，水溶液呈酸性。有强还原性，尤其在碱性条件下极易氧化。

（2）本品中的鞣酸、水杨酸、苯酚与金属离子均能显色，因此在配制、使用过程中忌与金属器皿接触。

知识链接

黑膏药存在的问题

1. 黑膏药的基质主要是由植物中的不饱和脂肪酸和铅丹中的四氧化三铅形成的二价铅肥皂，它是一种油包水型的表面活性剂，另一部分是植物油氧化聚合的增稠物。铅肥皂可增加皮肤的通透性而促进吸收，但是该基质质量难以控制，很难得到质量均一的基质。

2. 黑膏药制备工艺中，目前争议较大的是药物提取的温度和方式。研究表明药材和植物油经300℃左右的高温熬炼后，有效成分破坏很多，黑膏药是以油炸药材来提取有效成分，但是只能提取非极性脂溶性有效成分，而此类成分在320～330℃的高温下多半被分解破坏而挥发，而水溶性的生物碱盐、某些苷类、氨基酸、糖类等，因不溶于油而难以被提取出来，因此传统高温油炸药材提取法严重影响着黑膏药的内在质量和疗效。

3. 黑膏药基质色泽较差，黏稠度过高导致膏药不易揭扯，易污染衣物及铅离子等重金属离子含量较高，这些都是黑膏药进一步发展的障碍。

目标检测

一、名词解释

软膏剂　黑膏药　橡胶膏剂　凝胶膏剂　糊剂　涂膜剂

二、选择题

（一）单项选择题

1. 最适用于大量渗出性伤患处的基质是
   A. 水溶性基质　　　　　B. 乳剂型基质
   C. 羊毛脂　　　　　　　D. 凡士林　　　　E. 油脂性基质

2. 下列各种物质中不污染衣服的是
   A. 蜂蜡　　　　　B. 液状石蜡　　　　　C. 聚乙二醇
   D. 凡士林　　　　E. 黑膏药

3. 下列关于凡士林的叙述错误的是
   A. 不刺激皮肤和黏膜　　　　　B. 起局部覆盖作用
   C. 化学性质稳定　　　　　　　D. 系一种固体混合物
   E. 常与羊毛脂合用

4. 常与凡士林合用，可改善凡士林吸水性的物质是

    A. 羊毛脂　　　　B. 乙醇　　C. 蜂蜡　　　　D. 石蜡　　　　E. 硅酮

5. 下列除哪项外均为 O/W 型乳化剂

    A. 十二烷基硫酸钠　　　　　　B. 三乙醇胺皂

    C. 吐温 – 80　　　　　　　　　D. 司盘 – 60　　　　　　E. 硬脂酸钾

6. 红丹的主要成分是

    A. 硫酸汞　　　　　B. 氧化汞

    C. 氧化亚汞　　　D. 四氧化三铅　　　　　E. 碱式碳酸钠

7. 糊剂一般含粉末在_____以上

    A. 5%　　　　B. 10%　　　　C. 15%　　　　D. 25%　　　　E. 30%

（二）多项选择题

1. 下列关于软膏剂的质量要求叙述中错误的是

A. 易于涂布皮肤或黏膜上融化　　　　　B. 软膏剂不得加任何防腐剂和抗氧剂

C. 软膏剂应无酸败、异臭、变色等现象　　D. 用于创面的软膏剂应无菌

E. 软膏剂应均匀、细腻

2. 下列关于基质的叙述中，错误的是

A. 蜂蜡仅作调节软膏的硬度

B. 鲸蜡可用作调节基质的稠度及辅助乳化剂

C. 含水羊毛脂的含水量为 50%

D. 羊毛脂的性质接近皮脂，有利于药物透入皮肤

E. 羊毛脂可吸收甘油 140%

3. 下列物质可用作乳剂型基质的油相成分的是

    A. 甘油　　　　B. 羟苯乙酯

    C. 凡士林　　　D. 硬脂酸　　　E. 三乙醇胺

4. 膏药的制备工艺过程包括

    A. 油炸药料　　　　B. 炼油

    C. 下丹成膏　　　　D. 去火毒　　　E. 涂展

三、简答题

1. 软膏剂的基质。

2. 软膏剂的制备方法。

3. 黑膏药的制备工艺流程。

实训　软膏剂的制备

【实训目的】

1. 掌握不同类型基质软膏的制备方法与操作要点。

2. 掌握不同方法制备软膏剂的方法与操作要点。

3. 能完成不同类型、不同基质软膏剂的制法操作。能进行软膏剂的质量评定。

【实训药品与器材】

1. 药品

苯甲酸，水杨酸，硬脂酸，硬脂醇，樟脑，薄荷脑，薄荷油，桉叶油，石蜡，蜂蜡，浓氨水，羊毛脂，白凡士林，液体石蜡，油酸山梨坦，聚山梨酯，甘油，山梨酸，PEG4000，PEG400，纯化水等。

2. 器材

蒸发皿，水浴，电炉，温度计，显微镜等。

【实训内容】

（一）苯甲酸软膏

【处方】 苯甲酸24g，水杨酸12g，羊毛脂10g，白凡士林150g，共制软膏约200g

【制法】 取苯甲酸与水杨酸，分别研磨成细粉，加适量熔化的羊毛脂、白凡士林研匀成半糊状，再分次递加剩余基质，研匀，使成200g，即得。

【作用及用途】 抑制霉菌，具有软化及溶解角质、止痒作用。用于慢性手足癣、体股癣及手足皲裂。

【注意事项】

（1）本品忌用于红肿、糜烂或继发感染的皮损部位。

（2）本品配制和贮藏时应避免使用铁、铜等金属用具，防止制品变色变质。

（3）苯甲酸与水杨酸受热均易挥发，基质温度不宜超过50℃。采用研合法制备，以免主药挥发。

（二）清凉油

【处方】 樟脑8g　薄荷脑8g　薄荷油5mL　桉叶油5mL　石蜡10g　蜂蜡5g　浓氨水0.3mL　凡士林10g

【制法】 将樟脑、薄荷脑于研钵中研磨使其共熔液化后，加入薄荷油，桉叶油研匀，备用。将石蜡、蜂蜡、凡士林于蒸发皿中，加热至110℃，如有杂质可过滤，冷却至70℃，将上述共熔物加入油相中，搅匀，最后加入氨水，搅拌均匀，25～60℃时装盒，既得。

【注】

（1）油脂性基质加热至110℃，必要时过滤。

（2）油脂性基质应冷却至70℃再加入共熔成分。

（三）乳剂型软膏基质

【处方】

油相　硬脂酸60g　硬脂醇60g　白凡士林60g　液体石蜡90g　油酸山梨坦16g

水相　甘油　100g　聚山梨酯-8044g　山梨酸2g　纯化水　加至　　1000g

【制法】 将油相成分与水相成分分别加热至80℃，将油相缓缓加入水相中，边加边搅拌至冷凝，即得。

【注】

本基质的主要乳化剂是聚山梨酯-80，加相反类型的油酸山梨坦制成混合乳化剂，以便调节适宜的 HLB 值，利于形成复合膜，增加产品的稳定性。本基质耐酸、碱，能与多数药物配伍。

（四）亲水型软膏基质

【处方】

	（A）	（B）
PEG4000	400g	500g
PEG400	600g	500g
共制	1000g	1000g

【制法】 称取两种成分，混合后，在水浴上加热至65℃，搅拌均匀至冷凝，即得。比较（A）和（B）两份基质质量差异。

【注】

聚乙二醇4000为蜡状固体，熔点为50~58℃，聚乙二醇400为黏稠液体，两种成分用比例量可调节软膏的稠度，以适应不同季节的需要。

【实践提示】

软膏剂制备时，药物加入基质中的方法：

（1）可溶性药物可以用适宜溶剂溶解后再加入基质中，可溶于基质的药物可以将基质加热溶化后，直接加入药物混匀。

（2）不溶于基质的药物粉碎过120目筛，与少量基质研匀成糊状，按等量递加法与余下基质均匀混合。

（3）热敏感、挥发性药物应在基质冷至45℃以下时再加入；处方中含有共熔成分时，可先使其共熔后，再与冷却至45℃以下的基质混匀。

（4）中药水煎液中含有大量水分，易生霉，应适当浓缩后加入防腐剂，再与基质混匀。

（5）对于处方中含量较少的药物，应与少量基质混匀后，采取等量递加法与余下基质混合均匀，以避免药物损失。

【问题与思考】

（1）软膏剂的制备方法有哪些？不同类型的基质应选择何种方法制备？

（2）分析乳剂基质处方，油、水两相的混合方法有几种？

（3）归纳药物加入基质的方法。

（王　峰）

第十章 | 栓　　剂

第一节　概　　述

一、栓剂的含义

栓剂系指提取物或饮片细粉与适宜基质制成供腔道给药的固体制剂。栓剂在常温下为固体，纳入人体腔道后，在体温作用下能够迅速软化、熔化或溶解，并与分泌液混合，逐渐释放药物而产生局部或全身作用。一般情况下，对胃肠道有刺激性，在胃中不稳定或肝首过效应明显的药物，可制成直肠给药的栓剂。

早期的栓剂以肛门、阴道等部位为主要用药部位，主要起局部治疗作用，如润滑、收敛、抗菌、杀虫、局麻等作用，后经研究发现，栓剂通过直肠给药可有效避免肝首过作用，并不受胃肠道的影响而起全身作用，如起镇痛、镇静、兴奋、扩张支气管和血管、抗菌等作用。同时，由于新基质的不断出现和机械生产能力的提高，近几十年来国内外栓剂的品种和数量显著增加。

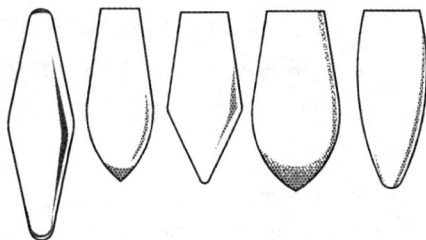

图 10 - 1　直肠栓外形

栓剂的品种较多，按使用腔道不同可分为：肛门栓、阴道栓、尿道栓、喉道栓、耳用栓和鼻用栓等。直肠栓有鱼雷形、圆锥形或圆柱形等，每粒重量约 2g，长约 3 ~ 4cm，如图 10 - 1 所示。其中以鱼雷形为好，纳入肛门后，能适应肛门括约肌的收缩而引入直肠内。阴道栓有鸭嘴形、球形或卵形，栓重约 2 ~ 5g，直径 1.5 ~ 2.5cm，如图

10-2所示。其中以鸭嘴形为好，其表面积最大。

二、栓剂的特点

栓剂因为吸收途径不同，可在腔道内起局部
作用或由腔道吸收至血液起全身作用。

1. 局部作用　栓剂可在腔道发挥药效，起到
润滑、抗菌、杀虫、收敛、止痛、止痒等局部
作用。

图10-2　阴道栓外形

2. 全身作用　栓剂经腔道吸收进入血液后可
发挥全身作用，并且，与口服给药不同的是：①药物不会受酶和胃肠道 pH 的破坏而失
去活性；②避免药物对胃黏膜的刺激性；③药物直肠吸收，大部分不受肝脏首过作用
影响；④直肠吸收比口服干扰因素少。

栓剂用法简便，剂量准确，适用于不能或不愿口服给药的患者，尤其适宜婴儿和
儿童用药；也是伴有呕吐患者治疗的有效途径之一。但栓剂也有一些缺点，如吸收不
稳定，应用时不如口服制剂方便等。

三、栓剂的质量要求

1. 外观　栓剂外观应完整光滑，无裂缝、不起"霜"或变色，从纵切面观察应均
匀细腻；应有适宜的硬度，以免在包装或贮存时变形。

2. 刺激性　栓剂进入腔道后应无刺激，能融化、软化或溶化，并与分泌液混合，
逐渐释放出药物，产生局部或全身作用。

3. 包装　栓剂所用内包装材料应无毒性，并不得与药物或基质发生理化作用。除
另有规定外，栓剂应在30℃以下密闭贮存，防止因受热、受潮而变形、发霉、变质。

4. 其他　栓剂的融变时限、栓剂重量差异限度应符合药典有关规定。

四、栓剂中药物的吸收途径与吸收影响因素

（一）栓剂的吸收途径

栓剂在直肠内的吸收途径主要有三条：

1. 门肝系统　通过直肠上静脉，经门静脉进入肝脏，经肝脏代谢后进入大静脉。

2. 非门肝系统　通过直肠下静脉和肛门静脉，经髂内静脉绕过肝脏，进入下腔大
静脉。

3. 淋巴系统　淋巴系统对直肠药物的吸收与血液具有同样重要的地位，直肠淋巴
系统也是栓剂中药物吸收的一条重要途径。

在直肠内药物的血液吸收途径与栓剂纳入肛门的深度有关，栓剂纳入直肠时，愈靠
近直肠下部，栓剂中药物的吸收不经过肝脏的量就越多。当栓剂距肛门2cm时，给药总
量的50%～70%不经过肝脏；当栓剂距肛门6cm时，药物大部分要经过直肠上静脉进入
门肝系统，此时，药物受肝首过作用影响。直肠中药物吸收途径如图10-3所示。

由于阴道附近的血管几乎都与血液大循环相连，所以栓剂在阴道给药后，药物的
吸收不经肝脏，且吸收速度较快。

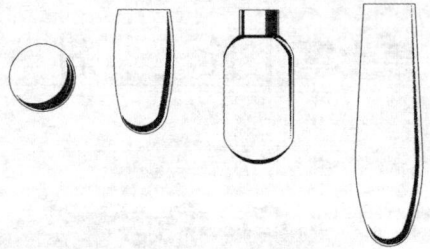

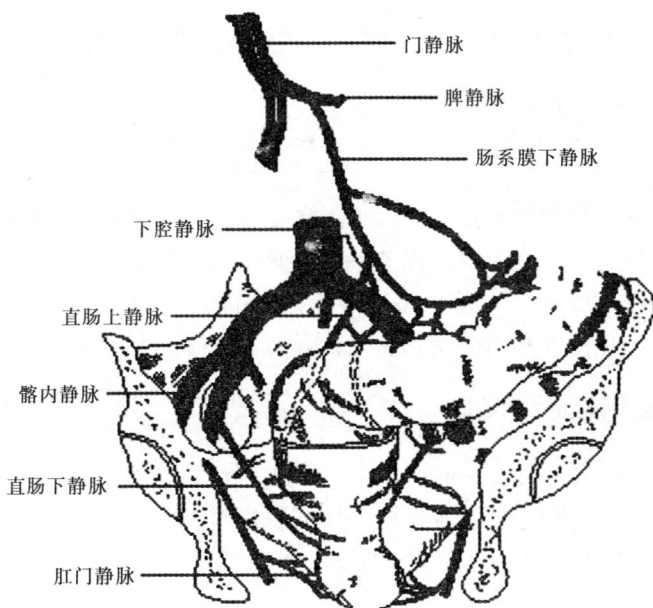

图 10－3　栓剂直肠给药的吸收途径

（二）影响栓剂吸收的因素

1. 吸收途径　同种药物制成的栓剂，由于纳入肛门的深度不同，会由不同的吸收途径吸收，由此导致栓剂中药物的吸收速率和程度存在差异。

2. 生理因素　直肠中有内容物存在时，会影响药物的扩散及药物与直肠吸收表面的接触，所以充有内容物的直肠比空直肠对药物的吸收少。栓剂在直肠中的保留时间越长，吸收越趋完全。另外，腹泻、组织脱水及结肠梗塞等均能影响药物从直肠部位吸收的速度和程度。

3. 药物因素　药物的溶解性、溶解度与解离度及粒径大小等均会影响药物的直肠吸收。脂溶性药物及非解离型的药物较解离型药物在直肠内更容易吸收。弱酸、弱碱比强酸、强碱、强电离的药物更容易吸收，分子型药物易透过肠黏膜，而离子型药物则不易透过。水溶性药物吸收良好，而难溶性药物宜减小粒径以增加溶出和吸收。

4. 基质因素　栓剂纳入腔道后，药物需从基质中释放出来，再分散或溶解于分泌液中，最后被吸收利用。如果水溶性药物分散在油脂性基质中，或脂溶性药物分散在水溶性基质中，药物能很快释放于分泌液中，故吸收较快。如果脂溶性药物分散于油脂性基质，药物须由油相转入水性分泌液中方能被吸收。此外，表面活性剂能增加药物的亲水性，能加速药物向分泌液中转入，有助于药物的释放。

第二节　栓剂的基质

一、栓剂基质应具备的性质

栓剂的基质是药物的载体，并可影响药物的作用效果。理想的基质应具有以下性质：

（1）在室温时应有适当的硬度，塞入腔道时不变形、不碎裂，在体液中易软化、熔融或溶解。

（2）与主药无配伍禁忌，无毒性、无过敏性、无刺激性，且不影响主药的含量测定。

（3）熔点与凝固点相距较近，具有一定润湿和乳化能力，能容纳较多水分。

（4）理化性质稳定，在贮藏过程中不易霉变。

（5）油脂性基质要求皂化值为 200~245，酸值低于 0.2，碘值低于 7。

（6）适用于冷压法或热熔法制备栓剂，且易于脱模。

二、栓剂常用基质的种类

栓剂常用的基质可主要分为油脂性基质和水溶性及亲水性基质两类。肛门栓可以根据药物的性质和用药目的选用油脂性基质或水溶性基质；由于油脂性基质在阴道内不能被吸收，有残留物形成，故不宜作阴道栓的基质。

（一）油脂性基质

1. 可可豆脂 本品是可可树的种仁经烘烤、压榨而得的脂肪油精制而成。常温下为黄白色固体，性质稳定，可塑性好，无刺激性，熔点为 31~34℃，加热至 25℃时即开始软化，在体温下能迅速熔化。

可可豆脂为同质多晶型物质，有 α、β、β′、γ 四种晶型，其中 β 型最稳定，熔点为 34℃，各种晶型可因温度不同而转变，热熔时应缓缓升温加热待熔化至 2/3 时，停止加热，让余热使其全部熔化，以避免晶体转型。有些药物如樟脑、薄荷脑、冰片、水合氯醛、酚等能使可可豆脂熔点降低，可加入适量的固化剂如蜂蜡、鲸蜡等提高其熔点。

2. 香果脂 由香果树的成熟种仁压榨提取得到的固体脂肪，或成熟种仁压榨提取的油脂经氢化后精制而成。为白色结晶性粉末或淡黄色固体，熔点 30~36℃，碘价 1~5，酸价小于 3.0，皂化价 255~280。

3. 半合成脂肪酸甘油酯类 此类基质具有适宜熔点，抗热性能好；乳化能力强，可用于制备乳剂型基质；所含不饱和基团少，性质稳定，不易酸败，因此已逐渐代替天然的油脂性基质，是目前较理想的一类栓剂基质。主要品种有：半合成椰油酯、半合成棕榈油酯、半合成山苍子油酯、硬脂酸丙二醇酯等。

4. 氢化植物油 将植物油使之部分或全部氢化得到的白色固体脂肪，又称为半硬化油或硬化油。由于所含不饱和基团较少，故比原来的油脂稳定。本类基质释药能力较差，可加入适量表面活性剂加以改善。

（二）水溶性及亲水性基质

1. 甘油明胶 由明胶、甘油与水制成，具有一定弹性。甘油明胶在体温时不融化，但塞入腔道后可缓慢溶于分泌液中。甘油明胶的溶出速度可随水、明胶、甘油三者比例而改变，甘油与水含量愈高愈易溶解，通常明胶与甘油约等量，水的含量在 10% 以下。甘油可防止栓剂干燥变硬。明胶为蛋白质，凡与蛋白质能产生配伍禁忌的药物，如鞣酸、重金属盐等均不能用甘油明胶作为基质。

2. 聚乙二醇类 本类基质平均分子量较低者（低于 1000）为无色透明液体，分子量较高者为固体。通常将两种以上的不同分子量的聚乙二醇混合加热熔融，制得符合要求的栓剂基质。本品无生理作用，体温下不熔化，但能缓缓溶解于体液中而释放药物。聚乙二醇基质不能与银盐、鞣酸、奎宁、水杨酸、阿司匹林、磺胺类等配伍。

3. 聚氧乙烯（40）单硬脂酸酯类 商品名为"S-40"，为聚乙二醇的单硬脂酸酯和二硬脂酸酯的混合物，并含有少量游离乙二醇，为白色或淡黄色蜡状固体，熔点 39~45℃，可用作肛门栓、阴道栓基质。

4. 泊洛沙姆 系聚氧乙烯、聚氧丙烯的聚合物，本品型号较多，随聚合度增大，物态从液体、半固体至蜡状固体。较常用的型号为 188 型，本品能促进药物的吸收并可起到缓释与延效作用。

三、栓剂的附加剂

1. 吸收促进剂 常用氮酮、聚山梨酯-80 等。

2. 吸收阻滞剂 常用海藻酸、羟丙基甲基纤维素等。

3. 增塑剂 常用聚山梨酯-80、甘油等。

4. 抗氧剂 常用没食子酸、抗坏血酸等。

第三节 栓剂的制备

一、药物的处理与加入方法

中药栓剂中的药物应经过提取、分离、精制处理而得，以使栓剂易于成型且含药量高。栓剂制备时，根据药物的性质不同，处理和加入方法主要分为以下几种：

1. 不溶性药物

如贵重药物，一般应粉碎成细粉或最细粉，能全部通过六号筛，再与基质混匀。

2. 水溶性药物

如中药水提液或与水、甘油混合的药物，可直接与已熔化的水溶性基质混匀；或加少量水，用适量羊毛脂吸收后，再与油脂性基质混匀；或将提取液直接与已熔化的油脂性基质混匀；或干燥制成干浸膏粉，再与已熔化的油脂性基质混匀。

3. 脂溶性药物

如挥发油等。挥发油或冰片等可直接溶解于已熔化的油脂性基质中，若药物用量大，会降低基质的熔点而使栓剂过软，此时可加适量蜂蜡、鲸蜡调节；或用适量乙醇将挥发油溶解后加入水溶性基质中；或加入乳化剂使挥发油乳化分散于水溶性基质中。

二、润滑剂

油脂性基质的栓剂可选用软肥皂、甘油各 1 份与 90% 乙醇 5 份制成的醇溶液做润滑剂；水溶性或亲水性基质的润滑剂可以选用液状石蜡、植物油等。

三、置换价

栓剂中药物的重量与同体积基质重量之比称为该药物对该基质的置换价，也称为置换值。置换价在栓剂生产中，对保证投料计算的准确性具有重要意义。

取基质适量，制成不含药物的空白栓剂若干枚，准确称定，求出不含药的空白栓平均重量为 G，再精密称取适量药物，加入基质共同制备含药栓若干枚，并求出含药栓平均重量为 M，每枚含药栓中的药物重量为 W，那么 $M-W$ 即为含药栓中基质的重量，而 $G-(M-W)$ 为纯基质栓与含药栓中基质重量之差，亦为与药物同体积（被药物置换）的基质重量。置换价（f）的计算公式为：

$$f = \frac{W}{G-(M-W)} \qquad (10-1)$$

式中，W 为每粒栓中的主药重量；G 为纯基质的空白栓重量；M 为含药栓重量。

已经求出置换值，则制备每粒栓剂所需基质的理论用量（X）为：

$$X = G - \frac{W}{f} \qquad (10-2)$$

式中，X 为每粒栓剂所需基质的理论用量；G 为纯基质的空白栓重量；W 为每粒栓中的主药重量；f 为置换价。

表 10-1 常用药物的可可豆脂置换价

药物	置换价	药物	置换价
樟脑	2.0	盐酸可卡因	1.3
没食子酸	2.0	薄荷脑	0.7
硼酸	1.5	盐酸吗啡	1.6
鞣酸	1.6	苯酚	0.9
氨茶碱	1.1	苯巴比妥	1.2
巴比妥	1.2	水合氯醛	1.3

例 现制备鞣酸栓剂，已知每粒含鞣酸 0.2g，用可可豆脂为基质，空白基质栓重 2g，已知鞣酸对可可豆脂的置换价为 1.6，求每粒栓需要基质多少克？每粒栓的实际重量有多少？

解：根据公式 10-2，将数值代入，则每粒鞣酸栓剂所需可可豆脂的量为：

$$X = G - \frac{W}{f} \qquad X = 2 - \frac{0.2}{1.6}$$
$$X = 1.875g$$

每粒栓的实际重量 $= 1.875 + 0.2 = 2.075g$

答：每颗栓需要基质 1.875g，每颗栓的实际重量为 2.075g。

四、栓剂的制备方法

栓剂的制备方法可分为搓捏法、冷压法和热熔法三种。油脂性基质可以采用任意方法制备，水溶性基质一般采用热熔法制备。目前生产中以热熔法应用最为广泛。

1. 搓捏法 取药物置乳钵中，加入等量的基质研匀后，分次递加剩余的基质，边加边研，使之形成均匀的可塑性团块。然后将团块置于瓷板上，搓揉，加压转动，使之成为圆柱体，再按规定量分割成若干等分，搓捏成适当的形状。此法适用于油脂性基质栓剂的少量制备。

2. 冷压法　取药物置适宜的容器内，加等量的基质混合均匀后，再分次递加剩余的基质混匀，制成团块，冷却后，再将其加工制成粉末或颗粒，装填于制栓机内，通过模型压成一定形状的栓剂。此法适用于油脂性基质栓剂的大量生产。

3. 热熔法　热熔法的制备工艺流程如图 10 - 4。

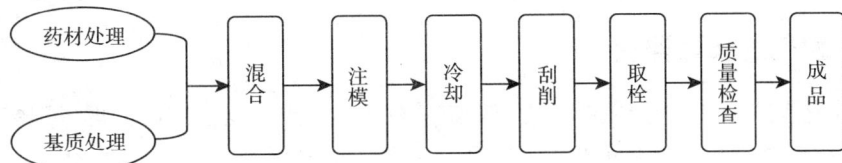

图 10 - 4　热熔法制备栓剂的工艺流程

采用热熔法少量制备栓剂时，可使用栓模。栓模外形如图 10 - 5 所示。先将栓剂模型洗净、擦干，用润滑剂少许涂布于模型内部。将计算量的基质锉成粉末置于水浴上加热使之熔融，加入药物，混合均匀后趁热不间断地倾入模型中至稍溢出模口，放至冷却，待完全凝固后，用刀切去溢出部分，开启模型将栓剂取出，栓剂上多余的润滑剂可用滤纸吸去。用热熔法大量生产栓剂采用自动化制栓机。温度和生产效率可根据生产要求进行调整，一般生产效率为 3500 ~ 3600 粒/小时。

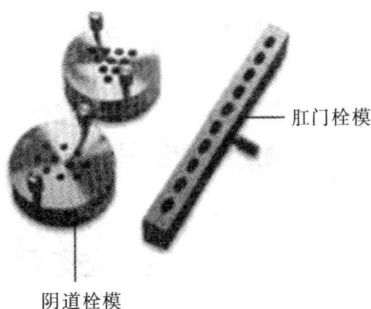

图 10 - 5　栓模

五、举例

例 1　化痔栓

【处方】次没食子酸铋 200g　苦参 370g　黄柏 92.5g　洋金花 55.5g　冰片 30g 共制 1000 枚

【制法】以上五味，苦参、黄柏、洋金花加水煎煮二次，第一次 4 小时，第二次 2 小时，合并滤液，滤过，静置 12 小时，取上清液浓缩至相对密度为 1.12（60 ~ 65℃）的清膏，干燥，粉碎成最细粉；将 2.6g 的羟苯乙酯用适量乙醇溶解；另取基质适量，加热熔化，加入次没食子酸铋、上述最细粉、冰片以及 16.8g 聚山梨酯 80、羟苯乙酯乙醇液，混匀，灌注，制成 1000 粒，即得。

【性状】本品为暗黄褐色的栓剂。

【功能主治】清热燥湿，收敛止血。用于大肠湿热所致的内外痔、混合痔疮。

例 2　保妇康栓

【处方】莪术油 82g　冰片 75g

【制法】以上二味，加入适量乙醇中，搅拌使溶解。另取硬脂酸聚烃氧（40）酯 1235g 和聚乙二醇 4000　200g，加热使熔化，加入聚乙二醇 200　120g 和月桂氮酮

17.5g，搅匀，加入上述药液，搅匀，灌入栓剂模中，冷却后取出，制成 1000 粒，即得。

【性状】本品呈乳白色、乳黄色或棕黄色的子弹形。

【功能主治】行气破瘀，生肌止痛。用于湿热瘀滞所致的带下病，症见带下量多、色黄、时有阴部瘙痒；霉菌性阴道炎、老年性阴道炎、宫颈糜烂见上述证候者。

第四节　栓剂的质量评定、包装与贮藏

一、栓剂的质量评定

1. 重量差异　取栓剂 10 粒，精密称定总重量，求得平均粒重后，再分别精密称定各粒重，每粒重量与标示粒重相比较（无标示粒重的栓剂，与平均粒重比较），超出限度的粒数不得多于 1 粒，并不得超出限度一倍。

2. 融变时限　按照《中国药典》2010 年版一部附录Ⅻ B 的规定进行测定。

除另有规定外，油脂性基质的栓剂 3 粒均应在 30 分钟内全部融化、软化，或触压时无硬心；水溶性或亲水性基质的栓剂 3 粒均应在 60 分钟内全部溶解。如有 1 粒不合格，应领取 3 粒复试，均应符合规定。

3. 微生物限度　按照《中国药典》2010 年版一部附录ⅩⅢ C 的规定进行测定，并符合规定。

二、栓剂的包装与贮藏

少量栓剂制成后应置于小纸盒内，内衬蜡纸，并进行间隔，以免接触粘连。或用塑料盒（类似于硬胶囊壳的上下两节）进行栓剂的单独包装。大生产用栓剂包装机，将栓剂直接密封在玻璃纸或塑料泡眼中。

栓剂于干燥阴凉处或 25℃ 以下贮存，且贮存的时间不宜过长，以免由于基质酸败而产生刺激性，或因微生物的繁殖而腐败。

目标检测

一、名词解释

栓剂　置换价　热熔法

二、选择题

（一）单项选择题

1. 栓剂属于何种给药方式

　　A. 口服　　　B. 注射　　　C. 呼吸道　　　D. 黏膜　　　E. 皮肤

2. 栓剂中主药与同体积基质重量的比值称为

　　A. 酸值　　　B. 皂化值　　　C. 碘值　　　D. 置换价　　　E. 堆密度

3. 下列哪种物质能增加可可豆脂的可塑性

    A. 樟脑　　　B. 羊毛脂　　　C. 水合氯醛　　　D. 蜂蜡　　　E. 水

4. 下列哪一种物质能降低可可豆脂的熔点

    A. 蜂蜡　　　B. 聚山梨酯　　　C. 水　　　D. 硅胶　　　E. 樟脑

5. 关于可可豆脂的叙述错误的是

    A. 为天然来源的栓剂基质　　　B. 在常温下为黄白色固体

    C. 由可可树种子加工制得　　　D. 加热至20℃时即开始软化

    E. 性质稳定无刺激性

6. 应用最广泛的制栓方法

    A. 冷压法　　　B. 塑制法　　　C. 搓捏法　　　D. 热熔法　　　E. 滴制法

7. 不宜用甘油明胶作基质的药物是

    A. 洗必泰　　　B. 甲硝唑　　　C. 鞣酸　　　D. 克霉唑　　　E. 浸膏

（二）多项选择题

1. 下列栓剂的作用特点正确的为

    A. 有利于呕吐患者治疗　　　B. 可开发为缓释或其他部位用栓剂

    C. 避免对胃的刺激性　　　D. 药物从直肠吸收可发挥全身作用

    E. 栓剂纳入距肛门约2cm，则50%～75%的药物可避免首过效应

2. 栓剂在直肠内的吸收途径

    A. 门肝系统　　　B. 非门肝系统

    C. 直肠淋巴系统　　　D. 胃肠系统　　　E. 免疫系统

3. 下列物质可使可可豆脂熔点降低的是

    A. 樟脑　　　B. 薄荷脑　　　C. 冰片　　　D. 水合氯醛　　　E. 酚

三、简答题

1. 试述栓剂直肠吸收的主要途径。影响栓剂中药物吸收的因素有哪些。

2. 栓剂基质的种类及常用物质。

实训 ｜ 栓剂的制备

【实训目的】

1. 掌握热熔法制备栓剂的方法。

2. 熟悉栓剂基质的种类及使用特点。

3. 了解栓剂的质量检查项目。

【实训药品与器材】

1. 药品　甘油，无水碳酸钠，硬脂酸，蛇床子，黄连，硼酸，葡萄糖，甘油明胶，纯化水，液体石蜡等。

2. 器材　蒸发皿，水浴，电炉，温度计，栓模，刀片等。

【实训内容】

（一）甘油栓

【处方】甘油 25g　无水碳酸钠 0.6g　硬脂酸 2.5g　纯化水 3.5ml，共制肛门栓 20 枚

【制法】取处方量无水碳酸钠加纯化水置蒸发皿中，搅拌溶解后加甘油混合均匀，在 100℃ 水溶上加热，缓缓加入研细的硬脂酸，边加边搅拌，待泡沫消失，溶液澄明时，迅速倒入涂有润滑剂（液体石蜡）的栓模内，冷却凝固后，用刀片削去栓模上溢出部分，开启栓模，取出栓剂，用蜡纸包装即得。

【注】

（1）制备甘油栓时，皂化反应要充分反应完全，水浴要保持沸腾，硬脂酸细粉应少量多次加入。

（2）气泡应除尽，否则成品中有大量气泡，影响质量；水分含量约为 1%，水分过多，钠皂溶于水中使成品浑浊并失去弹性。

（3）灌注栓模时，应先在栓模内涂少许润滑剂（液体石蜡），栓模应预热至 80℃ 左右，趁热注模，注模时一次性注入，稍溢出模口，待其自然冷却至室温后，再放入冰箱冷却，否则影响成品的弹性和澄明度。

（二）蛇黄栓

【处方】蛇床子 2.0g　黄连 1.0g　硼酸 1.0g　葡萄糖 1.0g　甘油 44 g　甘油明胶 48 g　共制成 20 枚

【制法】取甘油、蛇床子、黄连、硼酸、葡萄糖置乳钵中研成糊状，备用。甘油明胶置水浴上加热熔化，将糊状物加入到已熔化的甘油明胶中，搅拌均匀，倾入已涂有润滑剂（液体石蜡）的栓模内，冷凝后用刀片削去溢出部分，启模即得。

【注】

（1）将糊状物加入到熔化的甘油明胶中，应轻轻搅拌，否则制出的栓剂含气泡，影响成品质量。

（2）栓模中涂的润滑剂为油脂性润滑剂，可用液体石蜡或植物油等。

【实践提示】

制备栓剂时，药物加入基质中的方法主要有以下几种：

（1）不溶性药物　如贵重中药细粉，一般应粉碎成细粉或最细粉，能全部通过六号筛，再与基质混匀。

（2）水溶性药物　如中药水提液或与水、甘油混合的药物，可直接与已熔化的水溶性基质混匀；或加少量水，用适量羊毛脂吸收后，再与油脂性基质混匀；或将提取液直接与已熔化的油脂性基质混匀，或干燥制成干浸膏粉，再与已熔化的油脂性基质混匀。

（3）脂溶性药物　如挥发油等。挥发油或冰片等可直接溶解于已熔化的油脂性基质中，若药物用量大，会降低基质的熔点而使栓剂过软，此时可加适量蜂蜡、鲸蜡调节；或用适量乙醇将挥发油溶解后加入水溶性基质中；或加入乳化剂使挥发油乳化分散于水溶性基质中。

【问题与思考】

（1）栓剂的基质的种类及各自特点。

（2）热熔法制备栓剂的工艺流程。

（王　峰）

第十一章 | 散　剂

学习目标

◎**知识目标**

1. 掌握一般散剂的制备方法和特殊散剂的制备原则及方法。
2. 熟悉散剂的定义、特点、分类、质量要求。
3. 了解散剂的质量检查方法。

◎**技能目标**

能根据生产工艺流程制备出散剂，能根据处方中药物的不同性质选择不同的粉碎、混合方法，能控制散剂的质量。

第一节　概　述

一、散剂的含义

散剂系指饮片或提取物经粉碎、均匀混合制成的粉末状制剂，分为内服散剂和外用散剂。

散剂是传统剂型之一，最早记载于《五十二病方》，此后《黄帝内经》、《伤寒论》、《金匮要略》、《名医别录》等均收载了多种散剂。《中国药典》2010 年版一部收载散剂近 50 个。古代就有"散者散也，去急病用之"的评价，说出了散剂易分散、奏效快的特点。散剂除作为药物制剂直接应用于临床外，也是制备其他剂型如片剂、丸剂、胶囊剂等的原料。

二、散剂的特点

散剂具有以下优点：

（1）比表面积大，易分散、奏效快；

（2）对溃疡、外伤等疾病可起到保护黏膜、吸收分泌物和促进凝血作用；

（3）剂量可随证加减，易于控制，对于吞服片剂、胶囊等困难的小儿尤其适用；

（4）制法简便，运输、携带和贮藏方便。

但散剂由于药物粉碎后比表面积增大，其臭味、刺激性及化学活性也相应增加，且挥发性成分易散失，所以一些刺激性大、腐蚀性强、易吸湿变质的药物一般不宜制成散剂。此外，散剂的口感不好，剂量较大者易致服用困难。

三、散剂的分类

1. 按组成分类 可分为单散剂和复方散剂。单散剂系由一种药物组成，如川贝散；复方散剂系由两种或两种以上药物组成，如七厘散。

2. 按医疗用途和给药途径分类 内服散剂与外用散剂两大类。外用散剂又可分为：撒布于皮肤和黏膜创伤表面的撒布散；使用时以酒或醋调成稠糊敷于患处或敷于脚心等穴位的调敷散；直接用于眼部的眼用散；吹入鼻喉等腔道的吹入散。此外，还有包封于布袋中的袋装散，如挂于胸前的小儿香囊，绑敷于肚脐表面的元气袋。

3. 按剂量分类 分剂量散剂和不分剂量散剂两大类。分剂量散剂系将散剂按一次服用量单独包装，按医嘱分包服用；不分剂量散剂系以多次应用的总剂量形式包装，按医嘱由患者分剂量使用。

4. 按药物性质分 可分为普通散剂和特殊散剂。其中特殊散剂又分为毒剧药散剂、含低共熔混合物散剂、含液体药物散剂。

四、散剂的质量要求

（1）散剂中的药物均应为粉末，根据医疗需要及药物性质不同，其粉末细度应有所区别。除另有规定外，内服散剂应为细粉，局部用散剂应为最细粉。必要时应作散剂粒度检查，以确定是否符合用药要求。

（2）散剂一般应呈干燥、疏松状，混合均匀、色泽一致。

（3）制备含有毒性药物或药物剂量小的散剂时，应采用配研法混匀并过筛。用于深部组织创伤及溃疡面的外用散剂及眼用散剂应在清洁避菌环境下配制。散剂中可含有或不含有辅料，根据需要可加入矫味剂、芳香剂和着色剂等。

（4）单剂量、一日剂量包装的散剂装量差异限度应符合药典规定。

此外，还应作卫生学检查，应符合有关规定。

第二节 散剂的制备

一、一般散剂的制备

1. 粉碎及过筛

制备散剂用的原辅料，均需按药物本身特性及临床用药的要求，采用适宜的方法粉碎、过筛得细粉备用（粉碎与过筛见本教材第四章）。

《中国药典》2010年版规定，供制备散剂的成分均应粉碎成细粉，除另有规定外，内服散剂应为细粉；儿科用及外用散剂应为最细粉；眼用散剂应为极细粉。

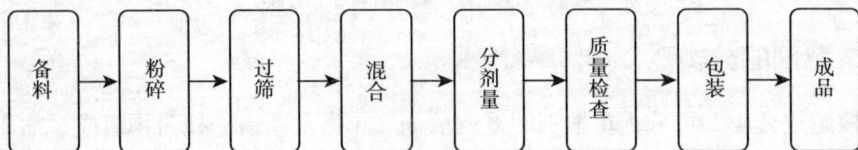

备料 → 粉碎 → 过筛 → 混合 → 分剂量 → 质量检查 → 包装 → 成品

2. 混合

散剂要求混合均匀、色泽一致，所以混合操作是制备散剂的关键工序。混合的目的、方法、器械等在第四章中已经介绍。本节主要介绍散剂的两种特殊混合方法及操作要点。

（1）**打底套色法**　当混合的物料有明显的色泽差异时，应先"打底"后"套色"（又称套研法）。所谓"打底"是指将量少的、色深的药粉先放入研钵中（在混合之前应先用其他量多色浅的药粉饱和乳钵）作为基础，然后将量多的、色浅的药粉逐渐分次加入研钵中，轻研混匀即为"套色"。本法缺点是强调了色泽差异，但却忽视了粉体粒子等比例量容易混合均匀的情况。

（2）**等量递增法**　当混合组分比例悬殊时，则难以混合均匀，常采用等量递增法（又称配研法）混合，即量小药物为一份，加入与之等体积其他量多药物细粉混匀，如此倍量增加混合至全部混匀，再过筛混合。

混合时还应该注意，若混合各组分的密度相差悬殊，在混合时一般先加密度小的，再加密度大的，这样可以避免密度小的组分浮于上部或者飞扬，密度大的沉于底部不易混匀。若各组分的色泽深浅相差悬殊，同时比例也悬殊时，可以先放色深的，加等量色浅的混匀后再倍量增加混合至全部混合均匀，即称为"倍增套色法"。

3. 分剂量

分剂量是把混合均匀的散剂按照所需剂量分成相等重量份数的过程或操作。常用的方法有重量法和容量法。

（1）**重量法**　用衡器逐份称重的方法。本法分剂量准确，但操作麻烦，效率低，难以机械化。主要用于含毒性药物、贵重药物散剂的分剂量。

（2）**容量法**　用固定容量的容器进行分剂量的方法。此法效率高，但准确性不如重量法。目前大量生产的散剂定量分包机和医疗机构制剂室大量配置散剂所用的散剂分量器都是采用容量法分剂量的。

二、特殊散剂的制备

（一）含毒性药物的散剂

毒性药物一般应用剂量小，称取费时，服用时易损耗，造成剂量误差。因此，常制成稀释散，以利临时配方。即在毒性药物中添加一定比例的辅料，这样的散剂称为稀释散，或者倍散。

稀释散的稀释比例按药物的剂量而定，如果剂量在 $0.01 \sim 0.1g$ 者，可配成 10 倍散（1 份药物加 9 份辅料如乳糖或淀粉等混匀）；剂量在 $0.01g$ 以下者，则应配成 100 倍散或 1000 倍散。

稀释散的辅料应无显著药理作用，且不与主药发生反应，不影响主药含量测定的惰性物质。常用的有乳糖、淀粉、糊精、蔗糖、葡萄糖以及无机物如硫酸钙、碳酸钙、氧化镁等。

制备倍散时，常添加食用色素如胭脂红、苋菜红、靛蓝等将散剂染成一定颜色，以便于观察散剂混合的均匀性并与未稀释原药进行区别。

例　马钱子散

【处方】马钱子（沙烫）适量（含士的宁 8.0g）　　地龙（焙黄）93.5g

【制法】以上二味，将制马钱子、地龙分别粉碎成细粉，配研，过筛即得。

【功能主治】祛风湿，通经络。用于风湿闭阻所致的痹病，症见关节疼痛、臂痛腰痛、肢体肌肉萎缩。

【用法用量】每晚用黄酒或开水送服。一次 0.2g，如无反应，可以增至 0.4g，最大服用量不超过 0.6g，老幼及体弱者酌减。

注：含有毒中药的散剂制备时，处方中其他无明显毒性的药物可以代替辅料的稀释作用。

（二）含低共熔混合物的散剂

将二种或二种以上药物按一定比例混合时，在室温条件下，出现的润湿或液化现象称为低共熔现象。通常在研磨混合时液化现象出现较快，但是在有些情况下，液化现象需要一定时间才出现。

一般低共熔现象的发生与药物品种及所用比例量及当时温度条件有关，可表现为液化、润湿或者仍然干燥。

药剂配制时容易发生低共熔现象的药物有：萨罗（水杨酸苯酯）和樟脑、薄荷脑和樟脑、薄荷脑和麝香草酚、冰片等低分子化合物（酚类、醛类与酮类化合物）。若两种药物配制时形成低共熔混合物后药理作用增强，应先共熔后混合；若共熔后药理作用无明显变化，而处方中其他固体药物粉末较多时，可先共熔后混合；若处方中含有足以溶解低共熔混合物的挥发油时，可先共熔，后溶解，再喷雾于其他固体组分中混匀；若低共熔后，药理作用减弱，应分别混合，以避免出现低共熔。

例　避瘟散

【处方】檀香156g　零陵香18g　白芷42g　香排草180g　姜黄18g　玫瑰花42g　甘松18g　丁香42g　木香36g　人工麝香1.4g　冰片138g　朱砂662g　薄荷脑138g

【制法】以上 13 味，除人工麝香、冰片、薄荷脑外，朱砂水飞成极细粉，其余檀香等九味粉碎成细粉，过筛、混匀；将冰片、薄荷脑同研至液化，另加入甘油 276 克，搅匀。将人工麝香研细，与上述粉末配研，过筛，混匀，与液化的冰片和薄荷脑研匀，即得。

【功能主治】祛暑避秽，开窍止痛。用于夏季暑邪引起的头目眩晕、头痛鼻塞、恶心、呕吐、晕车晕船。

【用法用量】口服。一次 0.6 克，外用适量，吸入鼻孔。

注：处方中加甘油的目的是保持散剂适当湿润，在吸入鼻腔时，防止过度刺激鼻

粘膜，涂敷时也易于黏着在皮肤上。

（三）含液体药物的散剂

当复方散剂中含有挥发油、非挥发性液体药物、流浸膏、药材煎液等液体组分时，应根据药物的性质、用量及处方中其他固体组分的量来处理。

（1）当处方中液体组分较少时，可用处方中其他固体组分吸收后混合均匀。

（2）若液体组分量太多，可加入适宜辅料（如乳糖、淀粉、糊精、蔗糖、沉降磷酸钙等）吸收至不显润湿为度。

（3）如液体组分过多，并属于非挥发性成分时，可加热除去大部分水，然后加入处方中其他固体组分或辅料，在低温条件下干燥，混合均匀。

（4）若处方中含有黏稠浸膏或挥发油时，可用少量的乙醇溶解或稀释后与药粉混匀。

例 蛇胆川贝散

【处方】蛇胆汁 100g　　川贝母　600g

【制法】以上二味，川贝母粉碎成细粉，与蛇胆汁混合均匀，干燥，粉碎，过筛，即得。

【功能与主治】清热、止咳，除痰。用于肺热咳嗽，痰多。

【用法与用量】口服。一次 0.3～0.6g，一日 2～3 次。

（四）眼用散剂

施于眼部的散剂，《中国药典》规定应通过九号筛，以减少机械性刺激；眼用散剂应无菌，如含有葡萄球菌和绿脓杆菌等致病微生物容易引起严重不良后果。因此，制备眼用散剂时，一要把药物粉碎成极细粉，二是配制用具要灭菌，配制操作应在清洁、避菌环境下进行，成品要进行灭菌。

例 八宝眼药

【处方】珍珠9　麝香9　熊胆9　海螵蛸（去壳）　硼砂（炒）60　朱砂10　冰片20　炉甘石（三黄汤飞）300　地栗粉200

【制法】珍珠、朱砂、海螵蛸分别水飞成极细粉；炉甘石用三黄汤水飞成极细粉；地栗粉、硼砂分别研成极细粉；将上述极细粉以配研法混匀。麝香、冰片、熊胆研细，再与上述粉末配研，过九号筛，混匀，灭菌，即得。

【功能主治】消肿，明目。用于目赤肿痛，眼缘溃烂，畏光怕风，眼角涩痒。

【用法用量】每用少许，点入眼角。一日 2－3 次。

注：炉甘石用三黄汤淬，可以增加清热效果。炉甘石 100Kg，用黄连、黄柏、黄芩各 2.5 Kg，煎汤取汁淬。即取净炉甘石，煅红，倾入三黄汤中，研磨，倾出混悬液，下沉部分再煅，再按上法反复数次，合并混悬液，静置后分取沉淀物，干燥、研细、过筛。

地栗粉的制备：取鲜荸荠洗净，削去芽苗及根蒂，捣烂压榨取汁，滤过，滤液沉淀。取沉淀物干燥，研成极细粉即得。

第三节 散剂的质量检查、包装与贮藏

一、散剂的质量检查

药典规定，散剂应干燥、疏松、混合均匀、色泽一致。

1. 外观均匀度 取供试品适量，置 $5cm^2$ 光滑纸上平铺，将其表面压平，在亮处观察，应呈现均匀的色泽，无花纹与色斑。

2. 粒度 用于烧伤或严重创伤的外用散剂，照下述方法检查，应符合规定。

检查法 照粒度测定法（《中国药典》2010 年版附录Ⅺ B 第二法，单筛分法）测定，除另有规定外，通过六号筛的粉末重量，不得少于 95%。

3. 水分 照水分测定法（《中国药典》2010 年版附录Ⅸ H）测定，除另有规定外，不得过 9.0%。

4. 装量差异 单剂量、一日剂量包装的散剂，均应检查其装量差异，并不得超过散剂装量差异限度的规定。

检查方法：取散剂 10 袋（瓶），分别称定每袋（瓶）内容物的重量，每袋（瓶）内容物重量与标示装量相比较应符合规定，超出装量差异限度的散剂不得多于 2 袋（瓶），并不得有 1 袋（瓶）超出装量差异限度的一倍。

凡规定检查含量均匀度的散剂，一般不再进行装量差异的检查。

标示装量	装量差异限度（%）
0.1g 或 0.1g 以下	±15%
0.1g 以上至 0.5g	±10%
0.5g 以上至 1.5g	±8%
1.5g 以上至 6g	±7%
6g 以上	±5%

5. 装量 多剂量包装的散剂应检查装量，照最低装量检查法（《中国药典》2010 年版附录ⅩⅢ C）检查，应符合规定。

检查方法：取散剂 10 袋（瓶），分别称定每袋（瓶）内容物的重量，每袋（瓶）内容物重量与标示装量相比较应符合规定，超出装量差异限度的散剂不得多于 2 袋（瓶），并不得有 1 袋（瓶）超出装量差异限度的一倍。

凡规定检查含量均匀度的散剂，一般不再进行装量差异的检查。

标示装量	平均装量	每个容器装量
20 g 及 20 g 以下	不少于标示装量	不少于标示装量的 93%
20 g 以上至 50 g	不少于标示装量	不少于标示装量的 95%
50 g 以上至 50 0g	不少于标示装量	不少于标示装量的 97%

6. 无菌 用于烧伤或严重创伤的外用散剂，照无菌检查法（《中国药典》2010 年

版附录Ⅻ B）检查，应符合规定。

7. 微生物限度　　除另有规定外，照微生物限度检查法（《中国药典》2010 年版附录Ⅷ C）检查，应符合规定。

二、散剂的包装、贮藏

（一）散剂的包装

散剂的表面积较大，容易吸湿、风化及挥发，若包装不当会吸湿从而导致潮解、结块、变色、分解、霉变等变化，严重影响散剂的质量及用药安全。所以散剂在包装与储存中主要应解决好防潮的问题。包装时应选择适宜的包装材料及方法。

常用的包装材料有包药纸（包括有光纸、玻璃纸、蜡纸等）、塑料袋、玻璃管或玻璃瓶等。各种材料的性能不同，决定了他们的适用范围也不相同。包药纸中的有光纸适用于性质较稳定的普通药物，不适用于吸湿性的散剂；玻璃纸适用于含挥发性成分及油脂类的散剂，不适用于引湿性、易风化或易被二氧化碳等气体分解的散剂；蜡纸适用于包装易引湿、风化及二氧化碳作用下易变质的散剂，不适用于包装含冰片、樟脑、薄荷脑、麝香草酚等挥发性成分的散剂。塑料袋的透气、透湿问题未完全克服，应用上受到限制。玻璃管或玻璃瓶密闭性好，本身性质稳定，适用于包装各种散剂。

药典规定，多剂量包装的散剂应附分剂量的用具；含有毒性药的内服散剂应单剂量包装。

（二）散剂的贮藏

药典规定，散剂应密闭贮存，含挥发性药物或易吸潮药物的散剂应密封贮存。

目 标 检 测

一、名词解释

散剂　　打底套色法　　　等量递增法

二、选择题

（一）单项选择题

1. 通常所说的百倍散是指 1 份毒性药物中，添加稀释剂的量为
　　A. 100 份　　　B. 99 份　　　　C. 10 份　　　D. 9 份　　　　E. 98

2. 制备含毒性药物的散剂，剂量为 0.05g 时，一般应配成多少比例的倍散
　　A. 1：10　　　B. 1：100　　　C. 1：5　　　D. 1：1 000　　　E. 1：20

3.《中国药典》规定，施于眼部的散剂其粒度要求，应通过的筛号为
　　A. 六号筛　　B. 七号筛　　C. 八号筛　　　D. 九号筛　　E. 五号筛

4. 除另有规定外，散剂的含水量不得超过

A. 5%   B. 6%   C. 7%   D. 8%   E. 9%

5. 散剂自动包装机大多是利用什么原理设计的

    A. 目测法   B. 重量法   C. 容量法

    D. 重量法和容量法   E. 目测法和容量法

6. 含易氧化分解药物的散剂不宜用_____包装

    A. 蜡纸   B. 玻璃瓶   C. 玻璃纸

    D. 塑料薄膜袋   E. 普通有光纸

（二）多项选择题

1. 关于散剂特点的陈述，正确的是

    A. 易分散，奏效快   B. 制备方法简便   C. 可掩盖不良气味

    D. 较丸、片剂稳定   E. 可随意增减剂量

2. 关于含低共熔混合物散剂的陈述，正确的是

A. 低共熔现象是药物混合后出现润湿或液化的现象

B. 低共熔现象的发生与药物的品种及比例量有关。

C. 低共熔药物混合时全都迅速产生低共熔现象。

D. 薄荷脑与樟脑混合时能产生低共熔现象。

E. 若低共熔物药效增强则可直接用共熔法混合。

三、简答题

1. 简述散剂的制备工艺流程及其质量控制点？

2. 试述散剂制备过程中"打底套色法"和"等量递增法"的区别。

3. 试述如何防止散剂结块、变色等质量问题的产生。

实训 冰硼散的制备

【实训目的】

1. 掌握等量递增和打底套色的混合方法。

2. 掌握散剂的制备工艺。

3. 熟悉散剂的常规质量检查和包装。

【实训药品与器材】

1. 药品 冰片，硼砂，朱砂，玄明粉。

2. 器材 乳钵或球磨机，纯化水，烧杯（1000ml），搪瓷盆，离心机（中速），六号筛，七号筛，九号筛等。

【实训内容】

【处方】 冰片50g   硼砂（煅）500g   朱砂60g   玄明粉500g

【制法】 以上四味药，朱砂水飞成极细粉，硼砂粉碎成细粉，将冰片研细，先将朱砂在乳钵中打底，再与玄明粉套色配研，混合均的粉末再与硼砂配研，最后与冰片配

研，过筛、密封包装、即得。注意研磨冰片时要轻研。

【步骤】

1. 按照处方药物量配齐各药物，能正确使用台秤。

2. 水飞朱砂使成极细粉，研磨硼砂成细粉，轻研冰片。

3. 用玄明粉饱和乳钵后，用朱砂在乳钵中打底，再称取与朱砂等量的玄明粉置乳钵中，与朱砂套色混匀。注意每次加入的量应与前次混合粉末量相等。

4. 混合均匀后，称取适量混合粉与等量的硼砂进行配研直至混合完全。

5. 取冰片置乳钵中，再取等量的混合粉与冰片进行配研，直至混合完全。

6. 将上述混合后的粉末过筛、密封、包装后，即得成品。

【功能与主治】清热解毒，消肿止痛。用于热毒蕴结所致的咽喉疼痛，牙龈肿痛，口舌生疮。

【用法与用量】吹敷患处，每次少量，一日数次。

【质量检查】

1. 外观检查　散剂应干燥、疏松、混合均匀、色泽一致。

2. 均匀度　依法检查（《中国药典》2010 年版一部附录 I B），取供试品适量置光滑纸上，平铺约 5 平方厘米，将其压平，在亮处观察，应呈现均匀的色泽，无花纹、色斑。

3. 水分　依法检查（《中国药典》2010 年版一部附录Ⅸ H）测定。除另有规定外，不得超过 9.0%

4. 装量差异检查　单剂量分装的散剂装量差异限度应符合规定。

检查法　取供试品 10 袋（瓶），分别称定每袋（瓶）内容物的重量，每袋（瓶）的重量与标示量相比较，超出限度的不得多于 2 袋（瓶），并不得有 1 袋（瓶）超出限度一倍。

多剂量分装的散剂照最低装量检查法（附录Ⅻ C）检查，应符合规定。

5. 微生物限度　照微生物限度检查法（附录ⅩⅢ C）检查，应符合规定。

【思考题】

（1）打底套色法的原则是什么？

（2）等量递增法的原则是什么？

（高淑红）

第十二章 │ 颗粒剂

第一节 概 述

一、颗粒剂的含义

颗粒剂是指提取物与适宜的辅料或饮片细粉制成具有一定粒度的颗粒状制剂，分为可溶颗粒、混悬颗粒和泡腾颗粒。其主要特点是可以直接吞服，也可以冲入水中饮入，应用和携带比较方便，溶出和吸收速度较快。

二、颗粒剂的特点

中药颗粒剂既保持了汤剂吸收快、作用迅速的特点，又克服了汤剂服用前临时煎煮不便等缺点，并且可按需要加入矫味剂、芳香剂，以掩盖药物的不良嗅味，便于服用；质量较液体制剂稳定；处方中药材大部分经过提取纯化，体积较小，携带、运输及贮藏均较方便。

其缺点为需要加入较多辅料，吸湿性较强等问题，因此应注意在包装材料的选择、贮存与运输条件上加以控制，同时颗粒剂成本较高，无法随证加减。

三、颗粒剂的种类

颗粒剂可分为可溶颗粒、混悬颗粒、泡腾颗粒。

1. 可溶性颗粒

（1）水溶性颗粒 颗粒溶于水，临用时加入一定量的水可调成溶液。

（2）酒溶性颗粒　颗粒溶于白酒，临用时加入一定量的饮用酒可调配成药酒。

2. 混悬颗粒　颗粒内含有药物细粉，临用时加入一定量的分散媒可调配成均匀的混悬液。

3. 泡腾颗粒　系指含有碳酸氢钠和有机酸，遇水可放出大量气体而呈泡腾状的颗粒剂。泡腾颗粒中的药物应是易溶性的，加水产生气泡后应能溶解。有机酸一般用枸橼酸、酒石酸等。泡腾颗粒应溶解或分散于水中后服用。

第二节　颗粒剂的制备

中药颗粒剂生产工艺流程

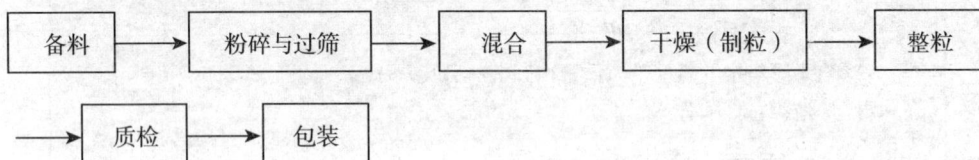

颗粒剂的处方组成是由药物（包括药材细粉和中药浸膏或干浸膏）和辅料两部分组成。常用的辅料有：淀粉、糊精、蔗糖、乳糖、甘露醇等。

一、水溶型颗粒剂的制备

工艺流程：

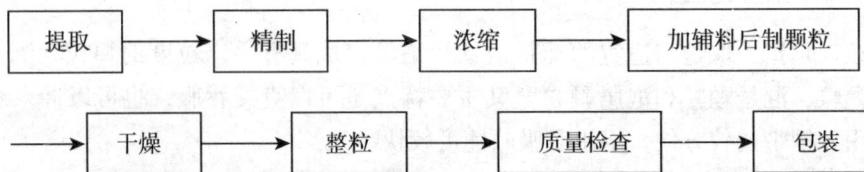

（一）提取

因中药含有效成分的不同及对颗粒剂溶解性的要求不同，应采用不同的溶剂和方法进行提取。多数药物用煎煮法提取，也有用渗漉法、浸渍法及回流法提取。含挥发油的药材还可用"双提法"。煎煮法为目前颗粒剂生产中最常用方法，除醇溶性药物外，所有颗粒剂药物的提取和制稠膏均可用此法，适用于有效成分溶于水，且对湿、热均较稳定的药材。

（二）精制

多采用水提醇沉法或醇提水沉法。

（三）浓缩

药材中指标成分提取后，提取液须浓缩至稠膏（在50℃～60℃时，相对密度应为1.30～1.35）或继续干燥成干浸膏备用。

（四）制粒

中药颗粒剂制粒的程序一般是将浓缩到一定比重范围的浸膏按比例与辅料混合，必要时加适量的润湿剂，整粒，干燥。主要有以下两种制粒方法：

1. 干法制粒 系在干燥浸膏粉末中加入适宜的辅料（如干黏合剂），混匀后，加压成片，整理到符合要求的粒度。根据压制大片剂或片状物时采用的设备不同，干法制粒可分为以下两种。

（1）重压法制粒 亦称为压片法制粒，系利用重型压片机将物料压制成直径20～50mm的胚片，然后粉碎成一定大小颗粒的方法。该法的优点在于可使物料免受湿润及温度的影响、所得颗粒密度高；但具有产量小、生产效率低、工艺可控性差等缺点。

（2）滚压法制粒 系利用转速相同的两个滚动轮之间的缝隙，将物料粉末滚压成板状物，然后破碎成一定大小颗粒的方法。滚压法制粒与重压法制粒相比，具有生产能力大、工艺可操作性强、润滑剂使用量较小等优点，使其成为一种较为常用的干法制粒方法。干法制粒不受溶媒和温度的影响，易于制备成型，质量稳定，比湿法制粒简易，崩解性与溶出性好。但要有固定的设备。

2. 湿法制粒 此法在药品生产企业应用最为广泛，根据制粒所用的设备不同，湿法制粒有以下几种。

（1）挤压制粒 将干燥浸膏粉末或黏稠浸膏与适宜辅料混匀后，加润湿剂（常用90%乙醇）制成软材后，将软材挤压通过一定大小的筛孔而成粒，常用摇摆式制粒机，见图12-1。影响挤压制粒的因素有：黏合剂或润湿剂的选择与用量。如黏合剂过多，软材太湿，制成的颗粒过硬，且多长条；黏合剂太少，则细粉多，导致颗粒的粒度不合格。正常的软材在混合机中能"翻滚成浪"，并"握之成团，触之即散"；混合时间也对颗粒质量产生影响。混合时间越长，物料的黏性越大，制成的颗粒越硬；筛网规格的选择直接影响颗粒的粒度，应根据工艺要求选用适宜的筛网，以保证粒径范围符合要求。挤压制粒的特点有：颗粒的粒度由筛网的孔径大小调节，粒子形状为圆柱形，粒度分布较窄；挤压压力不大，可制成松软颗粒，较适合压片；制粒过程经过混合、制软材等过程，程序较多、劳动强度大。

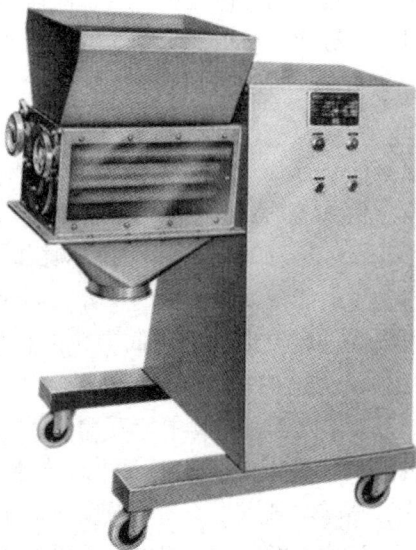

图12-1 摇摆式制粒机

（2）高速搅拌制粒 系将经粉碎与过筛后的药料、辅料以及黏合剂或润湿剂置于密闭的制粒容器内，利用高速旋转的搅拌桨与制粒刀的切割作用，使物料混合、制软材、切割制粒与滚圆一次完成的制粒方法，生产上常用高速搅拌制粒机，见图12-2。

影响高速搅拌制粒的因素：黏合剂的种类，应根据对药物粉末的润湿性、溶解性进行选择；黏合剂的加入量，实际生产中，黏合剂的恰当用量需要在生产实践中摸索；黏合剂的加入方法，黏合剂可一次加入或分次加入、既可以溶液状态加入（液体黏合剂），也可呈粉末状态加入（固体黏合剂）；物料的粒度，原料粉粒越小，越有利于制粒，特别是结晶性的物料；搅拌速度，物料加入黏合剂后，开始以中、高速搅拌，制粒后期可用低速搅拌，搅拌速度大，粒度分布均匀，但平均粒径有增大的趋势。高速搅拌制粒的特点有：与传统的挤压制粒相比较，具有省工序、操作简单、快速等优点；通过改变搅拌桨的结构、调节黏合剂用量及操作时间，可制得致密、强度高的适合用于胶囊剂的颗粒，也可制成松软的适合压片的颗粒；物料混合均匀，制成的颗粒圆整均匀，流动性好。

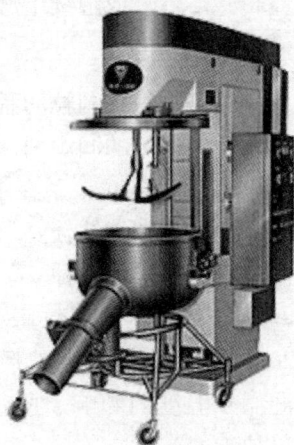

图 12-2　高速搅拌制粒机

（3）流化制粒　系将经粉碎、过筛后的物料置于流化床内，在自下而上通过的热空气作用下，使物料粉末保持流化状态的同时，喷入润湿剂或液体黏合剂，使粉末相互接触结聚成粒，经反复喷雾、结聚与干燥而制成一定规格的颗粒，生产上使用流化制粒机，见图12-3。此流化造粒是通过确定喷雾量、喷雾时间、风量、温度等条件，自动化造粒，收率比其他方法均高。但由于制粒过程中，颗粒的成长如滚雪球而成的，雾滴大小与颗粒成长呈正相关，雾滴大小受到液体流量、比率的影响，当气体流量固定，液体量增大时其比率减小，同时增大雾滴也可增大了颗粒的粒度，例如黏合剂的液体流量为85g/min时，平均颗粒的粒径为240μm，若为145g/min时，颗粒为278μm，相反，若黏合剂溶液的流量不变，增加喷雾的空气压力，可增加比率，减小雾滴，减小颗粒的粒度。例如空气压力为 0.1kg/cm^2 时，平均颗粒的粒径为438μm，若为2.0kg/cm^2 时，颗粒的粒径为292μm，在制粒时，不但能蒸发颗粒中的水分，同时还蒸发雾滴的水分，所以升高进风温度，可降低颗粒的粒度，如进风温度为25℃时，粒径为311μm；40℃时粒径为272μm，55℃时为粒径235μm。由于在沸腾中相互摩擦，所制颗粒较松，细粉多，且因大量热风，损失也大。影响流化造粒的因素大小顺序为：喷雾空气压力＞粉体粒度＞进出口温度＞风量。

流化造粒的处方组成很重要，通常中药颗粒剂的处方中除主药为干燥浸膏粉末外，应加入适宜的辅料，使粉末易聚集而成粒。

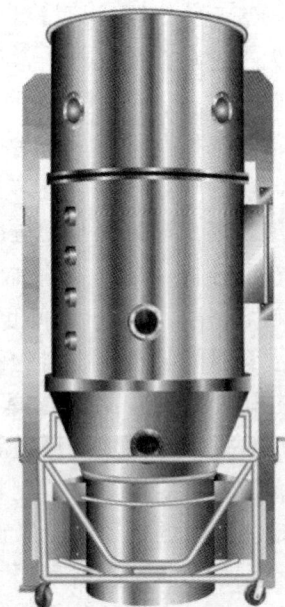

图 12-3　流化床制粒机

流化制粒的特点：在同一设备内可实现混合、制粒、干燥和包衣等多种操作，生产效率高；产品的粒度分布较窄，颗粒均匀，颗粒间色差小，流动性和可压性好，颗粒疏松多孔；制备过程在密闭制粒机内完成，生产过程不易被污染。

（4）离心造粒 其原理是以白砂糖为颗粒的核，先置于圆形容器内。当容器的底部高速旋转时，白砂糖沿容器的周围旋转。在这种状态下，直接将药材提取液喷雾，鼓风机吹入热风干燥，可得球形的颗粒或细粒剂，生产上使用离心造粒机，见图 12 - 4。此法优点是中药成方的提取液可不经处理直接使用；不论是制颗粒剂或细粒剂，其收率均高；粒度均圆整，缺点是生产能力小，一次造粒所用的时间较长。

近年来新辅料的出现，将逐步替代以糖为核心的工艺，从而进一步提高产品质量。

（五）湿颗粒的干燥

湿粒制成后，应尽可能迅速干燥，放置过久湿粒易结块或变质。干燥温度一般以 60 ~ 80℃为宜。注意干燥温度应逐渐升高，否则颗粒的表面干燥易结成一层硬膜而影响内部水分的蒸发；而且颗粒中的糖粉骤遇高温时能熔化，使颗粒坚硬，糖粉与其共存时，温度稍高即结成粘块。

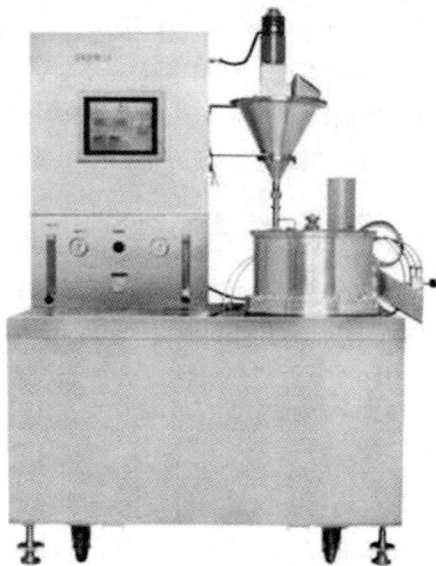

图 12 - 4 离心造粒机

颗粒的干燥程度可通过测定含水量进行控制，一般应控制在 2% 以内。生产中凭经验掌握，即用手紧捏干粒，当在手放松后颗粒不应粘结成团，手掌也不应有细粉，无潮湿感觉即可。干燥设备的类型较多，生产上常用的有烘箱或烘房、沸腾干燥装置、振动式远红外干燥机等。

（六）整粒

湿粒用各种干燥设备干燥后，可能有结块粘连等，须再通过摇摆式颗粒机，过一号筛（12 ~ 14 目），使大颗粒磨碎，再通过四号筛（60 目）除去细小颗粒和细粉，筛下的细小颗粒和细粉可重新制粒，或并入下次同一批药粉中，混匀制粒。颗粒剂处方中若含芳香挥发性成分，一般宜溶于适量乙醇中，用雾化器均匀地喷洒在干燥的颗粒上，然后密封放置一定时间，等穿透均匀吸收后方可进行包装。

（七）包装

颗粒剂中因含有浸膏或少量蔗糖，极易吸潮溶化，故应密封包装和干燥贮藏。用复合铝塑袋分装，不易透湿、透气，贮存期内一般不会出现吸潮软化现象。

二、酒溶型颗粒剂的制备

酒溶型颗粒剂加入白酒后即溶解成为澄清的药酒，可代替药酒服用。

1. 酒溶型颗粒剂的要求

（1）处方中药材的有效成分应易溶于稀乙醇中。

（2）提取时所用的溶剂为乙醇，但其含醇量应与欲饮白酒含醇量相同溶于白酒后保持澄明度。一般以 60 度的白酒计算。

（3）所加赋形剂应能溶于欲饮白酒中，通常加糖或其他可溶性矫味剂。

（4）一般每包颗粒的剂量应以能冲泡成药酒 0.25～0.5kg 为宜，由病人根据规定量饮用。

2. 制法

（1）提取　采用渗漉法或浸渍法、回流法等方法，以 60% 左右乙醇为溶剂（或欲饮白酒的含醇度数），提取液回收乙醇后，浓缩至稠膏状，备用。

（2）制粒、干燥、整粒、包装　与水溶性颗粒剂类同。

三、混悬型颗粒剂的制备

混悬型颗粒剂是将方中部分药材提取制成稠膏，另部分药材粉碎成极细粉加入制成的颗粒剂，用水冲后不能全部溶解，而成混悬性液体。这类颗粒剂应用较少，当处方中含挥发性或热敏性成分，药材量较多，且是主要药物，将这部分药材粉碎成极细粉加入，药物既起治疗作用，又是赋形剂，可节省其他赋形剂，降低成本。

其制法为：将含挥发性、热敏性或淀粉较多的药材粉碎成细粉，过六号筛备用；一般性药材，以水为溶剂。煎煮提取，煎液浓缩至稠膏备用；将稠膏与药材细粉及糖粉适量混匀，制成软材，然后再通过一号筛（12～14 目）制成湿颗粒，60℃以下干燥，干颗粒再通过一号筛整粒，分装，即得。

四、泡腾型颗粒剂的制备

泡腾型颗粒剂是利用有机酸与弱碱遇水作用产生二氧化碳气体，使药液产生气泡呈泡腾状态的一种颗粒剂。由于酸与碱中和反应，产生二氧化碳。使颗粒疏松，崩裂，具速溶性同时，二氧化碳溶于水后呈酸性，能刺激味蕾，因而可达到矫味的作用，若再配有甜味剂和芳香剂，可以得到碳酸饮料的风味。常用的有机酸有枸橼酸、酒石酸等，弱碱有碳酸氢钠、碳酸钠等。

制法为：将药材按一般水溶型颗粒剂提取，精制得稠膏或干浸膏粉，分成二份，一份中加入有机酸制成酸性颗粒，干燥，备用；另一份中加入弱碱制成碱性颗粒，干燥，备用；将酸性与碱性颗粒混匀，包装，即得。也可以将部分糖粉与碳酸氢钠混匀，用蒸馏水喷雾制粒，挤压过 12 目筛，70℃左右干燥，整粒。将剩余糖粉与稠膏混匀，制软材，挤压过 12 目筛制颗粒，70℃左右干燥、整粒。再将以上两项颗粒合并，喷入香精，加入枸橼酸混匀，过 12 目筛 3～4 次后，分装于塑料袋内。必须注意控制干颗粒的水分，以免在服前酸与碱已发生反应。

五、举例

例1　感冒退热颗粒

【处方】大青叶 435g　板蓝根 435 g　连翘 217g　拳参 217g

【制法】以上四味，加水煎煮二次，每次 1.5 小时，合并煎液，滤过，滤液浓缩至相对密度约为 1.08（90～95℃）的清膏，待冷至室温，加等量的乙醇使沉淀，静置，取上清液浓缩至相对密度为 1.20（60℃）的清膏，加等量的水，搅拌，静置 8 小时。取上清液浓缩成相对密度为 1.38～1.40（60℃）的稠膏，加蔗糖、糊精及乙醇适量，制成颗粒，干燥，制成 1000g；或取上清液浓缩成相对密度为 1.09～1.11（60℃）的清膏，加糊精、矫味剂适量，混匀，喷雾干燥，制成 250g（无蔗糖），即得。

【功能和主治】清热解毒，疏风解表。用于上呼吸道感染、急性扁桃体炎、咽喉炎属外感风热、热毒壅盛症，症见发热、咽喉肿痛。

【用法与用量】开水冲服，一次 1～2 袋，一日 3 次。

【规格】每袋装 （1）18g；（2）4.5g（无蔗糖）。

例 2　板蓝根颗粒

【处方】板蓝根 1400g。

【制法】取板蓝根，加水煎煮二次，第一次 2 小时，第二次 1 小时，煎液滤过，滤液合并，浓缩至相对密度为 1.20（50℃），加乙醇使含醇量为 60%，静置使沉淀，取上清液，回收乙醇并浓缩至适量。取稠膏，加入适量的蔗糖粉和糊精，制成颗粒，干燥，制成 1000g；或加入适量的糊精、或适量的糊精和甜味剂，制成颗粒，干燥，制成 600g，即得。

【功能和主治】清热解毒，凉血利咽。用于肺胃热盛所致的咽喉肿痛、口咽干燥、腮部肿胀；急性扁桃腺炎、腮腺炎见上述证候者。

【用法与用量】开水冲服，一次 5～10g，或一次 3～6g（无蔗糖），一日 3～4 次。

第三节　颗粒剂的质量控制

一、颗粒剂的质量要求

《中国药典》2010 年版一、二部附录制剂通则对颗粒剂的质量有明确规定，除另有规定外，药材应按各该品种项下规定的方法进行提取、纯化、浓缩至规定相对密度的清膏，干燥后制成细粉，加适量的辅料，混匀，制成颗粒；或加适量的辅料或药材细粉，混匀，制成颗粒，干燥。辅料用量应予以控制，一般前者不超过干膏量的 2 倍，后者不超过清膏量的 5 倍。挥发油应均匀喷入干燥颗粒中，密闭至规定时间。一般要求：干燥，粒径应均一，色泽一致，无吸潮、软化、结块、潮解；粒度、干燥失重、溶化性、装量差异、装量、微生物限度检查应符合规定；除另有规定外，颗粒剂宜密封贮藏，在干燥处保存，防止受潮变质，在规定贮藏期内不得变质；凡规定检查溶出度或释放度的特殊颗粒剂可不检查溶化性。

1. 粒度检查　除另有规定外，照粒度和粒度分布测定法检查，不能通过一号筛（2000μm）与能通过五号筛（180μm）的总和不得超过供试量的 15%。细粒剂的粒度：不能通过五号筛（180μm）与能通过九号筛（75μm）的总和不得超过供试量的 10%。

2. 水分限度　一般颗粒剂照水分测定法（《中国药典》2010 年版一部附录项下烘干法）测定；含挥发油颗粒剂照水分测定法（《中国药典》2010 年版一部附录项下）甲苯法测定；除另有规定外，不得超过 5%。

3. 溶化性检查　除另有规定外，取颗粒剂 10g 加热水 200ml，搅拌 5 分钟；可溶性颗粒剂应全部溶化或轻微浑浊，但不得有异物。混悬性颗粒剂，应能混悬均匀，并均不得有焦屑等异物。泡腾颗粒剂应取单剂量颗粒剂 6 包（瓶）按下列方法测定，均应符合规定。取单剂量泡腾颗粒剂 1 包置 250ml 烧杯中，烧杯内盛有 200ml 水，水温为 15～25℃，应迅速产生二氧化碳气体，5 分钟内颗粒应完全分散或溶解在水中。凡规定检查溶出度和释放度的颗粒剂可不被查溶化性。

4. 重量差异 单剂量包装的颗粒剂按下述方法检查，应符合规定，见表 12 - 1。

检查法 取供试品 10 袋（瓶），除去包装，分别精密称定每袋（瓶）内容物的重量，求出每袋（瓶）内容物的装量与平均装量。每袋（瓶）装量与平均装量相比较，超出装量差异限度的颗粒剂不得多于 2 袋（瓶），并不得有 1 袋（瓶）超出装量差异限度 1 倍。

表 12 - 1 颗粒剂的装量差异限度

标示装量	装量差异限度
1.0g 或 1.0g 以下	±10%
1.0g 以上至 1.5g	±8%
1.5g 以上至 6g	±7%
6g 以上	±5%

凡规定检查含量均匀度的颗粒剂，一般不再进行装量差异的检查。

5. 微生物检查 不得检出致病菌；含生药的中药片剂不得检出活螨和螨卵；杂菌和霉菌应符合表 12 - 2 规定。

表 12 - 2 杂菌及霉菌总数要求

项目 颗粒类型	杂菌总数（个/g）		霉菌总数（个/g）	
	内控标准	法定标准	内控标准	法定标准
含生药材	≤8000	≤10000	≤80	≤100
不含生药材	≤800	≤1000	≤80	≤100

二、影响中药颗粒剂质量的因素

（一）药材原料

制备颗粒剂所选用药材不但注重地道药材、区分药材的真伪、质量优劣，而且要根据药材的特性分析其是否适宜此剂型。

（二）药材煎煮次数与时间

药材煎煮次数、时间直接影响到颗粒剂的质量。如制备益母草颗粒剂，取同产地同批次药材水煎 1 次，时间 3 小时；水煎 2 次，第 1 次 2 小时，第 2 次 1 小时；水煎煮 3 次，每次 1 小时。3 种提取法的得膏率分别为 10.9%、13.8% 和 15.1%，以第 3 种方法为优，但煎煮次数越多，能源、工时消耗越大。所以大量生产颗粒剂时，一般采用两次煎煮比较好。

（三）清膏的比重

药材经水煎煮，去渣浓缩后得清膏。经实践证明，清膏比重越大，和糖粉混合制粒或压块崩解时限越长。

（四）颗粒的烘干温度与时间

颗粒干燥温度应逐渐升高，否则颗粒的表面干燥后不仅会结成一层硬膜而影响内部水分的蒸发，而且颗粒中的糖粉因骤遇高温能熔化，使颗粒变坚硬而影响崩解。干燥温度一般控制为 60～80℃为宜。

（五）颗粒的含水量

颗粒的含水量与机压时冲剂的成型质量及药品在贮藏期间质量变化有密切关系。含水量过高，生产块状冲剂易粘冲，贮存间易变质。含水量过少，则不宜成块。颗粒含水量以控制在 3%～5% 为宜。

（六）颗粒的均匀度

颗粒均匀度对颗粒剂的外观质量有较大影响。颗粒型的冲剂一般选用 14～18 目筛制成颗粒，于 70℃以下烘干，再用 10～12 目筛整粒即可。

颗粒剂的质量受多方面的因素影响，今后如何进一步提高质量，加强质量控制，还应对药材的定性鉴别、含量分析、理化常数的测定等方面进行研究，逐步向质量标准化、科学化作进一步的探讨。

三、颗粒剂有关质量问题的讨论

1. 浸膏黏性过大，制粒成型困难 中药颗粒剂生产制备过程中，浸膏本身往往起到黏合剂的作用，当浸膏黏性过大，浸膏易吸附辅料相互聚集成细小团块，若浸膏量小不易搅拌均匀，若浸膏量大则物料易聚结成较大的团块，使制粒发生困难，制粒时筛网上会出现"疙瘩"。并且制得颗粒容易产生花斑，以上现象可以选用以下途径来解决：

（1）从浸膏的提取工艺着手，根本上改善浸膏黏性。在保证药效及有效成分定性、定量质量检测的前提下，采用正交设计试验，优选提取与精制工艺，在最大限度保留有效成分的同时更多地去除无效成分（里含较多的黏性物质），如采用包煎或水提醇沉、过滤等方法使黏液质、蛋白质、多糖等粘性成分不提出或除去。

（2）在剂量处方允许的范围内，选用适宜的辅料，并确定辅料的种类、用量及加入方法。

（3）可以将浸膏的相对密度增大，降低其含水量使之成为稠浸膏或者直接采用真空干燥或喷雾干燥使之呈干浸膏后粉碎，再与辅料混匀加入高浓度的乙醇迅速制粒，此时软材易于挤压过筛，也易干燥。采用这两种方法都要对乙醇浓度和用量进行优选。

（4）浸膏黏性大而用量小时，在加入润湿剂之前，浸膏应与辅料充分搅拌均匀，从而防止搅拌不均匀而产生相互聚集呈细小团块进而产生颗粒花斑，为了达到其充分搅拌均匀的目的，我们可采用浸膏用适宜润湿剂稀释后分次缓慢加入或将稀释后的浸膏呈雾状喷入，制成软材。

（5）浸膏黏性大且用量大时，可以采用二次制粒法，即先取半量以上（约 2/3 左右）的浸膏与全量的辅料混合制粒，此次操作可以不考虑颗粒的一次得率，烘干后，粉碎成粉状再与余下的浸膏混合制粒。

（6）改变制颗粒方法，如采用一步制粒法或浸膏稀释后用喷雾制粒法制粒。

2. 颗粒色泽深浅不匀，或存在花斑

（1）浸膏与辅料未充分搅匀，原因和解决办法见表12-3。

表12-3　浸膏与辅料未搅匀原因及解决办法

序号	原因分析	解决办法
1	浸膏太粘与辅料未能充分混合而形成浸膏团块	可加入适量高浓度的乙醇作润湿剂，充分搅拌降低黏性
2	搅拌时间不足	适当延长搅拌时间
3	搅拌时膏料加入速度过快，与辅料未混匀	先将辅料搅匀后徐徐加入膏料边加边搅，使其混匀
4	浸膏黏性大，相对密度大，含糖分太多	根据有效成分的性质，选择适合的提取与精制工艺，除去杂质，降低浸膏黏性。

（2）辅料含水量偏高，或放置一段时间后吸湿而引起辅料结块、吸潮、制粒后易产生杂色斑点。解决办法：防止辅料吸潮，一般现粉现用，并且制粒前辅料应先充分干燥。

（3）设备、容器等卫生清场不彻底造成颗粒杂色点，要求设备、容器等清场卫生合格。

（4）颗粒干燥温度不一，干燥床未及时勤翻，颗粒粘结底板，造成颗粒花斑，颗粒干燥时应注意干燥床内物料必须处于沸腾状态，干燥温度掌握先低温后高温，特别是在用糊精、木糖醇、山梨醇等辅料制粒时，开始温度不能太高，控制在60℃以下，待颗粒变硬后，方可升温，否则物料极易粘结底板。

（5）筛网安装松紧不均匀，制粒机上筛网两头紧，中间松，或者中间紧两头松，都可以造成在制粒过程中，颗粒成型困难，松的地方颗粒颜色深，紧的地方颜色浅而产生花斑。解决办法：筛网安装要求松紧均匀一致。

（6）此外，可选用新型制料设备或方法如一步制粒机，干法制粒等来解决此一现象。

3. 溶化性差　颗粒的溶化性是可溶性颗粒生产过程中一个重要的质控点，也是成品质量标准的一个检测指标。要解决颗粒剂溶化性差的问题，首先要从中药材的前处理和提取操作工艺抓起。药材投料前必须根据其特性分别进行前处理，包括清洗、浸润、切制饮片、低温干燥等，按中药材炮制规范进行炮制加工后，除去原料药材表面的灰尘、泥沙及容易脱落的腺毛和木栓组织等杂质。

水提取时要特别注意加强煎液的初滤、续滤和精滤。初滤可利用多能罐的抽滤器加适当滤网滤过，经过初滤的药液再经过离心沉降，也可采用乙醇沉淀、或絮凝澄清技术、高速离心技术等尽可能除去水提液中的黏液质、糖类等物质，用澄清滤过后的提取液进行浓缩。浓缩时注意温度不能过高，最好减压浓缩，一般温度控制在80℃以下，以免浓缩过程中局部焦化产生焦屑而影响产品质量。注意浓缩收膏时稠膏的相对密度不应过大，一般控制在 1.2 即可。

颗粒干燥时也要注意控制好温度，避免升温过快和局部温度过高。否则可造成颗粒表面形成一层硬膜或含糖成分焦化而影响颗粒的溶化性。采用喷雾干燥或一步制粒工艺所制得的颗粒溶化性较好。

此外，在颗粒剂的整个生产过程中都要特别注意防止异物带入，如铁屑、木屑、纸屑等，如有混入应及时清除。

4. 口感较差 口感较差的颗粒剂，要进行矫味和矫嗅处理，可采用以下方式。

（1）在不改变药物疗效的情况下，对原材料进行加工炮制，或改变提取、精制工艺，去除或掩盖产生口感较差的成分，如某处方中含地龙药材，考虑将其醋制，减弱了它散发的腥臭味，而未降低其疗效。大大改善了颗粒剂的口感。

（2）在颗粒剂日服剂量允许的情况下，在制粒成型时，选用一些矫味、矫臭剂，并考虑不加大辅料的用量，选用新型的矫味、矫臭剂。最常用的矫味剂有：①甜味剂。如：蔗糖、橙皮糖浆等，可掩盖咸味、涩味和苦味；②芳香剂。如：薄荷油、桂皮油、橙皮油等，可掩盖药物的不良臭味；③胶浆剂。如：西黄蓍胶浆、琼脂胶浆、海藻酸钠液等，能减轻某些药物的刺激性，掩盖辛辣味。

（3）考虑用 β-环糊精对产生不良气味的药物提取物进行包裹，制成 β-环糊精包合物，再制成颗粒。

（4）用以 HPMC 作透明衣的主料或其他包衣材料将制成的颗粒剂包衣。通过包衣工序后，掩盖了颗粒剂的不良气味，最终起到矫味、矫嗅作用。

目 标 检 测

一、名词解释

颗粒剂　泡腾颗粒　肠溶颗粒

二、选择题

（一）单项选择题

1. 在挤出法制粒中制备软材很关键，其判断方法为
　　A. 手捏成团，重按即散　　B. 手捏成团，轻按即散
　　C. 手捏成团，重按不散　　D. 手捏成团，轻按不散
　　E. 手捏成团，按之不散

2. 颗粒剂制备中若软材过黏而形成团块不易通过筛网，可采取_____措施解决
　　A. 加药材细粉　　B. 加适量高浓度的乙醇　　C. 加适量黏合剂
　　D. 加大投料量　　E. 拧紧过筛用筛网

3. 酒溶性颗粒剂一般以_____浓度的乙醇作为溶剂
　　A. 40%　　B. 50%　　C. 60%　　D. 70%　　E. 80%

4. 我国药典对颗粒剂装量差异检查有详细规定，下列叙述错误的是
　　A. 取 10 袋（或瓶），精密称定总重并求得平均值

B. 超出差异限度的不得多于 2 袋（或瓶）

C. 不得有 2 袋（或瓶）超出限度 1 倍

D. 标示装量 1.0 以上至 1.5g，装量差异限度为 8%

E. 标示装量 1.5 以上至 6g，装量差异限度为 7%

5. 关于中药颗粒剂特点的叙述中错误的是

   A. 吸收快、作用迅速　　　B. 服用方便

   C. 无吸湿性，易于保存　　D. 质量较液体制剂稳定

   E. 可掩盖药物不良嗅味

6. 关于颗粒剂溶化性的要求错误的是

   A. 可溶性颗粒剂用热水冲服时应能全部溶化

   B. 可溶性颗粒剂的溶化性允许有轻微浑浊

   C. 混悬性颗粒剂要混悬均匀

   D. 混悬性颗粒剂不允许有焦屑异物

   E. 泡腾性颗粒剂在加水后应立即产生二氧化碳气体

7. 颗粒剂的粒度检查结果要求不能通过一号筛与能通过五号筛总和不得超过供试量的

   A. 15%　　　B. 5%　　　C. 7%　　　D. 8%　　　E. 3%

8. 当颗粒剂标示装量为 10g 时，允许的装量差异限度是

   A. 15%　　　B. 10%　　　C. 8%　　　D. 7%　　　E. 5%

（二）多项选择题

1. 关于颗粒剂的理解正确的是

   A. 是药材提取物与适宜的辅料制成的干燥颗粒状制剂

   B. 《中国药典》2010 年版一部收载中药颗粒剂 29 种

   C. 是在干糖浆的基础上发展起来的

   D. 质量稳定

   E. 吸收、奏效快

2. 可用于颗粒剂制粒的方法有

   A. 挤出制粒法　　　B. 快速搅拌制粒

   C. 流化喷雾制粒　　D. 干法制粒

   E. 离心制粒

3. 颗粒剂制备中湿颗粒干燥的注意事项为

   A. 湿颗粒要及时干燥　　　　　　B. 湿颗粒的干燥温度要迅速上升

   C. 干燥温度控制在 60~80℃ 为宜　　D. 含水量控制在 5% 以内

   E. 含水量控制在 2% 以内

4. 关于泡腾性颗粒剂的叙述正确的是

   A. 泡腾性颗粒剂之所以有泡腾性是因为加入了有机酸及弱碱

   B. 泡腾性颗粒剂有速溶性

   C. 加入的有机酸有矫味作用

   D. 应注意控制干燥颗粒的水分

E. 应将有机酸与弱碱分别与干浸膏粉制粒再混合

5. 颗粒剂的质量要求中应检查的项目有

A. 粒度检查　　　　B. 水分限度检查

C. 溶化性检查　　　　D. 重量差异或含量均匀度检查

E. 微生物检查

三、简答题

1. 中药颗粒剂生产过程中，由浸膏黏性过大导致制粒困难的原因及解决办法。

2. 颗粒溶化性差的原因及解决办法。

3. 简述颗粒剂的制备过程。

实训　板蓝根颗粒剂的制备

【实训目的】

1. 掌握板蓝根颗粒剂的工艺流程及质量检查方法。

2. 初步学会解决颗粒剂常见的质量问题。

【实训条件】

1. 实训场地　颗粒剂实训车间

2. 实训仪器与设备　10 目筛，14 目筛，水浴加热装置，粉碎机，槽形混合机，摇摆式颗粒机，振动分筛机，颗粒自动包装机，烘箱，天平。

3. 实训材料　板蓝根清膏、糖粉、50% 乙醇。

【实训步骤】

【处方】板蓝根清膏　1.0kg　　蔗糖粉　15.0kg～16.0kg　　50% 乙醇　适量

【制法】

1. 蔗糖粉碎　执行《粉碎岗位标准操作规程》操作，领取蔗糖，复核重量及标签内容与实物是否一致，无误后，将蔗糖用粉碎机粉碎，过 80 目筛。粉碎后装入洁净容器中，称重，贴物料标签。计算药材粉碎收率。

2. 取板蓝根清膏置槽形混合机内，加入适量蔗糖粉混合均匀，再加入适量 50% 乙醇制成软材制软材时，要求软材在混合机中能"翻滚成浪"，并"握之成团，轻压即散"。可通过加入适量乙醇调节软材的干湿。

3. 将软材用摇摆式制粒机过 14 目尼龙筛网制粒，随时检查筛网有无穿漏、并随时检查湿颗粒质量，要求颗粒大小均匀、松散适宜，无长条、结块现象。

4. 湿粒制得后应立即干燥，并控制干燥温度在 70℃ 左右。将湿粒子置于烘箱不锈钢托盘上，注意平铺均匀，待基本干燥后翻动，以提高干燥效率。

5. 干粒用 16 目和 60 目振动分筛机整粒，颗粒进行质量检查。

6. 采用颗粒自动包装机进行包装。每袋 10 克，小袋装量准确，可设定装量差异内控标准为 3%，并在包装过程中抽检。

【质量检查】按现行版《中国药典》的有关规定，对板蓝根颗粒进行外观性状、粒度、溶化性、装量差异检查，应符合规定。

【实训结果】

质量检查项目	质量检查结果
外观性状	
粒度	
溶化性	
装量差异	
成品量	
结论	

【实训考核表】

内容		要求	分数	得分
生产前准备		检查确认实训仪器和设备性能良好	5	
生产操作	称量	正确使用天平、按处方量称量所需物料	10	
		按《槽形混合机安全操作规程》规范操作	5	
		正确加入原辅料	2	
	制软材	正确判断软材质量	2	
		确定软材制备时间	4	
		要求软材质量手握成团，轻压散开	2	
		正确选择与安装筛网	2	
		按《摇摆式颗粒机安全操作规程》规范操作	5	
		随时检查筛网情况	2	
	过筛制粒	随时检查湿颗粒质量	2	
		湿颗粒质量好	2	
	湿粒干燥	湿颗粒正确铺于托盘	3	
		干燥温度及时间设置准确，并及时翻动物料	2	
	整粒	正确选择与安装整粒筛网	3	
		按《振动分筛机安全操作规程》规范操作	3	
	包装	包装操作规范	2	
		装量准确、定时抽查装量	2	
	质检	检验方法正确、操作规范	8	
		会进行结果判断	4	
产品结果		外观性状符合要求	4	
		粒度符合要求	4	
		溶化性符合要求	4	
		装量差异符合要求	4	
		成品量在规定范围内 4		

（续）

内容	要求	分数	得分
清场	实训场地、仪器和设备清洁合格	5	
	实训清场记录填写准确完整	5	
合计		100	

考核教师：　　　　　　考核时间：　　　　　年　月　日

（李可欣）

◎**知识目标**

1. 掌握硬胶囊剂、软胶囊剂的含义、特点与制法。
2. 熟悉硬胶囊剂、软胶囊剂的质量评定；肠溶胶囊剂的特点与制法。

◎**技能目标**

熟练掌握硬胶囊剂的生产技术及手工填充硬胶囊剂的方法；能进行硬胶囊剂的装量差异检查。

第一节 概　　述

一、胶囊剂的含义

中药胶囊剂系指将饮片用适宜的方法加工后，加入适宜的辅料填充于空心胶囊或密封于软质囊材中制成的制剂。主要供口服，为目前世界上使用最广泛的口服剂型之一。也可用于直肠、阴道等部位，用法类似于栓剂。

二、胶囊剂的特点

（1）可掩盖药物的苦味和不良嗅味，且外表光洁、美观，便于服用。

（2）辅料含量少，甚至不含辅料，减少了影响药物疗效的因素。

（3）崩解快，释药迅速，生物利用度高。合格的硬胶囊壳在15min内均能溶解，所含药物由于不受黏合剂和压力的影响，能很快扩散到胃液中，吸收好、生物利用度高。

（4）能提高药物的稳定性　对光敏感的药物或遇湿、热敏感的药物装入不透气、不透光的胶囊中，保护药物不受空气、湿气和光线的影响，增加药物的稳定性。

（5）可弥补其他固体剂型的不足　含油量高的药物或液态药物难以制成丸剂、片剂等，但可制成胶囊剂。

（6）可延缓药物的释放速度和定位释药　先将药物制成颗粒，然后用不同释放速度的材料进行包衣或制成微丸，按工艺处方的比例混匀后，装入空胶囊中，即可达到缓释长效的作用。亦可制成肠溶胶囊在肠内发挥药效。

胶囊剂虽有很多优点，但由于囊材成分主要是水溶性明胶，下列药物不宜制成胶囊剂：①药物的水溶液或稀乙醇溶液，可使胶囊壁溶解；②刺激性强的易溶性药物，因其在胃中溶解后局部浓度过高会刺激胃粘膜；③容易风化的药物，可使胶囊壁变软；④吸湿性强的药物，可使胶囊壁变脆。⑤醛类，可使胶囊壁中的明胶变性。

三、胶囊剂的种类

1. 硬胶囊剂 系指将提取物、提取物加饮片细粉或饮片细粉或与适宜的辅料制成的均匀粉末、细小颗粒、小丸、半固体或液体等，填充于空心胶囊中制成的胶囊剂。

2. 软胶囊剂 系指将提取物、液体药物或与适宜辅料混匀后用滴制法或压制法密封于软质囊材中制成的胶囊剂，俗称胶丸。

3. 肠溶胶囊剂 系指不溶于胃液，但能在肠液中崩解或释放的胶囊剂。

4. 缓释胶囊剂 系指在规定的释放介质中缓慢地非恒速释放药物的胶囊剂。

5. 控释胶囊剂 系指在规定的释放介质中缓慢地恒速释放药物的胶囊剂。

第二节 胶囊剂的制备

一、硬胶囊剂的制备

硬胶囊剂的制备一般分空胶囊的制备、药物填充、封口等工艺过程。制备工艺流程如图 13 – 1。

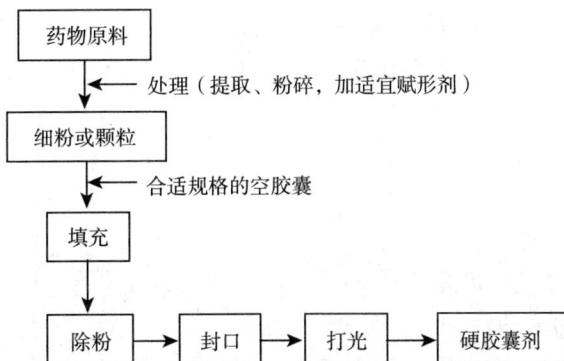

图 13 – 1 硬胶囊剂的制备工艺流程图

（一）空胶囊的制备

1. 囊材

（1）主要原料 明胶。明胶应具有一定的黏度（影响胶囊壁的厚度）、胶冻力（决定空胶囊的强度）和 pH 值等，均应符合《中国药典》规定要求。

（2）增塑剂 增加囊壳的坚韧性和可塑性，如甘油、羧甲基纤维素钠等。

（3）增稠剂 增加胶液的凝结力，如琼脂。

（4）遮光剂 防止光对药物的催化氧化，增加光敏性药物的稳定性，如二氧化钛。

（5）着色剂 增加美观，便于识别，如柠檬黄、胭脂红等。

（6）防腐剂　防止胶囊腐败，如对羟基苯甲酸酯类。

（7）矫味剂　调整胶囊剂的口感，如乙基香草醛、蔗糖等。

2. 空胶囊的制备　包括溶胶→蘸胶制坯→干燥→拔壳→截割→整理等工序。大多数由机械化或自动化生产线完成。制备环境的洁净度为 C 级，温度为 10～25℃，相对湿度35%～45%。空胶囊上可印字。

3. 空胶囊的规格和质量　空胶囊系由囊帽和囊身两节套合而成，规格大致分为8个型号，见表13-1。颜色有黄、绿、蓝、红等带色胶囊，还有上下两节不同颜色的空胶囊。质量应符合《中国药典》的相关规定，按质量可将空胶囊划分为三等：优等品，指机制空胶囊；一等品，指适用于机装的空胶囊；合格品，指仅适用于手工填充的空胶囊。

表 13-1　硬胶囊型号与空囊容积

型号	000	00	0	1	2	3	4	5
容积（ml）	1.42	0.95	0.67	0.48	0.37	0.27	0.20	0.13

（二）药物的填充

1. 空胶囊的选择　空胶囊的选择理论上应测定待填充药物的堆密度，然后根据应装剂量计算药物所占容积来选用最小的空胶囊。亦可从空胶囊号与容积的关系图来选择空胶囊。如图13-2。即将图中药物的堆密度（g/ml）值与应装剂量（g）用虚线连接，与图中实线相交处对应的空胶囊号码，即是应选用的空胶囊。实际使用可凭经验并通过试装来决定选择适当规格大小的空胶囊。一般常用0～3号。

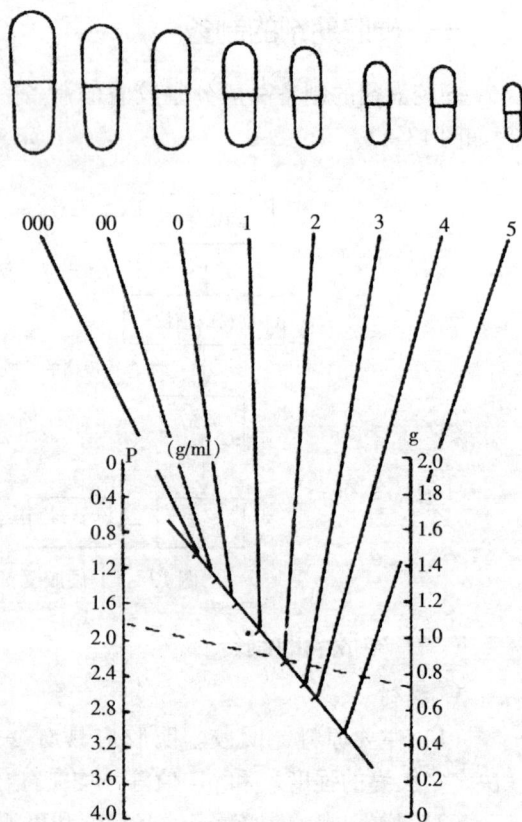

2. 药物的处理

除另有规定外，硬胶囊中填充的药物一般是粉状或颗粒状。可根据中药的性质、用量及物料的流动性作适当处理。①剂量小的或细贵中药饮片可直接粉碎成细粉，混匀后填充；②剂量大的饮片可部分或全部提取成稠膏，再与其余饮片细粉或吸收剂混匀，经干燥、粉碎、过筛，混匀后再填充；③麻醉药、毒剧药细粉应选用适当的稀释剂稀释后再填充；④挥发油应先用处方中其他药物细粉或用吸收剂吸收后再填充，或制成微囊后再填充；⑤易引湿或混合后发生共熔的药物可加适量的稀释剂混匀后再填充。

3. 药物的填充方法

胶囊剂的填充方法分手工填充法和机械填充法。手工填充法效率低，重量差异大，只适于小量制备，大量生产胶囊剂则采用胶囊自动填充机。目前，胶囊自动填充机的式样、型号很多，依填充方式不同可归纳为五种类型，如图 13-3。

胶囊自动填充机的填充方式虽不同，但填充流程是一样的。图 13-4 是全自动胶囊填充机的填充操作流程：①空胶囊的供给；②空胶囊的排列；③空胶囊校准方向；④空胶囊的分离；⑤填充内容物；⑥胶囊套合或锁口；⑦胶囊排出等工序。

（三）硬胶囊的封口

空胶囊有平口和锁口两种。目前使用较多的是锁口胶囊，囊帽、囊身套合后即咬

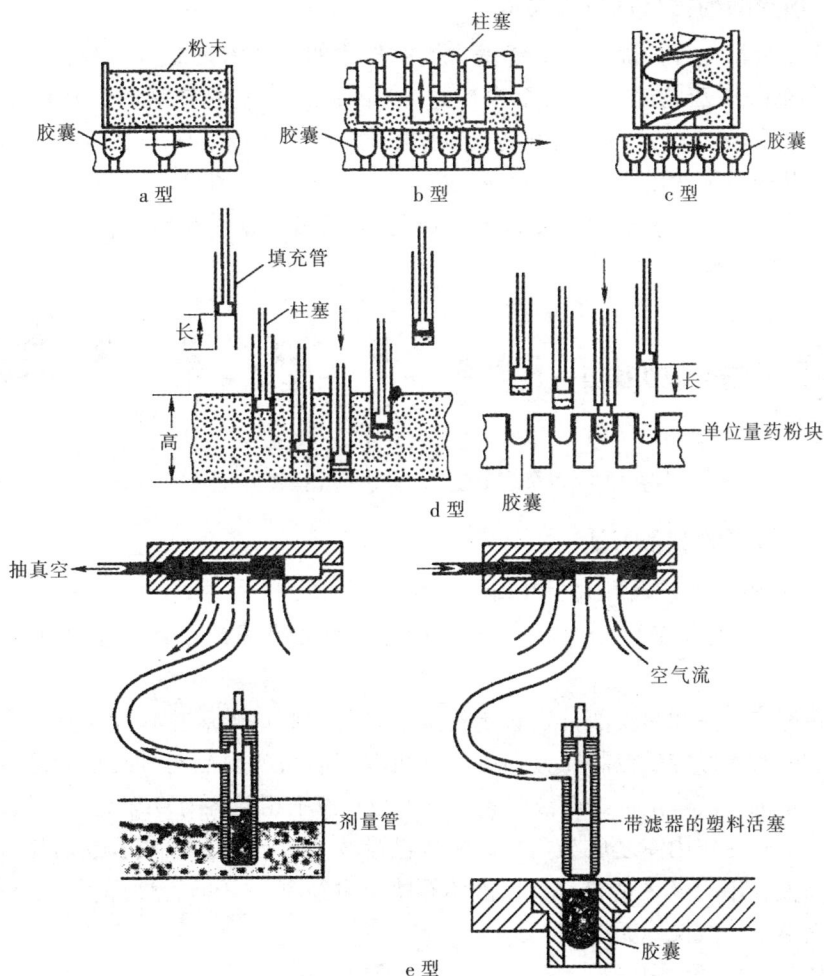

图 13-3　胶囊自动填充机的类型

a 型由螺旋钻压进物料；b 型用柱塞上下往复运动压进物料；c 型自由流入物料；d 型在填充管内，先将药物压成单剂量，再填充于胶囊中。应根据物料性质选用胶囊剂填充机，a、b 型填充机对物料要求不高，只要物料不易分层即可；c 型填充机要求物料流动性好、不易分层，常需制粒才能达到；d 型适用于流动性差，但混合均匀的物料，如针状结晶，吸湿性药物。若填充物料是中药浸膏，可加适量黏合剂压成单位量后再填充；e 型适用于各种类型的药物，对于可单独填充的药物，无需加入润滑剂。

合封口，无需另封口。而生产中使用的平口胶囊，在囊帽、囊身套合处，常用与制备空胶囊相同浓度的明胶液旋转封上一圈明胶液，防止药物泄露。封口后，必要时应进行除粉和抛光处理。

二、软胶囊剂的制备

（一）软胶囊的囊材

软胶囊的囊材主要由胶料（明胶、阿拉伯胶等）、增塑剂（甘油、山梨醇等）、附加剂（防腐剂、遮光剂、着色剂和矫味剂等）和水组成。其中，胶料、增塑剂、水三者的比例是影响软胶囊成型的关键，三者的比例通常为 1.0:(0.4~0.6):(1.0~1.6)。

（二）填充的药物及辅料的要求

软胶囊中可填充各种油类、对囊壁无溶解作用的药物溶液或混悬液，也可填充固体药物。填充固体药物时，药粉至少应过 80 目筛。填充混悬液时，常用植物油或 PEG-400 作分散介质，并加入助悬剂。油状介质常选用 10%~30% 的油蜡混合物作助悬剂，非油状介质则选用 1%~15% 的 PEG-4000 或 PEG-6000 作助悬剂。必要时可加抗氧剂、表面活性剂等附加剂来提高软胶囊的稳定性与生物利用度。填充液的 pH 应控制在 4.5~7.5 之间。

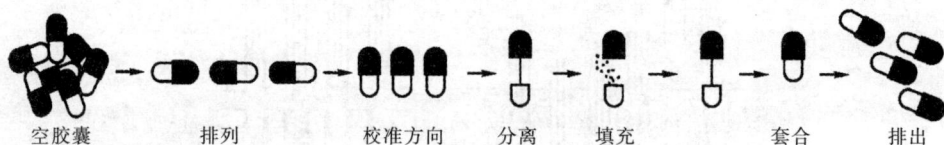

空胶囊　　排列　　校准方向　分离　　填充　　　　套合　　　排出

图 13-4　全自动胶囊填充机填充操作流程图

（三）软胶囊的制备方法

软胶囊的制备方法有滴制法和压制法两种。

1. 滴制法（滴丸法）　由具有双层喷头的滴丸机完成。其设备及工作原理见图 13-5。

将制备好的药液和明胶液分别置于药液贮罐和明胶液贮罐中保温待用。开启机器后，药液和明胶液经定量控制器分别由滴丸机双层滴头的内层与外层以相应速度定量滴出，使定量的胶液将定量的药液包裹，滴入与胶液不相混溶的冷却剂（如液体石蜡）中，由于表面张力作用使之成为球形，并逐渐凝固成软胶囊。收集胶囊后用纱布拭去附着的冷却液，用 95% 乙醇洗净残留液体石蜡，再经 20~30℃ 干燥即得。此法制备的软胶囊是无缝的，故又称无缝胶丸。

影响软胶囊成型的因素：

（1）胶囊壁的组成　可塑性和弹性是软胶囊剂的囊壁特点，它与明胶、增塑剂及水三者的重量比有关。通常适宜的重量比是干明胶:干增塑剂:水 =1:(0.4~0.6):1。若增塑剂用量过低（或过高），则囊壁会过硬（或过软）。

（2）药物性质与液体介质的影响　软胶囊中填充的是各种油类和液体药物、药物溶液、混悬液，少数为固体物。但应注意，液体药物若含水 5% 或为水溶性、挥发性、小分子有机物如乙醇、酮、酸、酯等，能使囊材软化或溶解；醛可使明胶变性等，这

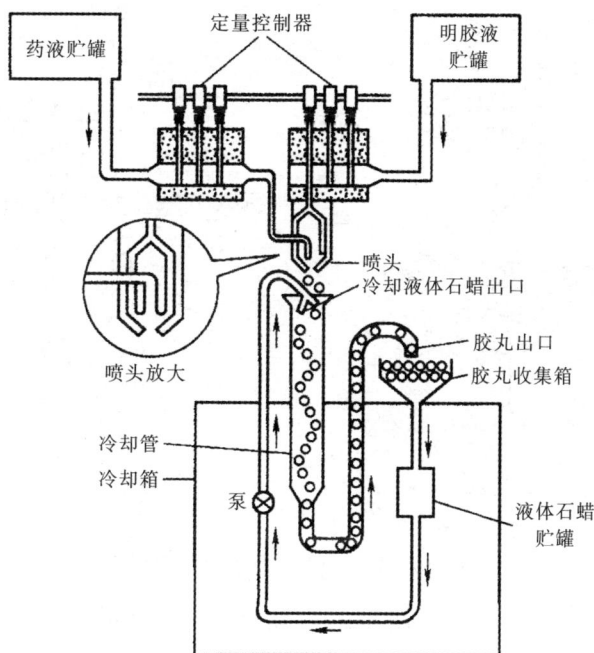

图 13 - 5　滴丸机工作原理图

些均不宜制成软胶囊。液态药物 pH 以 4.5 ~ 7.5 为宜，否则易使明胶水解或变性，导致泄漏或影响崩解和溶出，可选用磷酸盐、乳酸盐等缓冲液调整。

（3）胶液的黏度　一般为 2.5 ~ 4.5mPa·s。

（4）药液、胶液及冷却液三者的密度　以既能保证胶囊在冷却液中有一定的沉降速率，又有足够时间使之冷却成型为宜。

（5）温度　胶液、药液应保持 60℃，喷头处应为 75 ~ 80℃，冷却液应为 13 ~ 17℃，软胶囊干燥温度为 20 ~ 30℃。

（6）喷头的设计　必须保证定量的胶液能将定量的药液包裹起来。

2. 压制法　根据囊材处方，将一定配比的原、辅料配成胶液，制成厚薄均匀的胶片；药物制成油溶液或油混悬液；将药液置于两胶片间压制成囊。小量生产制备时，用钢板模手工压制。大量生产时，采用自动旋转轧囊机，其设备及制囊原理见图 13 - 6。

将制备好的药液（或药粉）和明胶液分别放入贮液槽和涂胶机箱内待用。开启机器后，胶液在滚筒（空气冷却的）上流过，形成一定厚度的两条胶带，分别经送料轴进入楔形注入器与冲模滚筒之间。此时药液借填充泵的推动，定量地落入两胶片之间，随着冲模滚筒的相对旋转，将药液包裹成软胶囊，剩余的胶片自动切割分离。所制备的软胶囊是有缝的，故又称有缝胶丸。此法可连续生产，产量大，物料损耗小，装量差异不超过理论量的 ±1% ~ ±3%，成品率可达 98%。

三、肠溶胶囊剂的制备

肠溶胶囊的制备一般是在空胶囊上包上肠溶性高分子材料：如邻苯二甲酸醋酸纤维素（CAP）、丙烯酸树脂等，然后填充药物，并用肠溶性胶液封口制得。也可采用甲醛明胶浸渍法处理空胶囊，使囊壳明胶甲醛化后在胃液中不溶，而在肠液中溶解。甲

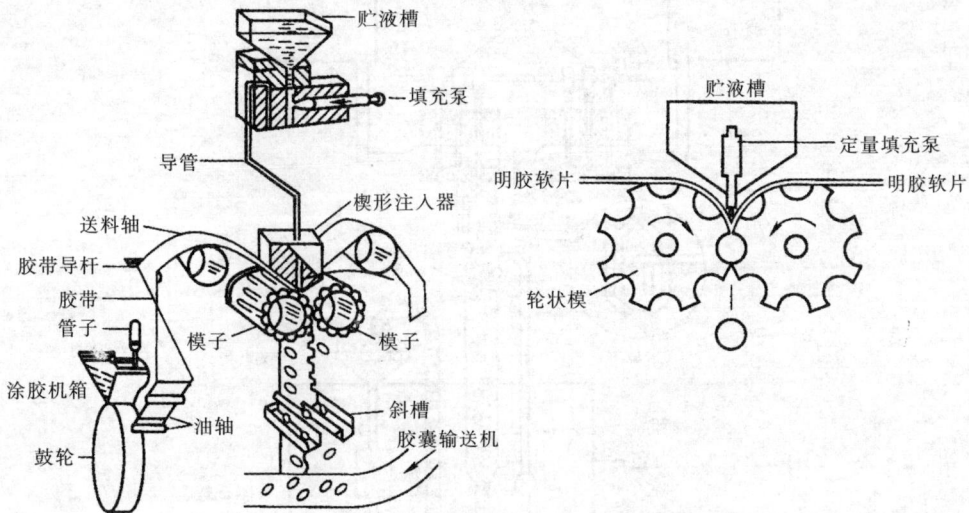

图 13-6 自动旋转轧囊机制囊原理图

醛明胶浸渍法处理的肠溶胶囊，肠溶性很不稳定，与甲醛的浓度、甲醛与胶囊的接触时间、成品储存时间等因素有关。

第三节 胶囊剂的质量评定、包装与贮藏

一、胶囊剂的质量评定

1. 水分 硬胶囊剂应做水分检查。取供试品内容物，照《中国药典》2010 年版一部（附录 IX H）水分测定法测定，除另有规定外，不得过 9.0%。硬胶囊内容物为液体或半固体者不检查水分。

2. 装量差异 按照《中国药典》2010 年版一部（附录 I L）胶囊剂装量差异进行检查。除另有规定外，取供试品 10 粒，分别精密称定重量，倾出内容物（不得损失囊壳），硬胶囊壳用小刷或其他适宜的用具试净，软胶囊或内容物为半固体或液体的硬胶囊囊壳用乙醚等易挥发性溶剂洗净，置通风处使溶剂挥尽，再分别精密称定囊壳重量，求出每粒内容物的装量。每粒装量与标示装量相比较（无标示装量的胶囊剂，与平均装量比较），装量差异限度应在标示装量（或平均装量）的 ±10% 以内，超出装量差异限度的不得多于 2 粒，并不得有 1 粒超出限度 1 倍。

3. 崩解时限 按照《中国药典》2010 年版一部（附录 XII A）崩解时限检查法进行检查。

硬胶囊或软胶囊，除另有规定外，取供试品 6 粒，按崩解时限项下的装置（如图 13-7）与方法加挡板进行检查。

硬胶囊应在 30 分钟内全部崩解；软胶囊应在 1 小时内全部崩解，软胶囊可改在人工胃液中进行检查，如有 1 粒不能完全崩解，应另取 6 粒复试，均应符合规定。

肠溶胶囊，除另有规定外，取供试品 6 粒，按崩解时限项下的装置与方法不加挡板进行检查。先在盐酸溶液（9→1000）中检查 2 小时，每粒的囊壳均不得有裂缝或崩解现象；继

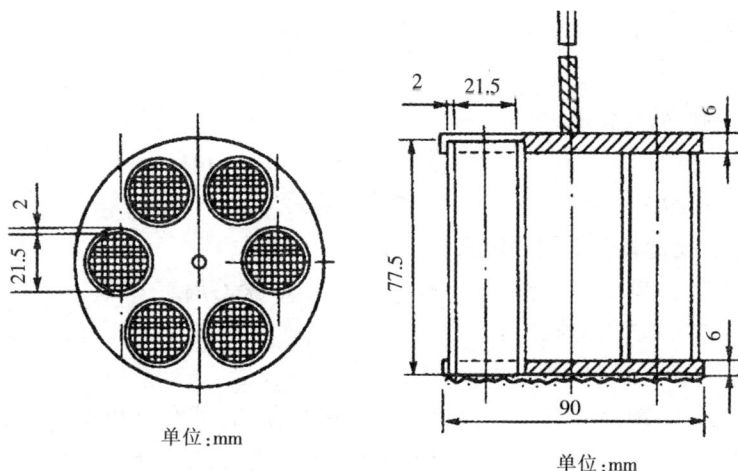

图 13 - 7　升降式崩解仪吊篮结构图

将吊篮取出，用少量水洗涤后，每管加入挡板，再按上述方法，在人工肠液中进行检查，1小时内应全部崩解，如有 1 粒不能完全崩解，应另取 6 粒复试，均应符合规定。

如有部分颗粒状物不能通过筛网，但已软化无硬心者，可作符合规定论。

4. 微生物限度　按照《中国药典》2010 年版一部（附录ⅩⅢ C）微生物限度检查法进行检查。含药材原粉的胶囊剂，细菌数不得超过 10 000cfu/g，霉菌和酵母菌数不得超过 100cfu/g，大肠菌群应小于 100 个/g。不含药材原粉的胶囊剂，细菌数不得超过 1000cfu/g，霉菌和酵母菌数不得超过 100cfu/g。不得检出大肠埃希菌及其他致病菌。

二、胶囊剂的包装与贮藏

胶囊剂一般应选用密闭性能良好的玻璃容器、透湿系数小的塑料容器和铝塑 PVC 泡罩式包装，易吸湿变质的胶囊剂还可在瓶内加放一小袋烘干的硅胶作吸湿剂。

胶囊剂应在密闭阴凉干燥处贮存，但不宜过分干燥，以免胶囊中的水分过少而易碎裂。贮存温度不宜超过 25℃、相对湿度不宜不超过 45%。

目标检测

一、选择题

（一）单项选择题

1. 有关空胶囊的叙述，错误的
   A. 空胶囊的制备过程大致分为溶胶、蘸胶、干燥、拔壳、截割、整理等工序
   B. 制备空胶囊时环境温度应控制在 10 ~ 25℃
   C. 环境相对湿度应控制在 35% ~ 45%
   D. 制备空胶囊时环境的洁净度为 1 万级
   E. 0 号空胶囊的容积小于 1 号空胶囊

2. 构成软胶囊囊壁的明胶、增塑剂、水三者的重量比是

  A. 1:(0.2~0.4):1   B. 1:(0.2~0.4):2

  C. 1:(0.4~0.6):1   D. 1:(0.4~0.6):2

  E. 1:(0.4~0.6):3

3. 下列宜制成软胶囊的是

  A. O/W 型乳剂   B. 芒硝   C. 鱼肝油

  D. 药物稀醇溶液   E. 药物的水溶液

4. 肠溶空心胶囊囊壳常用的包衣材料是

  A. 聚乙二醇 PEG   B. 聚维酮 PVP   C. 聚乙烯醇 PVA

  D. 邻苯二甲酸醋酸纤维素 CAP

  E. 羧甲基纤维素钠 CMC – Na

5. 《中国药典》2010 年版一部规定,硬胶囊中药物的水分含量不得超过

  A. 3.0%   B. 5.0%   C. 9.0%   D. 10.0%   E. 12.0%

6. 易风化药物不能制成胶囊剂是因为

  A. 可使胶囊壁溶化   B. 可使胶囊壁变色   C. 可使胶囊壁变软

  D. 可使胶囊壁变脆   E. 对胃黏膜产生较强的刺激性

7. 制备空胶囊壳的主要原料为

  A. 淀粉   B. 甘油   C. 糊精   D. 明胶   E. 色素

(二) 多项选择题

1. 空胶囊制备时一般要加入的物料是

  A. 明胶   B. 增塑剂   C. 增稠剂   D. 防腐剂   E. 润滑剂

2. 下列能用来填充硬胶囊剂的药物是

  A. 药材细粉   B. 中药浸膏粉   C. 药材提取液

  D. 药物乳浊液   E. 药物提取物加辅料制成的颗粒

3. 常用于软胶囊填充的药物有

  A. 固体药物   B. 油类药物   C. O/W 型乳剂   D. 药物的混悬液

  E. 药物的水溶液

4. 软胶囊制备的方法常用

  A. 滴制法   B. 压制法   C. 乳化法   D. 熔融法   E. 搓捏法

5. 滴制法制备软胶囊时,影响软胶囊成型的因素有

  A. 明胶、甘油、水三者的比例   B. 胶液黏度

  C. 药液、胶液及冷却液三者的密度   D. 胶囊壁的组成

  E. 胶液、药液、喷头、冷却液及胶丸的干燥温度

二、简答题

1. 影响软胶囊成型的因素有哪些?

2. 哪些药物不宜制成胶囊剂? 为什么?

3. 胶囊自动填充机有哪几种类型? 各有何适用范围?

(唐莹翠)

第十四章 | 片 剂

第一节 概 述

一、片剂的含义

中药片剂系指提取物、提取物加饮片细粉或饮片细粉与适宜辅料混匀压制或用其他适宜方法制成的圆片状或异形片状的制剂。主要供内服，亦可外用。

我国的中药片剂起始于 20 世纪 50 年代，最初是由一些汤剂、丸剂进行剂型改变而来，近些年来，随着科技的进步和现代药学的发展，新工艺、新技术、新辅料及新设备在片剂研究和生产中的不断应用，中药片剂的剂型理论、生产技术日臻完善，中药片剂的品种不断增加，质量迅速提高，目前已发展成为临床应用最广泛的剂型之一。

二、片剂的特点

片剂的主要优点：①剂量准确，片内药物含量差异较小；②质量稳定，片剂为干燥固体，且某些易氧化变质及易潮解的药物可借包衣加以保护，光线、空气、水分等对其影响较小；③溶出度及生物利用度一般较丸剂好；④服用、携带、运输方便；⑤机械化生产，产量大，成本低，卫生标准容易达标。

片剂的主要缺点：①制备或贮藏不当会影响片剂的崩解、吸收；②片剂中因加入若干赋形剂，并经过压缩成型，溶出度和生物利用度较散剂及胶囊剂差；③含引湿性成分的片剂易受潮；含挥发性成分的片剂久贮时含量下降；④儿童及昏迷病人不易吞服。

三、片剂的分类

（一）按使用方法不同分类

1. 内服片 是应用最广泛的一类片剂，在胃肠道内崩解吸收而发挥疗效。

（1）普通压制片（素片） 系指药物与辅料混合，经压制而成的片剂。一般不包衣的片剂多属此类，应用广泛。如小儿金丹片、止血定痛片等。

（2）包衣片 系指在素片外包有衣膜的片剂。按照包衣物料或作用不同，可分为糖衣片、薄膜衣片、肠溶衣片等。如蒲地蓝消炎片、三黄片等。

（3）咀嚼片 系指在口腔中咀嚼后吞服的片剂。药片嚼碎后便于吞服，促进溶解，提高疗效。如金刚藤咀嚼片。

（4）泡腾片 系指含有泡腾崩解剂，遇水可产生二氧化碳气体而使片剂快速崩解的片剂。泡腾崩解剂由碳酸氢钠和有机酸组成，有机酸一般常用枸橼酸、酒石酸、富马酸等。此片以溶液形式服用，药物奏效迅速，生物利用度高，特别适用于儿童、老年人和不能吞服固体制剂的病人。如清开灵泡腾片。

（5）分散片 系指遇水能迅速崩解形成均匀的、具有较大黏性的混悬水分散体系的片剂。这种片剂除药物外，尚含有高效崩解剂（如羧甲基淀粉钠、低取代羟丙基纤维素等）和遇水形成高黏度的溶胀辅料（如瓜耳树胶、苍耳胶、藻酸盐等）。既可吞服，又可放入水中迅速分散后口服，还可咀嚼或含吮。具有服用方便、吸收快、生物利用度高和不良反应小等优点。如双黄连分散片。

（6）多层片 系指由两层或多层结构组成的片剂。各层含不同种和不同量的药物或辅料，可以避免复方药物的配伍变化，使药片在体内呈现不同的疗效或兼有速效与长效的作用。多层片结构有两种情况，一种是分上下两层或多层；另一种是先将一种颗粒压成片心，再将另一种颗粒包压在片心之外，形成片中有片的结构。如双层复方氨茶碱片。

2. 口腔用片

（1）口含片 系指含于口腔中药物缓慢溶解产生局部作用的片剂。含片中的药物应是易溶解的，主要起局部消炎、杀菌作用，多用于口腔及咽喉疾患。如玄麦甘桔含片、金果含片等。口含片比一般内服片大而硬，且口感好。

（2）舌下片 系指置于舌下使用的片剂。舌下片中的药物由舌下黏膜直接吸收而呈现全身治疗作用，不仅吸收迅速显效快，而且可避免胃肠液 pH 值及酶对药物的分解和肝脏的首过效应。如喘息定片。

（3）口腔贴片 系指有足够黏着力，能长时间贴于口腔黏膜或口腔内患处释药的片剂。这类片剂用作局部治疗时，具有药物剂量小、吸收快、副作用少、避免肝脏首过效应、便于中止给药等优点。如侧金盏总黄酮口腔贴片。

3. 外用片

（1）阴道片 系指置于阴道内使用的片剂。主要起局部消炎、杀菌作用，具有局部刺激性的药物不得制成阴道片。如鱼腥草素泡腾片。

（2）外用溶液片　系指临用前加适量水或缓冲溶液溶解成溶液的外用片剂。其组成均应具可溶性，为便于识别，多着色或制成异形片。常用作消毒、洗涤及漱口用。如复方硼砂漱口片。

4. 其他片剂

（1）微囊片　指固体或液体药物利用微囊化工艺制成干燥的粉粒，经压制而成的片剂。如牡荆油微囊片。

（2）缓释片　指通过适宜的方法延缓药物在体内的释放、吸收，从而达到延长药物作用时间的片剂。如心宁缓释片。

（3）控释片　指药物从制剂中恒速释放而发挥治疗作用的一类片剂。

（二）按原料及制法不同分类

1. 全粉末片　系指将处方中的全部饮片粉碎成细粉，加适宜赋形剂制成的片剂。如参茸片、安胃片等。

2. 半浸膏片　系指将处方中的部分饮片细粉与其余饮片制得的稠浸膏混合制成的片剂。中药片剂中此类片剂所占的比例较大。如牛黄解毒片、银翘解毒片等。

3. 全浸膏片　系指将处方中的全部饮片提取成浸膏后制成的片剂。如降脂灵片、通塞脉片等。

4. 提纯片　系指将处方中的饮片用合适的方法提得有效成分或有效部位的细粉后，加适宜的赋形剂制成的片剂。如银黄片、黄藤素片等。

第二节　片剂的辅料

片剂的辅料系指片剂中除主药以外的一切附加物料的总称，亦称赋形剂。包括稀释剂和吸收剂、润湿剂和黏合剂、崩解剂、润滑剂等。

制片时加入辅料的目的在于确保物料的流动性、润滑性、可压性及其成品的崩解性。辅料的品种和用量选用正确与否，不但影响制片过程，而且对片剂的质量、稳定性及其疗效的发挥产生一定甚至重要的影响。中药片剂处方中的某些原料药物，既起治疗作用又兼有辅料的作用。如含淀粉较多的饮片细粉兼有稀释剂、吸收剂、崩解剂的作用；饮片提取得到的浸膏也兼有黏合剂的作用。因此，在实践中必须充分考虑各类辅料和原料药物的特点，灵活运用。

片剂辅料必须具有：①本身理化性质稳定，不与主药发生任何不应有的理化反应；②不影响主药疗效和含量测定；③用量少，对人体无害，且价廉易得。

一、稀释剂与吸收剂

稀释剂与吸收剂统称为填充剂。前者适用于主药剂量小于 0.1g，或浸膏含量多、黏性大的药物制片；后者适用于原料药中含较多挥发油、脂肪油或其他液体的药物制片。有些填充剂还兼有黏合和崩解作用。

1. 淀粉　白色细粉，由直链淀粉（葡萄糖单元通过 $\alpha-1$，4 糖苷键连接而成的聚合物）和支链淀粉（D–葡萄糖单元通过 $\alpha-1$，6 糖苷键连接而成的分支状淀粉）组成。性质稳定，能与大多数药物配伍；不溶于冷水和乙醇，在水中加热至 62 ~ 72℃ 糊化；遇水膨胀，但遇酸或碱在潮湿状态及加热时逐渐水解而失去膨胀作用；含水量达 12% ~ 15% 而不潮解。价廉易得，是片剂最常用的稀释剂、吸收剂和崩解剂。但在实际生产中，因淀粉的可压性较差，若单独使用，会使压出的药片过于松散，故常与可压性较好的糖粉、糊精混合使用。

淀粉种类较多，常用的是玉米淀粉。中药天花粉、山药、浙贝母等含淀粉较多，粉碎成细粉加入，兼有稀释剂、吸收剂、崩解剂的作用。

2. 糖粉 白色细粉，系结晶性蔗糖经低温干燥后粉碎而成。味甜，易溶于水，易吸潮结块，是片剂优良的稀释剂，兼有矫味和黏合作用。由于本品吸湿性较强，片剂在长期贮存过程中会使硬度过大，崩解或溶出困难，多用于口含片、咀嚼片及纤维性强或质地疏松的中药制片。一般不单独使用，常与糊精、淀粉配合使用。

3. 糊精 白色或微黄色细粉，是淀粉水解的中间产物。不溶于乙醇，冷水中溶解较慢，较易溶于热水，水溶液煮沸呈胶浆状，放冷黏度增加。常与糖粉、淀粉配合用作片剂的稀释剂，兼有黏合作用。糊精用量超过 50% 时，可用 40% ~ 50% 的乙醇为润湿剂，以免颗粒过硬而造成片面出现麻点，并影响片剂的崩解。本品不宜作速溶片的填充剂。

4. 乳糖 白色结晶性粉末，多从动物乳中提取制得。略带甜味；易溶于水，无引湿性；具良好的流动性、可压性；性质稳定，可与大多数药物配伍。制成的片剂光洁、美观，硬度适宜，释放药物较快，较少影响主要的含量测定，久贮不延长片剂的崩解时限，尤其适用于引湿性药物，是优良的填充剂。因价格较贵，在国内应用的不多，但在国外应用非常广泛。

5. 可压性淀粉（亦称预胶化淀粉） 白色或类白色粉末，是淀粉在有水存在下，淀粉粒全部或部分破坏的产物。微溶于冷水，不溶于有机溶剂，可作填充剂，并具有良好的流动性、可压性、自身润滑性、干黏合性和较好的崩解作用，是新型的多功能药用辅料。尤适于粉末直接压片，控制硬脂酸镁的用量在 0.5% 以内，以免发生软化。

6. 甘露醇 白色结晶性粉末，清凉味甜，易溶于水，无引湿性，可压性好。是口含片、咀嚼片的主要稀释剂和矫味剂。但价格稍贵，常与蔗糖配合使用。

7. 无机盐类 主要是一些无机钙盐，如磷酸氢钙、硫酸钙及碳酸钙等。其中硫酸钙二水物较为常用，其性质稳定，无嗅无味，微溶于水，与多种药物均可配伍，制成的片剂外观光洁，硬度、崩解均好，对药物也无吸附作用。据报道，本品可影响槲皮素的吸收。

另外，微粉硅胶、氧化镁、碳酸镁等均可作吸收剂使用，尤适于含挥发油和脂肪油较多的中药制片。其中微粉硅胶还可用于粉末直接压片的助流剂和崩解剂。

二、润湿剂与黏合剂

润湿剂和黏合剂在制片中具有使固体粉末黏结成型的作用。润湿剂本身无黏性，但可润湿并诱发药粉本身固有的黏性，适用于具有一定黏性的药粉制粒压片。黏合剂本身有黏性，能增加药粉间的黏合作用，利于制粒和压片，适用于没有黏性或黏性不足的药粉制粒压片。黏合剂有固体和液体两种类型，一般液体黏合剂的黏性较大，固体黏合剂（亦称干燥黏合剂）往往兼有稀释剂和崩解剂的作用。润湿剂和黏合剂品种及用量的正确选用，不仅关系到片剂的成型过程，而且影响到片剂中有效成分的溶出及疗效。

1. 水 是一种润湿剂，一般采用蒸馏水或去离子水。易溶于水或易水解的药物则不适用。

2. 乙醇 是一种润湿剂。凡药料本身具有黏性，但遇水后黏性过强而不易制粒；或遇水受热易变质；或药物易溶于水难以制粒；或干燥后颗粒过硬，影响片剂质量者，均宜采用不同浓度的乙醇作为润湿剂。制药生产上，中药浸膏粉、半浸膏粉等制粒常采用乙醇作润湿剂；选用大量淀粉、糊精或糖粉作赋形剂的片剂亦常用乙醇作润湿剂。

乙醇浓度应视药料的性质及环境温度而定，常用浓度为 30%～70% 或更高。乙醇浓度愈高，药料被润湿后黏性愈小。药料水溶性大、黏性大、气温高时，乙醇浓度应高些。反之，其浓度可稍低。操作时应迅速混合，均匀分散，立即制粒，及时干燥，避免乙醇挥发而致软材结成团块或湿粒变形。

3. 淀粉浆（糊） 片剂中最常用的黏合剂。使用浓度一般为 8%～15%，以 10% 最为常用。适用于对湿热稳定，而且药物本身不太松散的品种，尤适用于可溶性药物较多的处方。

淀粉浆的制法有煮浆法和冲浆法二种。煮浆法是将淀粉加全量冷水搅匀，置夹层容器中加热搅拌使糊化而成。冲浆法是将淀粉加少量冷水混悬后，冲入一定量沸水（或蒸汽），并不断搅拌使糊化而成。与糊精浆、糖浆或胶浆配合使用，可提高其黏性。

4. 糊精 主要作为干燥黏合剂，亦有配成 10% 糊精浆与 10% 淀粉浆合用。糊精浆黏性介于淀粉浆与糖浆之间。

5. 糖浆 为蔗糖的水溶液，其黏合力强，适用于纤维性强、弹性大以及质地疏松的药物。使用浓度多为 50%～70%，常与淀粉浆或胶浆混合使用。不宜用于酸、碱性较强的药物，以免产生转化糖而增加引湿性，不利制片。

6. 胶浆类 具有强黏合性，多用于可压性差易松散的药物或硬度要求大的口含片。使用时应注意浓度和用量，若浓度过高、用量过大会影响片剂的崩解和药物的溶出。其中常用的阿拉伯胶浆和明胶浆主要用于口含片及轻质或易失去结晶水的药物。另一多功能黏合剂是聚乙烯吡咯烷酮（PVP）胶浆，能增加疏水性药物的亲水性，有利于片剂崩解。干粉可用作直接压片的干燥黏合剂。5%～10% 的 PVP 溶液是喷雾干燥制粒时的良好黏合剂，用于制备咀嚼片。5% 的 PVP 无水乙醇溶液可用于泡腾片的制粒。

7. 微晶纤维素 为纤维素部分水解而成的聚合度较小的白色针状微晶。可作黏合剂、崩解剂、助流剂和稀释剂。可用于粉末直接压片。因具吸湿性，故不适用于包衣片及某些对水敏感的药物。

8. 纤维素衍生物 羧甲基纤维素钠（CMC–Na）、羟丙基甲基纤维素（HPMC）和低取代羟丙基纤维素（L–HPC）均可作黏合剂，且都兼有崩解作用。

三、崩解剂

崩解剂是使片剂在胃肠道中迅速崩解成颗粒或粉末，促进片剂中主药溶解和吸收的辅料。除缓（控）释片及口含片、舌下片外，一般都需要添加崩解剂。中药全粉末片和半浸膏片因含有中药饮片细粉，本身遇水后能缓慢崩解，一般不需另加崩解剂。

（一）片剂常用的崩解剂

1. 干淀粉 最常用的崩解剂，用量一般为 5% ~20%，用前应于 100 ~105℃ 先行活化 1h，控制含水量在 8% ~10%。适用于水不溶性或微溶性药物，对易溶性药物的崩解作用较差。可采用外加法、内加法和内外加法加入。

2. 羧甲基淀粉钠（CMS – Na） 是一种性能优良的崩解剂，吸水后可膨胀至原体积的 200 ~300 倍，用量一般为 2% ~6%。适用于可溶性和不溶性药物，一般采用外加法加入。亦可作直接压片的干燥黏合剂。

3. 低取代羟丙基纤维素（L – HPC） 吸水膨胀率在 500% ~700%，用量一般为 2% ~5%。兼有黏合作用，对不易成形的药物可使其黏性增大，改善可压性，有利于成型和提高片剂的硬度。

4. 泡腾崩解剂 是一种专用于泡腾片的特殊崩解剂，由碳酸氢钠与有机酸（枸橼酸或酒石酸等）组成的混合物，遇水产生二氧化碳气体而使片剂崩解。本品可用于溶液片、外用避孕片等需快速崩解或溶解的片剂。应妥善包装，避免受潮造成崩解剂失效。

5. 崩解辅助剂 能增加药物的润湿性，促进药物向片内渗透，而加速疏水性或不溶性药物片剂的崩解。常用的有聚山梨醇酯 – 80、月桂醇硫酸钠等。单独使用时效果不好，常与干淀粉混合使用。

（二）片剂崩解剂的加入方法

1. 内加法 将崩解剂与处方粉料混合在一起制粒，崩解作用起自颗粒内部，一经崩解便成粉粒，有利于药物成分溶出。但由于崩解剂在制粒时接触湿和热，因此崩解作用较弱。

2. 外加法 将崩解剂与整粒后的干颗粒混匀后压片，崩解作用起自颗粒之间，迅速崩解成颗粒。但因颗粒内无崩解剂，故不易崩解成粉粒。若用量大，可因细粉过多导致压片困难或片重差异大。必要时可将崩解剂制成空白颗粒与药物颗粒混匀后压片。

3. 内外加法（亦称混合加入法） 将崩解剂用量的 50% ~75% 与处方粉料混合在一起制粒，其余崩解剂与整粒后的干颗粒混匀后压片。当片剂崩解时首先崩解成颗粒，颗粒继续崩解成粉粒，本法崩解效果最好。

用量相同的崩解剂，加入方法不同，对崩解速度的影响是：内外加法 ＞ 外加法 ＞ 内加法。

4. 特殊加入法 ①泡腾崩解剂的酸、碱组分应分别与处方药料或其他辅料制成干颗粒，临压片时混匀。生产和贮存过程中，要严格控制水分，避免与潮气接触。②表面活性剂一般制成醇溶液喷于干颗粒上，密闭渗吸；或制粒时溶解于黏合剂内；或与崩解剂混匀后加于干颗粒中。

四、润滑剂

润滑剂是助流剂、抗黏附剂和润滑剂（狭义）的总称。在片剂制备过程中能起到三种作用：①润滑作用，即能降低药片与冲模孔壁之间摩擦力，利于正常压片，并易于出片，同时能减少冲、模的磨损。②抗黏附作用，即防止原辅料黏着于冲头表面或模孔壁上，使片剂表面光洁美观。③助流作用，即能降低颗粒之间摩擦力从而改善粉末流动性，利于准确加料，减少片重差异。片剂中常用的润滑剂有：

1. 硬脂酸镁　白色细腻粉末，不溶于水，为最常用的疏水性润滑剂。润滑性强，附着性、抗黏性均好，助流性差。用量一般为 0.1% ~1% ，用量过大时，由于其具有疏水性，会造成片剂的崩解（或溶出）迟缓。适用于易吸湿的颗粒，因有弱碱性，遇碱不稳定的药物不宜使用。

2. 微粉硅胶　轻质白色无定形粉末，不溶于水，但具有强亲水性；有良好的流动性、可压性、附着性，为粉末直接压片的助流剂。常用量为 0.15% ~3% ，因价格贵，不能普遍使用。

3. 滑石粉　白色结晶性粉末，不溶于水，但具有亲水性；助流性、抗黏性良好，润滑性及附着性较差。主要用作助流剂，多与硬脂酸镁等联合使用，常用量一般为2% ~3% ，最多不超过5% 。

4. 氢化植物油　本品是用喷雾干燥法制得的干燥粉末，是一种润滑性能良好的润滑剂。应用时，可将其溶于轻质液体石蜡或己烷中，然后将此溶液喷于颗粒上表面混匀。凡不宜用碱性润滑剂的药物均可用本品代替。

5. 聚乙二醇类与月桂醇硫酸盐　是水溶性润滑剂的典型代表，通常用于口含片、泡腾片等片剂。前者主要使用易溶于水的聚乙二醇 4000 和 6000（PEG 4000 或 PEG 6000），用量一般为 1% ~4% ；后者主要为月桂醇硫酸钠，用量为 0.5% ~2.5% 和月桂醇硫酸镁，用量为1% ~3% 。

知识链接

片剂的崩解机理

1. 毛细管作用　崩解剂在片中形成许多易于被水润湿的毛细管通道，水从这些亲水性通道进入片剂内部，使片剂润湿而崩解。

2. 膨胀作用　崩解剂吸水后，因其自身充分膨胀而体积显著增大，促使片剂的结合力破坏而崩解。

3. 产气作用　泡腾崩解剂遇水产生气体，借助气体体积的膨胀而使片剂崩解。

4. 其他作用　表面活性剂通过改善颗粒的润湿性而促进片剂崩解；可溶性原、辅料遇水溶解使片剂崩解。

第三节　片剂的制备

中药片剂的制备方法包括制粒压片法和粉末直接压片法两种。根据制粒方法不同，制粒压片法又可分为湿法制粒压片法和干法制粒压片法。目前应用较广泛的是湿法制粒压片法。

一、湿法制颗粒压片法

湿法制颗粒压片法就是在处理好的药料中加入润湿剂或黏合剂，用合适的方法制成一定大小的颗粒，再压制成片的方法。本法适用于对湿、热稳定的药物。工艺流程如下：

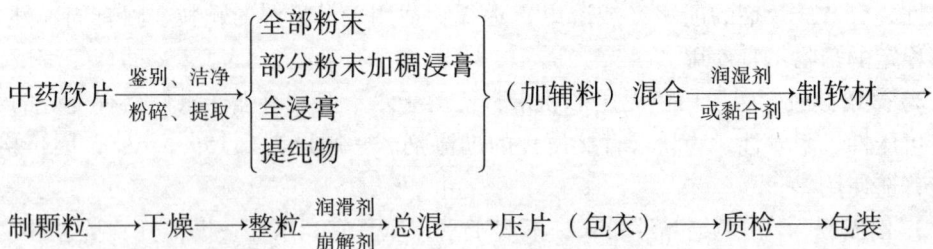

中药饮片 $\xrightarrow[\text{粉碎、提取}]{\text{鉴别、洁净}}$ $\left\{\begin{array}{l}\text{全部粉末} \\ \text{部分粉末加稠浸膏} \\ \text{全浸膏} \\ \text{提纯物}\end{array}\right\}$ （加辅料）混合 $\xrightarrow[\text{或黏合剂}]{\text{润湿剂}}$ 制软材 →

制颗粒 → 干燥 → 整粒 $\xrightarrow[\text{崩解剂}]{\text{润滑剂}}$ 总混 → 压片（包衣）→ 质检 → 包装

（一）中药原料的处理

1. 中药原料处理的目的 ①保留饮片中的有效成分，除去无效成分，减少服用剂量；②缩小体积，方便操作，利于成型；③选取处方中的部分药料作为辅料。

中药原料经过粉碎和提取可得到粉末、稠浸膏和干浸膏三类。药粉包括药材原粉、提取物粉（有效成分或有效部位）、浸膏及半浸膏粉等。药粉细度必须能通过五号至六号筛，同时必须灭菌。浸膏粉、半浸膏粉等容易吸潮或结块，应注意新鲜制备或密封保存。

2. 中药原料处理的一般原则 ①含淀粉较多的饮片（如山药、浙贝母、天花粉等），贵重药，毒性药（如牛黄、麝香、雄黄等），树脂类药及受热有效成分易破坏的饮片，某些含少量芳香挥发性成分的饮片（如冰片、木香、砂仁等）及某些矿物药（如石膏等）宜粉碎成100目左右细粉，灭菌后备用。②含水溶性有效成分，或含纤维较多、黏性较大、质地泡松或坚硬的饮片（如大腹皮、丝瓜络、桂圆肉、夏枯草、淡竹叶等），以水煎煮，浓缩成稠膏。必要时采用高速离心或在水煎液浓缩到1:1时加适量乙醇除去部分杂质后，再按常规操作浓缩成稠膏或干浸膏。③含挥发性成分较多的饮片（如荆芥、薄荷、紫苏叶等）应采用蒸馏等方法提取挥发性成分（多为挥发油），必要时残渣再煎煮，制成浸膏或干浸膏粉。④含醇溶性成分的饮片（如生物碱、黄酮苷等），可用不同浓度的乙醇以渗漉法、浸渍法或回流提取法提取，再浓缩成稠膏。⑤有效成分明确的饮片（如黄芩苷、小檗碱等），可根据有效成分的特性，采用特定的方法和溶剂提取。

3. 中药浸膏片、半浸膏片中的稠膏的处理 一般可浓缩至相对密度1.2～1.3，有的可达到1.4。若为全浸膏片最好将浓缩液喷雾干燥，或稠膏真空干燥，也可在常压下烘干，再粉碎成颗粒或粉末。

（二）制颗粒

1. 制颗粒

（1）制颗粒的目的 压片物料的流动性、可压性和润滑性关系到压片过程的顺利与否和片剂质量的好坏。为改善物料的流动性和可压性，药粉一般需制成颗粒后再压片。物料制颗粒的目的在于：①增加物料的流动性，使片重和含量准确。②避免粉末分层，保证片剂含量均匀。③减少细粉中吸附和容存的空气，避免片剂松裂。④避免细粉飞扬及黏冲、拉模等现象。

（2）制湿颗粒的方法

①挤出制粒法 将药粉和辅料制成适宜的软材后，经挤压通过筛网制粒的方法，是目前生产上应用最多的制粒方法。小量制粒可用手挤压软材过筛网制粒，若软材经筛孔落下时呈长条状，表明软材过软，黏合剂或润湿剂用量过多；若呈粉状，则软材过干，应适当调整。软材质量一般多凭经验掌握，要求能握之成团，按之即散为度。大量生产则采用摇摆式颗粒机（如图 14 - 1）或旋转式制粒机制粒。制粒用的筛网要根据片重及片径来选择。

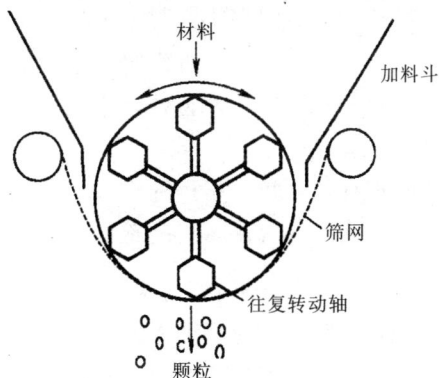

图 14 - 1 摇摆式颗粒机

②喷雾转动制粒法 将药粉和辅料的混合物置包衣锅或适宜的容器中转动，将润湿剂或黏合剂呈雾状喷入，使粉末黏结成小颗粒，同时加热使水分蒸发至颗粒干燥。此法适于中药半浸膏粉、浸膏粉或黏性较强的药物细粉制颗粒。

③流化喷雾制粒法 又称"沸腾制粒法"或"一步制粒法"。将药粉和辅料的混合物置沸腾干燥制粒机（如图 14 - 2）的流化室内，利用热气流使其悬浮呈流化态，再喷入润湿剂或黏合剂，使粉末黏结成颗粒。此法所制得的颗粒均匀，圆整，但往往较松，且密度相差较大的物料制得的颗粒均匀度较差。适于对湿热敏感的药物制粒。

④喷雾干燥制粒法 将中药浓缩液经离心式雾化器雾化成大小适宜的液滴喷入干燥室中，并在热气流中干燥得到近于球形的细小颗粒。此法制粒效率较高，速度较快，制成的干颗粒可直接压片或再经喷雾转动制粒。

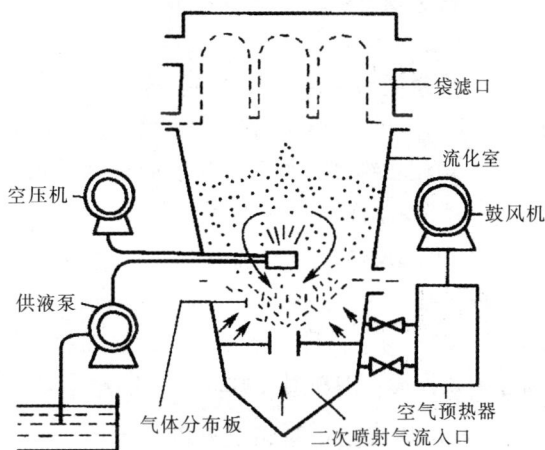

图 14 - 2 沸腾干燥制粒机

（3）不同类型的中药片剂制粒

①全粉末片制粒 将处方中的全部饮片粉碎成细粉，与适宜适量的黏合剂（或润湿剂）混匀后制软材制颗粒。若处方含有较多矿物性、纤维性药料应选用黏性较强的黏合剂；若处方中含有较多黏性药料，则应选用不同浓度的乙醇或水为润湿剂。药料粉碎时，不得随意丢弃难粉碎部分，以防处方剂量改变或药效降低。同时应注意药粉的灭菌，以确保片剂卫生标准。此法适用于剂量小的贵重细料药、毒性药及几乎不具有纤维性的药材细粉制片。

②半浸膏片制粒 将处方中部分饮片（占处方药料量的10% ~ 30%）粉碎成细粉，

其余饮片提取成稠膏，将粉、膏混匀后制软材制颗粒。粉、膏混合后若黏性适中，可直接制软材制颗粒；黏性不足，则加适量黏合剂制粒（较少见）；黏性过大，可将粉、膏混合后干燥，粉碎成细粉，再加润湿剂混匀后制软材制颗粒。此法适用于大多数片剂颗粒的制备。

③全浸膏片制粒 有二种情况：一是将处方中的全部饮片提取成干浸膏，若干浸膏黏性适中，吸湿性不强时，可将干浸膏直接粉碎成40目左右的细粉；若干浸膏直接粉碎成的颗粒太硬时，可先将干浸膏粉碎成细粉，加适宜浓度的乙醇为润湿剂，混匀后制软材制颗粒。二是将处方中的全部饮片提取制成适宜密度的药液后，再用喷雾干燥法制粒。

④提纯片制粒 将提纯物（有效成分或有效部位）细粉与适量稀释剂、黏合剂或润湿剂、崩解剂等混匀后制软材制颗粒。

（三）湿颗粒干燥

湿颗粒制成后应立即干燥，干燥温度一般为60～80℃。对热稳定的药物，干燥温度可提高至80～100℃，以缩短干燥时间；含挥发性或遇热不稳定的成分（如挥发油、苷类等），干燥温度应控制在60℃以下。颗粒的干燥程度可通过测定含水量进行控制。

（四）干颗粒的质量要求

1. 主药含量 按该片剂品种的含量测定方法测定，指标成分含量应符合规定。

2. 含水量 中药干颗粒含水量一般为3%～5%。品种不同，要求不同，应通过试验确定其最佳含水量标准。

3. 松紧度 干颗粒以手指轻捻能碎成有粗燥感的细粉为宜。颗粒过硬压片易产生麻面；疏松颗粒易碎成细粉，压片时易产生顶裂。

4. 颗粒粗细度 颗粒的粒度应根据片重和片径来选择，大片可用较大或小颗粒压片，小片必须用较小颗粒压片。一般片重0.5g及以上选用通过一号筛（14～16目），0.3～0.5g选用通过一号筛（16～18目），0.1～0.3g选用通过一至二号筛（18～22目）或更细。且压片颗粒应由粗细不同的层次组成，一般干颗粒中20～30目的粉粒以20%～40%为宜，且无细于100目的细粉。粗粒或细粉过多均影响压片，若粗粒过多则片重差异大；细粉过多则易产生松片、裂片及黏冲等现象。

（五）压片前干颗粒的处理

1. 整粒 湿颗粒在干燥过程中有部分互相黏结成团块状，也有部分从颗粒机上落下时就呈条状，干颗粒需要再次通过筛网，使其中条、块状物分散成均匀干粒的操作。整粒所用筛网的孔径一般与制湿粒时相同或稍小些。若颗粒较疏松，宜选用孔径较大的筛网及摇摆式制粒机整粒，以免破坏颗粒和增加细粉；若颗粒较粗硬，宜选用孔径较小的筛网，及旋转式制粒机整粒，以免颗粒过于粗硬。

2. 加挥发油或挥发性药物 挥发油（如薄荷油、八角茴香油等）可直接或用少量乙醇溶解稀释后，喷雾于整粒时从干颗粒中筛出的部分细粉上，混匀后，再与其他干颗粒混匀。挥发性固体药物（如薄荷脑、冰片、丹皮酚等）可用少量乙醇溶解后或与其他成分研磨共熔稀释后，同上法喷雾加于颗粒上并混匀。若挥发油含量较多（一般超过0.6%）时，常用适量的吸收剂将挥发油吸收后，再与其他干颗粒混匀。加入挥发性成分的干颗粒应立即置于密闭容器内贮放数小时，使挥发性成分在颗粒中渗透均匀，以免由于挥发油吸附于颗粒表面，压片时产生裂片。

3. 加润滑剂或崩解剂　如需加崩解剂，应先干燥过筛，在整粒时加入干颗粒中充分混匀，且压片前应密闭防潮。润滑剂多在整粒后筛入干颗粒中混匀。

（六）压片

1. 片重计算

（1）试制过程中，若处方药料的片数与片重未定时，可按下式计算片重：

$$单服颗粒重 = \frac{干颗粒总重量（g）}{单服次数} \qquad 片重（g）= \frac{单服颗粒重（g）}{单服片数}$$

（2）若处方药料应制的片数确定时，则压片物料总重量（干颗粒重＋压片前加入的辅料量）应等于片数×片重，可按下式计算：

$$片重（g）= \frac{压片物料总重量（g）}{应压片数}$$

（3）若每片主药含量明确时，可先测定颗粒中主药含量，再按下式计算：

$$片重（g）= \frac{每片含主药量（标示量）}{干颗粒中主药的实测百分含量}$$

2. 压片机

主要有单冲压片机和多冲旋转式压片机两种类型。

（1）单冲压片机　由转动轮、加料斗、模圈、上下冲头、三个调节器（压力、片重、出片）和一个能左右移动的饲料器组成。冲模系统（如图 14 - 3）是压片机的压片部分，包括上、下两个冲头和一个模圈，模圈嵌入模台上，上、下冲头固定于上、下冲杆上。上冲连接压力调节器，下冲连接出片调节器和片重调节器。压力调节器调节上冲下降的位置，上冲下降的位置越低，上下冲间距离越近压力越大，所得片剂愈硬且薄，反之则片剂愈松而厚。片重调节器用以调节下冲下降的深度，实际调节模孔的容积而调节片重，下冲在模圈内位置越低，模孔的容量越大，片剂则重，反之片剂则轻。出片调节器用以调节下冲上升的位置使与模台面相平，将压成的片剂从模孔中顶出。

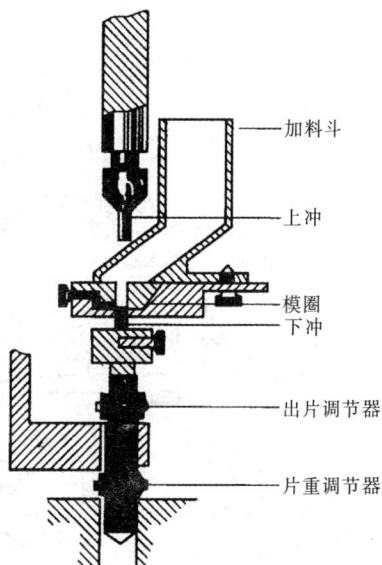

加料斗

上冲

模圈

下冲

出片调节器

片重调节器

图 14 - 3　单冲压片机冲模系统图

单冲压片机的压片过程分三个过程，如图 14 - 4。①填料：片重调节器调节下冲头在模孔中下降至最低位置，饲料靴在模孔上平行往复摆动，将压片物料填充到模孔中，并把多余的颗粒或粉末刮去。②压片：饲料靴从模孔上移开，上冲头下降，而下冲头不动，使颗粒在模孔中撞击受压，压制成型。③出片：上冲上升，下冲亦随之上升，当下冲头上升至最高点时与模孔面平齐，饲料靴移向模孔，使片剂落入收集器中。接着进入下一个压片过程，周而复始。

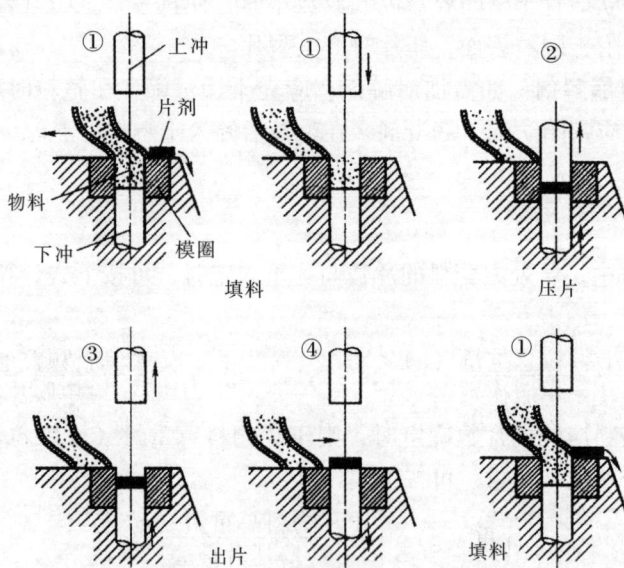

图 14 - 4　单冲压片机的压片过程

单冲压片机的生产能力一般为 80～100 片/min，且压片时由上冲单侧加压，所以压力分布不匀，易出现裂片，同时噪音较大。仅适用于新产品的试制或小量多品种的生产。

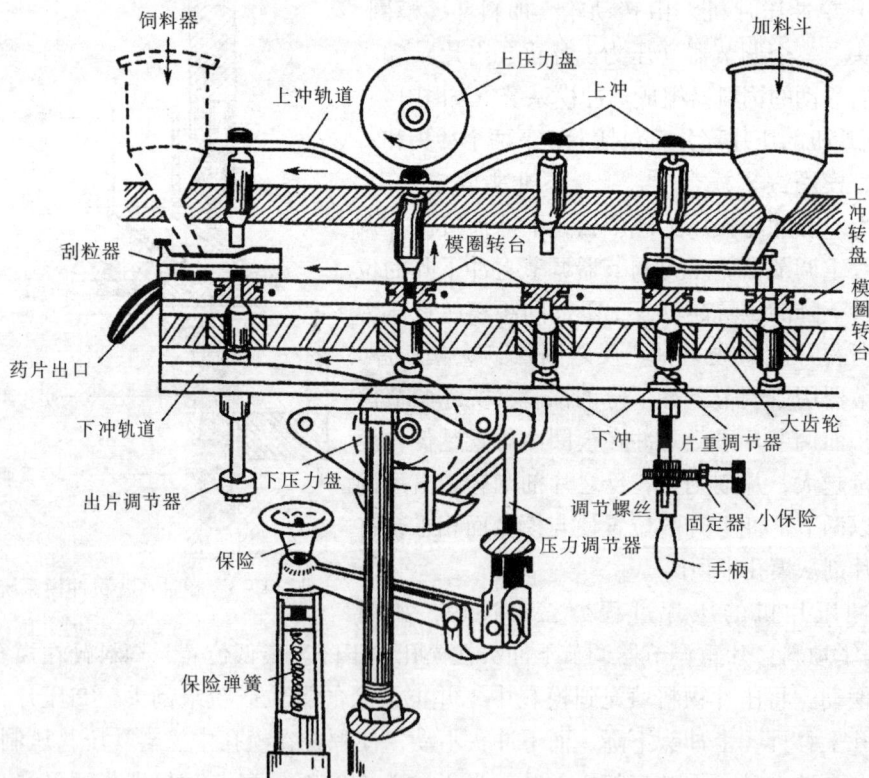

图 14 - 5　多冲旋转式压片机工作部分结构图

（2）多冲旋转式压片机 是目前生产上广泛使用的压片机。主要由动力部分、转动部分及工作部分三部分组成。工作部分（如图 14-5）由装有冲头和模圈的机台，上、下压轮，片重调节器，压力调节器，推片调节器，加料斗，刮粉器等部分组成。

压片过程与单冲压片机片相同，亦可分为填料、压片和出片三个步骤，两者不同之处在于：单冲压片机是靠上冲与下冲的撞击压片；而旋转式压片机是靠上压轮与下压轮的挤压压片，如图 14-6。

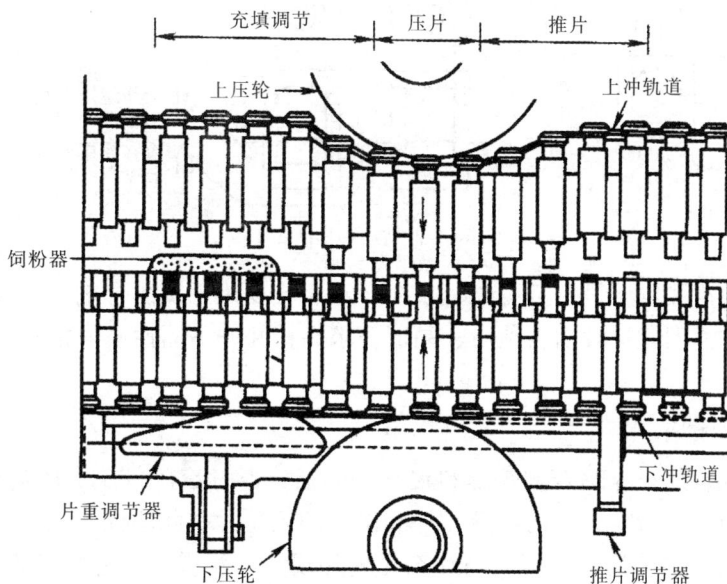

图 14-6 多冲旋转式压片机的压片过程

多冲旋转式压片机按冲数分有 16、19、27、33、51、55、75 冲等多种型号。按流程分有单流程和双流程压片机。单流程压片机仅有一套上、下压轮，如初期的 16 冲、19 冲压片机，每幅冲旋转一圈仅压成一个药片，因产量低，目前已少用。双流程压片机有两套上、下压轮，每幅冲旋转一圈可压成二个药片，产量高，国内药厂普遍使用。

（3）二次（三次）压缩压片机 多用于粉末直接压片或缓控释片、多层片等制备。以二次压片机（如图 14-7）为例，粉体经过初压轮适当的压力压缩后，到达第二压轮时进行第二次压缩。整个受压时间延长，片剂内部密度分布比较均匀，裂片现象明显减少，也更易于成型。为减少复方制剂的配伍变化或为了制备缓控释制剂，可采用多层压片机。

（4）压片机的冲和模 片剂的形状和大小取决于冲头和模圈的形状和直径。除压制异形片的冲模外，通常为圆形。圆形冲头有不同弧度，包衣用片一般选用深弧度的冲头。冲头上可刻字或通过直径的线条，使片剂易于识别或折断分份。冲模的直径随片重而定，常用者在 6.5～12.5mm。

二、干法制颗粒压片法

干法制颗粒压片法系指不用润湿剂或液态黏合剂而制成颗粒，再压制成片的方法，适用于对湿热敏感，又易变质的药物压片。此法优点在于：物料未经湿热处理，能提

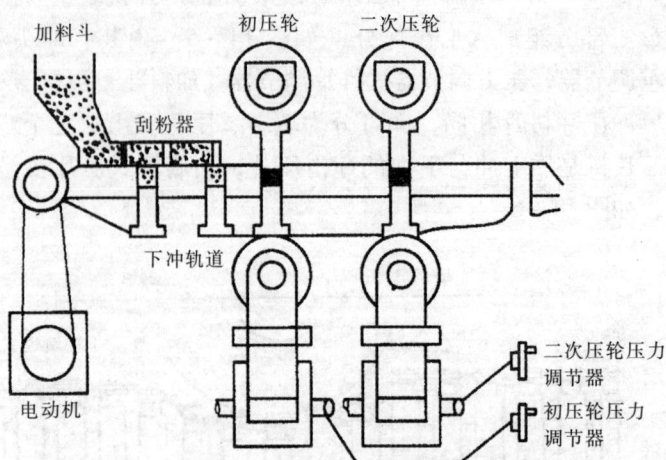

图 14－7　二次压缩压片机

高对湿热敏感产品的质量，且可缩短工时；不用或少用干燥黏合剂，较湿法制颗粒节省辅料和成本。但此法对物料性质、晶形要求高，并非不同性质的中药药料均能采用干法制颗粒压片。

（一）滚压法

将粉末药料与干燥黏合剂等辅料混合均匀后，通过滚压机压成所需硬度的薄片，再通过制粒机碎成所需大小的颗粒，加润滑剂即可压片。此法优点在于：薄片的厚度较易控制，硬度亦较均匀，压成的片剂无松片现象。新型干压造粒机集滚压、碾碎、整粒于一体，既简化了工艺，又提高了颗粒的质量。

（二）直接筛选法

将干浸膏直接粉碎成适宜大小的颗粒，或将某些具有良好流动性和可压性的结晶性药物，筛选成适宜大小的颗粒，必要时进行干燥，酌加润滑剂或崩解剂混匀后即可压片。此法对物料的性质、晶形和大小等均有特定要求，故采用该法的药物为数较少。

（三）融合法

将药物与低熔点熔合剂（如聚乙二醇、硬脂酸等）及其他辅料一同加热、搅拌，熔合剂熔融使药粉黏结，趁热制粒，冷后即得。此法可用于速释、缓释、肠溶及易挥发成分颗粒的制备，也适于对湿、热敏感药物或晶形易改变药物固体分散体颗粒的制备。

（四）重压法

亦称大片法，将药物与辅料混合均匀后，用较大压力压成大片，直径一般为 19mm 或更大些，然后再碎解成适宜的颗粒后压片。此法因机械和原料的损耗较大，现已少用。

三、粉末直接压片法

粉末直接压片系指直接将药物粉末与适宜的辅料混匀后进行压片的方法。此法无需制颗粒，不仅缩短了工艺过程，且无湿热过程，尤其适用于湿、热不稳定的药物，也利于难溶性药物的溶出，提高生物利用度。但粉末存在流动性和可压性问题，目前主要从改善压片物料性能和改进压片机械两方面入手。

（一）改善压片物料性能

直接压片的药物粉末，要求具有良好的流动性和可压性，为改善药物粉末的流动性和可压性，常需添加合适的辅料。辅料除具有良好的流动性和可压性外，还需要有较大的药品"容纳量"（即能与较多药粉配合而不影响其压片性能），亦不影响主药的溶出度和生物利用度，且能均匀混合。常选用的辅料有：微晶纤维素、喷雾干燥乳糖、微粉硅胶、可压性淀粉等。

当主药剂量较小（＜25mg）时，可选用大量流动性和可压性好的辅料来增加物料的流动性和可压性，然后直接压片。当主药剂量较大时，加少量辅料若可改善流动性和可压性，可以直接压片；若不能改善流动性和可压性，可考虑采用重结晶法、喷雾干燥法等方法来改善流动性和可压性，再进行压片。

（二）改进压片机械

（1）在加料斗上加装电磁振荡器等装置，利用上冲转动时产生的动能来撞击物料，防止粉末在加料斗内形成洞隙或流动时快时慢，确保粉料均匀流入模孔，减少片重差异。

（2）在压片机上增设预压装置，先初压后再压成片（采用二次压缩压片机），或减慢车速，使受压时间延长，以利于药粉中空气的排出，增加物料的可压性，减少裂片。

（3）采用自动密闭加料装置，并可安装吸粉器以防止药粉飞扬和漏粉。

四、压片时可能出现的问题及解决办法

压片过程中，因药料性质、颗粒质量、环境温湿度、压片机性能等原因，可能发生松片、裂片、黏冲、片重差异超限、崩解时间超限等问题，从而影响压片操作和片剂质量。

（一）松片

松片系指片剂的硬度不够，受震动后易松散成粉末的现象。其产生原因和解决办法为：

（1）压片物料细粉过多；含纤维、角质类、矿物类药量多，缺乏黏性或具弹性，致使颗粒松散不易压片；颗粒疏松，流动性差，致使填充量不足而产生松片。解决办法：加入干燥黏合剂，或另选黏性较强的黏合剂或适当增加黏合剂的用量重新制粒。

（2）药料含挥发油、脂肪油等成分较多，易引起松片。解决办法：若挥发油、脂肪油为无效成分，可用压榨法或脱脂法除去；若为有效成分，加适宜的吸收剂吸收，也可制成微囊或包合物备用。

（3）颗粒过干，含水量少，弹性变形较大，压成的片子硬度差，易松片。但含水量过多，片剂硬度亦减低。解决办法：控制颗粒的含水量。

（4）制备工艺不当，如药液浓缩时温度过高，使部分浸膏炭化，降低了黏性；或浸膏粉细度不够，致黏性不足等。解决办法：采用新技术改进制剂工艺。

（5）冲头长短不齐，上冲头磨损致模孔中颗粒所受压力变小，或下冲下降不灵活

致模孔中颗粒填充不足产生松片。解决方法：更换冲头。

（6）压片时压力过小或车速过快，受压时间过短常引起松片。解决办法：增大压片压力，减慢车速。

（7）片剂露置过久，吸湿膨胀而松片。解决办法：贮藏时防潮。

（二）裂片

裂片系指片剂受震动或贮存时出现从片剂腰际裂开或顶部裂开脱落的现象。其产生原因和解决办法为：

（1）压片物料颗粒过粗、过细，细粉过多；原料为针、片状结晶，且结晶过大，黏合剂未进入晶体内部引起裂片。解决办法：应再整粒或重新制粒。

（2）颗粒中含油类成分或纤维成分较多时引起裂片。解决办法：加吸收剂或黏合剂克服。

（3）颗粒过分干燥或含结晶水的药物失去结晶水引起裂片。解决办法：可喷洒适量稀乙醇湿润，或与适量含水量较高的颗粒掺匀后压片。

（4）冲模不合要求，如冲头磨损向内卷边，或上冲与模圈不吻合，或模孔中间直径大于口部直径，导致压力不均匀，片剂部分受压过大而造成顶裂。解决办法：更换冲模。

（5）压力过大或车速过快，片剂受压时间短使颗粒中的空气来不及逸出造成裂片。解决办法：适当减小压力或减慢车速。

（三）黏冲

黏冲系指冲头或冲模上黏着细粉，导致片面不平整或有凹痕的现象。尤其刻字（线）的冲头更易发生黏冲。其产生原因及解决办法为：

（1）颗粒含水量过高，或药物易吸湿，或工作场所湿度太大易产生黏冲。解决办法：重新干燥颗粒，控制工作场所相对湿度。

（2）润滑剂用量不足或分布不均匀易产生黏冲。解决办法：增加润滑剂用量，并充分混合。

（3）冲模表面粗糙或有缺损，或冲头刻字（线）太深，或冲头表面不洁净易产生黏冲。解决办法：更换冲模，擦净冲头表面。

（四）片重差异超限

片重差异超限系指片重差异超过《中国药典》规定的限度。其产生原因及解决办法为：

（1）压片颗粒大小不匀，或颗粒流动性差，导致模孔中药料量填充不均等，使片重差异超限。解决办法：减少颗粒粗细差异，筛去过多细粉，掌握好颗粒的干湿度，或重新制粒。

（2）润滑剂用量不足或混合不匀，致压片加料时颗粒流速不一，使填充量不均等，片重差异超限。解决办法：适当增加润滑剂用量，并充分混匀。

（3）下冲模下降不灵活，或两侧加料器安装高度不同，或加料器堵塞，致填充量不一，片重差异超限。解决办法：停机检查，调整后再压片。

（五）崩解时限超限

崩解时限超限系指片剂崩解时间超过《中国药典》规定的限度。其产生的原因及解决办法为：

（1）崩解剂用量不足或加入方法不当。解决办法：适当增加崩解剂的用量，改进加入方法。

（2）黏合剂黏性太强，用量过多引起崩解超时限。解决办法：选用适宜的黏合剂，并调整黏合剂用量。

（3）疏水性润滑剂用量过大，妨碍水分向片内渗透而引起崩解超时限。解决办法：减少润滑剂的用量。

（4）压片颗粒粗硬或压力过大，致片剂硬度过大而引起崩解超时限。解决办法：适当破碎颗粒，调整压片压力。

（5）含胶、糖或浸膏的片剂，贮藏温度较高或引湿后会引起崩解超时限。解决办法：控制贮藏条件。

（六）变色和花斑

系指片剂表面的颜色变化或出现色泽不一的斑点的现象。其产生原因及解决办法为：

（1）药物引湿、氧化而引起颜色变化。解决办法：控制环境温湿度和避免与金属器皿接触，防止药物引湿、氧化而引起变色。

（2）中药浸膏制成的颗粒过硬，有色原辅料混料不匀，挥发油分散不匀等均易造成花斑。解决办法：中药浸膏原料选用乙醇为润湿剂制颗粒；将原辅料充分混匀，并避免湿颗粒干燥时可溶性有色成分的迁移；挥发油应充分密闭闷吸或改进加入方法。

（3）压片机上有油斑或上冲有油垢造成花斑。解决办法：经常擦拭压片机冲头并在上冲头装一橡皮圈防止油垢落入颗粒。

（七）叠片

（1）压片时黏冲致使压好的片剂黏在上冲。解决办法：按黏冲的原因对症解决。

（2）出片调节器调节不当，压好的片剂不能从模孔中及时顶出。解决办法：调节出片调节器。

第四节　片剂的包衣

片剂的包衣是指在素片的表面包裹上适宜的包衣物料。被包的素片称"片芯"，包衣后的片剂称"包衣片"。一般片剂不主张包衣，这样既降低了成本，服用后又易崩解吸收。

一、片剂包衣的目的、种类与要求

（一）片剂包衣的目的

（1）采用不同颜色包衣，改善片剂的外观，便于识别。

（2）掩盖药物的不良嗅味，增加患者的顺应性。

（3）隔绝空气、避光、防潮，增加药物的稳定性。

（4）控制药物的释放部位和释放速度。包肠溶衣，控制药物在肠中释放，避免药物对胃的刺激,防止药物被胃酸、胃酶破坏;包缓释或控释衣,改变药物的释放速度,减少服药次数,降低不良反应。

(5)将有配伍禁忌的成分分别置于片芯和衣层进行隔离,避免相互作用,有助于复方配伍。

(二)包衣的种类

根据包衣材料不同,片剂包衣可分为糖衣、(半)薄膜衣和肠溶衣等。包衣后所得的包衣片依次称糖衣片、薄膜衣片和肠溶衣片。

(三)包衣的质量要求

(1)片芯要有适宜的弧度;硬度较大、脆性较小;崩解度符合《中国药典》规定。

(2)衣层应牢固均匀;与片芯成分不起作用;不影响片剂的崩解及药物的释放;片芯紧贴衣膜,无裂片;有效期内保持光亮美观、色泽一致,无变色现象。

二、片剂包衣的方法与设备

(一)滚转包衣法

又称锅包衣法。系将筛去浮粉的片芯置于包衣锅内,在锅不断转动的条件下,逐渐包裹上各种适宜衣料的方法,是最常用的包衣方法。其中包括普通锅包衣法、埋管式包衣法和高效锅包衣法等。可用于包糖衣、薄膜衣和肠溶衣等。

1. 普通锅包衣法 普通包衣机由包衣锅、动力部分、加热装置、鼓风装置和吸尘装置等部分组成,如图14-8。包衣锅由性质稳定并具有良好的导热性能的材料如不锈钢等制成。包衣锅转轴一般应与水平成45°角,转速一般控制在20~40转/min,以保证锅内片芯有最大幅度地上下滚翻。动力部分由电机和调速器组成。加热装置的加热方式有两种,一种是直接用电炉或煤气加热锅壁,另一种是用电热丝或蒸气管加热空气,然后经鼓风机吹入包衣锅,实际应用时常采用两种方式联合。加热的目的是加速包衣锅内包衣溶剂的挥散。鼓风机一方面向包衣锅内吹入热风进行加热,另一方面还可吹入冷风起冷却和除尘作用。吸尘装置是在包衣锅口的上方装吸尘罩,排除包衣时的粉尘及湿热空气,利于干燥和劳动保护。操作时将筛去浮粉的片芯置于包衣锅中,在锅不断转动的条件下加入包衣物料,使包衣物料均匀地撒布、粘附并逐渐包裹在片芯上得到包衣片。

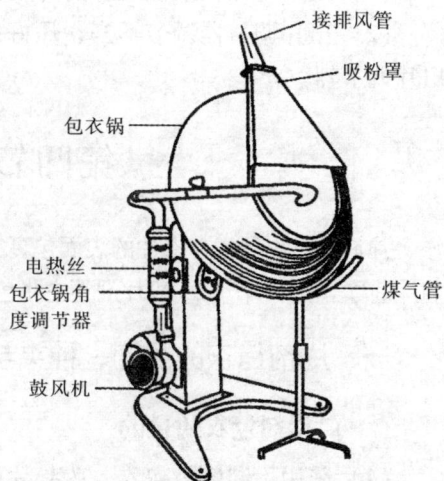

接排风管

吸粉罩

包衣锅

电热丝
包衣锅角
度调节器

煤气管

鼓风机

图14-8 普通包衣机

2. 埋管锅包衣法 埋管锅包衣机是在普通包衣锅底部装有通入包衣材料溶液、压缩空气和热空气的埋管,埋管喷头和空气入口管插入物料层内不仅可防喷液飞扬,还能加快物料运动和干燥速度。如图 14－9。

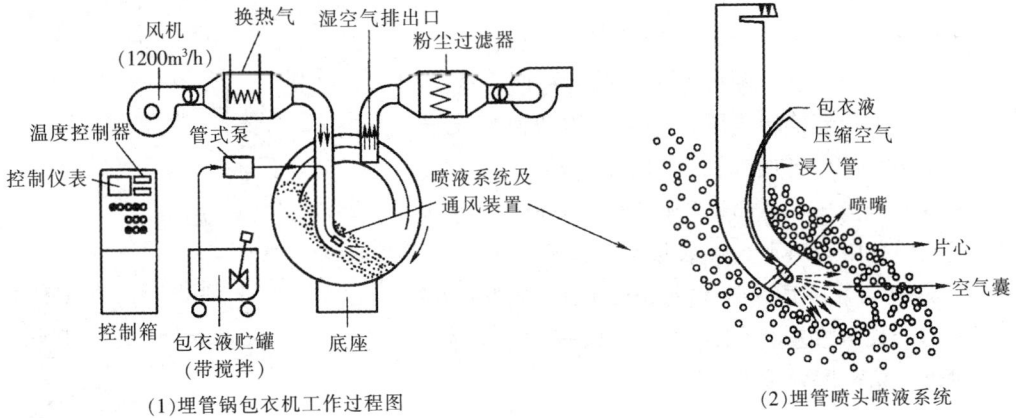

(1)埋管锅包衣机工作过程图　　　　　　　(2)埋管喷头喷液系统

图 14－9　埋管锅包衣机

3. 高效锅包衣法　BG 系列高效包衣机由主机、PLC（或 CPU）控制系统、热风机、排风机、喷雾系统和搅拌配料系统等主要部件组成，工作原理见图 14－10。操作时将片芯置于包衣主机洁净密闭的包衣滚筒内，通过可编程序控制系统的控制，不停地作复杂轨迹运动，薄膜介质经喷头以雾状均匀喷到片芯表面；由热风柜提供的经过 10 万级过滤的清洁热空气穿透片芯空隙层，使喷在片芯表面的包衣介质和热空气充分接触并迅速干燥，从而形成坚固、光滑的包衣薄膜。废气则由滚筒底部经风道由排风机经除尘后排放。适用于包制糖衣片、薄膜衣片、肠溶衣片等，可以实现药物的缓控释作用。

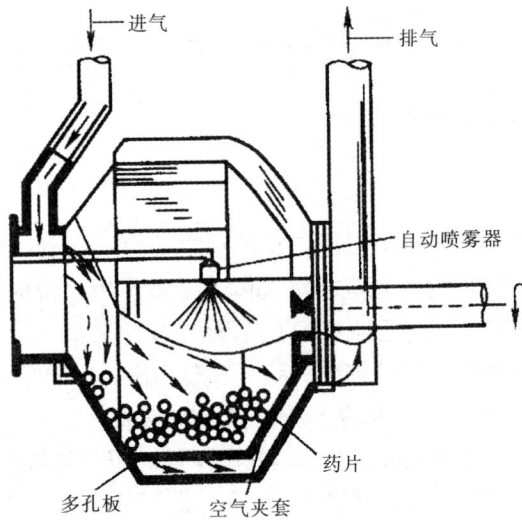

图 14－10　埋管锅包衣机

（二）流化包衣法

又称沸腾包衣法或悬浮包衣法。悬浮包衣机由包衣室、喷嘴、包衣溶液桶、空气滤过器、预热器及鼓风设备等部件组成，如图 14－11。操作时将片芯置于包衣室内，鼓风，系借助急速上升的空气流，使片剂悬浮于包衣室中，且上下翻转，同时均匀喷入包衣材料溶液，因溶剂迅即挥发而包上衣料的方法。本法包衣时间短、速度快、适于小片和颗粒包衣，尤其适合包薄膜衣。

（三）干压包衣法

又称压制包衣法。干压包衣机有压片和包衣在同一或不同设备中进行两种类型。前者称联合式干压包衣机，由两台旋转式压片机用单传动轴配套而成，如图 14 - 12。包衣时，先用压片机压成片芯后，由传递机构将片芯递送于已填有部分包衣物料做底层的模孔中，再加入包衣物料填满模孔并第二次压制成包衣片。适用于包糖衣、肠溶衣或药物衣，可用于长效多层片的制备，禁忌药物的包衣。该法对机械精密度要求高，国内少用。

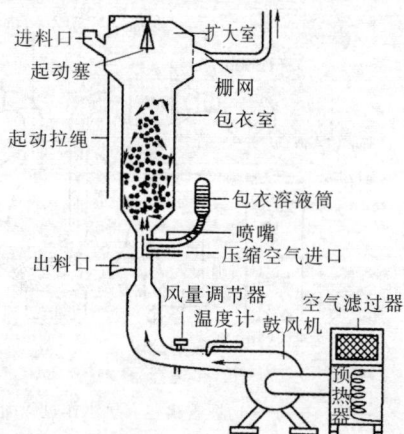

图 14 - 11　悬浮包衣机

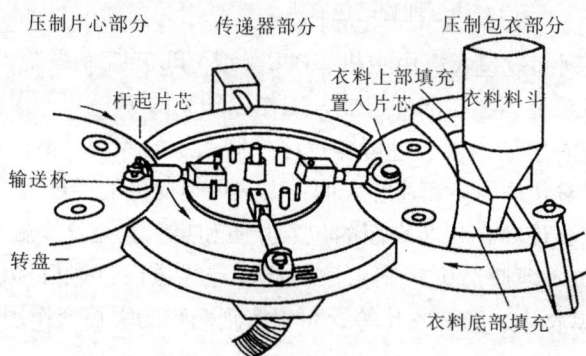

图 14 - 12　干压包衣机

三、片剂包衣物料与工序

（一）包糖衣

糖衣片是应用最早也是目前应用最广泛的包衣片之一，是以糖浆、滑石粉等为主要包衣物料的包衣片。糖衣性质稳定，对人体无毒害作用，价廉、易得，但存在衣料用量多，包衣时间较长等缺点，近年来逐步被薄膜衣取代。

1. 包糖衣物料　有糖浆、有色糖浆、胶浆、滑石粉、川蜡等。

（1）糖浆　采用含转化糖较少的干燥粒状蔗糖制成，浓度为 65% ~ 75%（g/g），应新鲜配制，久贮因转化糖含量增高，影响衣层干燥。用于包粉衣层与糖衣层。

（2）有色糖浆　含可溶性食用色素的糖浆，常用的食用色素有苋菜红、柠檬黄、胭脂红等，用量一般为 0.03% 左右。一般先配成浓色糖浆，用时以糖浆稀释至所需浓度。用于包有色糖衣层。

（3）胶浆　常用 10% ~ 15% 明胶浆、35% 阿拉伯胶浆、4% 白及胶浆或一定浓度的聚乙烯醇（PVA）、聚乙烯吡咯烷酮（PVP）、邻苯二甲酸醋酸纤维素（CAP）溶液等。常用作黏结剂，增加衣层的黏性、塑性和牢固性。用于包隔离层。

（4）滑石粉　选用白色滑石粉细粉，用前过 100 目筛。用于包粉衣层（粉底层）。

（5）川蜡（虫蜡）　用前宜在 80 ~ 100℃ 条件下加热熔化后过 100 目筛，除去悬浮杂质，并兑加2%硅油混匀，冷却后制成80目细粉备用。用于糖衣片的打光剂。

2. 包糖衣工序 片芯——包隔离层（3～5层）——包粉衣层（15～18层）——包糖衣层（10～15层）——包有色糖衣层（8～15层）——打光

（1）包隔离层 系在片芯外用胶浆包衣。目的是防止药物吸潮变质或糖衣被酸性药物水解破坏，还可增加片剂的硬度。凡含引湿性、水溶性或酸性药物的片剂需包隔离层。操作时，将一定量的片芯置包衣锅中滚动，加适量胶浆，以能使片芯表面润湿为度，快速搅拌，使之均匀黏附于全部片芯上。可加适量滑石粉到恰好不粘连为止，继续搅拌至均匀黏附于片芯上，吹热风（30～50℃）干燥约30分钟。依法重复包3～5层。

（2）包粉衣层 系在隔离层的基础上，继续用糖浆和滑石粉包衣，不需包隔离层的片剂可直接包粉衣层。目的是消除片剂的棱角，使片面平整。操作时，将片芯置包衣锅中滚转，加入适量温热的糖浆使表面均匀润湿后，撒入适量滑石粉，使之均匀附着在片芯的表面，继续滚转加热和吹热风（40～55℃）干燥20～30分钟。依法重复包15～18层，直至片剂棱角消失、圆整、平滑为止。

（3）包糖衣层 系在粉衣层的基础上，用浓糖浆包衣。目的是为了增加衣层牢固性和甜味，使片面坚实、平滑。操作与包粉衣层相似，应注意每次加入糖浆后，待片面略干后再加热和吹热风（40℃以下）干燥。依法重复包10～15层。

（4）包有色糖衣层 系在糖衣层的基础上，用有色糖浆包衣。目的是增加美观和便于识别。光敏性药物的片芯包深色糖衣层具有保护作用，含较多挥发油和颜色较深的片芯也应包深色糖衣层。操作与包糖衣层相似，先用浅色糖浆，并由浅到深，渐次加入，温度开始时控制在37℃左右，以后逐渐降至室温。依法重复包8～15层。

（5）打光 系在糖衣片的表面最好涂上一层极薄的虫蜡层（虫蜡用量一般每1万片不超过3～5g），是包衣的最后工序。目的是增加外观的光洁度，且具有防潮作用。操作时，片剂含水量应适中。一般在加完最后一次有色糖浆接近干燥时，停止包衣锅转动并加盖锅盖，转动数次使锅内温度降至室温，同时撒入适量虫蜡粉（总量的2/3），开动包衣锅，转动摩擦至有光泽时，再加入其余虫蜡粉，继续转动包衣锅至片面极为光亮。将打光后的片剂移入石灰干燥橱或硅胶干燥器内，吸湿干燥10小时左右即成。

3. 操作要点 层层充分干燥，浆粉量适当，干燥温度符合要求，浆、粉加入时间掌握得当等。

（二）包薄膜衣

薄膜衣片系指以高分子成膜材料为主要包衣物料的包衣片。与糖衣片相比，有很多优点：①节省物料，工时短，成本低，操作自动化，且不易产尘，不污染环境；②片重增加少（仅增重2%～4%，糖衣片可增重50%～100%）；③对片剂崩解影响小，大大提高药物的溶出度和生物利用度；④根据包衣物料的性质，可制成胃溶、肠溶、缓释、控释、靶向制剂等多种薄膜衣片，控制药物的释放部位和速度。但也存在不能完全掩盖片芯原有色泽及有机溶剂残留等缺点。因此，现在多采用包半薄膜衣的方法来解决。

1. 薄膜衣物料 薄膜衣物料主要由高分子成膜材料、溶剂、添加剂三部分组成。

（1）高分子成膜材料 应具有以下性能：①能溶解或均匀分散有机溶剂中；②具有可塑性，能形成坚韧连续的薄膜；③无色、无毒、无不良气味；④性质稳定，不与片芯起反应，抗透湿、透气性能好；⑤在消化道中能迅速溶解或崩解。按溶解性能可将其分为三大类：胃溶型、肠溶型和水不溶型。

胃溶型 即在胃中能溶解的高分子材料，适用于一般的片剂薄膜包衣，包括①羟丙基甲基纤维素（HPMC）：应用最广泛，效果最好的薄膜包衣材料，本品成膜性好，衣膜透明坚韧，不与其他辅料反应，对片剂崩解影响小。不溶于热水、无水乙醇，但能溶于60℃以下的水和70%以下的乙醇水溶液，也能溶于异丙醇与二氯甲烷的混合溶剂中。生产中常用较低浓度进行包衣。②羟丙基纤维素（HPC）：常用2%水溶液进行包衣，操作简便，避免使用有机溶剂，但黏性大，影响片剂外观，且具有一定的吸湿性。③丙烯酸树脂Ⅵ号：本品是丙烯酸与甲基丙烯酸酯的共聚物，性质稳定，可溶于乙醇、丙酮、二氯甲烷等，不溶于水，形成的衣膜无色、透明、平整、光滑，防潮性能优良，是目前最为常用的胃溶型薄膜衣料。④聚乙烯吡咯烷酮（PVP）：本品易溶于水、乙醇、三氯甲烷及异丙醇等，其水溶液黏度随浓度的增加而上升，添加适量PEG6000可增加膜的柔韧性。但包衣时产生黏结现象，成膜后有吸湿软化现象。常用5%的水溶液或5%的乙醇（70%）溶液包衣。

肠溶型 指在胃液中不溶、在肠液中溶解的高分子薄膜衣材料，包括：①邻苯二甲酸醋酸纤维素（CAP）：本品溶于丙酮及丙酮与水、丙酮与乙醇的混合溶剂中，在pH 5.0～6.5以上溶于水，一般用8%～12%乙醇丙酮混合溶液喷雾包衣。成膜性好，但具有吸湿性，常与疏水性增塑剂苯二甲酸二乙酯配合使用，既可增加包衣片的韧性，又可增强包衣层的抗透湿性。②邻苯二甲酸羟丙基甲基纤维素（HPMCP）：本品溶于丙酮、丙酮与乙醇的混合溶剂，比CAP稳定，效果好，为优良的肠溶性材料，常用浓度为8.5%。③邻苯二甲酸聚乙烯醇酯（PVAP）：本品溶于丙酮、乙醇和丙酮的混合溶剂，衣膜不具有半透性，其肠溶性不受膜厚度影响。④苯乙烯马来酸共聚物（StyMA）：溶于醇类、酮类，在碱性水溶液中溶解速度较快，略溶于pH 7的水溶液，比CAP有较好的耐胃酸性，其常用浓度为15%。⑤丙烯酸树脂Ⅰ、Ⅱ、Ⅲ号：本品是甲基丙烯酸与甲基丙烯酸甲酯的共聚物，Ⅰ号为水分散体，pH 6.5以上可成盐溶解。Ⅱ、Ⅲ号均不溶于水和酸，可溶于乙醇、丙酮、异丙酮或异丙醇和丙酮（1:1）的混合溶剂中，也可溶于微碱性缓冲液中，Ⅱ号pH 6以上可溶解，Ⅲ号pH 7溶解，Ⅱ号溶解速率比Ⅲ号快，Ⅲ号成膜光泽较Ⅱ号好。实际应用中，常用Ⅱ号、Ⅲ号的混合液包衣。

水不溶型 指在水中不溶解的高分子薄膜衣材料，包括①乙基纤维素（EC）：本品不溶于水和胃肠液，能溶于多数的有机溶剂，成膜性良好。常与水溶性包衣材料（如MC、HPMC等）合用来调节衣膜通透性，控制药物的释放，既可作为控释性薄膜包衣材料，也可作为阻滞性骨架材料使用，因而广泛用于缓释、控释制剂。②醋酸纤维素（CA）：不溶于水，易溶于有机溶剂，成膜性好，具有半透性，可控制药物的释放达到缓控释的效果，适用于水溶性药物的控释片，是制备渗透泵片或控释片剂最常用的包衣材料。因本品遇热变软熔化，常添加邻苯二甲酸二乙酯为增塑剂。

（2）添加剂 常用的有①增塑剂：能增加包衣材料塑性的物料，提高衣层柔韧性，增加其抗撞击强度。如丙二醇、蓖麻油、聚乙二醇、硅油、甘油、邻苯二甲酸二乙酯或二丁酯等。②遮光剂：如二氧化钛。③食用色素：如苋菜红、胭脂红、柠檬黄及靛蓝等。

（3）溶剂　用来溶解、分散高分子成膜材料和增塑剂并将它们均匀分散到片剂的表面。选用时应根据包衣材料的性质、溶剂蒸发干燥的速度及溶剂的毒性等方面全面考虑。常用的有水、甲醇、乙醇、异丙醇、丙酮、三氯甲烷等，必要时可使用混合溶剂。

2. 薄膜衣的包衣操作　可采用滚转包衣法或流化包衣法。操作与包糖衣基本相同。当片剂在锅内转动或在包衣室悬浮时，包衣溶液均匀分散于片芯（或已先包几层粉衣层的片剂）表面，溶剂挥干后再包第二层，如此重复操作直至需要厚度，室温或略高于室温保存一定时间即可。

（三）包半薄膜衣

半薄膜衣是包糖衣与包薄膜衣的结合，即先在片芯上包裹几层粉衣层和糖衣层（减少糖衣层的层数），然后再包上 2 ~ 3 层薄膜衣层。这样可改善薄膜衣片的外观，使之光洁、美观，又能发挥薄膜衣层的作用。

（四）包肠溶衣

肠溶衣片系指在 37℃ 的人工胃液中 2 小时以内不崩解或溶解，洗净后在人工肠液中 1 小时内崩解或溶解，并释放出药物的包衣片。凡药物易被胃液破坏或对胃有刺激性，或要求在肠道吸收发挥特定疗效者，均宜包肠溶衣，以使片剂安全通过胃到达肠内崩解或溶解而发挥药效。

1. 肠溶衣物料　本节肠溶型薄膜衣料已做介绍。

2. 肠溶衣的包衣操作　可采用流化包衣法、滚转包衣法或压制包衣法。滚转包衣法包肠溶衣时，可在片芯上直接包肠溶性薄膜衣；也可在片芯先包粉衣层至无棱角时，再用肠溶衣液包肠溶衣到适宜厚度，最后再包数层粉衣层及糖衣层。流化包衣法系将肠溶衣液喷包于悬浮的片芯表面干燥而成。压制包衣法系将片芯置于已填有部分肠溶衣物料做底层的模孔中，再加肠溶衣物料填满模孔压制而成。

第五节　片剂的质量检查、包装与贮藏

一、片剂的质量检查

《中国药典》2010 年版一部在制剂通则中规定中药片剂的外观应完整光洁，色泽均匀，有适宜的硬度。同时重量差异、崩解时限、发泡量、微生物限度检查等均应符合规定。

（一）外观

取样品 100 片平铺白底板上，置于 75W 白炽灯的光源下 60cm 处，在距离片剂 30cm 处用肉眼观察 30 秒，结果应完整光洁，色泽一致。

（二）重量差异

取片剂 20 片，精密称定总重量，求得平均片重后，再分别精密称定每片的重量，每片重量与标示片重相比较（无标示片重的片剂，与平均片重比较），按表 14-1 中的规定，超出重量差异限度的不得多于 2 片，并不得有 1 片超出限度 1 倍。

表 14 – 1 片剂重量差异限度

标示片重或平均片重	重量差异限度
0.3g 以下	±7.5%
0.3g 及 0.3g 以上	±5%

糖衣片的片芯应检查重量差异并符合规定，包糖衣后不再检查重量差异。除另有规定外，其他包衣片应在包衣后检查重量差异并符合规定。

（三）崩解时限

崩解系指固体制剂在检查时限内全部崩解溶散，并通过筛网（不溶性包衣材料或破碎的胶囊壳除外）。《中国药典》2010 年版一部（附录Ⅻ A）崩解时限检查法用于检查固体制剂在规定条件下的崩解情况。凡规定检查溶出度、释放度（如缓释片或控释片、口腔贴片）、融变时限（如阴道片）或分散均匀性的片剂以及口含片、咀嚼片等，可不进行崩解时限检查。

（四）融变时限

阴道片需检查融变时限。《中国药典》2010 年版一部（附录Ⅻ B）融变时限检查法用于检查阴道片等固体制剂在规定条件下的融化、软化或溶散情况。

（五）发泡量

阴道泡腾片需检查发泡量。

检查方法：除另有规定外，取 25ml 具塞刻度试管（内径 1.5cm）10 支，各精密加水 2ml，置 37℃ ±1℃ 水浴中 5 分钟后，各管中分别投入阴道泡腾片 1 片，密塞，20 分钟内观察最大发泡量的体积，平均发泡体积应不少于 6ml，且少于 4ml 的不得超过 2 片。

（六）硬度和脆碎度

片剂的硬度影响片剂的外观质量和内在质量，硬度不够，受震动后易产生松片；硬度过大，会在一定程度上影响片剂的崩解度和释放度，因此，片剂的硬度需加以控制。一般用硬度测定器或片剂四用仪测定。将药片置于两个压板之间，沿片剂直径的方向徐徐加压，能承受 30 ~ 40N 压力的片剂认为硬度合格。

脆碎度是指片剂经过振荡、碰撞而引起的破碎程度。将片剂（至少 20 片）刷去表面吸附的细粉，称重，放入脆碎度测定仪转鼓内，以 25r/min 的速度转动 4 分钟或 100 转，取出观察。如无碎裂、缺角、松片等现象，精密称定，将损失重量与原重量相比，其百分比即为脆碎度，要求减失的重量不得超过 1%；若减失的重量超过 1% 时，复检 2 次，要求 3 次试验的平均减失的重量不得超过 1%。如检出断裂、龟裂或粉碎片者，均判为不符合规定。

（七）微生物限度

《中国药典》2010 年版一部（附录Ⅻ C）收载了微生物限度检查法，除另有规定外，不含药材原粉的口服片剂，细菌数不得过 1000cfu/g；霉菌数和酵母菌数不得过 100cfu/g。含药材原粉的口服片剂，细菌数不得过 10 000cfu/g；霉菌数和酵母菌数不得过 100cfu/g；大肠菌群数应小于 100 个/g。每克不得检出大肠埃希菌和其他致病菌。

二、片剂的包装、贮藏

（一）片剂的包装

片剂的包装不仅影响到成品的外观，而且影响片剂的内在质量。因此包装材料的选择应全面考虑外观的美观性和质量的稳定性。常见的包装形式有以下两种：

1. 单剂量包装 包括泡罩式（亦称水泡眼）包装和窄条式包装两种形式，均将片剂单个包装，使每个药片均处于密封状态，提高了对产品的保护作用，也可杜绝交叉污染。

①泡罩式包装的底层材料（背衬材料）为无毒铝箔与聚氯乙烯的复合薄膜，形成水泡眼的材料为硬质 PVC；硬质 PVC 经红外加热器加热后在成型滚筒上形成水泡眼，片剂进入水泡眼后，即可热封成泡罩式的包装。

②窄条式包装是由两层膜片（铝塑复合膜、双纸塑料复合膜）经黏合或热压而形成的带状包装，与泡罩式包装比较，成本较低、工序简便。

2. 多剂量包装 几十片甚至几百片包装在一个容器中为多剂量包装，容器多为玻璃瓶和塑料瓶，也有用软性薄膜、纸塑复合膜、金属箔复合膜等制成的药袋。

①玻璃瓶：是应用最多的包装容器，其优点是密封性好，不透水气和空气，化学惰性，不易变质，价格低廉，有色玻璃瓶有一定的避光作用。其缺点是重量较大、易于破损等。

②塑料瓶：是正广泛应用的一类包装容器，其优点是质地轻、不易破碎、容易制成各种形状、外观精美等，但其缺点也较明显，如密封隔离性能不如玻璃制品，在过高的温度及湿度下可能会发生变形等。

（二）片剂的贮藏

药典规定，片剂应密封贮存，贮藏于阴凉、干燥、通风处。受潮易变质的片剂，应在包装容器内放入一小袋干燥剂。对光敏感的片剂，应避光贮藏。

第六节　片剂的举例

1. 安胃片（全粉末片）

【处方】醋延胡索 63g　枯矾 250g　海螵蛸（去壳）187g

【制法】以上三味，粉碎成细粉，过筛，混匀，加蜂蜜 125g 与适量的淀粉制成颗粒，干燥，压制成 1000 片，或包薄膜衣，即得。

【性状】本品为类白色至浅黄棕色的片；或为薄膜衣片，除去包衣后显浅黄棕色；气微，味涩、微苦。

【功能与主治】行气活血，制酸止痛。用于气滞血瘀所致的胃脘刺痛、吞酸嗳气、脘闷不舒；胃及十二指肠溃疡、慢性胃炎见上述症候者。

【用法与用量】口服。一次 5～7 片，一日 3～4 次。

2. 牛黄解毒片（半浸膏片）

【处方】人工牛黄5g　雄黄50g　石膏200g　大黄200g　黄芩150g　桔梗100g　冰片25g　甘草50g

【制法】以上八味，雄黄水飞成极细粉；大黄粉碎成细粉；人工牛黄、冰片研细；其余黄芩等四味加水煎煮二次，每次2小时，滤过，合并滤液，滤液浓缩成稠膏或干燥成干浸膏，加入大黄、雄黄粉末，制粒，干燥，再加入人工牛黄、冰片粉末，混匀，压制成1000片（大片）或1500片（小片），或包糖衣或薄膜衣，即得。

【性状】本品为素片、糖衣片或薄膜衣片，素片或包衣片除去包衣后显棕黄色；有冰片香气，味微苦、辛。

【功能与主治】清热解毒。用于火热内盛，咽喉肿痛，牙龈肿痛，口舌生疮，目赤肿痛。

【用法与用量】口服。小片一次3片，大片一次2片，一日2~3次。

3. 降脂灵片（全浸膏片）

【处方】制何首乌222g　枸杞子222g　黄精296g　山楂148g　决明子44g

【制法】以上五味，黄精、枸杞子加水煎煮二次，第一次2小时，第二次1小时，滤过，滤液浓缩成稠膏，备用；其余制何首乌等三味，用50%乙醇加热回流提取二次，每次1小时，滤过，合并滤液，回收乙醇并浓缩成稠膏，与上述稠膏合并，加淀粉适量，混匀，制颗粒，压制成1000片，包糖衣或薄膜衣，即得。

【性状】本品为糖衣片或薄膜衣片，除去包衣后显棕色至棕褐色；味微酸、涩。

【功能与主治】补肝益肾，养血明目用于肝肾不足型高脂血症，症见头晕、目眩、须发早白。

【用法与用量】口服。一次5片，一日3次。

4. 黄藤素片（提纯片）

【处方】黄藤素100g

【制法】取黄藤素，加适量辅料制成软材，制颗粒，干燥，压成1000片，即得。

【性状】本品为黄色的片；味苦。

【功能与主治】清热解毒。用于妇科炎症，菌痢，肠炎，呼吸道及泌尿道感染，外科感染，眼结膜炎。

【用法与用量】口服。一次0.2~0.4g，一日0.6~1.2g。

5. 清开灵泡腾片

【处方】胆酸　珍珠母　猪去氧胆酸　栀子　水牛角　板蓝根　黄芩苷　金银花

【制法】以上八味，板蓝根、栀子加水煎煮二次，分次滤过，合并滤液并浓缩成清膏，放冷，加乙醇适量，静置，分取上清液，回收乙醇，浓缩成稠膏，备用。金银花加热水浸泡，滤过，药渣加水煎煮，滤过，合并滤液并浓缩成流浸膏，放冷，加乙醇适量，静置，滤过，回收乙醇，浓缩成稠膏，备用。水牛角磨粉，加到2mol/L氢氧化钡溶液中，加热水解，水解液滤过备用。珍珠母磨粉，加到2mol/L硫酸溶液中，加热水解，趁热滤过，放冷后除去析出结晶，滤液在温热条件下加到水牛角水解液中，加氢氧化钡调节PH值至4，放置，除去沉淀，滤液浓缩至适量，放冷，用20%氢氧化钠溶液调节pH值至7，冷藏，滤过，滤液浓缩成稠膏，与上述浓缩液合并，加入黄芩苷、胆酸、猪去氧胆酸及糊精适量，混匀，低温干燥，粉碎成细粉，备用。聚乙二醇 6000 加热熔融后，加入碳酸氢钠，混匀，放冷凝固后，粉碎成细粉，备用。将柠檬酸、甜蜜素过 80 目筛与上述备用细粉混匀，用乙醇制粒，低温干燥，压制成 1000 片，即得。

【性状】本品为浅黄色至棕黄色的片；味甜、微苦。

【功能与主治】清热解毒，镇静安神。用于外感风热时毒、火毒内盛所致高热不退、烦躁不安、咽喉肿痛、舌质红绛、苔黄、脉数者；上呼吸道感染、病毒性感冒、急性化脓性扁桃体炎、急性咽炎、急性气管炎、高热等病症属上述症候者。

【用法与用量】热水中泡腾溶解后服用。一次 2～4 片，一日 3 次。儿童酌减或遵医嘱。

目标检测

一、名词解释

片剂 崩解剂 润滑剂

二、选择题

（一）单项选择题

1. 将处方中的部分饮片粉碎成细粉，与其余饮片制得的稠浸膏混合制成的片剂称为
   A. 全粉末片　　B. 半浸膏片　　C. 全浸膏片　　D. 提纯片　　E. 分散片

2. 制备中药片剂时，若浸膏含量大或浸膏黏性强时宜选用的辅料是
   A. 吸收剂　　B. 稀释剂　　C. 黏合剂　　D. 崩解剂　　E. 润滑剂

3. 下列既可作填充剂，又可作崩解剂、黏合剂的是：
   A. 糊精　　　　B. 淀粉　　　　C. 微晶纤维素
   D. 微粉硅胶　　E. 羧甲基纤维素钠

4. 片剂包糖衣的正确工序是
   A. 隔离层→粉衣层→糖衣层→有色糖衣层→打光
   B. 隔离层→粉衣层→有色糖衣层→糖衣层→打光
   C. 粉衣层→隔离层→糖衣层→有色糖衣层→打光
   D. 粉衣层→隔离层→有色糖衣层→糖衣层→打光
   E. 隔离层→糖衣层→有色糖衣层→打光

5. 用量相同的崩解剂，加入方法不同时，对崩解速度快慢影响正确是
   A. 内加法＞外加法＞内、外加法　　B. 外加法＞内加法＞内、外加法
   C. 内、外加法＞内加法＞外加法　　D. 内、外加法＞外加法＞内加法
   E. 外加法＞内、外加法＞内加法

6. 片剂包糖衣时，包隔离层的目的是
   A. 增加片剂的硬度　　B. 包没片芯的棱角　　C. 增加甜味

D. 使片剂美观　　　　　　E. 增加外观光洁度

7. 淀粉浆作黏合剂最常用的浓度是

A. 8%　　B. 10%　　C. 15%　　D. 20%　　E. 30%

8.《中国药典》2010 年版一部中规定，药材原粉末片崩解时限是

A. 5 分钟　　B. 15 分钟　　C. 30 分钟　　D. 45 分钟　　E. 60 分钟

9. 片剂包肠溶衣常用的包衣物料是：

A. 糖浆　　B. 胶浆　　C. 滑石粉

D. 邻苯二甲酸醋酸纤维素（CAP）　　E. 羟丙基甲基纤维素（HPMC）

10. 压片时润滑剂加入的正确过程是：

A. 制粒时　　　　　B. 药物粉碎时　　　　　C. 颗粒干燥时

D. 颗粒整粒后　　E. 混入到其他辅料中

11. 已检查溶出度片剂，可不检查

A. 硬度　　B. 脆碎度　　C. 崩解时限

D. 片重差异　　E. 融变时限

12. 最常用的纤维素类薄膜衣料是

A. HPMC　　　　　B. HPC　　　　C. PVP

D. 丙烯酸树脂 IV 号　　E. PEG

（二）多项选择题

1. 下列片剂不需要做崩解时限的有

A. 口腔贴片　　B. 口含片　　C. 阴道片　　D. 咀嚼片　　E. 泡腾片

2. 压片时出现裂片可能是因为

A. 颗粒过粗、过细　　B. 细粉过多　　C. 颗粒中含油类成分或纤维成分较多

D. 颗粒过分干燥　　E. 压力过大或车速过快

3. 片剂制粒的目的是

A. 避免粉末分层　　B. 避免黏冲、拉模　　C. 减少片子松裂

D. 避免产生花斑　　E. 增加流动性和可压性

4. 制备片剂的方法有

A. 干颗粒压片法　　B. 湿颗粒压片法　　C. 粉末直接压片法

D. 滚压法　　E. 重压法

5. 片剂包衣的目的有

A. 掩盖苦味或不良气味　　　　B. 控制药物在胃肠道的释放速度

C. 控制药物在胃肠道的释放部位　　D. 增加药物的稳定性

E. 防止松裂片现象

6. 微晶纤维素可作片剂哪些辅料使用

A. 干黏合剂　　B. 崩解剂　　C. 润湿剂

D. 稀释剂　　E. 助流剂

三、简答题

1. 压片物料在压片前制颗粒有何目的？

2. 压片过程中会出现哪些问题？如何解决？

3. 片剂包衣有何目的？包衣种类有哪些？

4. 包糖衣有哪几道工序？每道工序的包衣物料和目的各是什么？

5. 片剂辅料有哪几类？各有何作用？

实训 半浸膏片的制备—牛黄解毒片

【实训目的】

1. 了解单冲压片机的主要结构，冲模的拆卸与安装，压片时压力、片重及出片的调整以及单冲压片机的润滑与保养。

2. 学会分析处方的组成和各种辅料在压片过程中的作用。

3. 掌握湿法制粒压片的过程和技术，压片过程中的常见问题。

4. 掌握处方填写、投料计算和片重计算等基本技能。

5. 掌握片剂的一般质量检查方法。

【实训条件】

1. 实训场地 GMP模拟车间或药剂实验室

2. 实训设备 压片机（单冲或旋转式），分析天平，普通天平，烘箱，电炉，药筛，尼龙筛，混合器械，提取器械，崩解时限测定仪，硬度计等。

3. 实训材料 人工牛黄，雄黄，石膏，大黄，黄芩，桔梗，冰片，甘草，蒸馏水，淀粉，90%乙醇，硬脂酸镁等。

【实训内容】

1. 处方 人工牛黄5g 雄黄50g 石膏200g 大黄200g 黄芩150g 桔梗100g 冰片25g

甘草50g 淀粉、90%乙醇、硬脂酸镁各适量 以上共制1000片，每片0.4g。

2. 制备方法

（1）制粉料 雄黄水分成极细粉，大黄粉碎成细粉，人工牛黄、冰片研细，备用。

（2）制膏料 黄芩、石膏、桔梗、甘草等四味加水煎煮二次，每次2小时，滤过，合并滤液，滤液浓缩成稠膏或干燥成干浸膏，备用。

（3）制颗粒 将稠膏与雄黄、大黄细粉混匀，每100g药料加淀粉7g，用90%乙醇制软材、过筛制湿颗粒，湿颗粒在60~70℃干燥制得干颗粒，备用。

（4）压片前的总混 干颗粒放冷后整粒，加入冰片、牛黄细粉，并加入1%的硬脂酸镁，混匀后压片。

（5）片重计算

$$片重 = \frac{压片物料总重量（g）}{应压片数}$$

（6）压片 以单冲压片机为例

1）冲模的安装 ①下冲安装：旋松下冲固定螺钉，转动手轮使下冲心杆升到最高位置，把下冲杆插入下冲心杆的孔中，注意使下冲杆的缺口斜面对准下冲紧固螺钉，并要插到底,最后旋紧下冲固定螺钉。②上冲安装:旋松上冲紧固螺母,把上冲插入上冲心杆的孔中,要插到底,用扳手卡住上冲杆下部的六方螺母,旋紧上冲紧固螺母。③中模安装:旋松中模固定螺钉,把中模拿平(歪斜放入时会卡住,损坏孔壁)放入中模台板的孔中,同时使下冲进入中模的孔中,按到底,然后旋紧中模固定螺钉。④用手转动手轮,使上冲缓慢下降进入中模孔中,观察有无碰撞或摩擦现象。若发生碰撞或摩擦则松开中模台板固定螺钉,调整中模台板的位置,使上冲进入中模孔中,再旋紧中模台板固定螺钉。如此调整,直到上下冲头进入冲模时均无碰撞或摩擦为止。

2)冲头的调节　①压力调节:旋松连杆锁紧螺母,转动压力调节器,向左转使上冲心杆向下移动,则压力增大,压出的药片硬度增加;向右转则压力减少,药片硬度降低。调好后用把手卡住上冲心杆下部的六方,仍将连杆锁紧螺母旋紧。②片重调节:旋转蝶形螺丝,松开齿轮压板,转动片重调节器,向左转使下冲心杆上升,则充填深度变小、片重减轻;向右转使下冲心杆下降,则充填深度增大、片重加大,调节后仍将齿轮压板安上,旋紧蝶形螺丝。③出片调节:转动手轮,使下冲升到最高位置,观察下冲口面是否与中模台面相齐(过高过低都将影响出片)。若不齐,应旋松蝶形螺丝,松开齿轮压板,转动出片调节器,使下冲口面与中模平面相齐,然后仍将压板安上,旋紧蝶形螺丝,用手摇动手轮,空车运转十余转。若机器运转正常,则可加料试压。

3)压片　冲模的调整完成后,手摇试压几片,检查片重、硬度和表面光洁度等外观质量,合格后即可开启电动机压片。生产过程中,仍须随时检查药片是否有缺边、裂纹、变形等质量问题,发现问题应及时调整。每次调整后,都需手摇试压几片,合格后方可开启电动机压片。

3. 质量检查

(1)外观检查　应完整光洁,色泽均匀。

(2)重量差异检查　按2010年版《中国药典》(一部)附录ⅠD方法检查,每片重量与标示片重(0.4g)相比较,超出重量差异限度(±5%)的药片不得多于2片,并不得有1片超出重量差异限度一倍。

(3)硬度检查　可采用经验法,即将药片置于中指和食指之间,用拇指加压。如果轻轻一压药片即分成两半,则硬度不足。也可采用硬度计法,即将药片置于硬度计的两个压板之间,沿片剂直径的方向徐徐加压,能承受30~40N压力的片剂认为硬度合格。

(4)崩解时限检查　按2010年版《中国药典》(一部)附录ⅫA崩解时限检查法检查。取自制牛黄解毒片6片,以水(37℃±1℃)为介质,分别置于已调试好的升降式崩解仪吊篮的玻璃管中(每管各加1片),加挡板,启动崩解仪进行检查。6片均应在1小时内全部崩解。如有1片不能完全崩解,应另取6片复试,均应符合规定。

(5)检查结果记录

片剂名称	牛黄解毒片	检查日期	
检查项目		检查结果	
外观			
重量差异			
硬度			
崩解时限			

4. 包装 质量检查合格后即可进行包装。包装方法可采用单剂量泡罩式包装，也可采用多剂量包装。

【实训评价】

1. 基本操作技能评定：从操作者的态度、操作能力、操作的正确性与规范性、操作的熟练程度等方面进行评价。

2. 实训报告撰写评定：从实训报告撰写的规范性、操作过程中出现的问题的分析与解决情况等方面进行评价。

3. 实训结果评定：从片剂质量检查结果的合格性进行评价。

【思考题】

1. 制备中药片剂时为何要制颗粒？

2. 影响中药片剂的硬度、崩解度和重量差异的因素有哪些？

（唐莹翠）

第十五章 | 丸　剂

第一节　概　　述

丸剂系指饮片细粉或提取物加适宜的黏合剂或其他辅料制成的球形或类球形制剂，主要供内服。

丸剂是在汤剂的基础上发展起来的，为古老的中药传统剂型之一。近年来，随着丸剂的新辅料、新工艺、新剂型的发展，丸剂在继承基础上得到更大的发展，生产规模从传统的手工作坊发展到工业化大生产，新型丸剂如浓缩丸、滴丸等，因制法简单，用量小，疗效好，丸剂逐渐成为品种繁多，应用广泛的重要剂型。

一、丸剂的特点

丸剂具有以下特点：①溶散、释放药物缓慢，作用缓和持久。对毒性、刺激性药物可延缓其吸收，减小毒性和不良反应，故多用于慢性病的治疗和调理气血，如石斛夜光丸、八珍丸等；亦有用于急救的新剂型滴丸，如复方丹参滴丸、苏冰滴丸等。②制法简便，适应范围广。丸剂在制备中不仅能容纳固体、半固体药物，还可以较多地容纳黏稠性和液体药物；并能通过包衣来掩盖其不良臭味。③服用方便，但服用量一般较大，小儿服用困难。④制作技术不当时，溶散时限难以控制，微生物易超标，使丸剂长菌生霉。

二、丸剂的分类

（一）按制备方法分类

1. 塑制丸 系指饮片细粉与赋形剂混合制成软硬适度具有可塑性的丸块，然后再分割制成丸粒的丸剂。如蜜丸、糊丸、蜡丸等。

2. 泛制丸 系指饮片细粉用适宜的液体赋形剂泛制而成的丸剂。如水丸、水蜜丸、部分糊丸与浓缩丸。

3. 滴制丸 系指利用一种熔点较低的脂肪性基质或水溶性基质将主药溶解、乳化、混悬后，滴入另一种不相混溶的液体冷却剂中制成的丸剂。

4. 压制丸 系指原药材部分粉碎、部分提取成浸膏，以浸膏（加水调节适宜的相对密度）为黏合剂，采用流化床喷雾制粒干燥后，用特制的球形冲头和冲模利用压片机压制而成的浓缩丸。

（二）按赋形剂分类

1. 水丸 系指饮片细粉以水（或根据制法用黄酒、醋、稀药汁、糖液等）为黏合剂制成的丸剂。

2. 蜜丸 系指饮片细粉以蜂蜜作黏合剂制成的丸剂。

3. 水蜜丸 系指饮片细粉以蜂蜜和水为黏合剂制成的丸剂。

4. 糊丸 系指饮片细粉用米糊或面糊等为黏合剂制成的丸剂。

5. 蜡丸 系指饮片细粉以熔融的蜂蜡为黏合剂制成的丸剂

6. 浓缩丸 系指将饮片或部分饮片提取清膏或浸膏，与适宜的辅料或药物细粉制成的丸剂。

此外，按粒径大小，还列有微丸。微丸系指直径小于 2.5mm 的各类丸剂。微丸是近年来吸取了丸剂、散剂、冲剂的特点创制发展而成的剂型，多以泛制法制备，用于服用量较小的品种，按丸服用。其特点是丸粒微小，比表面积大，药物成分溶出快，呈效较迅速，也可将微丸装于硬胶囊中，制成硬胶囊剂。

三、丸剂的制法

丸剂的制备方法有塑制法、泛制法、滴制法和压制法，其工艺流程见图 15-1。

（一）泛制法

泛制法系指在转动的适宜的容器或机械中将饮片细粉与赋形剂交替润湿、撒布，不断翻滚，逐渐增大的一种制丸方法。以泛制法制备的丸剂又称泛制丸。泛制法用于水丸、水蜜丸、糊丸、浓缩丸、微丸等制备。

（二）塑制法

塑制法系指饮片细粉加入适量黏合剂，混合均匀，制成软硬适宜、可塑性较大的丸块，再依次制丸条、分粒、搓圆而成丸粒的一种制丸方法。以塑制法制备的丸剂又称塑制丸。塑制法用于蜜丸、糊丸、浓缩丸、蜡丸等制备。

1.泛制法制备工艺流程

备料 → 起模 → 成型 → 盖面 → 干燥 → 选丸 → 质量检查 → 包装

2.塑制法制备工艺流程

备料 → 制丸块 → 制丸条 → 制丸粒 → 干燥 → 质量检查 → 包装

3.滴制法制备工艺流程

基质的熔化 、 药材提取物 → 混匀 → 滴制 → 冷却 → 洗涤 → 质量检查 → 包装

4.压制法制备工艺流程

备料 → 制粒 → 制丸条 → 压丸 → 包衣 → 质量检查 → 包装

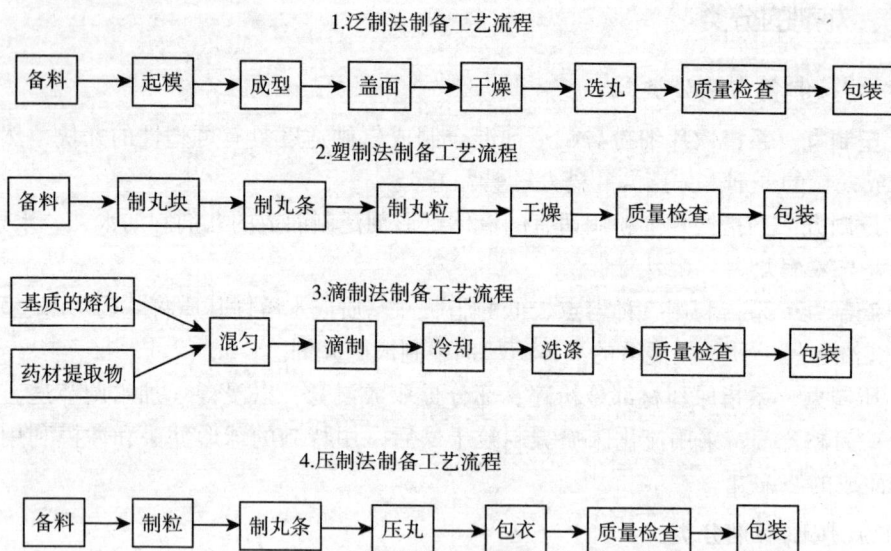

图 15-1 丸剂的制备工艺流程

（三）滴制法

滴制法系指饮片或饮片中提取的有效成分或化学物质与水溶性基质、脂肪性基质制成溶液或混悬液，滴入一种不相混合的液体冷却剂中，冷凝而成丸粒的一种制丸方法。以滴制法制备的丸剂又称滴制丸。滴制法用于滴丸、软胶囊剂（胶丸）等制备。

（四）压制法

系指采用流化床喷雾制粒干燥后，用特制的球形冲头和冲模利用压片机压制成丸的方法，为浓缩丸制备的新工艺。

第二节 水 丸

水丸又称水泛丸，系指饮片细粉用水或黄酒、醋、稀药汁、糖液等为黏合剂，以泛制法制成的丸剂。一般适用于解表剂、清热剂及消导剂等制丸。

一、水丸的特点与规格

1. 水丸的特点 ①体积小，表面致密光滑，便于吞服，不易吸潮；②可根据药物性质分层泛丸，从而掩盖药物的不良气味，提高芳香挥发性成分的稳定性，也可将速效部分泛于外层、缓释部分泛于内层，达到长效目的；③易溶散，吸收、显效较快；④生产设备简单，但操作较繁琐；⑤药物含量的均匀性及溶散不易控制；⑤因赋形剂为水性，含水量控制不当时容易霉变。

2. 水丸的规格 水丸的规格可用实物比拟，如芥子大、梧桐子大、赤豆大等。现在统一用重量为标准，即以每克有多少粒数来表示，如五味麝香丸每 10 粒重 0.3g，服用时按重量计算；对含有毒性药物（如蟾酥、雄黄、巴豆霜等）、贵料药的水丸则规定

其丸粒重量，如麝香保心丸每丸重 22.5mg 等。凡严格规定丸重者则按丸数服用。

二、水丸的赋形剂

水丸的赋形剂种类较多。它们除能润湿饮片细粉，诱导药粉的黏性外，有的能增加主药中某些有效成分的溶解度，有的能与药物起协同作用和改变药物性能。因此，恰当地选择赋形剂很重要，使之既有利于成型、控制溶散时限，又有助于提高疗效。水丸常用的赋行剂有以下几种。

1. 水　水是水丸制备中应用最广、最主要的赋形剂。水本身虽无黏性，但能使药材中某些成分如黏液质、胶类、糖、淀粉等润湿后产生黏性，使药材细粉可泛制成丸。凡临床治疗上无特殊要求，处方中未明确规定赋形剂的种类，药物遇水不变质、不溶解，而药材粉末本身又有一定黏性者，皆可选用水作赋形剂泛丸。若处方中含少量可溶性成分，应先溶解在少量的水中，以利于分散。但对于含有强心苷类的药物如洋地黄等，不宜用水作赋形剂，因为水能使原料中的酶逐渐分解强心苷。

水无防腐力，为保证成品质量，应选用新煮沸放冷且未被污染的纯化水，泛制过程应适当控制时间，且成丸后应立即干燥。

2. 酒　常用黄酒（含醇量 12%～15%）与白酒（含醇量 50%～70%）两种。酒具有活血通络、引药上行及降低药物寒性作用，故舒筋活血之类的处方常以酒作赋形剂泛丸。同时，酒有助于药粉中生物碱、挥发油等溶出，以提高药效，如香附丸。酒润湿药粉后产生的黏性比水弱，且含醇量越高、黏性越弱。若用水泛丸黏性太强时，可以酒泛丸，如六神丸、牛黄消炎丸等。酒易于挥发，成丸后容易干燥，酒具有防腐作用，使药丸不易霉败。

3. 醋　常用米醋（含醋酸为 3%～5%）。醋能散瘀血、消肿痛，入肝经及消瘀止痛的处方制丸常以醋作赋形剂泛丸。醋既能润湿药粉产生黏性，又有使药材中生物碱变成盐类的可能，有利于增加药材中碱性成分的溶解度，提高疗效，如香连丸。

4. 药汁　处方中某些药材不易制粉，可制成药汁，作赋形剂泛丸，既有利于保存药性、提高疗效，也便于泛丸操作。

（1）药物煎汁　处方中含有纤维丰富（如大腹皮、丝瓜络）、质地坚硬的矿物（如磁石、自然铜）、树脂类（如阿魏、乳香、没药）、浸膏类（如儿茶、芦荟）、糖黏性（如熟地、大枣）、胶类（如阿胶、龟胶）等难以制成细粉的药材，以及可溶性盐类（如芒硝、青盐），可取其煎汁或加水溶化作黏合剂。

（2）动物汁　处方中含有乳汁（如麦门冬丸）、牛胆汁（如牛黄苦参丸）、熊胆汁等液体药材时，可加适量水稀释作黏合剂。

（3）药物鲜汁　处方中含有生姜、大葱或其他鲜药时，可将鲜药捣碎榨取其汁作黏合剂。

三、水丸对药粉的要求

用于制备丸剂的药粉细度对丸剂的质量至关重要，用细粉制丸则丸粒表面细腻光滑圆整。如药粉较粗，则所成的丸粒表面粗糙，有花斑和纤维毛，甚至不易成型。但不能过细，否则会影响丸剂的溶散。除另有规定外，一般应采用细粉，即能通过六号筛或五号筛的药粉，用于水丸起模、盖面包衣的药粉，更应按处方内药物性质选择，采用过六号筛的细粉。

四、水丸的制法

水丸用泛制法制备，分为机械泛制和手工泛制两种，其工艺流程为见图15-2。

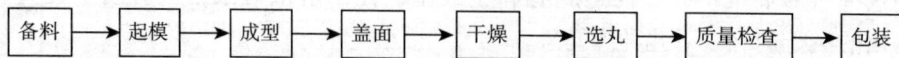

备料 → 起模 → 成型 → 盖面 → 干燥 → 选丸 → 质量检查 → 包装

图15-2 泛制法工艺流程

（一）机械泛丸

1. 备料 按要求将药物粉碎，粉末细度一般应为细粉，即过六号筛（100目），矿物、动物类药物应为极细粉，即通过九号筛（150目）；若处方中有药材需制药汁等，应按规定制备。

2. 起模 起模是将药粉制成丸粒基本母核（丸模、模子）的操作，是泛丸成型的基础，是水丸制备的关键工序。丸模的形状直接影响丸剂的圆整度，丸模的粒径和数目影响丸粒的规格。起模时常用水作为润湿剂，起模用粉应选用有适宜黏性的药粉，黏性过强或无黏性的药粉均不利于起模。

机械泛丸的起模方法一般分为粉末泛制起模法和湿粉制粒起模法两种。

（1）粉末泛制起模法 在泛丸机中用喷雾器喷少量水使之润湿，撒布少量药粉，开动泛丸机，刷下机壁附着的粉粒，再喷水湿润，撒粉吸附，如此反复操作，使粉粒逐渐增大，至丸模直径约0.5~1mm左右时，筛去过大或过小以及异形的丸模，即得。该法制得丸模较紧密，但费时。适用于药物粉末较疏松、淀粉质多、黏性较差的物料。

操作时应注意：①加水加粉要分布均匀，尤其要将药粉加在锅底附近，以便锅底的小丸充分黏附药粉；②锅口处常有结块、大丸及不完整丸，应及时取出或筛去；③保持锅壁洁净，防止黏粒；④当药粉形成粉粒后，加赋形剂的量要适当，搅拌要均匀，防止结块；⑤加药粉时宁少勿多，要适量。⑥适当控制丸粒在锅内转动的时间，防止制成的丸粒过于松散或过于坚硬而影响溶散时限。

（2）湿粉制粒起模法 将起模用药粉制成颗粒，再经旋转摩擦，撞去棱角成为丸模。取将绝大部分起模用药粉置不锈钢容器内，加入适量的水或其他赋形剂，搅拌使粉末均匀湿润，制成"手握成团、触之即松"的软材状，用8~10目筛制粒，如果颗粒太过润湿，会出现瘪粒、长条，可加入适量药粉混合后再过第二次筛。将此颗粒再放入包衣锅或泛丸机内，加干粉少许，搅匀，启动机器使颗粒经旋转揉磨，撞去棱角成圆形，取出过筛分等，即得丸模。该法丸模成型率高，丸模较均匀，但模子较松散。适用于黏度一般或较强的药物粉末，黏合剂一般为水、药汁、流浸膏等。

（3）起模用粉量计算 起模的药粉用量和丸模的数量应适当，一般起模用粉量占总量的2%~5%，丸模的数量应根据丸粒的规格和药粉重量而定。成模量是否符合整批生产是丸剂生产中很重要的一个环节，丸模过多，药粉用完时，成丸的直径达不到规定的要求；丸模过少，丸模增大至规定要求时还剩余药粉。

大量生产时，起模用粉量可按下面的经验式计算：

$$C : P = D : X \qquad\qquad X = \frac{P \times D}{C}$$

式中，C 为成品水丸 100 粒干重（g）；D 为药粉总重（kg）；X 为一般起模用粉重量（kg）；P 为标准模子 100 粒湿重。

例：现有 100kg 藿香正气丸粉料，要求制成 4000 粒总重 0.25kg 的水丸，求起模的用粉量。

解：已知 $P = 0.625$g $\qquad D = 100$kg

先求 100 粒丸子重 C $\qquad C = \dfrac{250 \times 100}{4000} = 6.25$（g）

$$X = \frac{P \times D}{C} = \frac{6.25 \times 100}{6.25} = 10 \,(\text{kg})$$

由上述计算公式可知 P 值 0.625g 是 100 粒标准丸模的湿重，内含 30% ~ 35% 的水分，故计算起模用粉量要比实际用粉量多 30% ~ 35%，实际操作中因有各种消耗，故这样计算仍有实际意义。

丸模用量的多少直接影响成品的大小，一般小量手工泛丸，可按下列经验式计算出丸模的用量：

$$X = \frac{a \times b}{c}$$

式中，a 为每克成品的粒数；b 为药粉总重量；c 为每克湿丸模的粒数；X 为所需湿丸模的重量。

例：现有药粉 1200g，需制成每克 16 粒的丸剂，先按总粉量的 3% 起模，精确称取 1g 湿丸模，计数为 220 粒，应取多少克湿丸模加大成型？

解：$X = \dfrac{a \times b}{c} = \dfrac{16 \times 1200}{220} = 87.3$（g）

精确称取 87.3g 大小均匀的湿丸模，用所剩下的药粉将丸模全部加大成型，即得所要求大小的丸剂。多余的湿丸模可用水调制成糊后泛于丸上。

3. 成型

成型系指使已经筛选合格的丸模逐渐加大至接近成品的操作。加大的方法和起模一样，在丸模上反复加润湿剂，撒粉，滚圆，筛选。必要时，可根据药材性质不同，采用分层泛入的方法。在成形过程中，应控制丸粒的粒度和圆整度。每次加水、加粉量要适宜，分布要均匀，滚动时间亦应适当，使丸粒坚实致密，均匀长大，并避免有剩余细粉致使再次加润湿剂时产生新的丸模。起模和加大过程中产生的歪粒、粉块、过大过小的丸粒等应随时用水调成糊状（俗称浆头）泛在丸粒上。处方中若含有芳香挥发性或特殊气味或刺激性极大的药材，最好分别粉碎后，泛于丸粒中层，可避免挥发或掩盖不良气味。

采用混浆泛丸，可使丸粒均匀度提高，有效地控制水丸的重量和装量差异，保证丸药的质量。其方法是将药粉与水搅拌混匀，制成相对密度为 1.32 ~ 1.33 的混浆（用时需搅拌均匀），另将筛选均匀的丸模置于泛丸锅中转动片刻，至丸模沿锅壁滚动滑利时，喷浆枪口对着逆转的方向喷浆泛丸，按"少→多→少"的原则循环加料。若在泛丸过程中发生粘锅、粘丸时，可加少许干粉并搅拌予以克服。泛丸锅的转速一般应控制在每分钟45转左右，若低于每分钟35转时易出现上述粘连现象。

4. 盖面　取已加大、合格、筛选均匀的丸粒，用盖面材料（清水、清浆和部分药材的极细粉等）继续泛制，使丸粒表面致密、光洁、色泽一致的操作。常用的盖面方法如下：

（1）干粉盖面　在加大前先用六号筛从药粉中筛取最细粉供盖面用，或根据处方规定选用处方中特定的药材细粉盖面。将丸药置于泛丸机内，加赋形剂充分湿润，一次或分数次将用于盖面的药物细粉均匀撒于丸上，滚动一定时间，至丸粒表面致密、光洁、色泽一致时取出，俗称"收盘"。干粉盖面的丸粒干燥后，丸粒表面色泽均匀、美观。

（2）清水盖面　将丸药置于泛丸机内，加清水使丸粒充分润湿，滚动一定时间，迅速取出，立即干燥。清水盖面的丸粒表面色泽仅次于干粉盖面。

（3）清浆盖面　方法与清水盖面相同。将药粉或废丸粒加水制成清浆，加清浆使丸粒充分润湿，滚动一定时间，迅速取出，立即干燥。应特别注意分布均匀，收盘后立即取出，否则丸粒表面呈深浅不同的色斑。

盖面操作时应注意：①加入的药粉和赋形剂比例要恰当，分布要均匀，否则易出现光洁度差、色花、并粒及粘连现象；②滚动时间太长，尽管光洁度好，但溶散时限可能会不合格；③对一些黏性较大，易并粒的丸药，出锅时可加少量麻油、液状石蜡等。

5. 干燥　泛丸因含水量大，易引起发霉变质，故盖面后的丸粒应及时干燥。一般干燥温度为80℃左右，在干燥时要注意经常翻动，避免出现"阴阳面"。含有芳香挥发性成分或遇热易分解成分的丸剂，干燥时温度不应超过60℃。长时间高温干燥可能影响水丸的溶散速度，可采用间歇干燥方法。采用沸腾干燥可控制含水量在2%~3%以下，且丸剂含菌量较低。对于丸质松散、吸水率较强、干燥时体积收缩性较大、易开裂的丸药宜采用低温焖烘。对色泽要求较高的浅色丸及含水量特高的丸药，应采用先晾、勤翻、后烘的方法，以确保质量。常用干燥设备有隧道式烘箱、热回风烘箱、真空烘箱、红外线烘箱、电烘箱、沸腾床烘箱等等。大生产常用隧道式烘箱、熟回风烘箱、真空烘箱等。

6. 选丸　选丸是将制成的水丸进行筛选，除去过大、过小及不规则的丸粒，使成品大小均一的操作，确保剂量准确。泛制法制备水丸过程中，常出现大小不匀和畸形，除在泛制过程中及时筛选外，干燥后，也需经过筛选。取形状圆整，大小均匀者包装。过大或畸形者，可制浆盖面，过小者可再继续泛制。

选丸主要用过筛法，或利用丸粒圆整度不同滚动有差异来分离。常用选丸设备有手摇筛、振动筛、滚筒筛、CW－1500型小丸连续成丸机组、检丸器及立式检丸器等。

（1）滚筒筛　滚筒筛为布满筛孔的薄铁皮卷成圆筒，筒身分三段，前段的筛孔小，后段的筛孔大，如图15－3所示。将待选丸粒加于装料斗中，徐徐流入滚筒内，丸粒从前向后滚动时，按筛孔大小分档收集不同的丸粒。

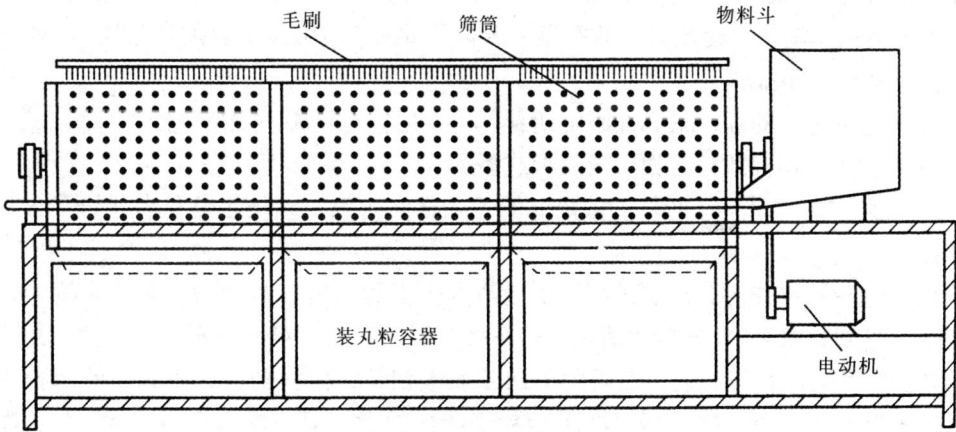

图 15 - 3 滚筒筛

（2）检丸器 检丸器分上下两层，每层装三块斜置玻璃板，玻璃之间相隔一定距离，上层玻璃上方装有加丸漏斗。如图 15 - 4 所示。丸剂由加丸漏斗经过闸门落于玻璃板上，即沿着玻璃板的斜坡向下滚动，当滚至两玻璃板的间隙时，完整的丸粒滚转比较快，故能跳过全部间隙到达好粒容器中，但畸形的丸粒由于滚动迟缓或滑动，不能跳过间隙而漏下，收集于坏粒容器内。玻璃板的间隙愈多所挑捡的丸粒也愈完整。

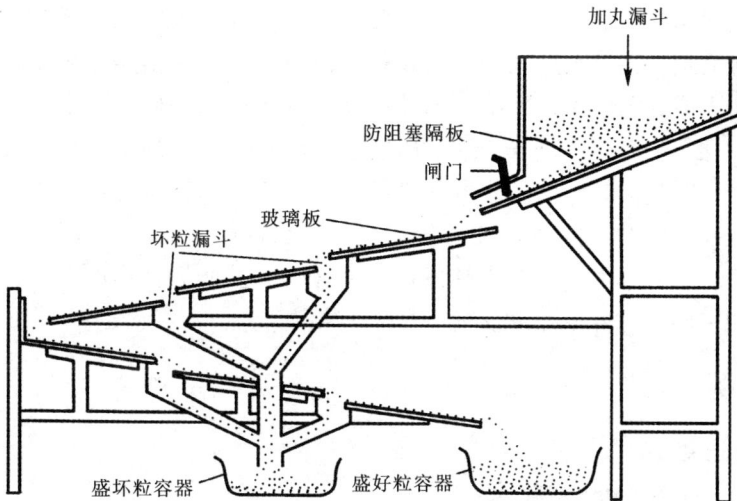

图 15 - 4 检丸器

（二）手工泛丸

手工泛丸即竹匾泛丸，是我国丸剂泛制法最古老的成型方法，目前小量生产或特殊品种的制备仍用此法，但手工泛丸劳动强度大、产量低、易被微生物污染，在大量生产时已基本为机械泛丸所代替。

1. 泛丸工具

（1）泛丸匾 又称打盘。由竹皮编织而成的圆形匾，有平底和弧形两种，有直径

65cm、80cm、85cm、95cm、105cm 等多种规格。内部需打光并用清漆涂抹，阴干后匾面要求光滑而不漏水。使用时，放在桌上者称"桌匾"，用绳系起称"吊匾"，若用双手执匾泛丸称"手摇匾"。

（2）选丸筛　有编织筛和冲眼筛两种，主要用作丸粒大小规格分档。

（3）刷子　用棕或马兰根做成刀形或条形。

2. 泛丸方法　手工泛丸与机械泛丸的工艺基本一致，只是起模和成型的方法有所不同。

（1）起模　操作时，用刷子蘸取少量清水，于药匾内一侧（约1/4处）刷匀，使匾面湿润（习称水区），然后将适量的药粉撒布于水区上，双手持匾作团、揉、翻等动作，使药粉均匀的粘于匾上；然后用干刷子顺次扫下，倾斜药匾，使润湿的药粉集中到药匾干燥的另一侧，撒布适量的干药粉于湿药粉上，双手持匾作团、揉、翻、撞等动作，使干、湿药粉紧密黏附而成小颗粒；再在水区上加少量水，摇动药匾，使小颗粒在水区再次润湿，再用干刷子顺次扫下，倾斜药匾，使润湿的小颗粒集中到药匾干燥的另一侧，撒布适量的干药粉，双手持匾作团、揉、翻、撞等动作，如此加水加粉反复多次，颗粒逐渐增大至规定标准的圆球形小颗粒，筛去过大、过小颗粒，即得均匀的丸模。

（2）成型　操作方法与起模相似，是将丸模置泛匾中，反复加水润湿和加药粉，作团、揉、翻、撞等动作，直至大小符合要求为止。

操作时应注意：①起模所选用的药物细粉应有适宜的黏性；②起模的药粉用量和丸模的数量应适当，一般起模用粉量占总量的2%～5%，丸模的数量应根据成丸的大小和药粉重量而定；③每次加入润湿剂及药粉的量和方法应恰当，防止因过多过少而造成小颗粒过多或黏结成团，黏结成团的应立即用干刷子搓碎；④手工泛制过程中应交替使用团、揉、翻、撞等动作，这样既能使药粉均匀牢固地黏附于小丸粒表面，达到光滑、致密、圆整，又可防止小丸粒粘结成块；⑤丸模泛成后需经筛选，以使之均匀，过大的丸粒、黏结的团块及细小粉粒，可用水调成稀糊状，再分次泛于丸粒上，以免造成浪费；⑥处方中含有芳香挥发性、特殊气味及刺激性强的药物，最好单独粉碎后泛于丸粒中层，可避免挥散或掩盖不良气味。

五、举例

例1　香连丸

【处方】黄黄连800g　木香200g

【制法】以上2味，粉碎成细粉，过筛，混匀，每100g粉末用米醋8g加适量的水泛丸，干燥，即得。

【性状】本品为黄色至黄褐色的水丸；气微，味苦。

【功能与主治】清热化湿，行气止痛。用于大肠湿热所致的痢疾，症见大便脓血、里急后重，发热腹痛；肠炎、细菌性痢疾见上述证候者。

【用法与用量】口服，一次3～6g，一日2～3次；小儿酌减。

例2　妇科分清丸

【处方】当归200g　白芍100g　川芎150g　地黄200g　栀子100g　黄连50g

　石韦50g　海金沙25g　甘草100g　木通100g　滑石150g

【制法】以上十一味，石韦加水煎煮二次，合并滤液，滤过，其余当归等十味粉碎成细粉，过筛，混匀。取上述粉末，用石韦煎液泛丸，干燥，即得。

【性状】本品为黄色的水丸；味苦。

【功能与主治】清热利湿，活血止痛。用于湿热瘀阻下焦所致妇女热淋证，症见尿频、尿急、尿少涩痛、尿赤浑浊。

【用法与用量】口服，一次9g，一日2次。

第三节　蜜　丸

一、蜜丸的特点与规格

蜜丸系指饮片细粉以炼制过的蜂蜜为黏合剂制成的丸剂。蜜丸的规格分为大蜜丸、小蜜丸、水蜜丸。其中每丸重量在0.5g以上的为大蜜丸，每丸重量在0.5g以下的称小蜜丸。大蜜丸一般每丸重3~9g（如小活络丹、乌鸡白凤丸等），亦有每丸重1.5g（如牛黄抱龙丸、小儿至宝丸等），或超过9g的大蜜丸（如定坤丹等），大蜜丸均按粒数服用。小蜜丸与水蜜丸均为小粒丸（如六味地黄丸、八珍益母丸等），多按重量计算服用，也有按丸数服用。

蜜丸有以下特点：①蜂蜜为主要赋形剂，含葡萄糖、果糖、有机酸、维生素等多种营养成分，具有益气补中、缓急止痛、滋润补虚、止咳润肠、解毒、缓和药性等作用，临床上多用于镇咳祛痰药、补中益气药；②蜂蜜味甜能矫味，便于服用；③蜂蜜含大量还原糖能防止易氧化药物成分的变质；④炼制后的蜂蜜黏合力强，制成的丸粒崩解缓慢，作用持久，多用于慢性病；⑤蜜丸制备技术不当，则易吸潮、发霉变质。

水蜜丸系指饮片细粉以蜂蜜和水为黏合剂制成的丸剂。水蜜丸的特点：丸粒小，光滑圆整，易于吞服。以炼蜜用开水稀释后为黏合剂，同蜜丸相比，可节省蜂蜜，降低成本，并利于贮存。

二、蜂蜜的选择与炼制

1. 蜂蜜的选择　蜂蜜的品种较多，品质各异，蜂蜜质量的优劣，对蜜丸的质量有较大影响，所以我们应对蜂蜜进行选择，使制成的蜜丸柔软、丸粒光滑、滋润，且贮存期内不变质。从蜜源植物花的种类来看，一般以枣花蜜、荔枝花蜜、椴树花蜜、荆条花蜜为佳，以油菜花蜜、紫云英蜜、葵花蜜次之，以荞麦花蜜、桉树花蜜、乌桕花蜜更差，乌头花、曼陀罗花、雪上一枝蒿等花蜜有毒，切勿药用。

药用蜂蜜宜选用半透明、带光泽、浓稠的液体，呈白色至淡黄色或橘黄色至黄褐色，放久或遇冷渐有白色颗粒状结晶析出。气芳香，味极甜。25℃时的相对密度在1.349以上，还原糖不少于64.0%。用碘试液检查，应无淀粉、糊精。

知识链接

人造蜂蜜

　　果葡糖浆又称人造蜂蜜，是由蔗糖水解或淀粉酶解而成，在国外早已大量进入食品饮料中，是逐步取代蔗糖等的新糖源。由于生产的发展，对蜂蜜的需要量日增，同时由于蜂蜜质量的不稳定性，有报道用果葡糖浆代替蜂蜜生产蜜丸、糖浆剂、煎膏剂等。果葡糖浆与蜂蜜在外观指标、理化性质及所含主要成分果糖和葡萄糖的含量等均基本相似或略超过。药效学试验结果表明果葡糖浆与蜂蜜同样具有镇咳、通便、抗疲劳的作用。用果葡糖浆生产大小蜜丸的质量与应用蜂蜜基本相似。留样观察表明两者均无明显差异。用果葡糖浆制备蜜丸有利于保证中药制剂的质量，且能简化工艺，降低成本。

2. 蜂蜜的炼制

　　（1）蜂蜜炼制的目的　蜂蜜的炼制是指将蜂蜜加热熬炼至一定程度的操作。蜂蜜炼制目的：①除去杂质，如死蜂、蜡质等；②破坏酶，杀灭微生物；③适当除去部分水分以增强其黏合力；④促进部分糖的转化，增加稳定性。

　　（2）蜂蜜炼制方法与程度　取生蜜加适量清水煮沸，去除浮沫，用40～60筛滤过或用板框压滤机滤过，滤液继续炼至规定程度。小量生产时，将生蜜置锅中，加入适量的清水（蜜、水总量不能超过锅总容积的1/3，以防加热沸腾后，泡沫上升溢出锅外）加热至沸腾，过滤，除去浮沫及杂质，再置锅中继续加热熬炼，并不断用筛捞去浮沫。大量生产时用常压或减压蒸发器炼制。目前，多半药厂采用减压炼制，即将蜂蜜经稀释滤过除去杂质后引入减压罐炼制至需要程度。该法时间短，工效高，卫生条件好，蜜液澄明清亮、色橙红，气味芳香，含水量16%～18%，粘度适宜。减压炼制以沸点判断炼制程度有困难，可采用含水量结合相对密度方法控制，具有一定的实践意义。

　　炼蜜按炼制程度分为嫩蜜、中蜜和老蜜三种。①嫩蜜，将蜂蜜加热至105～115℃，含水量约20%，相对密度1.35左右，颜色稍变深，略有黏性，适用于含淀粉、黏液质、糖类、脂肪较多的药粉制丸；②中蜜（炼蜜），将嫩蜜继续加热，蜜温达116～118℃，含水量在12%～16%，相对密度为1.37左右，出现浅黄色带光泽翻腾的均匀细气泡（俗称"鱼眼泡"），用手捻搓有黏性，当两手指分开时无长白丝出现，适用于黏性适中的药粉制丸；③老蜜，将中蜜继续加热至119～122℃，含水量在10%以下，相对密度为1.40左右，颜色呈红棕色，表面翻腾着较大的红棕色气泡（俗称"牛眼泡"），手捻搓黏性甚强，当两手指分开时出现长白丝（俗称"打白丝"），滴入水中成珠状（滴水成珠），适用于黏性差的矿物、甲壳及纤维较多的药粉制丸。

三、蜜丸的制法

　　蜜丸一般用塑制法制备，水蜜丸也可用泛制法制备，与水丸相同。但起模时须用水，以免粘结。泛成型时先用浓度低的蜜水加大丸粒，因这时颗粒小，蜜水浓度高，易粘结，待逐步成型时用浓度稍高的蜜水，已成型后，再改用浓度低的蜜水撞光。其一般规律是：蜜水浓度低→高→低，这样交替应用使泛制的水蜜丸丸粒光滑圆整。

塑制法工艺流程为见图 15 - 5：

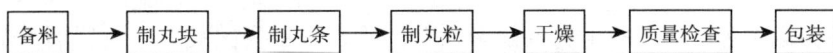

备料 → 制丸块 → 制丸条 → 制丸粒 → 干燥 → 质量检查 → 包装

图 15 - 5 塑制法工艺流程

（一）备料

1. 药物 药物按照处方要求将所需药材进行净选，炮制，称量配齐，根据药物性质采用适宜的灭菌法（如流通蒸汽灭菌法、微波灭菌法等）灭菌，然后干燥、粉碎、过筛（80 ~ 100 目），混匀备用；若含毒剧药或贵重细料药，则应将其单独粉碎，并用等量递增法混匀备用。

2. 蜂蜜 根据处方中药材的性质，将蜂蜜炼制成适宜程度备用。

3. 润滑剂 为了便于操作，防止药物与工具粘连，同时使丸粒表面光滑，在制丸过程中须使用适量的润滑剂。润滑剂的配制方法为：将 1000g 麻油加热至沸，然后加入黄蜡 200 ~ 300g 融合而成，搅匀，冷却后即得油膏状润滑剂。蜂蜡的用量随季节变化，温度、湿度不同而酌予增减，当温度高、湿度大时，配制润滑剂所用蜂蜡量宜稍高。

（二）制丸块

制丸块又称"和药"、"合药"，系将混合均匀的药粉与适宜的炼蜜混合成软硬适宜、可塑性较大丸块（软材）的操作。制丸块是塑制蜜丸的关键工序，直接影响丸粒的成型和在贮存中是否变形。优良的丸块应能随意塑形而不开裂，手搓捏而不粘手，不粘附器壁。

手工和药可在盆内进行，大量生产则采用捏合机和药，如图 15 - 6 所示。捏合机由金属槽和两组强力 s 形桨叶所构成，槽底呈半圆形，桨叶用不同转速以相反方向旋转，由于桨叶的分割揉捏及桨叶与槽壁间的研磨等作用而使药料均匀混合。操作时一般先加入一部分干燥药材细粉，然后加入炼蜜等液体赋形剂和其余药粉，使桨叶转动，反复捏合直至成为均一而容易从桨叶及槽壁剥落的丸块为度。

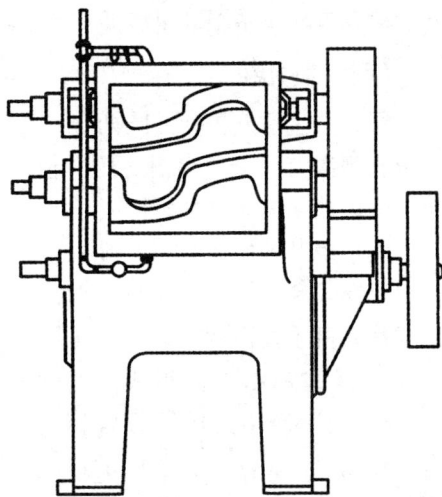

图 15 - 6 捏合机

影响丸块质量的因素有以下几个方面。

1. 炼蜜程度 根据处方中药物的性质、粉末的粗细、药粉存放时间与含水量以及当时的气温和湿度等决定炼蜜的程度。炼蜜过嫩，黏性不足，粉末黏合得不好，丸粒搓不光滑；炼蜜过老，丸块发硬，难以搓丸。

2. 下蜜温度 根据处方中药物的性质而定，一般处方用热蜜和药，如处方中含有大量的树脂、胶质、糖、油脂类药物，粘性较强且易熔化，加入热蜜则易烊化，使丸块粘软，不易成形，而冷后则又变硬，不利制丸，故以 60 ~ 80℃ 和药为宜；如处方中含有冰片，麝香等芳香挥发性药物，也应采用温蜜和药，以免温度过高造成挥发性成分散失。若处方中含有大量叶、茎、全草或矿物类药物，粉末黏性很小，则须用老蜜趁热加入。

3. 用蜜量 药粉与蜜的比例也是影响丸块质量的重要因素。一般比例为1:1～1:1.5，但也有过高或偏低的，主要取决于下列因素：①药物性质，黏性大的药物用嫩蜜量宜少，黏性小的药物用老蜜量宜多；②气候季节，夏季用蜜量较少，冬季用蜜量较多；③和药方法，手工和药用蜜量较多，机械和药用蜜量较少。

（三）制丸条

丸块制好后，放置一定时间，使蜜充分湿润药粉后即可搓丸条。丸条要求粗细均匀，表面光滑无裂缝，内部充实无空隙，以便分粒和搓圆。小量制备时一般采用搓条板搓丸条，搓条板由上下两块平板组成，制丸条时，按照每次制成丸粒的数目及每粒丸剂的规定重量，称取一定重量的丸块，置于搓条板的平板上，手持上板，二板对合前后搓动，施以适当的压力使丸块被搓成粗细均匀、长度一致、两端平整的丸条。

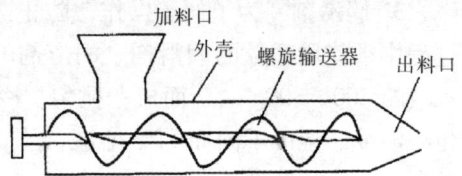

图15-7 螺旋式出条机

大量生产时用丸条机出条，丸条机有螺旋式和挤压式两种，常用的是螺旋式出条机，见图15-7。机器开动后，丸块由加料斗加入，轴上叶片的旋转将丸块挤入螺旋输送器中，丸条即由出口挤出。丸条的粗细可根据制丸的需要更换出条管的出口调节器来控制。

（四）制丸粒

制丸粒包括分粒和搓圆两步，手工制丸可用搓丸板，将粗细均匀的丸条横放在搓丸板底槽沟上，用有沟槽的压丸板，先轻轻前后搓动，逐渐加压，然后继续搓压，直至上下齿端相遇而将丸条切成小段，再搓成光园的丸粒为度。

大量生产采用轧丸机，轧丸机有双滚筒式和三滚筒式两种。双滚筒式轧丸机主要由两个表面有半圆形切丸槽的铜制滚筒组成，见图15-8。两滚筒切丸槽的刃口相吻合，转动时，两滚筒以不同的速度作相对旋转，即一滚筒作顺时针方向旋转，另一滚筒作逆时针方向旋转。转速一快一慢，每分钟转速之比约为90:70，转动时将丸条置于

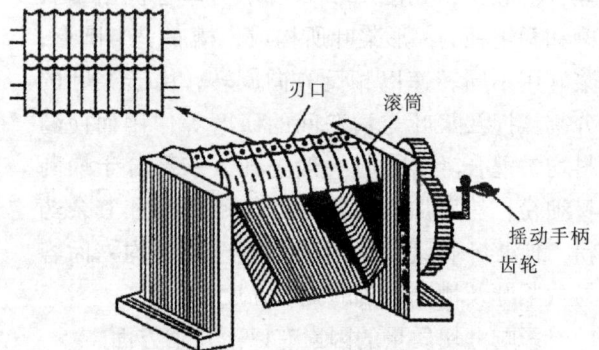

图15-8 双滚筒式轧丸机

两滚筒切丸槽的刃口上，在滚筒转动下，即可将丸条切断并搓圆，由滑板落于接收器内。三滚筒式轧丸机则是将三只有槽滚筒呈三角形排列，见图15-9。此机成型较好，但不适于生产质地较松软的丸剂。

目前，大生产已采用滚筒式制丸机、自动制丸机、光电自动制丸机等，制丸条、

分粒、搓圆自动完成。

（五）干燥

大蜜丸、小蜜丸除另有规定外，水分含量不得超过15%，用塑制法所制的蜜丸，由于所使用之蜜已加炼制，水分已控制在规定范围内（11%～15%），一般成丸后立即分装，不需进行干燥，以保持丸药的滋润性。

水蜜丸因将炼蜜加水稀释，所制成的丸粒含水量高，必须干燥，使含水量不超过12%，否则易发霉变质。一般采用烘干法，温度控制在60～80℃，如处方中含有芳香挥发性或遇热易分解的药物成分，温度应控制在60℃以下。采用微波干燥、远红外辐射干燥等，可达到干燥和灭菌双重效果。

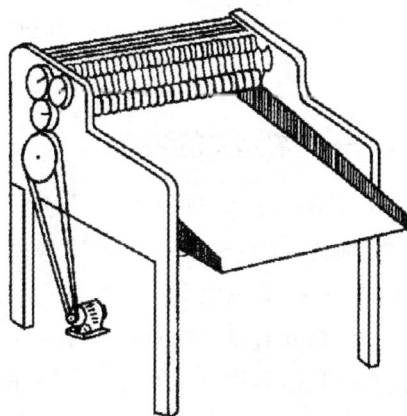

图15-9 三滚筒式轧丸机

四、举例

例1 乌鸡白凤丸

【处方】乌鸡（去毛、爪、肠）640g 鹿角胶128g 鳖甲（制）64g 牡蛎（煅）48g 桑螵蛸48g 人参128g 黄芪32g 当归144g 白芍128g 香附（醋制）128g 天冬64g 甘草32g 地黄256g 熟地黄256g 川芎64g 银柴胡26g 丹参128g 山药128g 芡实（炒）64g 鹿角霜48g

【制法】以上二十味，熟地黄、地黄、川芎、鹿角霜、银柴胡、芡实、山药、丹参八味粉碎成粗粉，其余乌鸡等十二味，分别酌予碎断，置罐中，另加黄酒1500g，加盖封闭，隔水炖至酒尽，取出，与上述粗粉混匀，低温干燥，再粉碎成细粉，过筛，混匀。每100g药粉加炼蜜30～40g和适量的水制丸，干燥，制成水蜜丸；或加炼蜜90～120g制成小蜜丸或大蜜丸，即得。

【性状】本品为黑褐色至黑色的水蜜丸、小蜜丸或大蜜丸；味甜、微苦。

【功能与主治】补气益血，调经止带。用于气血两虚．身体瘦弱，腰膝酸软，月经不调，崩漏带下。

【用法与用量】口服。水蜜丸一次6g，小蜜丸一次9g，大蜜丸一次1丸（9g），一日2次。

例2 六味地黄丸

【处方】熟地黄160g 酒萸肉80g 牡丹皮60g 山药80g 茯苓60g 泽泻60g

【制法】以上六味，粉碎成细粉，过筛，混匀。每100g粉末加炼蜜30～35g与适量的水，泛丸，干燥，制成水蜜丸，或加炼蜜80～110g制成小蜜丸或大蜜丸，即得。

【性状】本品为棕黑色水蜜丸，棕褐色至黑褐色的小蜜丸或大蜜丸；味甜而酸。

【功能与主治】滋阴补肾。用于肾阴亏损，头晕耳鸣，腰膝酸软，骨蒸潮热，盗汗遗精，消渴。

【用法与用量】口服，水蜜丸一次6g，，小蜜丸一次9g，大蜜丸一次一丸（9g），一日 2 次。

第四节　浓缩丸

一、浓缩丸的特点

浓缩丸又称药膏丸、浸膏丸，系指饮片或部分饮片提取的清膏或浸膏，与适宜的辅料或饮片细粉，以水、蜂蜜或蜂蜜和水为黏合剂制成的丸剂。浓缩丸根据黏合剂的不同，可分浓缩水丸、浓缩蜜丸和浓缩水蜜丸。

浓缩丸有以下特点：①浓缩丸具有体积小，有效成分含量高，剂量小，便于服用携带及贮运等优点，既符合中医用药特点，又适应机械化生产，并可节约辅料；②制备过程中对药材处理不当或制丸技术低劣，将会破坏部分药材的有效成分和影响溶散时间，从而降低疗效；③吸潮性较强，包装时必须注意密封防潮。

二、药料处理的原则

浓缩丸的药料应进行分析，根据药材的性质和疗效，决定哪些药材制膏，哪些药材磨粉，恰当的处理，使之既能缩小体积，又能增强疗效。一般量小而作用强烈的药物、细料药及含淀粉多，质地一般而易碎的饮片宜制粉，过 100 目筛作为起模和浸膏的吸收剂；体积大、质地坚硬、纤维性强或含糖分多不易粉碎的饮片宜制膏。

在制膏过程中，一般的饮片可采用煎煮法取其煎煮液浓缩；含挥发性成分的饮片应先提取挥发油或芳香水，药渣再与一般药材同煎，遇热易分解的饮片不宜直火加热煎煮，宜采用渗漉法提取。浓缩时的温度不宜太高，以减压浓缩或薄膜浓缩为佳。膏的稠度应视粉末的多少而定，一般以刚用完为好。

用泛制法制备浓缩丸时，需先制备浸膏粉，其质量直接影响成品的疗效。制粉的关键在于浸膏的干燥。常采用喷雾干燥法、减压干燥法，干燥的浸膏块色泽浅、质地松脆、易于粉碎、药味浓郁；若采用常压干燥，干燥的浸膏块色黑、质硬、极难粉碎、常有焦糊味。

三、浓缩丸的制法

制备浓缩丸可用泛制法也可用塑制法，其操作皆同水丸和蜜丸。

1. 泛制法　膏多粉少时，将稠浸膏加入剩余原药粉中，搅拌混合均匀，轧成片状或条状，低温减压干燥后，粉碎成细粉，再用水或不同浓度的乙醇为润湿剂泛制成丸。膏少粉多时，可取方中部分药物的煎出液或提取液浓缩成膏作黏合剂，与其他药物的细粉泛制成丸。也可将原药细粉用水起模后，再用煎出液或浓缩稠膏泛制成丸。在泛制中如发生粘结成块现象，可撒少许原药细粉，轻轻搓揉，使其分开，再续，泛制并筛选丸粒至符合要求为止。

2. 塑制法　取处方中部分药材煎出液或提取液浓缩成膏作黏合剂，蜜丸型须另加炼蜜，与另一部分药材细粉混合均匀，制成丸块，制丸条，分粒，搓圆，干燥。

3. 压制法　取处方中部分粉碎、部分提取成浸膏，以浸膏（加水调节适宜的相对密度约 1.06）为黏合剂，采用流化床喷雾制粒干燥后，用特制的球形冲头和冲模利用压片机压丸。

压制法成丸采用现代制剂技术，工艺简单，操作方便，工艺稳定，产品质量均一性好、丸重差异小，剂量准确，并可大大缩短丸药崩解时间，使药物吸收加快，提高疗效，同时在生产过程中减少粉尘飞扬，改善工作环境，降低了劳动强度，彻底避免了尾料的产生，使浓缩丸生产更符合 GMP 规范。

四、举例

例1 二至丸

【处方】女贞子（蒸）500g 墨旱莲 500g

【制法】以上二味，女贞子粉碎成细粉，墨旱莲加水煎煮两次，每次 1 小时，合并煎液，滤过，滤液浓缩至适量，加炼蜜 60g 及适量的水，与上述粉末泛丸，干燥，即得。

【性状】本品为黑褐色的水蜜丸，气微味甘而甜。

【功能与主治】补益肝肾，滋阴止血。用于肝肾阴虚，眩晕耳鸣，咽干鼻燥，腰膝酸痛，月经量多。

【用法与用量】口服，一次 9g，一日 2 次。

例2 安神补心丸

【处方】丹参 300g 五味子（蒸）150g 石菖蒲 100g 安神膏 560g

【制法】以上四味，丹参、五味子、石菖蒲 3 味粉碎成细粉，与安神膏混合制丸，干燥，打光或包糖衣，即得。

【性状】本品为棕褐色的浓缩水丸；或为包糖衣的浓缩水丸，除去糖衣后呈棕褐色；味涩、微酸。

【功能与主治】养心安神。用于心血不足，虚火内扰所致的心悸失眠，头晕耳鸣。

【用法与用量】口服，1 次 15 粒（2g），1 日 3 次。

分析：安神膏的制法是取合欢皮、菟丝子、墨旱莲各 3 份，女贞子（蒸）4 份，首乌藤 5 份，地黄 2 份，珍珠母，20 份，混合，加水煎煮 2 次，第一次 3 小时，第二次 1 小时，合并煎液，滤过，滤液浓缩至相对密度 1.21（80～85℃），即得。

第五节 滴 丸

一、滴丸的含义与特点

滴丸系指饮片经适宜的方法提取、纯化后与适宜的基质加热熔融混匀，滴入不相混溶的冷凝介质中制成的球状或类球状制剂。主要供口服，亦可外用（如眼、耳、鼻、直肠、阴道用滴丸）。

滴丸的主要特点是：①疗效迅速，滴丸剂采用固体分散技术，药物高度分散在基质中，当基质易溶时，药物生物利用度高，可成为高效、速效的制剂；②液体药物固体化，液体药物可制成固体滴丸，便于服用和运输，如满山红油滴丸及芸香油滴丸等；

③提高药物稳定性,因为主药分散度大且被大量基质所包围,挥发性药物或易氧化药物制成滴丸,能提高稳定性;④可选用缓释、肠溶基质材料,也可包衣,制成缓释或肠溶制剂;⑤设备简单、操作容易,工艺周期短,生产效率高,生产车间无粉尘,有利于劳动保护;⑥应用方便,给药途径广泛,可供内服、外用以及腔道及局部治疗用;⑦供滴丸使用的基质和冷却剂的品种较少,难以制成大丸(一般丸重都小于100mg),载药量少,服药剂量大。

二、滴丸基质的要求与选用

滴丸中除主药和附加剂以外的辅料称为基质,它与滴丸的形成、溶散时限、溶出度、稳定性、药物含量等有密切关系。基质的要求是:①具有良好的化学惰性,不与主药发生化学反应,不影响主药疗效及主药的检测;②对人体无害;③熔点较低,在60~100℃的温度下能溶化成液体,遇骤冷后又能凝固,常温下仍保持固体状态,并在加入一定量的药物后仍能保持上述性质。

滴丸基质分水溶性和非水溶性两类:①水溶性基质,常用的有聚乙二醇类(如PEG6000、PEG4000)、泊洛沙姆、硬脂酸钠、聚氧乙烯单硬脂酸酯(S-40)、甘油明胶等;②非水溶性基质,常用的有硬脂酸、单硬脂酸甘油酯、虫蜡、氢化植物油等。

滴制法成功的关键之一是选用合适的基质。尽可能选择与主药性质相似的物质作基质,实际生产中常将水溶性基质和非水溶性基质混合使用,以容纳更多的药物,还可调节溶散时限,国内常用PEG-6000加适量硬脂酸调整熔点,可得到较好的滴丸。

三、滴丸冷凝液的要求与选用

用于冷却液滴,使之冷凝成固体丸粒的液体称为冷凝液。冷凝液也分两类:①水性冷凝液,常用的有水或不同浓度的乙醇等,适用于非水溶性基质的滴丸;②油性冷凝液,常用的有液状石蜡、二甲硅油、植物油、汽油或它们的混合物等,适用于水溶性基质的滴丸。

可根据主药和基质的性质选用冷凝液,选择的条件是:①冷凝液安全无害;②与主药和基质不相混溶,不起化学反应;③有适宜的相对密度和黏度(略高或略低于滴丸的相对密度),使滴丸(液滴)在冷凝液中缓缓下沉或上浮,有足够时间进行冷凝,保证成型完好;④有适宜的表面张力,使液滴在滴制过程中能顺利形成滴丸。

四、滴丸的制法与设备

滴丸采用滴丸机以滴制法制备,其工艺流程见图15-10。

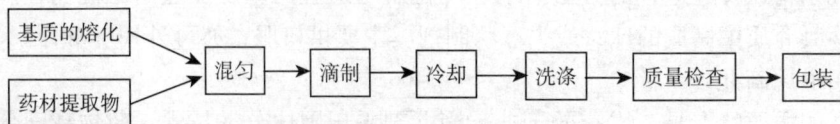

图15-10 滴制法制备

将主药溶解、混悬或乳化在适宜的已熔融的基质中,配成药液,加热并保温在

80～90℃，通过一定大小管径的滴头恒速滴入适宜的冷却剂中，凝固形成的丸粒徐徐沉于器底或浮于冷却剂表面，取出，洗去冷凝液，干燥即得滴丸。根据药物的性质与使用、贮藏的要求，在滴制成丸后亦可包糖衣或薄膜衣。

工业生产滴丸的设备主要是用滴丸机。滴丸机主要部件有：滴管系统（滴头和定量控制器）、恒温系统（带加热恒温装置的贮液槽）、冷凝系统（冷凝柱）及收集系统（滴丸收集器）等。型号规格多样，按滴制方式有上浮式、下沉式，按滴头多少有单滴头、双滴头和多滴头等，可根据情况选用。滴制法装置示意图见图15－11。

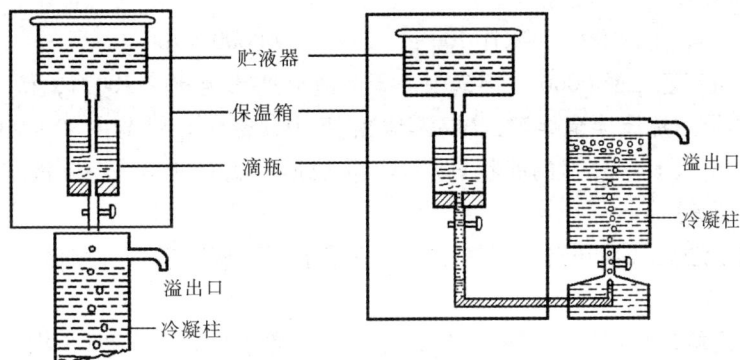

图15－11 滴制法装置示意图

五、滴丸的质量控制

在滴制过程中应注意控制丸重及圆整度，避免空洞、叠丸及拖尾现象。

1. 丸重 丸重与滴管的口径和药液的表面张力有关。在药液的温度和滴速不变的情况下，滴管口的半径是决定丸重的主要因素，可根据下式估计：理论丸重 $= 2\pi r\sigma$，其中 r 是滴管口半径、σ 是药液的表面张力。但在实际生产中，会因为某些工艺参数的不确定或不稳定造成丸重不一致。影响丸重的因素主要有以下几类：①滴制温度，温度升高时，料液的表面张力变小，丸重变轻，温度降低时，料液的表面张力变大，丸重增加；②滴速，液滴从滴管口滴下时只有大约60%的理论丸重分离出来，滴管口的残液约占理论丸重的40%，滴速加快，滴管口的残液量减少，丸重增加，反之则变轻；③静压力，储液筒内料液量的变化导致滴管口的静压改变，筒内料液液面距滴管口的距离越长，料液对滴管口的压力越大，滴速加快，丸重增加，随着料液的滴出，液压逐渐减少，丸重变小，滴速减慢；④滴制距离，滴管口与冷却剂液面的距离过大，下落距离越长，动能越大，液滴跌散使滴丸变小，有的滴丸改为滴出管口浸入冷凝液中滴制，可增加丸重，如芸香油滴丸。

2. 圆整度 圆整度液滴在冷凝液中由于界面张力的作用，使两液间的界面缩小，因而一般滴丸呈球形。滴制过程中常出现空洞、叠丸以及滴丸拖尾现象，影响圆整度，液滴的大小对圆整度也有影响，小丸的成形圆整度比大丸好，小丸在70mg左右圆整度优于大丸。

空洞主要是由于在熔料或冷却的环节中引入了空气又未排出所致。前一种情况，可在滴制前脱气即可避免；后一种情况，升高冷却剂上部温度，采用梯度冷却，给予足够的时间让气泡在液滴凝固之前分离出来。

叠丸是指滴丸在冷却过程中，液滴相互粘连、重叠、甚至合并的现象。主要是由于滴速太快、滴丸下沉速度太快或液滴大小不均匀所致。

滴丸拖尾是液滴收缩不充分造成的滴丸球体不圆，甚至有尖锐突起的现象。主要是由于液滴在空气中下落的时间不够、料液的黏度太大、保温温度太低或滴管口堵塞造成。

六、举例

例 苏冰滴丸

【处方】苏合香酯 100 g　冰片 200 g　聚乙二醇 6000　700 g

【制法】将聚乙二醇 6000 置铝锅中，于油浴上加热至 90～100℃，待全部熔融后，加入苏合香酯及冰片搅拌至熔解，转移至贮液瓶中，密闭并保温在 80～90℃，调节滴液定量阀门，滴入 10～15℃的液状石蜡中，将成形的滴丸沥尽并擦除液状石蜡，置石灰缸内干燥，即得。

【功能与主治】芳香开窍，理气止痛。适用于冠心病胸闷，心绞痛，心肌梗死等，能迅速缓解症状。

【用法与用量】口服，常用量一次 2～4 粒（每粒 50 mg），一日 3 次，发病时含服或吞服。

第六节　其他丸剂

一、微丸

（一）微丸的含义与特点

微丸又称小丸，系指药物与适宜的辅料均匀混合，选用适宜的黏合剂或润湿剂，以适当方法制成的球状或类球状的固体制剂。微丸粒径在 0.5～3.5mm，可直接分装应用，或根据需要制成速释、缓释或控释微丸，填充于硬胶囊中使用，主要供口服。中药制剂中早就有微丸制剂，如"六神丸"、"喉症丸"、"牛黄消炎丸"等制剂均具有微丸的基本特征。随着对微丸工艺和专用设备的研究，微丸在缓释、控释制剂方面的运用越来越多，如"新康泰克"等都是将微丸装入胶囊开发成的新制剂，一些普通制剂如"伤风感冒胶囊"等也开始采用微丸制剂技术。微丸按释药速度不同主要分为速释微丸和缓控释微丸，根据微丸剂组成不同分为骨架微丸、膜控微丸和采用骨架技术与膜控技术相结合制备而成的微丸。

微丸剂的特点有：①外形美观，流动性好；②含药量大，服用剂量小；③释药稳定、可靠、均匀；④比表面积大，溶出快，生物利用度高；⑤利于制备缓控释制剂与速释制剂，也利于复方制剂制备。

（二）微丸剂的制备

中药制剂中很早就有微丸制剂，早期的制备工艺主要是手工泛丸，存在工作强度大、效率低等缺点。随着科学技术的发展，制剂设备得到迅猛发展，目前国内制备微丸剂的方法主要有包衣锅法、挤出－滚圆法、离心造粒法和一步制粒法等。

1. 滚动成丸法 此法是较传统的制备微丸方法，常用泛丸锅。将药材与辅料细粉混合均匀后，加入黏合剂制成软材，制粒，放于泛丸锅中滚制成微丸。为了改善微丸的圆整性，可采用"丸模法"即以蔗糖或淀粉细粒为"丸模"（空白丸心），以水为黏合剂，加入药物与辅料滚制含药丸心，干燥后再重复进行此操作至大小合适的微丸，再包上薄膜衣。

2. 一步制粒法（流化床法、沸腾制粒法） 将药材与辅料细粉置于流化床中，鼓入气流，使二者混合均匀，再喷入黏合剂，使之成为颗粒，当颗粒大小满足要求时停止喷雾，所得颗粒可直接在沸腾床内干燥。对颗粒的包敷是制微丸的关键，包敷是指对经过筛选的颗粒进行包衣（包粉末）形成微丸产品的过程。在整个过程中，微丸始终处于流化状态，可有效防止微丸在制备过程中发生粘连，所得微丸大小均匀、圆整、粒度分布窄、无粘连，微丸衣层厚薄均匀。

3. 挤压－滚圆成丸法 将药物与辅料细粉加入黏合剂混合均匀，制成可塑性湿物料，放入挤压机械中挤压成高密度条状物，再在滚圆机中打碎成颗粒，并逐渐滚制成大小均匀的圆球形微丸。该法优点是制粒效率高、颗粒分布带窄、圆整度高、颗粒表面光滑、生产效率高、劳动强度小以及能适合工业生产需要等。但是药物释放比较缓慢，特别是对于水难溶性药物。

4. 离心造粒法 此法是利用改进的包衣设备进行微丸生产的方法。该法优点是具有干燥速度快、操作时间短、密闭操作、无粉尘飞扬、交叉污染小等优点。采用离心造粒法制得的微丸崩解、圆整度和流动性好，粒度分布更集中，且微丸硬度大、脆碎度小、密度大，成分的量均匀。

5. 其他方法 微丸剂的制备还有喷雾干燥制粒法、液中制粒法、振动喷嘴装置法、熔融制粒法、微囊包囊技术制微丸等。

（三）处方举例

例 葛根芩连微丸

【处方】葛根1000g 黄芩375g 黄连375g 炙甘草250g

【制法】以上四味，取黄芩、黄连，分别用50%乙醇作溶剂，浸渍24小时后进行渗漉，收集漉液，回收乙醇，并适当浓缩；葛根加水先煎30分钟，再加入黄芩、黄连药渣及炙甘草，继续煎煮二次，每次1.5小时，合并煎液，滤过，滤液浓缩至适量，加入上述浓缩液，继续浓缩成稠膏，减压低温干燥，粉碎成最细粉，以乙醇为润湿剂，泛丸，制成300g，过筛，于60℃以下干燥，即得。

【性状】本品为深棕褐色至黑色的浓缩水丸；气微，味苦。

【功能与主治】解肌透表，清热解毒，利湿止泻。用于湿热蕴结所致的泄泻腹痛、便黄而黏、肛门灼热；风热感冒所致的发热恶风、头痛身痛。

【用法与用量】口服。一次3g，小儿一次1g，一日3次；或遵医嘱。

【分析】①本制剂为微丸，药粉为药材提取浓缩后减压低温干燥得到，具有较强黏性，因此如用泛制法制微丸，应以较高浓度乙醇为润湿剂，并快速制丸。如条件许可，亦可用挤压－滚圆成丸法制备；②处方中黄芩含黄芩苷、黄芩素，黄连含生物碱等有效成分，用50%乙醇提取，再用水煎煮，可保证有效成分提取完全。葛根主要含黄酮类化合物，水煎液具有明显的解热、抗菌消炎作用。本方制成微丸，有利于药物吸收，发挥药效。

二、糊丸

糊丸系指饮片细粉以米粉、米糊或面糊等为黏合剂制成的丸剂。糊丸的特点是：①干燥后质地坚硬，溶散迟缓，可延长药效，减少药物对胃肠道的刺激，适用于含毒剧药或刺激性药物以及需延缓药效的处方；②若糊的种类选用不当，制备技术低劣，成品往往崩解度不合格或产生霉败现象。

（一）糊的种类与制法

1. 糊的种类 ①按糊粉来源，分为米粉、糯米粉、面粉、神曲粉等，其中以黏性较强的糯米糊最常用；②按糊的制品，分为稀糊、稠糊、饼糊、神曲糊、酒糊、醋糊、药汁糊等。

2. 制糊的方法 一般有调糊法、煮糊法、蒸糊法三种。

（1）调糊法 取细糊粉置锅内，加少量温水，调匀后直接用沸水冲至半透明糊状即可。一般糊丸中糊粉用量为药料的30%以下者宜采用此法。

（2）煮糊法 取细糊粉加适量冷水（约50%）混合均匀制成块状，置沸水中煮成均匀半透明状，捞出稍凉，揉成泥状，即可使用。此法制得的糊黏性比调糊法强而体积小。糊丸中用糊粉量为药料量的40%左右时宜用此法制糊。

（3）蒸糊法 取细糊粉加适量冷水（约30%）混合均匀制成团块，蒸熟后使用。蒸糊黏性最强，体积小。糊丸中用糊粉量为药料量的50%以上时需采用此法制糊。

（二）糊丸的制备

糊丸的制备有塑制法和泛制法两种。

1. 塑制法 制备方法与蜜丸塑制法相似。制备时先将糊制好，稍凉即倾入混合均匀的药料细粉中，充分搅拌，揉搓均匀，制成软硬适宜的丸块，然后制丸。操作时应注意以下几点：①保湿，糊丸的丸块极易变硬，不利操作，故在制备过程中多用湿布覆盖丸块或加适量温沸水揉搓，以保持丸块润软，制丸时间尽量缩短；②控制糊粉量及糊的稀稠度，若量多糊稠，则制成的糊丸干燥后质坚硬，服后难以崩解消化；如量多糊稀，则服后迅速崩解吸收，达不到"迟化"的目的。制备时应根据处方药物的性质和医疗要求来确定药粉与糊粉的比例，药粉与糊粉的比例一般以3∶1较为适宜，将多余糊粉炒熟后加入药粉中制丸。

2. 泛制法 将药粉用调糊法所制的稀糊为黏合剂泛丸。操作时须注意以下几点：①糊粉用量，只需药粉总量的5%～10%冲糊，多余的糊粉炒熟后拌入药粉中泛丸；②用水起模，由于糊的黏性大，起模时必须用水，在加大过程中逐渐将糊泛入；③调糊应均匀，糊中的块状物必须滤过除去，加入药粉后须经常将块状物搓散，以免黏结。

糊丸制成后，不宜立即用高温烘烤或曝晒，否则会使丸粒表面干燥、内部稀软，从而导致开裂。一般应置阴凉通风处阴干或低温烘干。

（三）糊丸制备举例

例 小金丸

【处方】人工麝香30g 木鳖子（去壳去油）150g 制草乌150g 枫香脂15 g 乳

香（制）75g 没药（制）75g 五灵脂（醋炒）150g 酒当归75g 地龙150g 香墨210g

【制法】以上十味，除人工麝香外，其余木鳖子等九味粉碎成细粉。将人工麝香研细，与上述粉末配研，过筛。每100g粉末加淀粉25g，混匀，另用淀粉5g制稀糊，泛丸，低温干燥，即得。

【选择】本品为黑褐色的糊丸；气香，味微苦。

【功能与主治】散结消肿，化瘀止痛。用于痰气凝滞所致的瘰疬、瘿瘤、乳岩、乳癖，症见肌肤或肌肤下肿块一处或数处，推之能动，或骨及骨关节肿大、皮色不变、肿硬作痛。

【用法与用量】打碎后口服，一次1.2~3g，一日2次；小儿酌减。

三、蜡丸

蜡丸系指饮片细粉以蜂蜡为黏合剂制成的丸剂。蜡丸的特点是：①蜡丸在体内不溶散，缓缓释放药物，延长药效；②可通过调节蜂蜡含量，发挥肠溶效果；③含毒性或刺激性强的药物，制成蜡丸后可减轻毒性及刺激性。因此，凡丸剂处方中含有毒剧药或刺激性较强的药物，以及需要延效或在肠内发挥定位作用的药物，皆可制成蜡丸。

（一）蜂蜡的要求和精制

蜂蜡，又称黄蜡，呈浅黄色块状，断面有颗粒状突起，微香，嚼乏细腻粘牙而无味，熔点为62~67℃，相对密度为0.965~0.969，虫白蜡（又称川蜡）及石蜡皆不能用。市售蜂蜡中含杂质较多，入药前应精制。

1. 漂蜡 将蜂蜡加热熔化稍静置，呈细流慢加快搅倒入大量的冷水中，蜡即被掸成疏松的蜡花，捞起风干。如此反复1~2次，即得白色、松脆、纯净的蜡花，这是蜂蜡传统的精制方法，所得的成品色泽好，易粉碎，但效率低、产量低。

2. 煮蜡 将蜂蜡加适量水加热熔化，搅拌使杂质下沉，静置，冷后取出上层蜡块，刮去底面杂质。如此反复几次，即可。此法产量高，但成品质量较漂蜡差。

（二）蜡丸的制备

蜡丸一般采用塑制法制备，其具体操作如下：将精制的蜂蜡，加热熔化，凉至60~70℃左右，待蜡液开始凝固时，加入药粉，迅速搅拌至混合均匀，趁热制丸条，分粒，搓圆成形。在制备过程中需注意以下问题：①控制温度，温度过高，蜡液与药粉分层无法混匀，温度过低，无法混匀制丸块，整个制丸过程的温度必须保持在60℃左右；②控制蜂蜡的用量，蜡丸含蜡量的高低直接影响崩解度和疗效，应根据药物性质和医疗要求而定，一般植物性药材多，药粉黏性小，用蜡量宜偏高，通常情况药粉与蜂蜡的比例为1:0.5~1。

（三）蜡丸制备举例

例 妇科痛经丸

【处方】巴豆（制）80g 干漆（炭）160g 醋香附200g 红花225g 大黄（醋炙）160g 沉香163g 木香225g 醋莪术163g 醋三棱163g 郁金163g 黄芩163g 艾叶（炭）75g 醋鳖甲163g 硇砂（醋制）100g 醋山甲163g

【制法】以上十五味，除巴豆外，其余醋香附等十四味粉碎成细粉，过筛，与巴豆细粉混匀。每100g粉末加黄蜡100g泛丸。每500g蜡丸用朱砂粉7.8g包衣，打光，即得。

【性状】本品为朱红色的蜡丸，除去包衣后显黑褐色；气微，味微咸。

【功能与主治】破瘀通经，软坚散结。用于气血瘀滞所致的闭经、痛经、癥瘕，症见经水日久不行、小腹疼痛、拒按、腹有癥块、胸闷、喜叹息。

【用法与用量】每早空腹，小米汤或黄酒送服。一次3g，一日1次。

第七节 丸剂的包衣

在丸剂的表面上包裹一层物质，使之与外界隔绝的操作称为包衣或上衣，包衣后的丸剂称为包衣丸剂。

一、丸剂包衣的目的

1. 增加药物的稳定性 丸剂包衣后，药物与外界隔绝，可防止药物氧化、水解、挥发、吸潮及虫蛀等现象。

2. 减少药物的刺激性 丸剂中某些药物有特殊的臭味，有些药物对黏膜有强烈的刺激作用，包衣后可掩盖不良臭味，减少刺激性，便于服用。

3. 控制药物的释放 根据临床需要，可以将处方中一部分药物作为包衣材料包于丸剂的表面，首先发挥药效；通过应用不同的包衣材料可控制丸剂在胃液或在肠液中崩解，达到用药目的。

4. 改变外观，便于识别 用不同颜色的包衣材料包衣可使丸剂表面光滑，色泽美观，便于鉴别，以免误服。

二、丸剂包衣的种类

丸剂包衣的种类甚多，主要归纳为以下几类。

（一）药物衣

包衣材料是丸剂处方的组成部分，有明显的药理作用，用以包衣既可首先发挥药效，又可保护丸粒、增加美观。中药丸剂包衣多属此类。常见的有：

（1）朱砂衣 朱砂有镇静安神的作用，凡养心、安神、镇静类丸剂皆可用此包衣。朱砂细粉的用量一般为干丸重量的5%～17%，如朱砂安神丸、天王补心丸等。

（2）黄柏衣 黄柏有清热燥湿的作用，可用于利湿、渗水、清下焦湿热的丸剂包衣。黄柏粉的用量为干丸重量的5%～10%，如四妙丸。

（3）雄黄衣 雄黄有燥湿、杀虫、解毒、镇惊的作用，可用于清热解毒、清肠止痢类丸剂的包衣。雄黄细粉的用量为干丸重量的6%～7%，如化虫丸。

（4）青黛衣 青黛有清热解毒、先行吸收的作用，可用于清热解毒类丸剂的包衣。青黛粉的用量为干丸重量的4%，如千金止带丸、当归龙荟丸。

（5）百草霜衣 百草霜有清热作用，可用于清热解毒类丸剂的包衣。百草霜粉的用量为干丸重量的5%～20%，如六神丸、牛黄消炎丸等。

（6）其他　此外尚有消食健脾的红曲衣，降气止逆、平肝止血的赭石衣，降气行滞祛痰的礞石衣，重镇安神的金箔衣等。也有将甘草纤维烧成炭粉为衣料，可得乌黑光亮的成品。

（二）保护衣

通常选取处方外不具明显药理作用，且性质稳定的物质作为包衣材料，使主药与外界隔绝而起保护作用。这一类主要有糖衣、有色糖衣、滑石衣、有色滑石衣、薄膜衣、明胶衣、树脂衣等。

（三）肠溶衣

选用适宜的材料将丸剂包衣后使之在胃液中不溶散而在肠液中溶散。丸剂肠溶衣主要材料如虫胶衣、邻苯二甲酸醋酸纤维素（CAP）衣等。

三、丸剂包衣的方法

（一）包衣原材料的准备

1. 包衣材料　包衣前应先将包衣材料研成极细粉（过 120～140 目筛），以使包衣材料均匀裹在丸剂表面，形成一层致密的保护层，使丸面光滑。

2. "素丸"要求　待包衣的丸粒俗称"素丸"。丸粒包衣过程中需长时间撞动摩擦，故"素丸"中除蜜丸外应充分干燥，使之有一定的硬度，以免包衣时碎裂变形，或在干燥时衣层发生皱缩或脱壳。

3. 黏合剂　蜜丸当其表面呈润湿状态时具有一定的黏性，撒布包衣药粉经撞动滚转即能黏着于丸粒表面。其他"素丸"包衣时尚需用适宜的黏合剂，使丸粒表面均匀润湿后方能粘着衣粉。常用的黏合剂如 10%～20% 的阿拉伯胶浆或桃胶浆、10%～12% 的糯米粉糊、单糖浆及混合浆等。

（二）包衣方法

1. 药物衣　以朱砂衣为例简述如下。

（1）蜜丸包朱砂衣　将蜜丸置于适宜的容器中，往复摇动，分次加入朱砂极细粉使均匀撒布于丸粒表面，利用蜜丸表面的滋润性将朱砂极细粉黏着而成衣，经过撞击滚动使包衣粉料紧贴于丸粒表面。操作时应注意：①旋转的时间过长，撞击过甚，将会使部分包衣粉料嵌入丸的里层，致使表面色泽不匀；②朱砂的用量不宜过多，以免不易全部黏着在丸面上，而且容易脱落。若朱砂在处方中的含量超过包衣用量时，应将多余部分与其他组分掺合在丸块中。

（2）水丸包朱砂衣　包衣时将干燥丸剂置包衣锅中，加黏合剂适量进行转动、摇摆、撞击等操作，当丸粒表面均匀润湿后，缓缓撒入朱砂极细粉。如此反复操作 5～6次，至将全部丸粒包严，规定量的朱砂包完。取出丸剂低温干燥（一般风干即可）。再放入包衣锅或溜袋（约长 3m，宽 30～40cm 的布袋）内，并加入适量虫蜡粉，转动包衣锅或牵拉溜袋，让丸粒互相撞击摩擦，使丸粒表面光亮，即可取出分装。

2. 糖衣、薄膜衣、肠溶衣　其包衣方法与片剂相同，详见第十四章第四节片剂的包衣。

第八节　丸剂可能出现的问题及解决办法

一、丸剂染菌途径与防菌灭菌措施

（一）丸剂染菌途径

1. 原药材带菌　原料药材不论来自植物、动物或矿物，都带有大量杂菌、活螨、虫卵和泥沙，且在采集、运输、贮存过程中从空气及包装材料上又污染了许多微生物。

2. 贮存过程中微生物增殖　绝大部分原料药材含有淀粉、糖类、蛋白质等营养成分，当温度和湿度适宜时，微生物必然生长繁殖，尤其是某些易霉坏药材。

3. 原粉投抖　由于原料药材大量带菌，原粉投料未经处理或处理不彻底，微生物即带入丸中。

4. 制备过程染菌　即使是原料经过彻底灭菌，制丸时若不严格遵守操作规程，生产过程中又可从辅料、制药设备工具、操作人员及车间环境等方面再污染。

5. 包装染菌　若包装材料不洁净，包装不严密，未经包装的成品暴露于空气中过久等也会有染菌可能。因此，必须根据染菌途径采取综合措施，使丸剂达到卫生标准。

（二）丸剂的防菌、灭菌措施

1. 加强原药材的前处理　加强原药材前处理是丸剂防菌的关键，必须按药材性质分类进行处理，既达到灭菌的目的，又避免药材成分的损失。

（1）含耐热成分的原药材灭菌法　①综合处理法，一般药材可采用抢水洗（即水多药少短时泡洗），经流通蒸汽灭菌，再进行高温迅速干燥的综合处理措施。水洗可除去大量泥沙、附着在表面的微生物及虫卵。但水洗的时间不宜过长，干燥温度宜80℃或80℃以上，干燥后的药材应立即粉碎成细粉，净料入库贮存不宜超过 1 周。②炮制法灭菌，药材的许多炮制法如砂烫、蒸制等，既达到炮制的目的，又可除去或杀死部分或全部微生物和虫卵。③干热灭菌法，含菌量较高的非芳香挥发性的原药粉，可采用100℃干热灭菌法处理。④热压灭菌法，含菌量较高的非芳香挥发性的原药粉，亦可采用热压灭菌法处理，压力 98.07kPa，温度 121.5℃，时间 30 分钟，再干燥 10 分钟，经此法灭菌的原药粉制丸，一般能达到《药品卫生标准》。

（2）含热敏性成分的原药材灭菌法　①乙醇喷洒（润湿）灭菌法，具有挥发性的药材细粉，如麝香、天然牛黄等，可用80%～85%的乙醇喷洒（或润湿），再密封放置 24 小时，即能达到灭菌的目的。②环氧乙烷灭菌法。③远红外线干燥灭菌法。④放射灭菌法，如用^{60}Co-γ射线灭菌法。

2. 控制丸剂生产过程中的污染　药材经适当方法处理后，含菌数可大量减少，如在此基础上，严格控制丸剂生产过程中每道工序的污染，则能提高成品的质量。

（1）防止药材粉碎时污菌　粉碎设备应清洗干净，采用 75% 乙醇抹擦，盛装药粉的容器应消毒灭菌后使用。药粉最好当天粉碎当天使用，存放时间不宜超过 2 日。配料前应检查药粉含菌数，若含菌数过高，可根据药粉性质采用适宜的灭菌法，如干热灭菌法、热压灭菌法、乙醇喷洒（润湿）法等，灭菌后转入下道工序。

（2）热蜜合坨 蜜丸合坨设备由槽形混合机加金属夹层套改装而成。将生蜜炼至105℃，趁热加入夹层搅拌机中，再投入药粉，加盖，搅拌均匀，搅拌过程中夹层通蒸气，当药坨温度升至100～105℃时，开始保温，每10分钟搅拌1次，30分钟后出坨。

（3）辅料灭菌 制丸用的辅料如水、药汁、蜂蜜等，除其他质量应符合规定外，还应经灭菌处理后方可使用。

（4）车间净化与无菌操作：进入车间的空气应净化 从药粉配料到成品包装的全过程中，应采用避菌操作，尽量避免染菌。

3. 丸剂成品灭菌 可采用密闭丸药恒温灭菌法（大蜜丸）、远红外干燥灭菌法、$^{60}Co-\gamma$射线灭菌法（包装后成品）等。

4. 包装材料灭菌 凡接触丸药的内包装材料必须经灭菌处理，严密包装，防止污染和吸潮。

二、克服丸剂溶散超时限的措施

《中国药典》对各类丸剂的溶散时间及其测定方法都有明确规定，浓缩丸、水丸及水蜜丸等易出现溶散超时限问题，常见原因及克服措施如下。

1. 药材成分的性质

（1）黏性成分 处方中药材含有较多黏性成分者如黏液质、树胶等，在润湿剂的诱发和泛丸时的滚压下，药物间黏性逐渐增大，若干燥时温度又高，则形成胶壳样屏障，阻碍水分进入丸内，延长溶散时间。如熟地、大枣、菟丝子、白及、牵牛子、黄柏及桑枝等。

（2）疏水性成分 处方中药材含有较多疏水性成分的药材如树脂类、油脂类等，也阻碍水分进入丸内，延长溶散时间。可加适量崩解剂克服，缩短溶散时间。

2. 药粉的粒径 粉末的粗细可以影响丸粒中形成毛细管的数量和孔径，过细的粉末在成型时粉粒相互紧密堆集，过多的细粉镶嵌于颗粒间的孔隙中。因此，泛丸用药粉不宜过细，一般过五号筛或六号筛即可。

3. 泛制的时程 以泛制法制备的水丸、水蜜丸、浓缩丸，在加大与盖面操作中，若滚动时间过长，丸粒过分结实，则溶散时间延长。因此，在生产中只要不产生大量小丸，尽可能增加每次的加粉量，缩短滚动时间，加速丸剂溶散。

4. 丸剂的含水量 丸剂含水量降低则溶散时间延长。这是由于丸剂含水量过低易使结构致密，质地坚硬，以致水分不易透入，溶散时间延长。但是，含水量过高的丸剂在贮藏时易霉坏变质。药典对各类丸剂含水量都有规定，因此，含水量时应在药典规定范围内略再稍低些即可，不宜过低。

5. 丸剂的干燥方法 水丸、水蜜丸、浓缩丸在成型后均含有50%左右水分，必须即时干燥。应选择适宜的干燥的方法、干燥温度及干燥速度，否则影响丸剂的溶散时间。

6. 丸剂的赋形剂

（1）黏合剂 丸剂中黏合剂黏性越大，用量越多，丸粒越难溶散。难溶性的丸剂可用10%～25%乙醇起模泛丸能使溶散时间缩短。

（2）崩解剂 也可在较难溶散的丸剂中加人适量崩解剂，可加速溶散，如1%～5%低取代羟丙纤维素、羧甲基淀粉钠、淀粉及吐温-80等。

第九节　丸剂的质量检查、包装与贮藏

一、丸剂的质量检查

（一）外观检查

丸剂外观应圆整均匀，色泽一致，大蜜丸和小蜜丸应细腻滋润，软硬适中，蜡丸表面应光滑无裂纹，丸内不得有蜡点和颗粒。

（二）水分

取供试品按照《中国药典》2010 年版一部附录Ⅸ H 水分测定法项下的烘干法或甲苯法测定，除另有规定外，大蜜丸、小蜜丸、浓缩蜜丸中所含水分不得超过 15.0%，水蜜丸、浓缩水蜜丸不得超过 12.0%，水丸、糊丸或浓缩水丸不得超过 9.0%，微丸按其所属类型的规定判断。蜡丸不检查水分。

（三）重量差异

按丸服用的丸剂，按照《中国药典》2010 年版一部附录第一法检查，按重量服用的丸剂，按照《中国药典》附录第二法检查。

第一法　以一次服用量最高丸数为 1 份（丸重 1.5g 以上的丸剂以 1 丸为 1 份），取供试品 10 份，分别称定重量，再与标示总量（一次服用最高丸数 × 每丸标示量）或标示重量相比较，应符合表 15 – 1 规定，超出重量差异限度不得多于 2 份，并不得有 1 份超出重量差异限度一倍。

表 15 – 1　按丸服用的丸剂重量差异限度

标示总量	重量差异限度
0.05g 或 0.05g 以下	±12%
0.05g 以上至 0.1g	±11%
0.1g 以上至 0.3g	±10%
0.3g 以上至 1.5g	±9%
1.5g 以上至 3g	±8%
3g 以上至 6g	±7%
6g 以上至 9g	±6%
9g 以上	±5%

第二法　取供试品 10 丸为 1 份，共取 10 份，分别称定重量，并求得平均重量，每份重量与平均重量相比较（有标示量的与标示量比较），应符合表 15 – 2 规定，超出重量差异限度的应不得多于 2 份，并不得有 1 份超出重量差异限度一倍。

包糖衣的丸剂应在包衣前检查丸芯的重量差异，符合表 15 – 2 规定后，方可包糖衣。包糖衣后不再检查重量差异。

表 15－2　按重量服用的丸剂重量差异限度

每分的平均重量	重量差异限度
0.05g 或 0.05g 以下	±12%
0.05g 以上至 0.1g	±11%
0.1g 以上至 0.3g	±10%
0.3g 以上至 1g	±8%
1g 以上至 2g	±7%
2g 以上	±6%

（四）装量差异

按一次（或一日）服用剂量分装的丸剂应作装量差异检查，其装量差异限度不得超出表 15－3 规定。检查法：取供试品 10 袋（或瓶），分别称定每袋（或瓶）内容物的重量后，每袋（或瓶）装量与标示装量相比较，应符合表 15－3 规定，超出装量差异限度的应不得多于 2 袋（或瓶）；并不得有 1 袋（或瓶）超出装量差异限度一倍。多剂量分装的丸剂照最低装量检查法检查，应符合规定。

表 15－3　单剂量分装丸剂的装量差异限度

标示装量	装量差异限度
0.5g 或 0.5g 以下	±12%
0.5g 以上至 1g	±11%
1g 以上至 2g	±10%
2g 以上至 3g	±8%
3g 以上至 6g	±6%
6g 以上至 9g	±5%
9g 以上	±4%

（五）装量

装量以重量标示的多剂量包装丸剂，照最低装量检查法检查，应符合规定。

（六）溶散时限

除另有规定外，取供试品 6 丸，照《中国药典》2010 年版一部崩解时限检查法片剂项下方法，选择适当孔径筛网的吊篮，加挡板检查，水蜜丸、小蜜丸，水丸，应在 1 小时内全部溶散；浓缩丸、糊丸应在 2 小时内全部溶散；微丸的溶散时限，按所属丸剂类型判定；滴丸应在 30 分钟内溶散；包衣滴丸应在 1 小时内溶散，以明胶为基质的滴丸可改在人工胃液中进行检查。如操作过程中丸剂粘附挡板妨碍检查时，应另取供试品 6 丸，不加挡板按规定检查，在规定时间内应全部溶散。上述检查要求供试品在规定时间内全部通过筛网。如有细小颗粒状物未通过筛网，但已软化无硬心者可作合格论。

蜡丸照崩解时限检查法项下的肠溶衣片检查法检查，应符合规定。

除另有规定外，大蜜丸及研碎、嚼碎或用开水、黄酒等分散后服用的丸剂，不检查溶散时限。

（七）微生物限度

各种丸剂皆不得检出活螨、螨卵和大肠杆菌；中药蜜丸、水丸含杂菌数每克不得超过 10000 个，霉菌总数每克不得超过 500 个；中药浓缩丸含杂菌每克不得超过 1000 个，霉菌总数每克不得超过 100 个。

除以上丸剂剂型通则必须检查的项目外，根据各丸剂的具体处方应作定性鉴别、主药含量测定、特殊杂质检查等。

二、丸剂的包装与贮藏

（一）丸剂的常用包装材料与包装方法

1. 大蜜丸的包装

（1）蜡壳包装　大蜜丸的传统包装多采用蜡壳封固的方法，能防止丸剂吸潮、虫蛀、氧化和有效成分挥发，所以用蜡壳包装的大蜜丸可久贮不变质。目前凡含有芳香性药物或名贵药物、疗效好、受气候影响大的大蜜丸，一般多选用蜡壳包装。但蜡壳包装操作工序复杂，生产效率低，成本高，而且手工操作易于污染药品。

（2）塑料壳包装　系用硬质无毒塑料制成的两个半圆形螺口壳，使用时，将两个螺口相嵌形成球形，外面蘸取蜡衣，大小以能装入药丸为宜。其封口严密，防潮效果良好，操作简便，价廉，可以代替蜡壳包装。

（3）铝塑泡罩包装　采用大蜜丸铝塑泡罩包装机包装，具有体积小，结构紧凑，成型、充填、封合、打批号、冲切等均自动完成，效高，成本低，适于机械化生产，易达到 GMP 要求的特点。

2. 小丸的包装　一般水丸、糊丸等常用纸袋、塑料袋包装。小蜜丸和含有芳香挥发药物、细料药物及易变质失效者则应用玻璃瓶和玻璃管等包装，以防吸潮变质。

（二）丸剂的贮藏

除另有规定外，丸剂应密封贮存，蜡丸应密封并置阴凉干燥处贮存。

目标检测

一、名词解释

泛制法、塑制法、浓缩丸、蜜丸、滴丸、起模

二、选择题

（一）单选题

1. 下列不适宜作为水丸赋形剂的是

　　A. 纯化水　　B. 黄酒

　　C. 淀粉浆　　D. 米醋　　E. 药汁

2. 正确的水丸制备工艺流程是

　　A. 起模→泛制成型→盖面→干燥→选丸→包衣→打光→质检→包装

B. 起模→泛制成型→干燥→盖面→选丸→包衣→打光→质检→包装

C. 泛制成型→干燥→选丸→盖面→包衣→打光→质检→包装

D. 起膜→泛制成型→盖面→选丸→包衣→打光→质检→包装

E. 泛制成型→盖面→干燥→选丸→包衣→打光→质检→包装

3. 水丸盖面操作的目的是

A. 使丸粒增大 B. 使丸粒表面光洁、致密、色泽均匀

C. 使丸粒崩解时限延长 D. 使丸粒崩解时限缩短

E. 使丸粒含菌量降低

4. 下列丸剂包衣材料中不属于药物衣的是

A. 红曲衣 B. 白草霜衣 C. 青黛衣 D. 雄黄衣 E. 滑石衣

5. 现行药典中规定，大蜜丸、小蜜丸含水量不得超过

A. 12.0% B. 9.0% C. 15.0% D. 10.0% E. 8.0%

6. 以水溶性基质制备滴丸时应选用的冷凝液是

A. 水与醇的混合液 B. 乙醇与甘油的混合液

C. 液体石蜡 D. 液体石蜡与乙醇的混合液

E. 以上都不行

7. 滴丸的非水溶性基质是

A. PEG 6000 B. 水 C. 液体石蜡 D. 硬脂酸 E. 石油醚

（二）多项选择题

1. 丸剂按制备方法分为

A. 塑制丸 B. 泛制丸 C. 蜜丸 D. 糊丸 E. 滴制丸

2. 水丸常用的赋形剂有

A. 水 B. 酒 C. 醋 D. 药汁 E. 糖浆

3. 作水丸起模应注意的是

A. 起模用粉选用适宜黏性的药粉

B. 起模常用乙醇润湿剂

C. 起模是将药粉制成 0.5~1mm 大小的丸粒

D. 起模常用水作为润湿剂

E. 起模用粉量应根据药粉的性质和丸粒规格决定

4. 含下列成分的药物，哪些制蜜丸时需选择嫩蜜

A. 富含纤维 B. 富含淀粉 C. 富含糖类

D. 富含脂肪 E. 富含黏液质

5. 滴丸的水溶性基质是

A. PEG 6000 B. 虫蜡 C. 泊洛沙姆

D. 硬脂酸 E. 明胶

三、简答题

1. 工业生产中采用泛制法制备丸剂的工艺过程如何？

2. 制备蜜丸时蜂蜜为什么要炼制？根据药物的性质及需要不同，炼制的蜂蜜分为

几种？试述其炼制方法及程度判断。

3. 如何防止蜜丸染菌？

实训 丸剂的制备

【实训目的】

1. 掌握泛制法、塑制法、滴制法制备丸剂的操作方法、技能。

2. 熟悉水丸、蜜丸、滴丸药料与赋形剂的处理原则。

3. 了解各类丸剂的质量检查方法；了解滴丸的制备原理，正确选择基质与冷却剂。

【实训药品与器材】

1. 药品 参见处方内容。

2. 器材 糖衣锅、泛丸匾、铝锅、药粉勺、药粉盆、水盆、棕或马兰根刷子、药筛、选丸筛、电炉、手称、小型水丸机、烘箱、搓丸板、搓条板、瓷盆、方盘、烧杯、尼龙筛网、比重计、电炉、天平、蒸发皿、水浴锅、温度计、滴丸装置、保温夹层漏斗、包装纸、塑料袋等。

【实训内容】

（一）水丸的制备

1. 逍遥丸

【处方】 柴胡31g　当归31g　白芍31g　白术（炒）　31g　茯苓31g　炙甘草24g　薄荷6g

【制法】 将上述药炮制合格，称量配齐，粉碎，混合，过80~100目筛。将混合后的药粉用冷开水或姜汁泛为小丸，低温干燥，质检，包装即得。

【功能与主治】 疏郁健脾，养血调经。用于肝气不舒，胸胁胀痛，头晕目眩，食欲减退，月经不调。

【用法与用量】 口服，一次6~9g，一日1~2次。

2. 四消丸

【处方】 大黄223g　猪牙皂（炒）37g　牵牛子（炒）148g　香附（醋炒）148g　槟榔148g　五灵脂（醋炒）148g

【制法】 以上6味，牵牛子单独粉碎，其余5味混合粉碎，细粉混合后，过七号筛，混匀，用醋泛丸，每20丸重1g，干燥，包装即得。

【功能与主治】 消水，消痰，消食，消气。导滞通便。

【用法与用量】 口服，一次30~60丸，一日2次。

【注】 ①牵牛子为含有油脂性成分的药料，应采用串油法粉碎。即将处方中其他药物共研成细粉，然后将牵牛子研成糊状，再把其他药粉分次掺入，使药粉及时将油吸收，以便粉碎与过筛；②制备本品时以醋为润湿剂泛丸，药用以米醋为主，内含3%~5%的乙酸。

（二）蜜丸的制备

1. 大山楂丸

【处方】山楂 500g 六神曲（麸炒）75g 麦芽（炒）75g

【制法】以上 3 味，粉碎成细粉，过筛，混匀；另取蔗糖 300g，加水 135ml 与炼蜜 300g，混合，炼至相对密度约为 1.38（70℃）时，滤过，与上述细粉混匀，制丸块，搓丸条，制丸粒，每丸重 9g，即得。

【功能与主治】开胃消食。用于食积内停所致的食欲不振，消化不良，脘腹胀闷。

【用法与用量】口服，一次 1～2 丸，一日 1～3 次，小儿酌减。

2. 六味地黄丸

【处方】熟地黄 80g 山茱萸（制）40g 丹皮 30g 山药 40g 茯苓 30g 泽泻 30g

【制法】

（1）粉碎 以上 6 味除熟地黄、山茱萸外，其余山药等 4 味共研成粗粉，取其中一部分与熟地黄、山茱萸共研成不规则的块状，放入烘箱内于 60℃ 以下烘干，再与其他粗粉混合粉碎成细粉。过 80 目筛混匀备用。

（2）炼蜜 取适量生蜂蜜置于适宜容器中，加入适量清水，加热至沸后，用 40～60 目筛滤过，除去死蜂、蜡、泡沫及其他杂质。然后，继续加热炼制，至蜜表面起黄色气泡。手拭之有一定黏性，但两手指离开时无长丝出现（此时蜜温约为 116℃）即可。

（3）制丸块 将药粉置于搪瓷盘中，每 100g 药粉加入炼蜜 90g 左右，混合揉搓制成均匀滋润的丸块。

（4）搓条、制丸 根据搓丸板的规格将以上制成的丸块分成适当重量的若干小块，将每一小块搓成适宜长短粗细的丸条，再置于搓丸板的沟槽底板上（预先涂少量润滑剂），手持上板，使两板对合，然后由轻至重前后搓动数次，直至丸条被切断，且搓圆成丸。每丸重 9g。

【功能与主治】滋阴补肾。用于肾阴亏损，头晕耳鸣，腰膝酸软，骨蒸潮热，盗汗遗精，消渴。

【用法与用量】口服，一次 1 丸，一日 2 丸。

【注】①本品方中熟地黄、山茱萸为含有糖分成分的黏性药料，应采用串料法粉碎；②炼蜜时应不断搅拌，以免溢锅。炼蜜程度应根据方中药物的性质控制加热的时间、温度、颜色、水分等适当程度。过嫩含水量高，使药粉黏合不好，成丸易霉坏；过老丸块发硬。难以搓丸，成丸后不易崩解；③合药（制丸块）时药粉与炼蜜应充分混合均匀，制成软硬适度、可塑性佳的丸块，以保证搓条、制丸的顺利进行；④为了便于制丸操作，避免丸块、丸条与工具粘连，并使制得的丸粒表面光滑。操作前可在搓丸、搓条工具上涂擦少量润滑剂。润滑剂可用麻油 1000g 加蜂蜡 200～300g 熔融制成；⑤本品方中既含有熟地黄等黏性成分。又含有茯苓、山药等粉性较强的成分，所以用中蜜为宜，下蜜温度约为 70～80℃。

（三）滴丸的制备

1. 苏冰滴丸

【处方】苏合香酯 5g 冰片 10g PEG6000 35g

【制法】将 PEG6000 置铝锅中，于油浴上加热至 90～100℃，待全部熔融后加入苏合香酯及冰片搅拌溶解，转移至贮液瓶中，密闭并保温在 80～90℃，调节滴液定量阀门，滴入 10～15℃ 的液体石蜡中，将成形的滴丸沥尽并擦去液体石蜡，置石灰缸内干燥，即得。

【功能与主治】芳香开窍，理气止痛。适用于翘心病胸闷，心绞痛，心肌梗死等症，能迅速缓解症状。

【用法与用量】口服，常用量一次 2～4 粒（每粒 50mg），一日 3 次；发病时立即含服或吞服。

2. 穿心莲内酯滴丸

【处方】穿心莲内酯 50g PEG6000 350g 硬脂酸 15g

【制法】将 PEG6000 和硬脂酸，加热熔融，加入穿心莲内酯，充分混匀，在 80℃ 保温条件下滴入二甲基硅油中冷却成丸，收集滴丸，干燥，即得。

【性状】本品为棕褐色的滴丸；味甘、微苦。

【功能与主治】清热解毒，抗菌消炎。用于上呼吸道感染，急、慢性支气管炎，病毒性肺炎，扁桃体，咽喉炎，细菌性痢疾。症见感冒发热、咽喉肿痛、口舌生疮、咳嗽头痛、痢疾腹泻。

【规格】每粒约 30 mg。

3. 鼻用薄荷滴丸

【处方】薄荷脑 1.5g 半合成脂肪酸酯 48.5g

【制法】半合成脂肪酸酯在水浴中加热熔化，待 40℃ 时加入薄荷脑，搅拌溶解，保持在 37℃，用滴口内径为 5 mm 的滴管，滴入 65% 的乙醇冷凝液中成丸。

【规格】每粒约 50mg。

【功能与主治】治疗干性鼻炎和萎缩性鼻炎。

【用法与用量】塞入鼻腔，每日用药 2～3 次。

【注】本品在鼻腔内缓缓熔化，延长药效，有刺激鼻黏膜分泌的作用。

（四）丸剂的质量检查

（1）外观检查 丸剂外观应圆整均匀、色泽一致。大蜜丸和小蜜丸应细腻滋润，软硬适中。

（2）重量差异 按依法检查（《中国药典》2010 年版一部附录ⅠA），丸数服用的丸剂照第一法检查，应符合规定。按重量服用的丸剂，照第二法检查。应符合规定。

（3）装量差异 单剂量分装的丸剂，依法检查（《中国药典》2010 年版一部附录ⅠA），应符合规定。

（何 静）

第十六章 | 气雾剂与喷雾剂

第一节　气雾剂

一、概述

（一）定义与分类

气雾剂（aerosol）系指将提取物、饮片细粉与适宜的抛射剂共同封装在具有特制阀门装置的耐压密闭容器中，使用时借助抛射剂的压力将内容物喷出呈细雾状、泡沫状或其他形态的制剂。是经呼吸道深部、腔道、黏膜或皮肤等发挥全身或局部作用的制剂。其中以泡沫状喷出的可称泡沫剂。

气雾剂按给药途径可分为呼吸道吸入气雾剂、非吸入气雾剂和外用气雾剂；按给药定量与否可分类为定量和非定量气雾剂；按处方组成可分为二相气雾剂（气相与液相）和三相气雾剂（气相、液相、液相/固相），二相气雾剂一般为溶液系统，三相气雾剂一般为混悬型和乳剂型气雾剂；按分散系统分类可分为溶液型、乳剂型、混悬型气雾剂，混悬型气雾剂喷出时呈细雾状。

（二）气雾剂的主要特点

中药气雾剂近年来取得快速的发展，在临床上广泛应用，如抗菌消炎的双黄连气雾剂、治疗咽喉肿痛的咽舒喷雾剂、治疗扭伤的云南白药气雾剂等，其优点主要体现在：①气雾剂喷出物可直达吸收或作用部位，具有速效和定位作用，药物分布均匀，可减少剂量，降低副作用；②药物严封于密闭容器，避免与外界接触，不易被微生物、空气中的氧或水分污染，提高了药物的稳定性。③喷雾给药可减少局部涂药的疼痛与感染，无局部用药的机械刺激性；④避免肝脏首过效应和胃肠道的破坏作用，生物利用度高；⑤通过阀门控制剂量，喷出的雾粒微小且分布均匀，使用方便，用药剂量准确。

气雾剂也存在一定缺陷，如单次给药剂量偏小；因需要耐压容器、阀门系统和特殊的生产设备，导致生产成本高；另外气雾剂有一定的内压，受热或遭撞击可能发生爆炸，故包装容器须坚固、耐压；有时可因抛射剂的渗漏而导致失效。

二、气雾剂的组成

中药气雾剂是由抛射剂、药物与附加剂、耐压容器和阀门系统组成。

（一）抛射剂

1. 抛射剂的要求 抛射剂是一些低沸点的液化气体，是气雾剂喷射药物的推动力，并可兼作药物的溶剂或稀释剂。抛射剂在常压下沸点低于室温，蒸汽压力大于大气压，当阀门开放时，压力突然降低，抛射剂急剧气化，借抛射剂的压力将容器内的药物以雾状喷出。抛射剂性质与用量的变化，可直接影响雾滴干湿、粒径大小以及泡沫状态等。

理想的抛射剂具备以下条件：①在常温下的蒸汽压应大于大气压；②无毒、无致敏反应和刺激性；③无色、无臭、无味；④性质稳定，不易燃易爆，不与药物、容器发生相互作用；⑤廉价易得。

2. 抛射剂的分类 氟利昂（CFC）因其沸点低，理化性质稳定，不易燃，基本无臭，不溶于水等良好性质，常用作气雾剂的抛射剂。但 CFC 对大气臭氧层有破坏作用且会对某些高敏感病人产生冷效应，并可造成温室效应使其应用受到了很大限制。按照国家食品药品监督管理局（SFDA）的规定从 2010 年 1 月 1 日起，生产吸入式气雾剂停止使用 CFC 作为药用辅料（国食药监注〔2006〕279 号）。目前用作医用气雾剂抛射剂的有两类，即：液化气体抛射剂，包括丙烷、丁烷、异丁烷、戊烷、异戊烷、二甲醚、氢氟烷烃（包括 HFA – 134a 和 HFA – 227）；压缩气体抛射剂，包括二氧化碳（CO_2）、氧化亚氮（N_2O）、压缩空气及氮气（N_2）。

（1）烷烃类抛射剂 烷烃类抛射剂包括丙烷、正丁烷、异丁烷，正戊烷和异戊烷。它们的理化性质相似，为无毒，无色、无味或稍有气味的气体；微溶或不溶于水，溶于乙醚；易燃；有适宜的蒸气压和密度、化学性质稳定；表面张力低，易气化。目前，丙烷、丁烷已被广泛用作非吸入用气雾剂的抛射剂，而正戊烷、异戊烷因沸点较高，蒸气压较低而不单独作为抛射剂使用。异丁烷在国外已被广泛应用于外用气雾剂的抛射剂，且已载入美国药典。

（2）氢氟烷烃类（HFA）抛射剂 HFA 为饱和烷烃，极性小，无毒，在常温下是无色无臭的气体，具有较高蒸汽压，不易燃易爆，一般条件下化学性质稳定，几乎不与任何物质产生化学反应，室温及正常压力下可以按任何比例与空气混合。HFA – 134a（四氟乙烷）的蒸气 – 空气混合物在温度低于 280℃时不具爆炸性。

（3）二甲醚 二甲醚在常温常压下为无色、具有轻微醚香味的气体，常温下惰性，不易氧化，可长期储存而不分解或转化，无腐蚀性，无致癌性，表面张力和黏度较低，对极性和非极性物质均有高度溶解性。在大气层中被降解为二氧化碳和水。二甲醚作为抛射剂具有压力适宜，低毒性，可与水混溶，不污染环境，对臭氧无破坏等优点。

（4）压缩气体 这类气体通常情况下，不燃烧、理化性质稳定、毒性低微。压缩气体抛射剂在医药产品中的使用具有安全性，目前已用于消毒、肛肠、阴道、鼻腔、局部止痛等各类医用气雾剂中。

（二）药物与附加剂

根据药物的理化性质和临床治疗要求决定配制何种类型的气雾剂，进而决定潜溶剂或附加剂的使用。

供制备气雾剂用的药物有液体、半固体或固体粉末。中药材应按各品种项下规定的方法进行提取、纯化、浓缩，制成药液。根据药物的性质可添加适宜的附加剂制成稳定性良好的溶液型、乳剂型和混悬型气雾剂，常用的附加剂有潜溶剂、乳化剂、助悬剂、抗氧剂、防腐剂等。

（三）耐压容器

气雾剂的容器是贮存药物、抛射剂和附加剂的部件，要求性质稳定，不得与内容物发生理化作用，应安全地承受气雾剂所需的压力，价廉、轻便，其尺寸精度与溶胀性必须符合要求。常用的有以下几种。

1. 金属容器 有铝质、马口铁和不锈钢三种，其中马口铁最常用，其特点是耐压力高，有利于机械化生产。但马口铁化学稳定性较玻璃容器差，易被药液和抛射剂腐蚀而导致药液变质，故常在容器内壁涂上聚乙烯或环氧树脂层，以增强其耐腐蚀性能。不锈钢容器的耐压和抗腐蚀的性能均好，但成本较高。

2. 玻璃容器 由中性硬质玻璃制成，具有化学稳定性好、耐腐蚀、抗泄漏性好、价廉等优点，但耐压性和耐撞击性差，故一般用于压力和容积都不大的气雾剂。使用玻璃容器时，常在容器的外壁搪上一层高分子树脂的搪塑防护层，以缓冲外界的撞击，即使瓶破，也能防止碎片伤人。

3. 塑料容器 塑料容器质地轻而耐压，抗撞击和耐腐蚀性较好。但因通透性较高、成本较高以及塑料添加剂可能存在的影响，应用尚不普遍。

（四）阀门系统

阀门是气雾剂的重要组成部分，其精密度直接影响产品的质量，基本功能是调节药物和抛射剂从容器中定量流出。阀门系统坚固、耐用和结构稳定，阀门材料必须对内容物为惰性，其加工应精密。目前使用最多的定量型的吸入气雾剂阀门系统的结构与组成如图 16-1 所示。

1. 阀门组成

（1）封帽 封帽通常为铝制品，将阀门固封在容器上，必要时涂上环氧树脂等薄膜。

（2）阀杆 阀门杆常由尼龙或不锈钢制成。顶端与推动钮相接，其上端有内孔和膨胀室，其下端还有引液槽供药液进入定量室。

（3）内孔 （出药孔）内孔位于阀杆之旁，是阀门沟通容器内外的极细小孔，其大小关系到气雾剂的喷射雾滴的粗细。

（4）膨胀室 膨胀室在阀门杆内，位于内孔之上，药液进入此室时，部分抛射剂因气化而骤然膨胀，使药液雾化、喷出，进一步形成细雾滴。

（5）橡胶封圈 常由丁腈橡胶制成，分进液封圈和出液封圈两种。

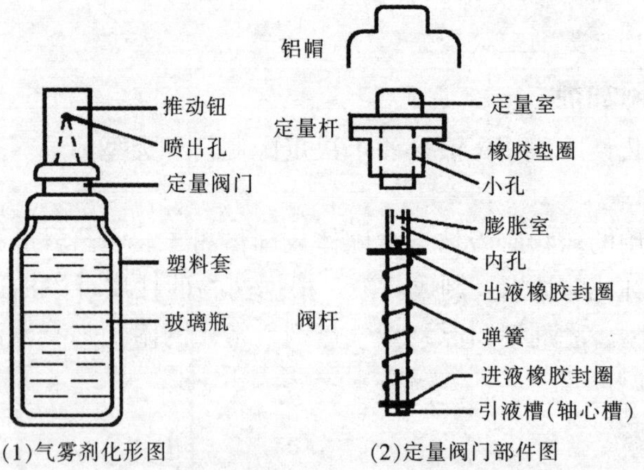

(1)气雾剂化形图　　　　(2)定量阀门部件图

图 16 - 1　气雾剂定量阀门系统装置外形及部件图

（6）弹簧　不锈钢弹簧套于阀杆，位于定量杯内，提供推动钮上升的弹力。

（7）定量室　定量室为塑料或金属制成，其容量一般为 0.05~0.2ml，由上、下封圈控制药液不外逸，使喷出准确的剂量。

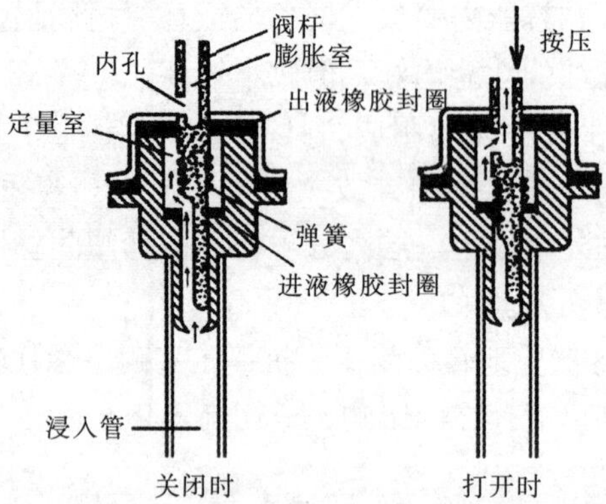

图 16 - 2　气雾剂有浸入管的定量阀门

（8）浸入管　浸入管为塑料制成，如图 16 - 2 所示，其作用是将容器内药液向上输送到阀门系统的通道，向上的动力是容器的内压。国产药用吸入气雾剂不用浸入管，故使用时需将容器倒置，如图 16 - 3 所示，使药液通过阀杆的引液槽进入阀门系统的定量室。

（9）推动钮　推动钮常用塑料制成，装在阀门杆的顶端，推动阀门杆以开启和关闭气雾剂阀门，上有喷嘴，控制药液喷出的方向。

2. 工作原理　阀门关闭时，内孔伸出定量室之外，定量室内的药液不能进入膨胀室。当按住推动钮，阀门打开时，阀杆压向容器，内孔、引液槽随之伸出定量杯，进液橡胶封圈封住定量室，定量室与膨胀室沟通，与容器内药液的通路关闭，仅定量室内的药液能经内孔至膨胀室，部分汽化后由外孔喷出。当松开推动钮，阀门再关闭时，阀杆弹回原位，内孔又伸出定量室之外，出液橡胶封圈封住定量室，引液槽又伸入定量室内，定量室与膨胀室通路关闭而与容器相通，药液经引液槽再流入定量室。如此往复，每揿按推动钮一次就可以喷出定量的药液。

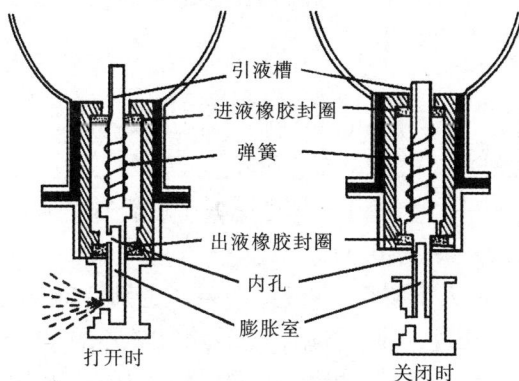

图 16 – 3　气雾剂无浸入管阀门启闭示意图

三、气雾剂的制备

气雾剂应在避菌环境下配制，各种用具、容器等须用适宜的方法清洁、消毒，在整个操作过程中应注意防止微生物的污染。对于采用易燃类抛射剂的生产处方，充填室内应设置强制通风，保持室内负压，防止易燃气体向充填室外扩散。

（一）容器与阀门系统的处理

1. 容器的处理　气雾剂的容器需洗涤洁净、烘干备用。玻璃瓶的处理如下：洗净、烘干、预热至 120~130℃，趁热浸入搪塑液中，使瓶颈以下黏附一层浆液，倒置，在 150~170℃烘干约 15 分钟，备用。

2. 阀门各部件处理　气雾剂的喷雾阀门为 I 类药包材，经微生物限度等检查合格后，可直接或用过滤空气吹洗后应用。橡胶零件（主要指垫圈）以纯化水洗净干燥后，在 95% 乙醇中浸泡 24 小时，干燥、无菌保存备用。塑料零件用温纯化水冲洗、烘干，在 95% 乙醇中浸泡至规定时间，取出烘干燥备用。不锈钢弹簧先用 1%~3% 碱液煮 10~30 分钟，再用热水、纯化水冲洗干净，烘干，95% 乙醇浸泡消毒后干燥后无菌保存备用。

（二）药液的配制和分装

按处方组成及气雾剂的类型进行配制。溶液型气雾剂应制成澄明溶液；混悬型气雾剂应将微粉化药物和附加剂均匀混合，并严格控制药物微粉的含水量；乳剂型气雾剂应先将药物、抛射剂与乳化剂等制成稳定的乳剂。

以上各类型药液的配制均应无菌操作，抽样检查符合要求后定量分装在容器内，安装阀门，轧紧封帽。

（三）抛射剂的填充

1. 压装法　将安装好阀门并轧紧封帽的含药容器，通过压力灌装机压入定量的抛射剂。压装法设备简单，不需低温操作，抛射剂损失少，是国内主要采用的方法。但生产速度慢，且容器内空气无法排除，故成品压力稍高，使用时压力变化较大。

2. 冷装法　低温下将冷却的药液灌入容器内，随后加入已冷却的抛射剂，立即装上阀门并轧紧，以减少抛射剂的损失。冷装法生产速度快，且容器内的空气易于排出，成品压力较为稳定。但需制冷设备和低温操作，抛射剂耗损也较多，因是在抛射剂沸点以下进行，故含水制品不宜采用。

四、举例

例 麝香祛痛气雾剂

【处方】 人工麝香 0.33g 红花 1g 樟脑 30g 独活 1g 冰片 20g 龙血竭 0.33g
薄荷脑 10g 地黄 20g 三七 0.33g

【制法】 以上九味，取人工麝香、三七、红花，分别用 50% 乙醇 10ml 分三次浸渍，每次 7 天，合并浸渍液，滤过，滤液备用；地黄用 50% 乙醇 100ml 分三次浸渍，每次 7 天，合并浸渍液，滤过，滤液备用；龙血竭、独活分别用乙醇 10ml 分三次浸渍，每次 7 天，合并浸渍液，滤过，滤液备用；冰片、樟脑加乙醇 100ml，搅拌使溶解，再加入 50% 乙醇 700ml，混匀；加入上述各浸渍液，混匀；将薄荷脑用适量 50% 乙醇溶解，加入上述药液中，加 50% 乙醇至总量为 1000ml，混匀，静置，滤过，灌装，封口，充入抛射剂适量，即得。

【性状】 本品为非定量阀门气雾剂，在耐压容器中的药液为橙红色澄清液体；气芳香。

【功能与主治】 活血祛瘀，舒筋活络，消肿止痛，用于各种跌打损伤，瘀血肿痛，风湿瘀阻，关节疼痛。

【用法与用量】 外用。喷涂患处，按摩 5～10 分钟至患处发热，一日 2～3 次；软组织扭伤严重或有出血者，将药液喷湿的棉垫敷于患处。

五、气雾剂的质量检查

二相气雾剂应是澄清、均匀的溶液，三相气雾剂药物粒度大小应控制在 10μm 以下，其中大多数应为 5μm 左右。除另有规定外，气雾剂应能喷出均匀的细雾状雾滴（粒）。定量阀门每揿压一次应喷出准确的剂量。非定量阀门喷射时应能持续喷出均匀的剂量。气雾剂每次揿压时应能均匀地喷出一定的剂量。

气雾剂应标明每瓶的装量和主药含量或药液、药材提取物的重量，具定量阀门的气雾剂还应标明每瓶的总揿次和每揿喷量或每揿主药含量。非定量阀门气雾剂应作喷射速率和喷出总量检查。

1. 喷射速率 非定量气雾剂按下述方法进行喷射速率检查：取供试品 4 瓶，除去帽盖，分别揿压阀门喷射数秒钟后，擦净，精密称定，将其浸入恒温水浴（25℃ ± 1℃）中 30 分钟，取出，擦干。除另有规定外，揿压阀门持续准确喷射 5.0 秒钟，擦净，分别精密称重，然后再放入恒温水浴（25℃ ±1℃）中，按上法重复操作 3 次，计算每瓶的平均喷射速率（g/s），均应符合各品种项下的规定。

2. 喷出总量 非定量气雾剂按下述方法进行喷出总量检查：取供试品 4 瓶，除去帽盖，精密称定，在通风橱内，分别揿压阀门连续喷射于已加入适量吸收液的容器中，直至喷尽为止，擦净，分别精密称定。每瓶喷出量均不得少于标示装量的 85%。

3. 每瓶总揿次 定量气雾剂按下述方法进行每瓶总揿次检查：取供试品 4 瓶，除去帽盖，充分振摇，在通风橱内，分别揿压阀门连续喷射于已加入适量吸收液的容器内（注意每次喷射间隔5秒并缓缓振摇），直至喷尽为止，分别计算喷射次数，每瓶总揿次均不得少于其标示总揿次。

4. 每揿喷量　定量气雾剂按下述方法进行每瓶每揿喷量检查：取供试品4瓶，除去帽盖，分别揿压阀门试喷数次。擦净，精密称定，揿压阀门喷射1次，擦净，再精密称定。前后两次重量之差为1个喷量。按上法连续测出3个喷量；不计重量揿压阀门连续喷射10次；再按上法连续测出3个喷量；再不计重量揿压阀门连续喷射10次；最后再按上法测出4个喷量。计算每瓶10个喷量的平均值。除另有规定外，应为标示喷量的80%～120%。

5. 每揿主药含量　定量气雾剂按下述方法进行每瓶每揿主药含量检查：取供试品1瓶，充分振摇，除去帽盖，试喷5次，用溶剂洗净套口，充分干燥后，倒置药瓶于加入一定量吸收溶剂的适宜烧杯中，将套口浸入吸收液面下（至少25mm），除另有规定外，揿压喷射10次或20次（注意每次喷射间隔5秒并缓缓振摇），取出药瓶，用溶剂洗净套口内外，合并溶剂，按各品种含量测定项下的方法测定，所得结果除以取样喷射次数，即为平均每揿主药含量，应符合各品种项下的有关规定。

凡进行每揿主药含量检查的气雾剂，不再进行每揿喷量检查。

6. 粒度　吸入用混悬型气雾剂和喷雾剂应作粒度检查。取供试品1瓶，充分振摇，除去帽盖，试喷数次，擦干，取清洁干燥的载玻片一块，置距喷嘴垂直方向5cm处喷射一次，用约2ml四氯化碳小心冲洗载玻片上的喷射物，吸干多余的四氯化碳，待干燥，盖上盖玻片，移置具有测微尺的400倍显微镜下检视，上下左右移动，检查25个视野，计数，药物粒径大多数应在5μm以下，大于10μm的粒子不得超过10粒。

7. 无菌　用于烧伤或严重损伤的气雾剂、喷雾剂照《中国药典》2010年版一部附录ⅩⅢ B检查，应符合规定。

8. 微生物限度　按照《中国药典》2010年版一部附录ⅩⅢ C检查，应符合规定。

第二节　喷　雾　剂

一、概述

（一）定义与分类

喷雾剂（气压剂）系指含药溶液、乳状液或混悬液充填于特制的装置中，不含抛射剂，使用时借助手动泵的压力、高压气体等方法，将内容物呈雾状物释出，用于肺部吸入或直接喷至腔道黏膜、皮肤及空间消毒的制剂。内服气压剂常用压缩氮气或二氧化碳为抛射药液的动力。

喷雾剂按内容物组成可分为溶液型、乳剂型、混悬型、凝胶型；按给药途径可分为呼吸道吸入喷雾剂、皮肤或黏膜给药喷雾剂。

（二）喷雾剂特点

喷雾剂与气雾剂相比有以下特点：

（1）对大气无污染，不含氟利昂。

（2）采用惰性气体为动力，增加了药物的相容性、稳定性，减少了副作用与刺激性。

（3）简化了处方与生产设备，降低了成本，提高了生产安全性。

（4）随内容物的减少，压力也随之下降。

（5）喷雾剂与外界隔绝性也不及气雾剂。

二、喷雾剂的制备

喷雾剂应在避菌环保下配制，各种用具、容器等须用适宜的方法清洁、消毒，在整个操作过程中应注意防止微生物污染。烧伤、创伤用喷雾剂应在无菌环境下配制，各种用具、容器等须用适宜的方法清洁、灭菌。

（一）压缩气体的选择

在喷雾剂中常用压缩气体 CO_2、N_2O、N_2 作为抛射药液的动力，但在容器内并未液化。

当阀门打开时，压缩气体膨胀将药液压出，药液本身不气化，挤出的药液呈细滴或较大液滴。若内容物为半固体药剂则被条状挤出。

喷雾剂在制备时，要施加较高的压力，一般在 61.8～686.5kPa 表压的内压，以保证内容物能全部用完。容器的牢固性也要求较高，必须能抵抗较高的内压。

（二）附加剂

气压剂中附加剂包括增溶剂、助溶剂、防腐剂及 pH 值调节剂。

（三）容器与阀门系统

1. 容器　气压制剂多以压缩气体为动力，一般选用金属容器。

2. 气压制剂的阀门系统　与气雾剂相同，但阀杆的内孔一般有 3 个，且比较大，以便于物质的流动。

3. 喷雾器　可使药物溶液或微粉粒状喷出，供吸入或局部治疗。

4. 喷雾剂的手动泵　采用手压触动器产生的压力使器内药液以雾滴、乳滴或凝胶等形式释放的装置。

（四）药液的配制与分装

中药提取物与附加剂加水配成所需的分散体系。溶液型喷雾剂应为澄清溶液；混悬液型：气压剂应将药物微粉化，并严格防止药物微粉吸附水蒸气；乳剂型气压剂应制成稳定的乳剂。

配好检验合格后，定量分装在已处理好的容器内，安装阀门，轧紧封帽，压入压缩气体，即得。

三、喷雾剂质量要求

溶液型喷雾剂药液应澄清；乳液型液滴在液体介质中应分散均匀；混悬型气压剂应将药物细粉和附加剂充分混合均匀，制成稳定的混悬剂。吸入气压剂的雾滴（粒）大小应控制在 10μm 以下，其中大多数应在 5μm 以下。

《中国药典》2010 年版规定喷雾剂须进行每瓶总喷次、每喷喷量、每喷主药含量、雾滴（粒）分布、装量/装量差异（单剂量灌装）、微生物限度/无菌（用于烧伤、烫伤、溃疡）检查，应符合规定。

1. **喷射试验** 取供试品4瓶，除去帽盖，分别揿压试喷数次后，擦净，精密称定，除另有规定外，揿压喷射5次，擦净，分别精密称重，按上法重复操作3次，计算每瓶每揿平均喷射量，均应符合各品种项下的规定。

2. **装量** 按照"最低装量检查法"（附录Ⅻ C）检查，应符合规定。

3. **无菌** 用于烧伤或严重损伤的气压剂照"无菌检查法"（附录ⅩⅢ B）检查，应符合规定。

4. **微生物限度** 按照"微生物限度检查法"（附录ⅩⅢ C）检查，应符合规定。

目标检测

一、名词解释

气雾剂　吸入气雾剂　吸入粉雾剂　喷雾剂　抛射剂

二、选择题

（一）单项选择题

1. 下列关于气雾剂的叙述，错误的是
    A. 气雾剂喷出的药物均为气态
    B. 吸入气雾剂吸收速率快
    C. 增加了药物稳定性
    D. 能减少局部给药的机械刺激
    E. 起全身作用者还可避免胃肠道的副作用

2. 气雾剂喷射药物的动力是
    A. 推动钮　　B. 内孔　　C. 定量阀门　　D. 抛射剂　　E. 阀门系统

3. 需"倒喷"的气雾剂，其阀门系统中缺少
    A. 内孔　　B. 膨胀室　　C. 定量室　　D. 橡胶封圈　　E. 浸入管

4. 关于气雾剂的叙述中，正确的为
    A. 抛射剂的沸点对成品特性无显著影响
    B. 抛射剂的蒸气压对成品特性无显著影响
    C. F12、F11各单用与一定比例混合使用性能无差异
    D. 抛射剂只有氟里昂
    E. 喷出的雾滴的大小取决于药液的黏度

5. 用于开放或关闭气雾剂阀门的是
    A. 膨胀室　　B. 浸入管　　C. 推动钮　　D. 抛射剂　　E. 引液槽

6. 决定了每次用药剂量的因素
    A. 药物的量　　　　B. 附加剂的量　　　C. 抛射剂的量
    D. 耐压容器的容积　　E. 定量阀门的容积

7. 采用冷灌法充填抛射剂的特点不包括

　　A. 生产速度快　　　　　B. 对阀门无影响

　　C. 容器中空气易排出　　D. 在低温条件下操作，抛射剂消耗小

　　E. 含水产品不宜采用本法

11. 关于气雾剂的叙述中，正确的是

　　A. 抛射剂用量少，蒸气压高　　B. 加入丙酮，会升高抛射剂的蒸气压

　　C. 给药剂量难以控制　　　　　D. 抛射剂可以作为药物的溶剂

　　E. 抛射剂的存在，降低了药物的稳定性

12. 下列哪种物质不是气雾剂的组成物质

　　A. 丙烷　　B. 丙二醇　　C. 月桂醇　　D. 三氯甲烷　　E. 氮气

（二）多项选择题

1. 理想的抛射剂具备以下条件

　　A. 在常温下的蒸汽压应大于大气压　　　B. 无毒、无致敏反应和刺激性

　　C. 无色、无臭、无味　　　　　　　　　D. 廉价易得

　　E. 性质稳定，不易燃易爆，不与药物、容器发生相互作用

2. 有关气雾剂的叙述正确的是

　　A. 气雾剂由药物与附加剂、抛射剂、耐压容器和阀门系统组成

　　B. 气雾剂按分散系统分为溶液型，混悬型及乳剂型

　　C. 气雾剂用药剂量难以控制

　　D. 气雾剂只能吸入给药

　　E. 抛射剂的用量可影响喷雾粒子的大小

3. 以下关于氢氟烷烃类抛射剂的叙述中，正确的是

　　A. 毒性小，性质稳定，不易燃易爆　　　B. 为碳氢类化合物

　　C. 会破坏大气臭氧层　　　　　　　　　D. 我国规定到 2010 年全面禁用

　　E. 目前使用的有四氟乙烷（HFA134a）和七氟丙烷（HFA227）

4. 溶液型气雾剂的组成部分包括以下内容

　　A. 发泡剂　　B. 抛射剂　　C. 溶剂

　　D. 耐压容器　　E. 阀门系统

三、简答题

1. 气雾剂有哪些特点？

2. 简述气雾剂的贮存方法及注意事项。

3. 简述药典中规定吸入气雾剂的检查项目和要求。

（黄家利）

第十七章 | 其他剂型

第一节 膜 剂

一、概述

（一）定义

膜剂是由药物与适宜的成膜材料等物质组成的膜状制剂。膜剂的结构类型有单层膜、多层膜（复方）与夹心膜等，按给药途径又可分为口服、口含、舌下、眼结膜囊、鼻腔、阴道、体内植入、皮肤创伤等多种给药途径。近年来，国内对中药膜剂进行了研究和试制，如复方青黛膜、丹参膜、万年青苷膜等，其中某些品种已正式投入大量生产。

膜剂的厚度，一般约为 $0.1 \sim 0.2mm$，面积为 $1cm^2$ 者供口服，$0.5cm^2$ 者供眼用，$5cm^2$ 者供阴道用。

（二）特点

（1）工艺简单，易于掌握。一般医院制剂室可小量制备。既适用于医院制剂室小量制备，又适于药厂大量生产。

（2）成膜材料用量少，常用无毒的聚乙烯醇（PVA）、邻苯二甲酸醋酸纤维素钠（CAP - Na）等。

（3）膜剂生产与片剂生产相比无粉尘飞扬，有利于解决车间的劳动保护。

（4）如用多层复方膜剂代替复方片剂，便于解决药物之间的配伍禁忌问题及分析上的干扰检验因素问题。

（5）采用不同的成膜材料及辅料可制成不同释药速度的膜剂。

（6）药物含量准确，稳定性好，吸收快，疗效快。

（7）包装时密封在塑料薄膜或涂塑铝箔包装中，再用纸盒作外包装，质量可保持稳定，不易发霉变质，不怕碰撞，重量轻，体积小。

（8）不适于剂量较大的药物。故在品种上受到很大限制。

二、膜剂的质量要求

1. 外观 膜剂外观应完整光洁，厚度一致，色泽均匀，无明显气泡。多剂量的膜剂分格压痕应均匀清晰，并能按压痕撕开。

2. 重量差异限度 依《中国药典》2010 年版二部附录 IM 法检查。

取膜剂 20 片，精密称定总重量，求得平均重量，再分别精密称定各片的重量。每片重量与平均重量相比较，超出重量差异限度的不得多于 2 片，并不得有 1 片超出限度 1 倍。

3. 熔化时限 取药膜 5 片，分别用两层筛孔内径为 2mm 不锈钢夹住，按片剂崩解时限项下方法测定，应在 15 分钟内全部溶化，并通过筛网。

4. 微生物限度检查 按照《中国药典》2010 年版一部附录 XII C 检查，应符合规定。

三、膜剂的成膜材料

（一）成膜材料

主要来自天然或合成高分子物质，理想的成膜材料应具备下列条件。

（1）必须无毒、无刺激性 吸收后对体内生理功能无影响，在体内能被代谢或排泄。长期应用无致畸、致痛等有害作用。

（2）性质要稳定，无不快的嗅味，不影响主药的活性和释放。

（3）成膜性和脱膜性均应良好，且制成的膜剂应具有一定的柔韧性及贮存一定时期后不易破碎。

（4）成膜材料应可溶于水或乙醇，或虽不溶于水但能在用药后被降解、吸收、代谢和排泄。

（5）来源丰富，价格便宜，使用方便。

目前常用的成膜材料有天然与合成高分子物质两类。天然的有淀粉、糊精、纤维素、明胶、虫胶、阿拉伯胶、琼脂、海藻酸、玉米阮、白及胶等。合成的有纤维素衍生物、聚乙烯胺类、聚乙烯氨基缩醛衍生物、聚乙烯吡啶衍生物、聚乙烯醇（PVA）等。经有关单位将这些高分子物质进行成膜实验，发现成膜性能及膜的抗拉强度、柔韧性、吸湿性和水溶性等，均以聚乙烯醇（PVA）为最佳。

聚乙烯醇是由醋酸乙烯酯聚合后，经氢氧化钾醇溶液降解（降解的程度称为醇解度）后制得的高分子物质。PVA 的性质，主要由它的分子量和醇解度来决定。国内采用的 PVA 有 05－88 和 17－88 等规格，平均聚合度分别为 500～600，和 1700～1800，以"05"和"17"表示。其分子量分别为 22000～26400 和 78400～79200，对水的溶解度，前者较快。分子量越大，水溶性越差，水溶液的黏度大，成膜性能好。一般认为醇解度为88%者水溶性最好,在温水中能很快地溶解。当醇解度达99%以上时,在温水中只能溶胀,在沸水中才能溶解。

PVA的毒性和刺激性都很小,PVA溶液对眼组织不仅无刺激性,而且是一种良好的眼球湿润剂,能在角膜表面形成一层保护膜,且不会阻碍角膜上皮的再生。PVA口服后在消化道中吸收很少,仅作为一个药物的载体,在体内将药物释放后,不作长时间停留,其大部分很快便随大便排出。

(二)膜剂的附加剂

1. 增塑剂 常用的有甘油、三醋酸甘油酯、山梨醇等。它能使膜柔软并具有一定的抗拉强度。增塑剂的质量应符合药用标准规格。

2. 其他辅料 有着色剂、遮光剂、矫味剂、填充剂、表面活性剂等。着色剂常用食用色素;遮光剂常用二氧化钛;制备口服膜剂时用的矫味剂有蔗糖、甜叶菊糖苷等;填充剂有碳酸钙、二氧化硅、淀粉等用于制备不透明的膜剂;表面活性剂常用的有聚山梨酯-80、十二烷基硫酸钠、豆磷脂,在处方中起润湿剂的作用。除常用食用色素应符合食用标准规格外,其他辅料应符合药用标准规格。

四、膜剂的制备与举例

(一)制备膜剂的处方组成

主药	≤70%(g/g)
成膜材料(PVA等)	≥30%
着色剂(色素,二氧化钛等)	≤2%
增塑剂(甘油、山梨醇等)	≤20%
表面活性剂(聚山梨酯-80、十二烷基硫酸钠、豆磷脂)	1%~2%
填充剂(CaCO₃,SiO₂、淀粉)	≤20%
矫味剂(甜叶菊糖苷)	适量
脱膜剂(液状石蜡)	适量

(二)制备膜剂的工艺流程

小量制备:将精制的PVA溶解于水中,滤过,往滤液中加入药物,充分搅拌,使其均匀分散或溶解,然后倾注于平板玻璃上涂成一定宽度和厚度的均匀薄层,烘干,取样测定每平方厘米面积的主药含量后,根据含量和剂量的需要,剪成单剂量小格,包装即得。

大量生产:方法同上,只是采用涂膜机涂膜。取配好的药液加入加料斗中,通过可调节流量的流液嘴,将药液按一定的宽度和恒定的流量涂于不锈钢平板循环带上,通过热风80~100℃干燥,迅速成膜。到达主动轮后,药膜从循环带上剥脱被卷入卷膜盘上,再将药膜带烫封在聚乙烯薄膜或涂塑铝箔中,取样测定含量,计算出单剂量的药膜面积,热烫划痕或剪切,包装即得。

例 复方青黛散薄膜

【处方】复方青黛散5.0g 羧甲基纤维素钠溶液(1:10)92.0g 丙二醇3.0g

【制法】将复方青黛散加入羧甲基纤维素钠溶液中混匀,再加入丙二醇研匀后,放置除去气泡后,均匀涂布于平板玻璃上制膜,70℃干燥1h,脱膜,剪成适当大小,包装即得。

【功能与主治】 消炎、生肌。用于口腔溃疡及烧伤、烫伤、创伤引起的溃疡等。

【用法与用量】 局部贴用，用量酌情而定。

【注】 复方青黛散由青黛 20g、牛黄 10g、龙胆草 10g、甘草 10g、枯矾 20g、黄柏 10g、煅石膏 9g、薄荷脑 10g、冰片 20g 组成。制法：将龙胆草、甘草、枯矾、黄柏、煅石膏细粉粉碎成细粉备用。另将薄荷脑与冰片研匀后，再加入青黛和牛黄研匀，然后依次加入龙胆草、甘草、枯矾、黄柏、煅石膏细粉研匀，过 100 目筛混匀即得。

第二节 丹 剂

一、概述

丹剂系指汞与某些矿物药，在高温条件下经烧炼制成的不同结晶形状的无机化合物制剂。丹剂的含义，在中医药书籍里的记载是不一的，但总的可以说有广义和狭义之分。其广义可包括中药制剂中广泛的丹，通常以疗效较好者称为丹，如丸剂大活络丹等，狭义的丹剂是指用汞和某些矿物药炼制的化合物。

丹剂是中医传统剂型之一，在我国已有 2000 多年的历史。具有用量少，药效确切，用法多样化的特点。中医学认为丹剂具有提脓、去腐、生肌燥湿、杀虫等功用。丹剂毒性较大，不可内服，在使用中应注意剂量和部位，以免中毒。目前主要应用于中医外科，治疗疮疖、痈疽、疔、瘘、瘰疬、骨髓炎等。

丹剂按其制备方法不同主要分为二类：用升法烧炼者称为升丹类；用降法烧炼者称为降丹类。此外，尚有其他制备方法制得的丹剂。如半升半降法、研磨法。尚可采用化学合成的方法生产。本书主要介绍升法与降法制备丹剂。

二、丹剂的制备与举例

（一）红升丹的制备

升法系指药料经高温反应，生成物上升凝附在上覆盖物内而得到的结晶状化合物的炼制法。

红升丹（又称三仙丹、红粉等）主要成分是氧化汞（HgO），采用升法制备。

【处方】 水银 30g　白矾 30g　火硝 30g

【制法】

1. 配料 按处方量准确称取药料，除水银外，其他均需粉碎成粗粉。

2. 坐胎 分为冷胎法和热胎法，操作时采用其中一种即可。

（1）冷胎法 将火硝、白矾置乳钵中研细，加入水银共研至混合均匀（以不见水银珠为止），铺于锅底，用瓷碗覆盖，碗口与锅要严密吻合。或将火硝、白矾研匀，铺于锅底，再把水银撒在药粉上，用瓷碗覆盖。

（2）热胎法 将火硝、白矾置于乳钵内研细混匀，移入锅中，微火加热至有水逸出，待其表面呈现蜂窝状时，将锅取下，放冷，再将水银均匀撒于蜂窝眼内，然后用瓷碗覆盖。

3. 封口　取约 4cm 宽的皮纸条用盐水润湿后，将锅与碗接触处的缝隙密封。再将盐泥涂于纸上厚约 6cm，以按平压紧涂严无缝隙为度，再用干沙壅至碗的 2/3 部位。碗底放大米数粒，以观察火候。碗底压砖，以避免烧炼时受气体作用而使碗浮动。装置如图 17-1 所示。

4. 烧炼　装置完毕，移置炉上加热。先用文火烧炼约 30 分钟，再逐渐加大火力，以武火烧炼至碗底大米呈老黄色。再以文火继续烧炼至大米呈焦黑色（一般烧炼时间约需 2~3 小时）时停火。

5. 收丹　待丹锅放冷后，轻轻除去封口物，将碗轻轻取出，用小刀刮下碗内壁附着的红色升华物（HgO）。

6. 去火毒　经长时间高温烧炼，丹剂杂质较多，临床应用时有副作用（俗称"火毒"），可选用以下方法中的一种处理即可。

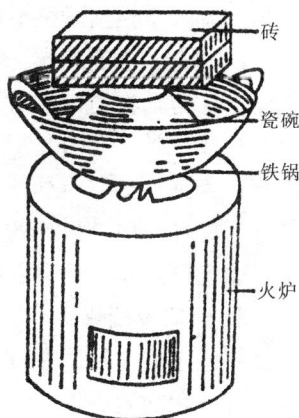

图 17-1　升丹装置

（1）将丹剂用细布包扎好，投入沸水中煮 4 小时，取出沥干水分，低温干燥，研细备用；

（2）将丹剂装入盘或碗内，置蒸笼内蒸 6 小时，取出低温干燥，研细备用；

（3）将丹剂用油纸或细布包好，置潮湿地上（或地上洒水），露放 3 昼夜，取出低温干燥，研细备用。在水中微溶的丹剂，宜用露法去火毒。

【功能与主治】拔毒，除脓，去腐，生肌。用于痈疽疔疮，梅毒下疳，一切恶疮，肉暗紫黑，腐肉不去，窦道瘘管，浓水淋漓，久不收口。

【用法与用量】外用适量，研极细粉单用或与其他药材配成散剂或制成药捻使用。

【注】

（1）本品主要成分为氧化汞（HgO）。

（2）炼制后残存在锅底的残渣叫丹底。其主要成分为硫酸铝、硫酸钾等，可作牲畜皮肤病的治疗药。如若弃之，需经处理，以防污染环境。

（3）红升丹可抑制大肠杆菌、肺炎球菌、绿色链球苗、白色念珠苗、金黄色葡萄球菌及奈氏球菌等，杀菌扩散力实验证明红升丹扩散力较强，是一种有效的杀菌剂。

（4）蓄积毒性实验表明红升丹的毒性具有蓄积性。

（5）本法制得物有红色和黄色两种，成品呈红色者称为红升丹，成品呈黄色者称为黄升丹。两者化学成分基本相同。红升丹为红色氧化汞，是较高温度下炼制的产品。黄升丹为黄色氧化汞，是较低温度下炼制的产品。

（二）白降丹的制备

降法系指药料经高温反应，生成物降至下罐中，冷却析出结晶状化合物的炼制法。

白降丹（又称降药、白灵药、水火丹等）主要成分为氯化汞（$HgCl_2$），采用降法制备。

【处方】水银 30g　火硝 45g　皂矾 45g　硼砂 15g　食盐 45g　雄黄 6g　朱砂 6g

【制法】

1. 配料　按处方准确称取药料，除水银外，其他经药料粉碎成细粉，过筛，混合均匀。兑入水银共研至不见水银珠为度。

2. 坐胎（溜胎）　将药料装入罐内，用文火加热熔融。将罐子作30°倾斜并不断转动，让熔融物均匀黏附于罐内壁，俗称为"溜胎"。溜胎后将罐置于文火上缓缓干燥，直至"胎"里外皆坚硬且颜色由黄绿色变为红黄色为度，称为烤胎。烤胎之火不能大，否则"胎"会再次熔融，且无法重新附壁，同时高热促使汞的蒸发，既损耗原料又污染环境。"胎"的干燥程度应恰当（以罐口朝下不掉落为度）。否则胎嫩则下流，胎老则脱落，都会影响降丹的质量和产量。

3. 封口及烧炼

将已坐好"胎"的罐子倒覆于另一罐子上如图19-2所示，两罐口相对，罐与罐的连接处用润湿的皮纸封固，在用封口泥密封，卡在带孔的瓷盆中间，罐与盆之间用泥固定连接，然后壅砂至罐口上4cm处，下罐置冷水碗中、水淹至下罐的2/3。在上罐四周架燃炭，逐渐加到罐底，加热3~5小时（罐底应烧红）后停火，放冷后取丹（$HgCl_2$），去火毒，置有色瓶内密封保存。

【质量检查】 呈白色针状结晶，有光泽，不具异色为佳品。若呈黄色、黑色及落胎、水银析出等情况不能供药用，均需重新炼制。

【功能与主治】 拔毒消肿、溃脓、脱腐。用于痈疽发背、疔毒等症。

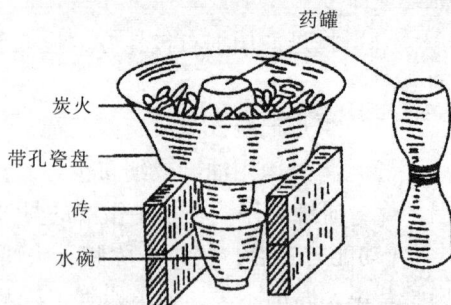

图19-2　降丹装置

【用法与用量】 用时研末，一次0.09~0.15g撒于疮面上或制成其他剂型外用。

【注】

（1）本品主要成分为氯化汞（$HgCl_2$）。

（2）白降丹的基础方由水银、火硝、白矾、皂矾食盐组成。实践证明，凡具此五味原料，易操作，成品质量好，收得率高；而五味中任缺一味都难成功，或难坐胎或难升华或收得率低。

（3）近年有人根据白降丹的成分分析结果（氯化汞46.8%，氯化亚汞0.1%），直接将升汞和甘汞按比例在乳钵中研磨混合而制得成分相同的白降丹。经试用与炼制的白降丹疗效相仿。这种研磨制备法，还可根据临床需要适当改变组成成分的百分比。

（4）白降丹烧炼时若密闭得好，收得率就高，否则就低且质量差。

三、丹剂生产过程中的防护措施

制备丹剂的原料中含有水银，在丹剂烧炼时能产生大量有毒或刺激性气体，故在丹剂生产中应从厂址的选择，车间的设计，生产密闭化、自动化等多方面采取综合防护措施，确保汞作业环境的空气含汞浓度达到国家卫生标准，有效地保护环境和工人健康。

第三节 海绵剂

一、概述

海绵剂系用亲水性胶体溶液经干燥制成的一种吸水性很强的海绵状固体灭菌制剂，多作外科辅助止血用。海绵剂一般为块状，但亦有粉状或纸状者。海绵剂共分两类：一是用蛋白质为原料制成的，如明胶海绵、血浆海绵、纤维蛋白海绵及含药明胶海绵；二是用淀粉为原料制成的淀粉海绵。淀粉海绵质地松脆易碎；明胶海绵质柔软，止血效果好，临床应用较多。

目前外用辅助止血剂的品种较多，除用纯粹的海绵剂外，还应用含药海绵制剂，以增加止血效果。制作含药海绵时，常将具有止血、消炎、止痛等作用的中草药先经提取精制，然后在制备海绵剂过程中加入；或与制成的海绵粉拌匀以制成含药海绵。加入的这些中草药成分，由于经过提取精制，除去了难以吸收的纤维素等杂质，可以用于内脏的止血。

二、海绵剂的制备与举例

（一）吸收性明胶海绵

将明胶溶液经起泡、固化、冰冻、干燥等过程制得的一种海绵状固体制剂。

明胶海绵

【处方】明胶 60g 甲醛溶液（37% g/g）6ml 蒸馏水 500ml

【制法】

1. 配料 将粒状明胶 60g，加蒸馏水 500ml 浸泡约 1 小时，待膨胀软化后，于水浴加温至 40～50℃使溶解。必要时用 2 号或 3 号垂熔漏斗抽滤，并将明胶液于 32～38℃保温备用；另将甲醛溶液 6ml，加水 50ml 稀释备用。

2. 打泡与固化 将上述 32～38℃的明胶溶液和已稀释的甲醛溶液，同时倒入打泡桶内，用打泡机（转速约 900r/min）打泡约 15 分钟，待明胶溶液呈均匀细腻的泡沫后，分装于盒中（制盒的铅丝最好镀锡，在盒子四周均缝一层麻布，盒子上、下、四边可活动便于出料），待冰冻处理。

3. 冰冻 一般在 -10℃～-20℃冰冻 24 小时。

4. 干燥 将冰冻的海绵置鼓风室，连续鼓 36℃热风至干燥（约 3～4 天），移置石灰干燥箱备用。

5. 灭菌与包装 干燥后，打开盒子，取出明胶海绵，切去表面较硬的以及有大气泡的部分，切成需要形状，用纸包装后，以 120℃干热灭菌 2 小时，再以无菌操作装入塑料袋中密封。

6. 成品检查 成品应通过吸水力、消化、炽灼残渣及无菌等试验检查。

（1）吸水力：取本品约 9～10mg 的方块，精密称定重量，浸入 20℃的蒸馏水中，用手指轻揉，注意不使破裂，待吸足水分，用小镊子轻轻夹住一角，提出水面，停留 1 分钟后，精密称定，吸收的水分不得少于供试品重量的 30 倍（成品优良者吸水性可达 50

倍)。

（2）消化试验：取本品 3 块，每块为约重 45～50mg 的立方体，置蒸馏水中，待完全湿透后取出，用滤纸吸去过多的水分后，分别置于 37℃ 的胃蛋白酶溶液 100ml 中（胃蛋白酶 1g，加 0.1mol/L 盐酸溶液 100ml），保持 37℃，缓缓振荡，直至完全消化，三块的平均消化时间应不超过 80min.

（3）炽灼残渣：本品的炽灼残渣不得超过 2%。

（4）无菌试验：应符合药典规定。

【作用与用途】 辅助止血剂。用于内脏及外伤止血。

【用法与用量】 将本品平贴在出血面上，1～2 分钟后即与出血面黏着而达到止血的效果。故小的出血用本品覆盖效果确实。大的静脉如腔静脉、颅内静脉窦等出血亦能呈效。在手术中如遇到较大的渗血面，如脾切除术等，用本品做辅助止血剂能获得良好的止血效果。

【注】

（1）明胶海绵为轻质近白色疏松多孔的海绵体，一般能吸收其本身重量 50 倍的水分，或本身重量 48 倍的含枸橼酸钠的血液；并能耐受 140℃ 以下的高热，不溶于水，在水内搓揉时不致破裂，但能迅速润湿而变软。

（2）胶液的浓度一般配成 10% 左右，可根据明胶黏度及气候适当调整，但胶液浓度过低则不易成型。

（3）打泡好坏直接影响成品质量。

用打泡机打泡效果好，若采用其他搅拌机打泡需时较长。打泡时转速可根据明胶黏度及打泡机效率加以适当调整，速度太快有时效果反而差。温度应适宜，过高易液化，过低易凝结而不发泡。

（4）甲醛溶液系做固化剂，用量过多，往往使成品的消化时间过长，且易发脆、破裂；如用量过少，则泡沫不能完全固定，以致不能形成海绵体。

（5）本品的干燥方法可根据设备条件及剂型要求加以选择。

真空干燥和冷冻干燥能使产品保持较好的疏松多孔性，但设备要求较高，故一般采用鼓风干燥法、烘箱（最好是鼓风烘箱）干燥法较简便，但制品疏松多孔性较差，可用制备海绵粉剂。

（二）含药明胶海绵

根据不同的使用目的，在明胶海绵中加入止血、消炎及止痛等药物，不仅可提高止血效果，且具有消炎、止痛等综合作用。这类含药明胶海绵，大多是在制备过程中加入药物一起制成，也有将药物与明胶海绵拌匀制成的。

复方大黄止血粉

【处方】 大黄 20g　羊蹄（土大黄）20g　白藓皮 20g　苎麻 20g　明胶 100g

呋喃西林 1g　硫柳汞 0.1g　盐酸普鲁卡因 1g　甲醛溶液（37%）5ml　蒸馏水适量

【制法】 取名胶碎块 100g，加蒸馏水约 550ml 浸泡，待软化后在水浴上加热溶解，趁热滤过，加入呋喃西林、硫柳汞、盐酸普鲁卡因及 400ml 中草药（大黄、羊蹄、白藓皮和苎麻）的水渗漉液，待冷至 32℃ 左右时，加入用水约 50ml 稀释的甲醛溶液，打泡，使至原体积的 8 ~ 10 倍，倾入麻布盒内，经鼓风干燥后粉碎，过 60 目筛，以 100℃充分干燥，分装于干燥小瓶内，再以 115℃灭菌 1 小时。

【作用与用途】 辅助止血剂。用于外科手术或外伤止血。

【注】

（1）胶液中加入药物后往往影响起泡，不易成型，因此，对明胶黏度、胶液浓度、甲醛用量、溶解药物的溶媒以及中草药渗漉液是否发酵败坏等方面均需注意。

（2）打泡至体积增大约 8 ~ 10 倍，如体积增加过大则成品粉末过轻，影响止血效果。

（3）以上处方根据医疗需要亦可制成纸形（如止血纸）或圆柱形（如止血栓）等。

（三）淀粉海绵

本品由淀粉（如马铃薯、小麦或玉米等淀粉）经糊化、冷冻、脱水及干燥等步骤制成。

淀粉海绵

【处方】 淀粉 15g 注射用水 100ml

【制法】 取淀粉加蒸馏水适量，搅拌混合成 5% ~ 12% 混悬液，在水浴上加热至 70 ~ 100℃，不断搅拌，使成均匀透明的淀粉浆。然后倾入带格的放盘中，冷却至室温。再放入冰箱中，于 –2 ~ –4℃（最好约 –18℃）冰冻 24 ~ 48 小时，待冰冻彻底后取出，置室温中，先使部分解冻，切除表面冰冻时形成的硬表皮，然后全部解冻。用纱布包裹，轻轻压出水分，按治疗需要切成小块，依次浸入 70%、80%、95% 乙醇及无水乙醇中脱去水分。然后将醇挤出，于 50℃以下温度干燥。再以玻璃纸袋包装，用 120℃干热灭菌 1 小时。

【作用与用途】 辅助止血剂。用于外科手术或外伤止血。

【注】

（1）淀粉以马铃薯淀粉、藕淀粉最适宜。用量一般为 5% ~ 15%。若过多，成品组织紧密，孔隙少而吸水性差；若过少，又不易成型。

（2）不同品种的淀粉，其用量和糊化温度也不相同，配制时应根据不同的品种探索适宜的用量和糊化温度。温度过高或加热不足，在冰冻后，均难以制得较好的海绵。

（3）淀粉浆完全糊化时，应立即停止搅拌。

（4）冰冻必须彻底，一般在零下 2 ~ 4℃冰冻 48 小时；如能在零下 18℃冰冻更好，所制得成品不易变形。

（5）解冻时不得加热，否则使海绵结构变形。解冻后压去水分时用力不可过大，以免变形或破碎。

（6）本品使用时，需先用灭菌生理盐水浸软，取出挤去水分，即可应用。

此外，国外报道用海藻胶可制成各种剂型的止血剂，如喷雾止血剂、止血纱布及烫伤纱布等。海藻胶为吸收性止血剂，且有易消毒的优点。国内已有单位用海藻酸钠粉末对动物进行止血实验，确有止血效果；并认为海藻酸、海藻酸钙及海藻酸钠的混合制剂对动物的止血效果比单用海藻酸钠为好。现已有海藻胶可吸收性止血纱布用于内脏出血。

第四节 胶 剂

一、概述

（一）定义

胶剂系指动物皮、骨、甲或角用水煎取胶质，浓缩成稠膏状，经干燥后制成的固体块状内服制剂。其主要成分为动物胶原蛋白及其水解产物，尚含多种微量元素。胶剂主要功效：有补血、止血、祛风、调经、滋补强壮作用；用以治疗虚劳羸瘦、吐血、衄血、崩漏、腰酸腿软等症。

（二）种类

1. 皮胶类 以动物皮为原料经熬炼制成。用驴皮制成的胶称阿胶，牛皮制成的胶称黄明胶，猪皮制成的胶称新阿胶。

2. 骨胶类 用动物的骨骼熬炼制成，如狗骨胶、鱼骨胶等。

3. 甲胶类 用龟科动物乌龟的背甲及腹甲或鳖科动物鳖的背甲为原料，经熬炼制成，如龟甲胶、鳖甲胶等。

4. 角胶类 用雄鹿骨化的角为原料，经熬炼制成，称鹿角胶。鹿角胶应呈黄棕色或红棕色，半透明，有的上部有黄白色泡沫层。若制备时掺入部分阿胶，则成品颜色加深，呈黑褐色。

5. 其他胶类 凡含蛋白质的动物药材，经水煎提取浓缩，一般均可制成胶剂。如以牛肉制成的霞天胶，以龟甲和鹿角为原料制成的龟鹿二仙胶等。

二、胶剂的原辅料选择

（一）原料的选择

胶剂原料的优劣直接影响着产品的质量和出胶率，故应严格选择。各种原料均应选自健康强壮的动物，除去原料上附有的杂质。一般可按下述原则选用。

1. 皮类 驴皮以张大、毛色灰黑、质地肥厚、伤小无病者为好。尤以冬季宰杀者为佳，称为"冬板"；春秋季剥取的驴皮称"春秋板"，质量次之；夏季剥取的驴皮称"伏板"，质量最差。制备黄明胶所用的牛皮，以毛色黄、皮张厚大无病的北方黄牛皮为佳。制备新阿胶所用猪皮，以质地肥厚新鲜者为佳。

2. 骨与狗骨 以骨骼粗大，质地坚实者为优；从外观看，一般以质润色黄之新品为佳，陈久者产胶量低。

3. 龟甲与鳖甲 龟甲为乌龟的背甲及腹甲，其腹甲习称"龟板"，以板大质厚、颜色鲜明者为佳，称为"血板"，产于洞庭湖一带之龟甲最为著名，俗称"汉板"，对光照之微呈透明，色粉红，故又称"血片"。鳖甲也以个大、质厚、未经水煮者为佳。

4. 角类 鹿角分砍角（人工锯下）与脱角两种。以砍角为佳。砍角表面呈灰黄色或灰褐色，质重坚硬有光泽，角中含有血质，角尖对光照射呈粉红色者质优。春季鹿自脱之角称为脱角，表面灰色，质轻无光泽，质量较次。野外自然脱落之鹿角，多经风霜侵蚀，质白有裂纹者称为"霜脱角"，质量次，不宜采用。

（二）辅料的选择

胶剂制备过程中常加入糖、油、酒、明矾等辅料，主要起矫臭矫味、便于加工成型、沉淀杂质及一定的治疗作用的作用。辅料质量的优劣，也直接影响到胶剂的质量。

1. 冰糖　加入冰糖能增加胶硬度与透明度，并有矫味作用。如无冰糖，可用白糖代替。

2. 植物油　多使用花生油、豆油、麻油。质量以纯净无杂质的新制油为佳。酸败者禁用。加少量油的目的是降低胶的黏度，便于切胶，胶块不易变形，且在浓缩收胶时，气泡易于逸散，使胶净透。

3. 酒类　一般用黄酒，以绍兴黄酒为佳，无黄酒时可用白酒代替。加酒可矫臭矫味，同时，胶剂经浓缩至出胶前，在搅拌下喷入黄酒，有利于气泡逸散，成品胶不会有气泡。

4. 明矾　以色白洁净者为佳。明矾为澄清剂，可加速胶液中的固体杂质沉淀，以提高成品胶的透明度。

5. 阿胶　某些胶剂在浓缩收胶时，常加入少量阿胶，使之黏度增加，易于凝固成型，并在药理上发挥相加作用。

三、胶剂的制备

胶剂的工艺流程：原料处理→煎取胶汁→滤过澄清→浓缩收胶→凝胶切胶→干燥包装。

（一）原料的处理

胶剂原料上附有的毛、脂肪、筋、膜和血等杂质，必须处理除去，才能用于熬胶。一般可按下述方法处理。

1. 皮类　首先须用水浸泡数日（夏季 3 日，春秋季 4~5 日，冬季 6 日），每日换水一次，待皮质柔软后用刀刮去腐肉、脂肪、筋膜和毛等。用蛋白分解酶除毛效果较好。将皮切成 20cm 左右的小块，置洗皮机中洗去泥沙，再置蒸球中，加 2% 碳酸钠水溶液或 2% 皂角水，用量约为皮量的 3 倍，加热至皮膨胀卷缩，用水冲洗至中性后再行熬胶。

2. 骨角类　可用水浸洗（夏季 20 日，春秋 30 日，冬季 45 日），每日换水一次，取出后用皂角水或碱水洗除油脂，再用水反复清洗干净。对豹骨等，因附筋肉较多，可先将其放入沸水中稍煮捞出，用刀刮净筋肉备用。

（二）煎取胶汁

一般采用蒸球加压煎煮法。

蒸球加压提取工艺操作关键是控制适宜的压力、时间和水量。压力一般以 0.08MPa 蒸汽压力（表压）为佳。若压力过大，温度过高，胶原蛋白的水解产物氨基酸可部分发生分解反应，使臭味增加，挥发性盐基氮的含量增高；温度过高，水解时间短，胶原蛋白水解程度受到影响，使黏性增大，凝胶切块时发生黏刀现象；同时，使胶液中混有较多的大质点颗粒，胶的网状结构失去均衡性，干燥后易碎裂成不规则的小胶块。煎提时间和加水量随胶剂原料的种类而定，一般加水量应浸没原料，煎提8~48小时，反复3~7次，至煎出液中胶质甚少为止，最后一次可将原料残渣压榨，收集全部煎液。为了降低挥发性盐基氮的含量，生产中除应严格控制原料的质量、煎提蒸汽压力和加水量外，还应定期减压排气。如用0.08MPa蒸汽压力（表压）煎煮驴皮，每隔60分钟排气1次。

（三）滤过澄清

每次煎出的胶液，应趁热用六号筛滤过，否则冷却后因凝胶黏度增大而滤过困难。粗滤后的胶液还含有不少杂质，应进一步沉淀杂质。由于胶液黏度较大，一般在胶液中加0.05%~0.1%明矾（先用水将其溶解后加入），使杂质容易沉降，搅拌后静置数小时，待细小杂质沉降后，分取上层胶液，再用板框压滤机滤过，滤液即可进行浓缩。

（四）浓缩收胶

将所得澄清胶液，先除去大部分水分，再移至蒸汽夹层锅中，继续浓缩。浓缩时应不断搅拌，随时除去上层浮沫。随着水分不断蒸发，胶液黏度越来越大，应防止胶液粘锅，直至胶液不透纸（将胶液滴于滤纸上，四周不见水迹），含水量26%~30%，相对密度为1.25左右时，加入豆油，搅匀，再加入糖，搅拌使全部溶解，减弱火力，继续浓缩至"挂旗"时，在强力搅拌下加入黄酒，此时锅底产生大气泡，俗称"发锅"，待胶液无水蒸气逸出时即可出锅。

各种胶剂的浓缩程度应适当，如鹿角胶应防止"过老"，否则不易凝成胶块；浓缩程度不够，含水量过高，成品胶块在干燥后常出现四周高，中间低的"塌顶"现象。

（五）凝胶与切胶

胶液浓缩至适宜的程度后，趁热倾入已涂有少量麻油的凝胶盘内，置空调室中，调至室温8~12℃，静置12~24小时，胶液即凝固成胶块，此过程称为胶凝，所得到的固体胶称凝胶，俗称胶坨。切胶多用自动切胶机，将凝胶切成一定规格的小片，此过程俗称"开片"。

（六）干燥与包装

胶片切成后，置于有空调防尘设备的晾胶室内，摊放在晾胶床上，也可分层摊放在竹帘上，使其在微风阴凉的条件下干燥。一般每隔48小时或3~5日翻面1次，使两面水分均匀散发，以免成品弯曲变形。数日之后（一般7~10天），待胶片干燥至胶片表面干硬，装入木箱内，密闭闷之。使内部水分向胶片表面扩散，称为"闷胶"，也称"伏胶"。约2~3天后，将胶片取出，用布拭去表面水分，然后再放到竹帘上晾之。数日后，又将胶片置木箱中闷胶2~3天，如此反复操作2~3次至胶片充分干燥。晾胶车间采用空调制冷技术，不仅可改变高温季节不能正常生产的状况，且可使胶片的干燥时间缩短1/2左右，且胶剂的外形及洁净度也有很大改善。将胶片用纸包好，置于石灰干燥箱中，也可以适当缩短干燥时间。此外，也有的用烘房设备通风晾胶。

胶片充分干燥后，在紫外线灭菌车间包装。包装前用酒精微湿的布或新沸过的60℃左右微湿的布拭胶片表面，使之光泽。然后再晾至表面干燥，用紫外线消毒，再用朱砂或金箔印上品名，装盒。胶片应贮存于密闭容器内，置阴凉干燥处，防止受潮、受热、发霉、软化、黏结及变质等，但也不可过分干燥，以免胶片碎裂。

四、胶剂的质量要求

为了保证制剂质量,《中国药典》2010 年版在制剂通则中对胶剂在生产与贮藏期间做出了下列规定。

（1）胶剂所用原料应漂洗或浸漂,除去非药用部分,切成小块或锯成小段,再漂净。

（2）加水煎煮数次至煎煮液清淡为度,合并煎煮液,静置,滤过,浓缩。浓缩后的胶液在常温下应能凝固。

（3）胶凝前,可按各品种制法项下规定加入适量辅料（黄酒、冰糖、食用植物油等）。

（4）胶凝后,按规定重量切成块状,阴干。

（5）胶剂应为色泽均匀、无异常臭味的半透明固体。

（6）一般应检查总灰分、重金属、砷盐等。

（7）胶剂应密闭贮存,防止受潮。

（8）检查

【水分】按《中国药典》2010 年版一部胶剂（附录Ⅰ－T）水分项下检查法检查,不得超过 15.0%。

【微生物限度】照《中国药典》2010 年版一部附录ⅩⅢ－C 检查,应符合规定。

五、胶剂举例

例　阿胶

【处方】驴皮 50.0kg,冰糖 3.3kg,豆油 1.7kg,黄酒 1.0kg。

【制法】将驴皮浸泡去毛,切块洗净,分次水煎,滤过,合并滤液,浓缩（可分别加入适量的黄酒、冰糖和豆油）至稠膏状,冷凝,切块,晾干,即得。

【功能与主治】补血滋阴,润燥,止血。用于血虚萎黄,眩晕心悸,肌痿无力,心烦不眠,虚风内动,肺燥咳嗽,劳嗽咯血,吐血尿血,便血崩漏,妊娠胎漏。

【用法与用量】3~9g,烊化兑服。

第五节　其他传统剂型

一、锭剂

（一）锭剂的含义

锭剂系指饮片细粉与适宜黏合剂（或利用药材本身的黏性）制成不同形状的固体制剂。其黏合剂多为蜂蜜、糯米粉或处方中本身具有黏性的饮片,如蟾酥、胆汁等。

锭剂的形状有球形、长方形、纺锤形、圆柱形、圆锥形、圆片形等。应用时内服多是研细黄酒化服,外用多是研细用醋调敷。

（二）锭剂的质量要求

为了保证制剂质量，《中国药典》2010 年版在制剂通则中对锭剂在生产与贮藏期间做出下列规定。

（1）作为锭剂黏合剂使用的蜂蜜，糯米粉等应按规定方法进行处理。

（2）制备时，应用各品种制法项下规定的黏合剂或利用药材本身的黏性合坨，以模制法或捏搓法成型，整修，阴干。也可用泛制法制备锭剂。

（3）需包衣或打光的锭剂，应用制法项下规定的包衣材料进行包衣或打光。

（4）锭剂应平整光滑、色泽一致，无皱缩、飞边、裂隙、变形及空心。

（5）除另有规定外，锭剂应密闭，置阴凉干燥处贮存。

（6）检查

【重量差异】除另有规定外，照《中国药典》2010 年版一部丸剂重量差异项下方法检查，应符合规定。

【微生物限度】照《中国药典》2010 年版一部附录ⅫC 检查，应符合规定。

（三）锭剂的制备与举例

取粉碎好的饮片细粉，加入适量糯米糊，或利用处方中具有黏性的组分作黏合剂（如蟾酥、牛胆汁等），揉制成药坨，用搓捏法或模制法制成一定形状的锭剂，修整后阴干即得。也可用泛制法制备锭剂。需包衣或打光的锭剂，应用各品种制法项下规定的包衣材料进行包衣或打光。

例　紫金锭

【处方】山慈菇 200g　红大戟 150g　千金子霜 100g　五倍子 100g　人工麝香 30g　朱砂 40g　雄黄 20g

【制法】以上七味，朱砂、雄黄分别水飞成极细粉；山慈菇、五倍子、红大戟粉碎成细粉；将人工麝香研细，与上述粉末及千金子霜配研，过筛，混匀。另取糯米粉320g，加水做成团块，蒸熟，与上述粉末混匀，压制成锭，低温干燥，即得。

【性状】本品为暗棕色至褐色的长方形或棍状的块体；气特异，味辛而苦。

【功能与主治】辟瘟解毒，消肿止痛。用于中暑，脘腹胀痛，恶心呕吐，痢疾泄泻，小儿痰厥；外治疔疮疖肿、疬腮，丹毒，喉风。

【用法与用量】口服。一次 0.6～1.5g，一日 2 次。外用，醋磨调敷患处。

二、糕剂

（一）糕剂的含义

饮片细粉与米面、蔗糖蒸制而成的块状制品。

糕剂的来源系明代陈实功《外科正宗》卷一，八仙糕加减而组成八珍糕，清代张秉成《成方便读》有记载。应用于小儿脾胃虚弱、面黄肌瘦、慢性消化不良等症。

（二）糕剂的制法与举例

先将处方中药物粉碎，过筛，取细粉与米面、蔗糖混匀，加入适量冷开水，揉和成松散颗粒，放入模具制成糕状，经蒸熟，晾干，包装，即得。

例　八珍糕

【处方】党参60g　茯苓60g　白扁豆60g　白术60g　薏米60g　莲子肉60g　山药60g　芡实60g　粳米面30kg　白糖2.4kg　糯米面3.0kg

【制法】以上十一味，粳米面、糯米面、白糖预先备好料，其余八味共同粉碎为细粉，过六号筛，与上辅料混匀，加入适量冷开水，揉和制成松散颗粒，放入模具中制成糕剂，取出蒸熟，晾干，分成每块重6g，包装，即得。

【功能与主治】养胃健脾，益气和中。用于脾胃虚热、食少腹胀、面黄肌瘦、便溏泄泻。

【用法与用量】开水冲服。婴儿一次3块，4岁以上一次6块，一日2～3次。

三、钉剂

(一) 含义

钉剂系指饮片细粉与糯米粉混匀后加水、加热制成软材，按要求分剂量后，搓成细长而两端尖锐（或锥形）的外用固体制剂。其长度2.5cm，重量0.06g。一般供外用插入。

钉剂的制法类似糊丸，用法类似栓剂。它与线剂、条剂都是中医肛肠科用于治疗瘘管及溃疡性疮疡等的一类剂型，如治疗痔疮、疮疡、颈淋巴结核及骨髓炎等。近年来，有用此剂型治疗早期宫颈癌的报道。

(二) 制法与举例

例　枯痔钉

【处方】明矾砒石煅制粉（含As_2O_3 4%）24g　雄黄12g　朱砂3g　乳香6g　生糯米粉10g　熟糯米粉26g

【制法】取明矾砒石煅制粉（其中As_2O_3的含量须调至4%），朱砂、雄黄水飞，乳香去油，生糯米、熟糯米分别过六号筛，备用。

处方中除熟糯米粉外，生糯米粉与以上药粉混匀，置罐内加蒸馏水约40ml混合调匀，密闭置沸水浴上加热30分钟，再加入熟糯米粉搅拌混匀，使成软硬适宜的软材，然后按剂量搓成湿重0.08g（干重0.06g）两端尖锐的钉剂，阴干，灭菌，密封存放。

本品长约2.5cm，重约0.06g，具有适宜的硬度，每支暂定含砷以As_2O_3计算为0.5～0.8mg，制备时应无菌操作，成品经紫外线照射灭菌，并注意保存。

【功能与主治】枯痔、消炎。用于内、外痔疮。

【用法与用量】清洗局部，将本品插入痔核中。每次用量不得超过20支。

【注】明矾砒石煅制粉的制备：取砒石1份、明矾2份研细混匀置瓦罐中，先用文火烧干结晶水，再用武火煅烧透，即得。使用前需研成细粉，经含砷量测定并调整至规定含量后备用。

四、线剂

(一) 线剂的含义

线剂系指丝线或棉线，置药液中先浸后煮，经干燥制成的一种外用制剂。早期在我国外科医疗上线剂已有应用，如清代《医宗金鉴》有"顶大蒂小，用药线勒于痔根，每日紧线，其痔枯落"的记载。

线剂是利用所含药物的轻微腐蚀作用和药线的机械扎紧作用，切断痔核瘘管，使引流畅通，以利于疮口愈合。线剂主要用来治疗瘘管和痔疮等疾患。

近年来，有以线剂结扎治疗法为主，适当辅以药膏来治疗毛细血管瘤，这是线剂应用的发展。线剂的制备方法较为简单，又可免除手术的痛苦，因此在中西医结合治疗中也有应用。

（二）制法与举例

例　芫花线剂

【处方】芫花6g　巴豆仁3g　槐米3g　雄黄3g　金银花3g　壁钱3g

【制法】先将芫花醋制，雄黄水飞，巴豆仁捣如泥，然后与余药共同置容器内．加适量水和丝线一起浸泡3~5天，用文火煮干水分，取出丝线置温热沸水中洗净，低温干燥即得。

【功用与用法】有抗菌、消炎和腐蚀的作用。外用结扎痔核及瘘管。

五、条剂

（一）条剂的含义

条剂又称纸捻。系指饮片粉碎过筛，混匀，用桑皮纸粘药膏后搓捻成细条；或用桑皮纸搓捻成条粘一薄层面糊，再黏附药粉而成的外用制剂。

条剂在我国早已用于中医外科，如清代《医宗金鉴》中就有用红升丹和白降丹制成捻条，治疗痈疽和青蛇毒等记载。条剂的制备较为简单，使用方便，用时插入疮口或瘘管内，以引流脓液，具有拔毒去腐，生肌敛口的作用。目前外科采用条剂中西医结合治疗弯曲或分岔瘘管效果较为满意。条剂一般由外科医生自制，未见大量生产，故操作方法尚难统一。近年来中西医结合不断发展，有用羧甲基纤维素钠、聚乙烯醇、海藻酸钠等可溶性多聚物为基质制备条剂。它具有可溶性和适宜的韧性，可以克服纸捻异物残留的缺点，使条剂的制备和应用有了新的发展。

（二）制法与举例

条剂由于加用或不用面糊，分为硬条与软条两种。具体制法见以下两例。

例1　红升丹条剂（软条）

【处方】红升丹适量　凡士林适量

【制法】取红升丹置钵内研磨至极细粉，过120目筛，混合均匀，瓶装备用。另取桑皮纸剪成1.5cm宽纸条，两面均匀涂布很薄一层凡士林或其他消炎软膏后，以拇指和食指搓捻成条状，剪成约3mm长，投入红升丹药粉瓶中，摇动，使捻条均匀黏附药粉，取出阴干备用。

【功能与主治】拔毒，去腐，生肌；用于疮疖、痈和痔瘘诸症。

【用法与用量】插入疮口或瘘管内，外面用拔毒生肌膏或其他消炎软膏固定，可引流和逐渐排出脓液，生肌敛口。

【注】此种方法制成的捻条，质软，条短，如遇深部或弯曲分岔瘘管，不易插入或

插入不深，有可能陷落在瘘管或疮口内，捻条不易取出。

例2 红升丹条剂（硬条）

【处方】红升丹适量

【制法】取桑皮纸剪成宽1cm，长20cm纸条，如上法捻成条状，再搓捻成两股如索线状的捻条，搓紧，在捻条外面涂上一层很薄的面糊；另取红升丹药粉均匀铺在平板上，将捻条在板上来回搓动，使红升丹粉末均匀黏附在捻条表面，阴干即得。

此外，也可将捻条稍剪短并涂搽面糊后，投入红升丹药粉瓶中，摇动，使药粉黏附在捻条上，取出阴干备用。

【功能与主治】与红升丹软条同。

【用法与用量】与红升丹软条同。

六、灸剂

（一）灸剂含义

灸剂系指艾叶捣碾成绒状，加入药材或不加入药材，制成专供熏灼穴位或体表患处的外用固体制剂。

灸治是我国古代发明的一种利用"温热刺激"的物理疗法，早在《黄帝内经》中已有记载。常用的灸剂按形状可分为：艾头、艾柱、艾条三种，都以艾绒为原料所制得的。

（二）制法与举例

1. 制法

取干燥的艾叶，拣去杂质，筛去灰尘，置石臼或铁研船内捣碾成绵绒状，除去叶脉，并按要求制成一定形状的制品。

（1）艾头 多由针灸医生临用时自制，取艾绒以手指捻成黄豆般大小的圆球，用时插在针尖上，点燃后在穴位上作近距离的熏灼。

（2）艾柱 与艾头的制法相同，只是形状呈上尖下平的圆锥形。用时先将生姜或大蒜切成约3mm厚的片，置穴位上或患部上，再将艾柱置于姜片或蒜片中央，用火点燃艾柱尖端，使其从上而下地燃烧，烧完为止。此法灸时有灼痛感，可略加移动姜片或蒜片缓解。

（3）艾条 又名艾卷，取艾绒50g置于长、宽均约30cm的桑皮纸上，用人工或机器卷制成圆柱状即成，是目前应用最广的三种灸剂。如在艾条中加入药材，则称为"药艾条"。

2. 举例

例1 艾条

【处方】艾绒50g

【制法】取长、宽各约30cm的桑皮纸，均匀铺上长、宽各约20cm的一层艾绒压平，然后将桑皮纸的边缘向内折叠，用铁丝或竹针作轴，由折叠的一边卷起，卷至接近边缘时，再接一张桑皮纸卷紧。也可用机器卷制，包装即得。

例2 复方艾条——雷火针

【处方】艾绒30g 桃树皮3g 朱砂3g 生川乌3g 硫黄3g 生草乌3g 雄黄3g 制乳香3g 麝香0.15g 制没药3g 穿山甲（醋炙）3g

【制法】将桃树皮、生川乌、生草乌、穿山甲、制乳香、制没药等粉碎，用24～26目筛过筛，混匀。麝香、硫黄研细，与朱砂、雄黄及其他药粉碎套研均匀。将艾绒平铺于桑皮纸上，称取药粉9g均匀撒布于艾绒中，将纸的边缘向内折叠，向前推卷，卷至对边的边缘时，接另一张纸，至卷紧如卷烟状，用线扎紧，再卷一层丝棉纸，用浆糊封口，按规定长度两端切齐，贴签，涂上一层蛋清，晾干，附说明书装筒即得。

【功能与主治】祛风散寒，活络止痛。用于风寒湿痹、手足麻木、肩背疼痛、四肢拘挛、半身不遂等症。

【用法与用量】用时先将布折叠数层，放穴位或患部上，将雷火针用火点燃，随即熄灭火焰，在布上施行灸法，至感灼痛为止。

七、熨剂

（一）熨剂含义

熨剂系指铁砂吸附药材的提取物后制得的外用剂型。是我国民间习用的一种物理疗法剂型。其作用类似灸剂，但所用药物与方法不同，熨剂主要用铁砂，并配合一些治风寒湿痹的药物制成。其制法简便，价廉，易于保存，无毒副作用。

《内经》记载"刺布衣者以火焠之，刺大人者以药熨之"。此即用灸用熨有身体强弱之别，其共同点是使热气入内，宣通经络，驱散邪气。

（二）制法与举例

例 坎离砂

【处方】当归37.5g 川芎50g 透骨草50g 防风50g

【制法】以上四味，粉碎成粗粉，加入适量的铁粉、木粉、活性炭和氯化钠，混匀，制成10kg，即得。

【性状】本品为黑色的粗粉，质重。

【功能与主治】祛风散寒，活血止痛。用于风寒湿痹，四肢麻木，关节疼痛，脘腹冷痛。

【用法与用量】外用。将布袋抖动至发热后至于患处，一次一袋（62.5g）。

八、棒剂

（一）棒剂的含义

棒剂系指药物制成小棒状的外用固体制剂。直接施用于黏膜或皮肤上，具有腐蚀、收敛等作用。通常用于眼科。

（二）制法与举例

例 海螺蛸棒

【处方】海螺蛸适量 黄连适量

【制法】取海螺蛸以水浸漂3～4天，每天换水，以漂尽咸味为度。捞起，用小刀剥去外面角质层，再置于露天日晒夜露 3～5 天除去腥臭味。然后切断成适宜长度，并削成略扁的圆锥体，洗去颗粒状物后，放入 10% 的黄连溶液中约煮 80 分钟，取出置烘箱内，以 100℃左右干燥即得。

【功能与主治】抗菌收敛。用丁沙眼。

【用法与用量】外用，擦沙眼滤泡，用棒剂擦破伤口后使药液易于渗入，加速伤口的愈合，故常与其他药物合用。一般每 2～3 天一次，待反应消失后，才可进行第二次。用后应洗去附在棒上的血污，并在 1/5000 的升汞液或 2% 复方甲酚皂溶液内浸泡 1 天，并再放入 10% 的黄连液内煮沸 30 分钟，干燥备用。

九、烟剂、烟熏剂

（一）烟剂

指药物与烟叶或不加烟叶制成香烟状的制剂，专供吸入，用以治疗哮喘和呼吸道疾病，故称为"药烟"。

烟剂的制备：是将药材和烟叶切成烟丝，混入药物后用手工或机械卷成香烟状，然后外包裹香烟纸，即得。

例：曼陀罗药烟

【处方】曼陀罗叶 1g　硝酸钾 0.1g　烟叶 3.9g

【制法】取曼陀罗叶和烟叶切丝后，再与硝酸钾混合后，卷制成烟，即得。

【功能与主治】有抗胆碱作用，用于治疗支气管哮喘。

【用法与用量】哮喘发作时吸 1 支。

（二）烟熏剂的含义

烟熏剂系指药材借助某些易燃物质，经燃烧产生的烟雾而杀虫、灭菌和预防、治疗疾病的外用制剂。

烟熏剂属传统气体制剂，应用历史悠久，人们很早就发现野蒿点燃后有驱除蚊蝇作用，点燃艾叶、苍术、香薷等可以避疫。由于制备方法简单，使用方便，故民间仍沿用至今。有报道，苍术、艾叶燃香对病毒、细菌都有不同程度的抑制和杀灭作用。应该引起注意的是，烟熏剂在点燃发烟后，烟雾中是否有毒害气体生成，以及吸入剂量的确定等，都是需探入研究的问题。

（三）制法与举例

1. 杀虫、灭苗烟熏剂

这类制剂的处方组成包括三部分。一是具有杀虫、灭菌作用的中药。二是燃料，有些中药材本身具有燃烧性，也有的必须加入燃料，如木屑、纸屑等。三是助燃物质，如氯酸盐、硝酸盐、过氯酸盐等氧化剂。燃料和助燃剂混合，经点燃后，开始作低温的并不冒出火焰的燃烧，所产生的热传给药材使之升华或导致有效物质的挥散。它们综合的作用是一种烟熏现象，一般把它们称为烟熏剂。

2. 燃香烟熏剂

燃香是民间家庭广泛使用的烟熏剂，如蚊香、含药香等。以药物细粉和木粉为主，选用适宜的黏合剂经加工制成盘卷状或直条状。可用于驱除蚊蝇、杀虫、灭菌和预防疾病。点燃发烟即起作用。

制作燃香的主要原料有：

（1）木粉　常用的燃香木粉有杉木粉、柏木粉、松木粉等。

（2）中药　凡含有挥发性成分的药材，均有不同程度的抑菌作用，故能预防感冒和上呼吸道传染性疾病。常用制作燃香的药材有艾叶、桂枝、贯众、茵陈、香薷、苍术、檀香、木香、沉香、防风、荆芥、苏叶、柴胡等。

（3）黏合剂　常用的有甲基纤维素、羧甲基纤维素等。

（4）助燃剂　常用的有硝酸盐、氯酸盐等。因为中药材粉末本身具有易燃性，故只是在某些不具备燃烧性的药物制作燃香时，才加入适量的助燃剂。

（5）其他　色素和香料等。

燃香剂制法包括：中药材的炮制加工；粉碎成细粉；各物料加黏合剂制成软材，机械压制成盘卷状或直条状、干燥；严密包装，防潮。

3. 举例

例1　消毒燃香

【处方】香薷粉 50%　木粉 50%　甲基纤维素　助燃剂和色素适量

【制法】取香薷粉、木粉混合均匀，依次加入 6% 甲基纤维素、少许助燃剂和色素，充分混匀，压制成盘卷状，每盘重 20 ~ 25g。

【功用】空气消毒，预防感冒等。

【用法与用量】每 15m³ 空间，点燃 1 盘，隔日 1 次。

例2　桂贯菌烟熏剂

【处方】桂枝 20%　贯众 20%　茵陈 10%　木粉 50%　助燃剂和黏合剂各适量

【制法】

（1）盘卷状烟熏剂 取桂枝、贯众、茵陈干燥后粉碎成细粉，加入木粉、助燃剂、黏合剂混合均匀，压制成盘卷状，每盘重 20 ~ 25g，即得。

（2）筒式烟熏剂 取桂枝、贯众、茵陈干燥粉碎成细粉，加入木粉、助燃剂、黏合剂混合均匀后装入上面带孔的筒内，并插入导火线即得（每筒净重 20 ~ 25g）。

【功效】空气消毒。用于预防感冒。

【用法与用量】按每 15m³ 空间点燃 1 盘或 1 筒，连用数日。

知识链接

茶　剂

茶剂系指将含茶或不含茶的药材经粉碎、加工而制成的制剂。分为袋泡茶和茶块两种。在应用时以沸水浸泡取汁服用，或煎汁服用。

茶剂具有制法简单，使用方便的特点。茶剂中的袋泡茶适用于质地疏松的药材。

茶剂的制备：

1. 茶块

将茶叶或药材粉碎成粗末，混匀，以面粉制糊，加入其中，制成适宜的颗粒，用模具或压茶机压制成小方块，低温干燥（水分控制在3%以下），包装即得。

2. 袋泡茶

将茶叶或药材粉碎成粗末，混匀，干燥，以特制滤纸袋包装即得。用时沸水冲泡，可避免茶叶及药材漂浮。

目标检测

一、名词解释：

膜剂　丹剂　海绵剂　胶剂　锭剂　糕剂　钉剂

二、选择题

（一）单项选择题

1. 下列物质属于阿胶制备原料的是
   A. 牛皮　　　　　B. 黄酒　　　　　C. 阿拉伯胶
   D. 明胶　　　　　E. 乙醇

2. 山梨醇在膜剂中起的作用是
   A. 增塑剂　　　　B. 着色剂　　　　C. 遮光剂
   D. 填充剂　　　　E. 矫味剂

3. 升丹的主要成分是
   A. 氧化汞　　B. 三氧化二砷　　C. 氯化汞
   D. 氯化亚汞　　E. 硫化汞

4. 以糯米粉为赋形剂，制成的锥形固体，多用于中医肛肠科治疗瘘管及溃疡性疮疡制剂称为
   A. 栓剂　　B. 条剂　　C. 线剂　　D. 棒剂　　E. 钉剂

5. 用铁砂吸附药材的提取物后制得的外用剂型是
   A. 糕剂　　B. 熨剂　　C. 锭剂　　D. 棒剂　　E. 钉剂

（二）多项选择题

1. 下列属于丹剂的药物有
   A. 紫血丹　　B. 红升丹
   C. 轻粉　　D. 白降丹　　E. 仁丹

2. 下列可作为条剂药物载体的有
   A. 羧甲基纤维素钠　　B. 聚乙烯醇
   C. 海藻酸钠　　　　　D. 棉线　　E. 桑皮纸捻

3. 下列属于皮胶的是
   A. 阿胶　　B. 黄明胶
   C. 新阿胶　　D. 霞天胶　　E. 龟鹿二仙胶

三、简答题

1. 胶剂的制备方法。
2. 丹剂的制备方法。

实训 珠黄吹喉膜的制备

【实训目的】
1. 掌握膜剂的制备方法及操作注意事项。
2. 熟悉成膜材料的性质、特点与选用。

【实训条件】
1. 实训场地　实验室。
2. 实训材料　天平、烧杯、玻棒、玻璃板、恒温水浴、烘箱、剪刀等。处方中的药物。

【实训内容】
【处方】珠黄吹喉散1g　PVA（17－88）5g　甘油1ml　聚山梨酯80 3滴　蒸馏水30ml。

【制法】
1. 取 PVA 加入 85% 乙醇浸泡过夜，滤过，沥干，重复处理1次，倾出乙醇，抽滤，将 PVA 于 60℃烘干备用。
2. 称取上述 PVA 5g，置三角烧瓶中，加蒸馏水 30ml，水浴加热，使之溶化成胶液，补足水分，备用。
3. 称取珠黄吹喉散（过七号筛）1g 于研钵中研细，加甘油 1ml，聚山梨酯－80 3滴，继续研细，缓缓将 PVA 胶液加入，研匀，静置脱气泡后，供涂膜用。
4. 取玻璃板（5cm×20cm）2块，洗净，干燥，用 75% 乙醇涂擦消毒，再涂搽少许液状石蜡。用吸管吸取上述药液 10ml，倒于玻璃板上，摊匀，水平晾至半干，自然晾干。小心揭下药膜，用紫外线灭菌 20min，封装于塑料袋中，即得。

【功能与主治】解毒化腐生肌。用于热毒内蕴所致的口舌肿痛、糜烂。
【用法】贴口腔患处。
【注】珠黄吹喉散处方为：珍珠 0.5g、人工牛黄 0.3g、硼砂（煅）2.5g、西瓜霜 0.8g、雄黄 0.4g、儿茶 1.0g、黄连 1.0g、黄柏 1.5g、冰片 0.5g。

（董　怡）

第十八章 │ 中药新剂型与新技术简介

学习目标 ·······

◎ **知识目标**

1. 掌握缓释制剂、控释制剂、固体分散体、微型灌肠剂、靶向制剂、β–环糊精包合物、微型包囊、脂质体的含义；β–环糊精包合物的制备方法。

2. 熟悉环糊精包合技术、微型包囊技术、固体分散技术、脂质体制备技术在中药制剂中的应用。

3. 了解缓释制剂、控释制剂、微型灌肠剂、微型包囊的制备、固体分散体的制备、脂质体的制备、靶向制剂的制备方法及质量控制。

◎ **技能目标**

能根据所给原料及用药目的设计制备工艺，能够准确的区分所学各种剂型的特点。

第一节 长效制剂

一、缓释制剂、控释制剂的含义与特点

（一）缓释制剂、控释制剂的含义

缓释制剂系指用药后能在较长时间内持续释放药物以达到长效作用的制剂。其中药物释放主要是一级速度过程。

控释制剂系指药物能在预定的时间内自动以预定速度释放，使血药浓度长时间恒定维持在有效浓度范围的制剂。

广义的控释制剂包括控制释药的速度、方向和时间，靶向制剂、透皮吸收制剂等都属于控释制剂的范畴。狭义的控释制剂则一般是指在预定时间内以零级或接近零级速度释放药物的制剂。

（二）缓释制剂、控释制剂的特点

1. 给药次数减少 药效延长，给药次数减少，对半衰期短或需频繁给药的药物，可改善患者的顺应性。

2. 血药浓度平稳 由于缓、控释制剂在体内持续释放药物，避免了血药浓度的峰谷现象，可降低毒副作用及某些药物对胃肠道的刺激性，增加药物治疗的稳定性，提

高疗效。

3. 其他 生产成本高，容易产生体内药物的蓄积，并且在随机调节剂量方面受到限制。

二、缓释制剂、控释制剂的分类

（一）按给药途径分类

1. 经胃肠道给药的缓释制剂 包括片剂（包衣片、骨架片、多层片等）、丸剂、胶囊剂（肠溶胶囊、药树脂胶囊、涂膜胶囊）等。

2. 不经胃肠道给药的缓释制剂 包括注射剂、栓剂、膜剂、植入剂等。

（二）按制备工艺分类

1. 骨架缓释制剂

（1）按制剂类型分类 片剂、小丸剂、颗粒剂、混悬剂、胶囊剂、膜剂、栓剂、植入剂等。

（2）按用药途径分类 口服骨架型制剂、植入骨架型制剂、腔道用骨架型制剂、口腔用骨架型制剂、眼用骨架型制剂和透皮吸收骨架型制剂等。

（3）按骨架材料性质分类 生物溶蚀型骨架制剂、亲水凝胶（水溶蚀性）骨架制剂、不溶蚀性骨架制剂、离子交换树脂骨架制剂等。

2. 薄膜包衣缓释制剂 片剂、胶囊、颗粒、小丸甚至粉末都可利用包衣技术，将药物包裹在一定厚度的衣膜内，使药物以恒定或接近恒定的速度通过膜释放出来，达到缓释的目的。

3. 缓释乳剂 水溶性药物可将其制成 W/O 型乳剂，由于油相对药物分子的扩散具一定的屏障作用，所以，制成 W/O 型乳剂后可达到缓释目的。

4. 缓释微囊剂 药物经微囊化，再制成散剂、胶囊剂、片剂、注射剂等。

5. 注射用缓释制剂 系指由溶液型和混悬液型注射剂。其原理是基于减小药物的溶出速度或减少扩散速度而达到缓释目的。

6. 缓释膜剂 将药物包裹在多聚物薄膜隔室内，或溶解分散在多聚物膜片中而制成的。

7. 其他缓释制剂 还包括一些植入剂、凝胶剂、透皮给药系统、避孕给药系统、脉冲式给药系统与自调式给药系统等。

三、缓释制剂、控释制剂的制备

目前常见的缓释、控释制剂有骨架型片剂、胃滞留型片剂、渗透泵型片剂和包衣缓释制剂等。

（一）骨架缓释片

1. 定义 骨架片是指将药物和一种或多种骨架材料以及其他辅料，通过制片工艺而成形的片状固体制剂。因此其组成主要是药物与骨架材料。为了便于成型、制片，尚需加入一些黏合剂、润湿剂、润滑剂、致孔剂、表面活性剂等辅料。

骨架片按骨架材料的性质分为三类：不溶性骨架片、生物溶蚀型骨架片、亲水凝胶骨架片。

2. 不溶性骨架缓释片

（1）定义　是指用不溶于水或水溶性很小的高分子聚合物或无毒塑料与药物混合制成的骨架片。

（2）常用的材料　惰性无毒塑料（如聚乙烯、聚氯乙烯、聚丙烯等）、聚硅氧烷、乙基纤维素、乙烯－醋酸乙烯共聚物和聚甲基丙烯酸甲酯（PMMA）等。药物以水溶性的为宜。如果水溶性较差，应考虑加入致孔剂等辅料。胃肠液渗入骨架孔隙后，药物溶解并通过骨架中错综复杂的极细孔径的通道，缓缓向外扩散而释放，制剂在药物的整个释放过程中，其骨架几乎没有改变而随大便排出，在胃肠中不崩解。

（3）制备方法　将缓释材料粉末与药物混匀直接压片。

3. 生物溶蚀性骨架缓释片

（1）材料　这类片剂由不溶解但可溶蚀的蜡质材料制成，如蜂蜡、巴西棕榈蜡、硬脂醇、硬脂酸、聚乙二醇、氢化蓖麻油、单硬脂酸甘油酯、软脂酸甘油酯、三硬脂酸甘油酯、聚乙二醇单硬脂酸酯等。药物随着骨架材料的逐渐溶蚀而释放出来。

（2）制备工艺　将药物与辅料直接加入熔融的蜡质中，温度控制在略高于蜡质熔点即可。约90℃，熔融的物料铺开冷凝、固化、粉碎，或者倒入一旋转的盘中使成薄片，再磨碎过筛形成颗粒。在没有加附加剂的情况，药物释放延长，并为非线性，若加入PVP或聚乙烯月桂醇醚，则表现为零级释放。

4. 亲水凝胶骨架缓释片

（1）定义　其骨架材料是指遇水或消化液膨胀，形成凝胶屏障而控制药物溶出的亲水性高分子聚合物。

（2）骨架材料　主要包括天然胶类：海藻酸钠、琼脂、西黄耆胶等；纤维素衍生物：甲基纤维素（MC）、羟乙基纤维素（HEC）、羟丙基纤维素（HPMC）、羧甲基纤维素钠（CMC－Na）；非纤维素多糖：脱乙酰壳多糖，半乳糖甘露聚糖；乙烯聚合物和丙烯酸树脂：聚乙烯醇（PVA）、卡波姆（Carbormer）。

（3）制备工艺　采用直接压片或湿法制粒压片。

（二）包衣缓释制剂

包衣缓释制剂是指将一种或多种包衣材料对颗粒、小丸或片剂的表面进行包衣处理，控制药物的溶出和扩散，而制成延缓药物释放速率的缓释制剂。包衣后的颗粒、小丸还可进一步压制成片剂或灌装胶囊中。

包衣缓释片是指将一种或多种包衣材料对片剂的颗粒或表面进行包衣处理，控制药物的溶出和扩散，而制成延缓药物释放速率的缓释片状制剂。

1. 包衣材料溶液　包衣材料一般是配成溶液或制成液体分散体使用。包衣溶液或液体分散体主要包括：包衣成膜材料、溶剂或分散介质、增塑剂，有时还有致孔剂、抗黏剂、着色剂、避光剂等。水不溶性聚合物的胶乳或伪胶乳、微粉混悬液等包衣分散体常需加入稳定剂、乳化剂、消泡剂等。

（1）包衣成膜材料　常用的有醋酸纤维素、乙基纤维素、聚丙烯酸树脂、硅酮弹性体、交联海藻酸盐等。

（2）溶剂或分散介质　包衣材料是通过溶剂或分散介质溶解或分散后喷于制剂表

面而形成衣膜的。因此溶剂的选择对形成的衣膜质量非常重要。

缓释包衣材料溶剂或分散介质可以分为有机溶剂与水两类。有机溶剂包衣最早采用，目前仍在使用，但使用有机溶剂包衣不完全、污染环境等原因，以水为分散介质的包衣方法受到了重视和广泛研究。

（3）增塑剂 具有增进聚合物成膜性、可塑性、改善衣膜对基底的黏附状态和机械性质等重要作用。

增塑剂可分为水溶性和脂溶性。

水溶性增塑剂主要是多元醇类化合物，如甘油、丙二醇、聚乙二醇，能与水溶性聚合物羟丙甲基纤维素混合；脂溶性增塑剂主要是有机酸酯类，主要用于有机溶剂可溶的聚合物材料，如乙基纤维素和一些肠溶性薄膜衣材料等。其中以邻苯二甲酸二乙酯、邻苯二甲酸二丁酯、邻苯二甲酸二辛酯较为常用。

（4）常用的致孔剂 常为水溶性物质，如 PEG、PVP、蔗糖、盐类或水溶性的成膜材料如 HPMC、HPC 等。也可以是不溶性物质，如滑石粉、硬脂酸镁、二氧化硅、二氧化钛等。还可以将一部分药物加在包衣液中作致孔剂，同时这部分药物又起速释作用。

（5）常用的抗黏剂 包衣时，特别是以有机溶剂制成的包衣液包制小丸、颗粒时，粒子之间易于黏连结块，使包衣操作难于进行下去，影响制剂的外观，收率及缓释的释药速率。为了克服黏连，在包衣液处方中加入一些不溶性固体物质，如滑石粉、硬脂酸镁、二氧化硅、二氧化钛等。用量一般为包衣液体积的 1% ~5% 。

（6）其他辅料 着色剂，天然或合成色素，用以美化外观或区别不同制剂。消泡剂常用二甲基硅油；避光剂常用二氧化钛。

2. 包衣操作工序

（1）片剂包衣 先将药物制成片心，然后在片心表面包上适当厚度的缓释衣膜，再包一层含有适量药物的糖衣层（速释）。

或者先将药物与骨架材料制成骨架型片心，然后再包上一层衣料，这样通过两种制剂工艺可进一步控制药物的释放速率。包衣操作常是将包衣材料溶液用高效喷雾器喷雾包于片心上。

（2）包衣颗粒的制备方法 一是制颗粒，二是对颗粒进行包衣。

（3）包衣小丸的制备方法 将药物与阻滞剂等混合制丸或先制成丸心后包控释膜衣而制备的缓释小丸，属剂量分散型制剂，一次剂量由多个单元组成。

（三）胃内滞留片

胃内滞留片是指一类能滞留于胃液中，延长药物释放时间，改善药物吸收，利于提高生物利用度的片剂。

1. 胃内滞留片的组成与特性 胃内滞留片由药物、一种或多种亲水胶体及其他辅助材料组成制得的口服片剂，简称漂浮片。实际上是一种不崩解的或溶蚀性亲水性骨架片，与胃液接触时，亲水胶体便开始产生水化作用，在片剂的表面形成水不透性胶体屏障并膨胀保持原有片剂形状，或片剂于胃内缓慢溶蚀。这一胶体界面层控制了制剂内外药物与溶剂的扩散速率，并能维持密度小于 1 （胃液的密度约为 1.004 ~1.01）因而片剂在胃液中保持飘浮状态，直到所有的药物释放完为止。

2. 胃内滞留片的骨架材料和辅料 骨架材料：HPMC、EC（与脂肪醇、脂肪或蜡类等配合应用，一般用于水溶性药物胃内滞留片的制备）、PVP 和 PVA 联合应用。

3. 胃内滞留片的制备技术 同一般压制片。

（四）生物黏附制剂

生物黏附是指两种物质其中至少有一种具有生物属性，在外力影响下通过表面张力作用使此两种物质界面较持久的紧密接触而粘在一起的状态。

生物黏附制剂是指由具有生物黏附性的聚合物与药物制成，通过生物黏附性的聚合物与药物制成的，通过生物黏附作用长时间黏附于黏膜而发挥治疗效果的制剂。

1. 生物黏附制剂的黏附材料和辅料 主要包括聚丙烯酸类：聚丙烯酸（PAA）、卡波姆；纤维素类：羟丙纤维素（HPC）、羟丙甲基纤维素（HPMC）、CMC－Na、羟乙纤维素；胺类：瓜耳胶、苍耳胶；其他：PVP、PVA、海藻酸盐等。

2. 黏附片的制备技术 口腔黏附制剂中使用最广的剂型，包括单层片、双层片、核心片等。

单层片式将药物与黏附材料等直接混合均匀，再制粒压片而成。

多层黏附片可将药物掺入黏附层，外覆阻滞层，使药物仅向黏膜释放；也有黏附层与释药层各自发挥作用，药物可向外周环境释放起到局部治疗作用，或双向释药。

通过口颊黏膜给药其全身作用时多采用核心片的形式，其组成包括含有药物的片心，片心周围含有黏附材料的周边层以及周边层上面不含黏附材料的顶层。

（五）药树脂缓释片

含药物的离子交换树脂简称药树脂。

药树脂缓释片是指将药树脂与适宜的辅料混合，经压制而成的片剂。含酸性基团的阳离子交换树脂可与碱性药物如生物碱或其他胺类药物结合成药树脂。含碱性基团的阴离子交换树脂可与酸性药物如阿司匹林等药物结合成药树脂。

制备方法：可将药液反复流经色谱柱，也可将树脂浸泡在药液内放置一定时间。待药物与树脂结合后，用蒸馏水或去离子水洗涤树脂颗粒间的游离物质、干燥。然后将干燥的树脂颗粒进一步用乙基纤维素等高分子材料包衣。最后将该颗粒与适宜辅料混合，压制成药树脂缓释片。

（六）多层缓释片

多层缓释片是利用多层压片机把两层或三层释药速率各不相同的颗粒压制而成的多层片剂。

知识链接

缓释制剂释药原理

缓、控释制剂主要由骨架型和贮库型两种。药物以分子或微晶、微粒的形式均匀分散在各种载体材料中，则形成骨架型缓、控释制剂；药物被包裹在高分子聚合物膜内，则形成贮库型缓、控释制剂。两种类型的缓、控释制剂所涉及的释药原理主要有溶出、扩散、溶蚀、渗透压或离子交换作用。

第二节 速效制剂

一、固体分散体

（一）固体分散体的含义

固体分散技术是指将药物特别是难溶性药物高度分散于载体之中的一项分散技术。固体分散体是药物以分子、胶态、微晶等状态均匀分散在某一固态载体物质中所形成的分散体系。药物多为水难溶性，所用载体根据不同的目的，可以选择不同性质的高分子材料。再根据需要制成适宜剂型，如胶囊剂、片剂、软膏剂、栓剂、滴丸剂等。

（二）固体分散体的特点

1. 生物利用度高 以水溶性高分子材料为载体，增加难溶性药物的溶解度和溶出速率，以提高药物的吸收和生物利用度，达到速释目的。

2. 速释、缓释和控释作用 同一种药物，用不同的载体制成固体分散体，其溶出度不同。用水难溶性载体制成固体分散体后，可产生缓释、控释作用；用肠溶性高分子材料作载体制成固体分散体后，可在小肠定位释药。

3. 掩蔽作用 固体分散体中的药物被载体包埋、吸附等作用掩蔽起来，与外界基本隔绝，从而能防止挥发性药物挥发，延缓药物水解、氧化，提高药物的稳定性；并能掩盖药物的不良气味及刺激性，减少药物的不良反应。

4. 固体化作用 固体分散体可以使液体药物固体化，从而便于应用与贮存。

5. 易老化 固体分散体中药物分散状态的稳定性不高，长期贮存往往产生老化现象，导致溶出度降低。

（三）固体分散体常用载体

1. 水溶性载体

（1）聚乙二醇（PEG） 此类载体为结晶型聚合物，最适宜用于固体分散体的分子量在 1000 到 20000，熔点较低（55~65℃），毒性小。化学性质稳定（但 180℃ 以上分解），能与多种药物配伍。不干扰药物的含量分析。主要用于增加某些药物的溶出速率，提高药物的生物利用度；也可作为缓释固体分散体的载体材料。可用作共熔混合物，固态溶液和玻璃溶液的载体。常用：PEG4000 和 PEG6000.

（2）聚维酮类（PVP） PVP 对许多药物有较强的抑晶作用，作为载体材料具有普遍意义。其特点为：熔点高，对热稳定，易溶于水和多种有机溶剂。用 PVP 制成固体分散体，其体外溶出度有明显提高，在体内起效快，生物利用度也有显著改善。主要缺点：易吸湿。

常用的规格有：PVP（K_{15}）、PVP（K_{30}）。

（3）表面活性剂 熔点低，可用熔融法和溶剂法制备。作为载体材料的表面活性剂大多含聚氧乙烯基，其特点是溶于水或有机溶剂，载药量大，在蒸发过程中可阻滞药物产生结晶，是较理想的速效载体材料。常用的有泊洛沙姆188（poloxamer 188），可大大提高溶出速率和生物利用度，高于 PEG 载体。

（4）2HP-β-环糊精 2-羟丙基-β-环糊精，极易溶于水，新型水溶性固体分散休材料。

（5）有机酸类 分子量较小，易溶于水而不溶于有机溶剂。可用熔融法制备。不适用于对酸敏感的药物。常用的有机酸有枸橼酸、琥珀酸、酒石酸、胆酸。

（6）糖类与醇类 水溶性强，毒性小，因分子中有多个羟基，可与药物以氢键结合生成玻璃样固体分散体，可用熔融法制备。适用于剂量小、熔点高的药物，尤以甘露醇为最佳。糖类载体有右旋糖酐、半乳糖和蔗糖。醇类载体有甘露醇、山梨醇、木糖醇。

（7）尿素 具有轻微利尿和抑菌作用。主要应用于利尿药或增加排尿量的难溶性药物做固体分散体的载体。

2. 水不溶性载体材料

（1）乙基纤维素（EC） 是一理想的不溶性载体材料，广泛应用于缓释固体分散体。EC 能溶于乙醇等多种有机溶剂，采用溶剂分散法制备。

在溶剂中 EC 呈网状结构，药物同时溶于溶液，以分子状态进入网状结构，将溶剂蒸发除去后，药物以分子或微晶状态包埋在 EC 的网状骨架中。

（2）含季铵基团的聚丙烯基树脂类 Eudragit E、Eudragit RL 和 Eudragit RS 在胃液中可溶胀，在肠液中不溶，广泛用于制备缓释固体分散体的材料。选择适宜树脂类型，确定适宜的药物/聚合物的配比，是控制释药速率的关键。此类固体分散体中加入 PEG 或 PVP 等可调节释药速率。

（3）其他类：胆固醇、β-谷甾醇、棕榈酸甘油酯、胆固醇硬脂酸酯、巴西棕榈蜡及蓖麻油蜡等脂质材料均可作为载体制备缓释固体分散体。

应用：用于缓释固体分散体。

3. 肠溶性载体材料

（1）纤维素类 醋酸纤维素酞酸酯（CAP）、羟丙甲纤维素酞酸酯（HPMCP，其商品有两种规格，分别为 HP50、HP55）以及羧甲乙纤维素（CMEC）等，均能溶于肠液中，可用于制备胃中不稳定的药物需在肠道释放和吸收、生物利用度高的固体分散体。另外，用肠溶材料制备缓释固体分散体。

（2）聚丙烯酸树脂类 常用 Eudragit L 和 Eudragit S 相当于Ⅱ号及Ⅲ号聚丙烯酸树脂，前者在 pH 6 以上的介质中溶解，后者在 pH7 以上的介质中溶解，两者联合使用，可制成缓释速率较理想的固体分散体。

（三）固体分散体的制备

1. 熔融法 将药物与载体材料混合均匀，加热至熔融，也可将载体加热熔融后，再加入药物搅拌使熔，然后将熔融物在剧烈搅拌下迅速冷却成固体，或将熔融物倾倒在不锈钢板上成薄膜，在板的另一面吹冷空气或用冰水，使骤冷成固体。本法关键在于高温下的迅速冷却，在高的过饱和状态下，胶态晶核形成，而不致形成粗晶。

知识链接

固体分散体的类型

1. 按药剂学释药性能进行分类可分为：速释型固体分散体和缓控释固体分散体。

2. 按分散状态进行分类可分为：低共熔混合物、固体溶液、玻璃溶液或玻璃混悬液和共沉淀物。

也可将熔融物滴入冷凝液中使之迅速收缩、凝固成丸，这样制成的固体分散体俗称滴丸。常用冷凝液有液体石蜡、植物油、甲基硅油以及水等。在滴制过程中能否成丸，取决于丸滴的内聚力是否大于丸滴与冷凝液的粘附力。冷凝液的表面张力小、丸形就好。

本法较简便、经济，适用于对热稳定的药物，多用熔点低、或不溶于有机溶剂的载体材料，如 PEG 类、poloxamer、枸橼酸、糖类等。

对受热易分解、升华及多晶型转换的药物，可采用减压熔融或充惰性气体的方法。

对于不耐热的药物或载体不宜采用此法，以免分解、氧化。

2. 溶剂法　将药物和载体同时溶于有机溶剂中或分别溶于有机溶剂中后混匀，除去溶剂而得固体分散体。蒸发溶剂时，宜先用较高温度蒸发至黏稠时，突然冷冻固化。所用的载体既能溶于水，又能溶于有机溶剂。如甲基纤维素（MC）、PVP、半乳糖、甘露糖等。

特点：本法制备的固体分散体，分散性好，但使用有机溶剂，且用量较多，成本较高，且有时难于除尽。

应用：适用于熔点较高或不够稳定的药物和载体的固体分散体的制备。

3. 溶剂－熔融法　先用少量有机溶剂溶解药物，与熔融的载体混合均匀，蒸去有机溶剂，按熔融法冷却固化而得。

制备过程除去溶剂的受热时间短，产物稳定，质量好。

应用：适用于液态药物（鱼肝油、维生素 A、D、E 等）。药物剂量须小于 50mg。凡适用熔融法的载体材料均可采用。

注意应选用毒性小的溶剂，且应与载体材料容易混合，当有机溶剂的毒性很小时，也可不蒸去，因少量溶剂（5%～10%）不影响载体的固化性质。

4. 研磨法　将药物与较大比例的载体材料混合后，强力持久地研磨一定时间，不需加溶剂而借助机械力降低药物的粒度，或使药物与载体材料以氢键相结合，形成固体分散体。研磨时间的长短因药物而异。常用的载体材料有微晶纤维素、乳糖、PVP类、PEG 类等。

本法可用于工业化生产，但劳动强度大，费时费力，仅适用于小剂量的药物。

5. 喷雾（冷冻）干燥法　将药物与载体共溶于溶剂中，然后喷雾干燥或冷冻干燥，除尽溶剂，即得。

喷雾干燥法生产效率高，可连续生产。国外报道 以聚丙烯酸树脂（Eodragit）为载体，采用喷雾干燥法制备的速尿－Eodragit 固体分散体具有良好的控释作用。冷冻干燥法制的固体分散体尤其适用于对热敏感的药物、稳定性好，但工艺费时，成本高。

6. 双螺旋挤压法　将药物与载体材料混合置于双螺旋挤压机内，经混合、捏制而成固体分散体，无需有机溶剂，同时可用两种以上载体材料，制备温度可低于药物熔点和载体材料的软化点，因此药物不易破坏，制得的固体分散体稳定。

二、微型灌肠剂

（一）定义

以中草药为原料制成的经肛门灌入直肠而起全身或局部治疗作用的小剂量液态制剂。

历代医家使用中药灌肠剂习惯用大量液体，将中草药煎成汤液，以数十至数百毫升的量灌入肠内，近年来，人们研究出一种疗效能与注射剂相媲美的微型灌肠剂。它具有剂量小、疗效快速、使用方便的特点，引起医药界的重视。

（二）特点

1. 药物的生物利用度高　药物经肛门肠道给药，经肠黏膜吸收直接进入大循环，避免发生肝脏的首过作用，药物不经过消化道，可避免消化液对药物的破坏，药物利用度高。

2. 药效成分吸收快，显效迅速，可用于治疗急性病　中药微型灌肠剂是液体药剂，药效成分以混悬小粒子或分子形式分散，给药后溶液与直肠黏膜接触，药效成分能迅速被吸收。

3. 剂量小，药物浓度高　中药微型灌肠剂每次用量≤5ml，相当于生药数十～数百克，可与汤剂口服剂量相同或更大。

4. 符合中医药理论，适用范围广泛　中药微型灌肠剂基本保持了传统汤剂的形式，组方、临床应用以中医药理论为指导，给药途径也是中医千年前已沿用的。由于经肛门肠道给药可进行局部治疗，也可达到全身治疗效果。因此，可治疗多种疾病。据报道有溃疡性结肠炎、滴虫性肠炎、霉菌性肠炎、急性阑尾炎、胰腺炎、胆系感染、肠梗阻、痢疾、痔疮、肠出血、小儿便血等病症。

5. 生产简便易行，用药方便安全　此制剂质量要求的高浓度溶液相对较低，生产工艺简便，易配制成高浓度的溶液型、胶体型、乳浊型、混悬型药液，疗效比较稳定。中药微型灌肠剂使用方便，不需要特殊的技术，药物在肠道黏膜选择性的吸收，肠道是一层生理性保护屏障，因此，用药比较安全。

（三）制备

一般采用水煮醇沉法，具体品种则需比较决定，若有效成分是挥发性成分时，应采用水蒸气蒸馏法提取。中药微型灌肠剂可制备成溶液型、胶体型、乳浊型、混悬型药液。

三、其他速效制剂

（一）自乳化口服释药系统

1. 定义　由药物、油相、非离子型表面活性剂和潜溶剂形成的均一透明的溶液，是在乳剂研究基础上发展起来的一种新型制剂。

2. 特点 自乳化口服释药系统在体温下，由于表面活性剂的存在，于胃肠道自发乳剂形成粒径在 $5\mu m$ 左右的乳剂，快速分布于整个胃肠道中。细小油滴的巨大比表面积大大提高了水不溶性药物的溶出，提高了药物的生物利用度，同时可以避免水不稳定药物的水解及药物对胃肠道的不良刺激。自乳化制剂给药方便，可以做成软胶囊、片剂、微丸等多种给药形式，制备工艺简单，因此逐渐成为中药药剂学研究的重要领域。

3. 制备 所选药物适用于脂溶性或水难溶性的药物，可以提高药物的生物利用度和治疗效果。其用的油脂类辅料主要是长链和中链的甘油三酯类，其对脂溶性药有良好的溶解性，同时对乳剂有稳定作用。常用的非离子表面活性剂为吐温 - 85、F - 68、司盘 - 80，其用量较大，一般为 30% ~ 60%，其 HLB 值在 11 ~ 15 之间，自乳化制剂具有最佳溶出。自乳化制剂加入潜溶剂的作用是：降低界面张力，增加界面膜的流动性，调节 HLB 值。一般采用中等链长的醇、胺及有机酸等。根据油相和表面活性剂的相容性选择潜溶剂，如乙醇、丙二醇、聚乙二醇等。

（二）速液化咀嚼片

1. 定义 药物与适宜的辅料制成的咀嚼后能迅速在口中液化释出药物的制剂。

2. 辅料 常用的填充剂：麦芽糖 - 糊精、果糖、蔗糖、乳糖、麦芽糖和木糖醇。常用的黏合剂：PVP 和淀粉浆。

3. 制备工艺 常用湿法制粒压片工艺。

第三节　靶向制剂

一、靶向制剂的含义与特点

（一）靶向制剂的含义

靶向制剂又称靶向给药系统（TDS），是指通过载体将药物浓集于特定的组织、器官、细胞或细胞内结构的给药系统。其意义是提高药物疗效、降低毒副作用，提高药品的安全性、有效性、可靠性和患者的顺从性。

（二）靶向制剂的特点

靶向制剂最突出的特点是能将治疗药物最大限度地运送到靶区，使治疗药物在靶区浓度超出传统制剂的数倍乃至数百倍，治疗效果明显提高。同时，由于药物的正常组织分布量较之传统制剂减少，药物的毒副作用和不良反应会明显减轻，达到高效低毒的治疗效果。

1. 靶向制剂的特征 靶向制剂的重要领域是载体制剂，这种载体多采用超微粒分散系统。体内物理和生理作用能将这些微粒分散体系选择的聚集于微小血管、肝、脾、肾等部位。微粒载体不仅能够保护药物免遭破坏，而且能将所在药物运送到这些部位释放而发挥疗效。同时取决于载体表面电荷、表面疏水性和表面吸附大分子及它的配方和种类。载体的特点：

（1）靶向性 微粒可在体内特异性分布；可以提高药物局部有效浓度，降低全身毒副作用。

（2）缓释性 微粒包裹的药物释放可以用适当的方法加以控制而达到长效，减少用药次数，改变药物峰谷现象。

（3）增强药物稳定性 一些具有首过效应的药品通过微粒的包裹和保护作用，避免了药物在体内被迅速代谢，而是到达靶区后释放药物。

（4）增加用药安全性 一些药物，比如中药乌头中的乌头碱，是具有很强神经毒性的药物，一旦制成微粒制剂可以大大提高其作用。

2. 靶向制剂的释药特点 TDS 多为微粒物。由于人体内物理和生理作用能将这些微粒分散体系有选择地聚集于肝、脾、淋巴等部位，因此微粒载体不仅能保护药物免遭破坏，而且能将所载药品集中传送到这些部位释放而发挥疗效。理想的 TDS 应具备：定位浓集（靶向作用）、控制释药（缓释效果）、载体无毒且可生物降解（安全可靠）。

TDS 可提高药品的安全性、有效性、可靠性、患者顺从性。

二、靶向制剂的分类与制备

（一）靶向制剂的分类

1. 按释药情况分类

（1）一级靶向制剂 指进入靶部位的毛细血管床释药的靶向制剂。

（2）二级靶向制剂 指药物进入靶部位的特殊细胞（如肿瘤细胞）释药，而不作用于正常细胞的靶向制剂。

（3）三级靶向制剂 指药物作用于细胞内的一定部位，如药物与受体形成复合物，经受体介导进入细胞释放药物的靶向制剂。

2. 按靶向传递机制分类

（1）被动靶向制剂 被动靶向制剂又称自然靶向制剂，是指载药微粒被单核－巨噬细胞系统的巨噬细胞摄取，经过正常生理过程转运到肝、脾等器官，很难达到其他部位。被动靶向制剂经静脉给药后，在体内的分布取决于制剂微粒的粒径，粒径为 $2.5 \sim 10\mu m$ 的，多数集聚于巨噬细胞。小于 $7\mu m$ 的通常被肝、脾中的巨噬细胞摄取，$200 \sim 400nm$ 的到达肝后迅速被肝清除，小于 $10nm$ 的则集聚于骨髓。大于 $7\mu m$ 的一般被肺的最小毛细血管床以机械滤过方式截留后，再被单核细胞摄取进入肺组织或肺气泡。除粒径大小之外，微粒表面的性质，如：荷电性、疏水性、表面张力等，对药物的体内分布也起着重要作用。一般而言，表面带负电荷的微粒易被肝脏摄取；表面带正电荷的微粒易被肺摄取。乳剂、脂质体、微球和纳米粒等都可以作为药物载体而制成被动靶向制剂。

乳剂：亲脂性药物制成的 O/W 型乳剂和 O/W/O 型复乳，静脉给药后经巨噬细胞吞噬后在肝、脾、肾中浓集，水溶性药物制成的 W/O 型乳剂和 W/O/W 型复乳，肌内或皮下给药后在淋巴系统浓集。

脂质体：脂质体可被巨噬细胞吞噬而浓集于肝、脾和骨髓等单核－巨噬细胞丰富的器官中，用于治疗此类器官的疾病。

微球：粒径小于 $7\mu m$ 的微球被巨噬细胞吞噬后浓集于肝、脾中，$7 \sim 10\mu m$ 的微球被巨噬细胞摄取后浓集于肺组织或肺泡中。

纳米粒：纳米粒包括纳米囊和纳米球，静脉给药后被单核－巨噬细胞系统摄取，主要浓集于肝（60%～90%）、脾（2%～10%）、肺（3%～10%），有的纳米粒有在某些肿瘤中浓集的倾向。

（2）主动靶向制剂　是用修饰的药物载体作为"导弹"，将药物定向地运送到靶区浓集发挥药效的制剂。主动靶向制剂包括：修饰的药物载体制剂：包括修饰的脂质体、修饰的微粒、修饰的纳米粒），前体药物制剂。修饰用配体（受体的配体；单克隆抗体；高分子物质（对某些化学物质敏感）。主动靶向制剂的微粒不应大于 $4\mu m$。

修饰的药物载体：长循环脂质体（聚乙二醇修饰）、免疫脂质体、糖基修饰脂质体、修饰的微乳、免疫微球、聚乙二醇修饰的纳米球、免疫纳米球；将药物载体的亲脂表面修饰成亲水表面，可以减少或避免单核—巨噬细胞系统的吞噬，有利于将药物运送到肝、脾以外的缺少单核－巨噬细胞系统的组织器官。

前体药物，将药物修饰成前体药物，也能通过在体内特定靶区，激活而发挥作用。前体药物能浓集于靶器官，只在靶部位反应并释放足够量的药物，释放出的药物能在靶部位滞留。

（3）物理化学靶向制剂　采用某些物理和化学方法使靶向制剂在特定部位发挥药效的制剂。物理化学靶向制剂包括：磁性靶向制剂、栓塞靶向制剂、热敏靶向制剂、pH 敏感的靶向制剂。

磁导向制剂：磁导向制剂又称磁性靶向制剂，是用磁性材料与药物制成的制剂，该制剂进入体内后，在体外磁场的引导下，通过血管抵达并定位于靶区发挥药效；常见的有磁性微球和磁性纳米囊。所用的磁性材料一般是超磁流体，如 $FeO\cdot Fe_2O_3$ 或 Fe_2O_3。外加磁场是由两个可调节距离并含有多个小磁铁的极板组成。有人将 ^{99}Tc 磁性明胶微球经兔耳静脉给药，在兔头颈部施加磁场 20 分钟后，微球在兔头颈部聚集的数量是未加磁场前的 15 倍。

热敏感制剂：热敏感制剂又称热敏靶向制剂，主要有热敏脂质体和热敏免疫脂质体，是用温度敏感的载体与药物制成的制剂，在热疗的局部作用下，在靶区释药等。

3. 其他分类方法

（1）按载体的不同　分为脂质体、微粒、纳米粒（毫微粒）、复合型乳剂。

（2）按给药途径不同　分为口服给药系统、直肠给药系统、结肠系统、鼻腔给药系统、皮肤给药系统及眼用给药系统。

（3）按靶向部位的不同　肝靶向制剂、肺靶向制剂、脑靶向制剂。

（4）按各种靶向性机制分为生物物理靶向给药系统、生物化学靶向给药系统、生物免疫靶向给药系统和多重靶向给药系统。

（二）靶向制剂的制备

1. 靶向制剂的载体

（1）大分子连接物　微粒系统：脂质体、聚合物纳米粒、嵌段共聚物胶团、树突体。是指药物与大分子载体共价连接。常用的大分子载体包括合成聚合物及内源性蛋白如人血清白蛋白、单抗等。药物与大分子载体的共价连接应能控制药物释放。

（2）微粒给药系统 微粒给药系统为分子组装体，药物分子包裹在载体内，通常在微粒核心。和大分子连接物相比，微粒给药系统可使药物与周围环境分离，保护药物避免酶的降解。由于不需共价连接，因此一种药物载体可装载不同种类的药物，并且较大分子连接物有更高的载药量。

（3）脂质体 是将药物包封于类脂质双分子层内形成的微型泡囊。

（4）聚合物纳米粒 由各种生物相容性聚合物制成，粒径在 10～1000 nm，药物被包裹在载体膜内称为纳米囊，药物分散在载体基质中称为纳米球。

（5）嵌段共聚物胶团 是球形、纳米化的两亲性共聚物的超分子装载体，粒径 10～100 nm。胶团中心可包裹疏水药物，其亲水性外壳可使胶团分散于水中。

（6）树突体 是一类新兴的微粒给药系统，是合成的多分枝的单分散性大分子。当其分子量增加到一定程度时可形成球状，其中心空穴，可包裹药物，其外壳的多分枝，可作为主动靶向因子的连接点。

树突体外壳的多分枝部位可作为与药物分子共价连接的位点，这样，树突体还可作为大分子连接物应用。

2. 靶向制剂的制备

（1）靶向乳剂的制备 将配方中油溶性成分配成油溶液，水溶性成分配成水溶液，一次加入适当的亲水性和亲油性乳化剂，通过组织捣碎，匀化和超声处理，即得复乳。但成品的稳定性不易掌握，且分散相与连续相的药物分布不易控制。

（2）磁性靶向制剂的制备 首先制备超细磁流体：取一定量的 $FeCl_3$ 和 $FeCl_2$ 分别溶于适量蒸馏水中，滤过。滤液混合，用蒸馏水稀释至一定量，搅匀，加入适量分散剂，置 3000ml 烧杯中，将烧杯置超声波清洗器中，在搅拌速度 1500r/min 下，加温 40℃，用 6mol/L NaOH 溶液适量滴到烧杯中，滴速 5ml/min，反应结束后，在继续搅拌下 40℃ 保温 30 分钟。将混悬液置于磁铁上强迫磁性氧化铁粒子沉降，倾去上清液，加入分散剂适量，搅匀，在超声清洗器中处理 20 分钟，直径 1μm 的筛滤过，得黑色胶体溶液，所得胶体溶液为含磁感应物 $FeO \cdot Fe_2O_3$ 复合物的流体，称磁流体，磁流体亦可进一步转化为 $FeO \cdot Fe_2O_3$，由粒径在 2～15nm 范围的超细球形粒子组成，经真空干燥可得固体。

然后磁性微球的制备：一步法是在成球前加入磁性物质，聚合物将磁性物质包裹成球；两步法先制成微球，再将微球磁化。

磁性纳米粒制备方法就是在水溶液中加入超细磁流体。

（3）靶向微球的制备 ①乳化加热固化法：用蛋白遇热变性的性质制备微球。将含药白蛋白水溶液用植物油（蓖麻油、棉籽油等）乳化成 W/O 型乳浊液，另取油加热至 120～180℃，在搅拌下将上述初乳加入到热油中，继续搅拌使白蛋白乳滴固化，分离、洗涤即得。②交联固化法：是指药物与载体溶液混合后，将其分散在互不混溶的介质中，利用带有氨基的高分子材料易和其他化合物相应的活性基团发生反应，在交联剂作用下交联制得微球，材料中含有的氨基和交联剂中的醛基发生缩合而使微球固化。用作载体的材料包括明胶、壳聚糖和蛋白类等可生物降解的高分子聚合材料，交联剂主要是戊二醛、甲醛等。③挥发溶媒法：将药物与基质分散于有机溶媒中，再在搅拌下逐滴加到含适当浓度的高分子溶液中，使成 O/W 型乳浊液。挥发有机溶媒，洗涤、干燥的微球。本法制备微球时须注意残留有机溶媒量的控制。④喷雾干燥法：喷雾干燥法是将药物分散在可降解生物材料的溶液中，用喷雾法将此混合物喷入热气流中，使产生的液滴在短暂的热空气冲击下干燥固化得到微球。目前喷雾干燥法已经应用于白蛋白、壳聚糖等天然高分子材料制取。

（4）靶向脂质体的制备　详见第四节脂质体的制备。

第四节　包合技术简介

一、β-环糊精包合技术

（一）含义

包合技术是指使一种分子进入另一种分子空穴结构内，形成包合物的技术。包合物是一种分子被包藏在另一种分子空穴结构内具有独特形式的复合物。这种络合物被称为包合物，亦称包藏物、加合物、包含物。是一种非键复合物。是由主分子和客分子组成分子囊。有包合作用的外层分子称为主分子，被包合到主分子空间中的小分子物质，称为客分子。主分子为包合材料，具有较大的空穴结构，足以将客分子（药物）容纳在内，形成分子囊。包合物中主分子与客分子的比例是非化学计量，主分子所提供的空穴数是关键。

环糊精包合技术是指以环糊精为主分子，包合某种客分子，形成包合物的技术。

（二）特点

1. 分子结构及大小

（1）主分子结构　可以是单分子如直链淀粉、环糊精等或以氢键结合的多分子聚合而成的晶格，如氢醌、尿素等。

（2）主分子大小　均需具有一定形状和大小的空洞，特定的笼格、洞穴或沟道，以容纳客分子。

（3）客分子　其大小、分子形状应与主分子所提供的空间相适应。

以上说明，分子结构是包合物形成中非常重要的因素，结构决定其极性特点，而极性大小决定了主客分子包合的形式及难易程度，也决定了包合物的溶解性。当主分子一定时，客分子的极性则是主要因素。如：环糊精的空洞由碳氢键和醚键构成的区域具有疏水性，同时环糊精分子中含有多个亲水醇羟基，当客分子为具有非极性脂溶性剂时，就会与主分子环糊精空洞中疏水键结合，使形成的包合物水溶性较小；反之当极性分子与羟基结合形成氢键，结合于环糊精洞口时，形成的包合物水溶性就大。

2. 环糊精包合物的特点

（1）易吸收　环糊精包合物是复合物，呈分子状，分散效果好，因此易于吸收。

（2）化学性质不变　环糊精包合物的形成是一个物理过程，没有化学变化，药物原有的性质和作用保持不变。

（3）不良反应小　药物被包藏于环糊精筒状结构内形成超微粒分散物，释药速度慢，所以不良反应小。

（4）无毒　环糊精是碳水化合物，能被人体吸收，在机体内开环形成直链低聚糖而参与机体代谢。

（5）稳定　固体包合物基本不受外界影响，溶液中包合物与客分子呈平衡状态存在，其稳定性与包合物的稳定性相对应，所以包合物比单纯客分子化学性质稳定。

β-环糊精是含有 7 个葡萄糖分子的低聚糖，为白色结晶型粉末，熔点 300 ~ 305℃，纯度 99%。它具有空穴大小适中及在水中的溶解度随温度变化较大的特点，所以其包合物容易制备。

β-环糊精口服可以认为无毒，在结肠吸收，多以原形从粪便中排出，血中浓度很低。胃肠以外给药有一定的毒性，如肌肉给药可产生溃疡，静脉给药对肾脏有毒，并有溶血作用。

（三）环糊精包合物的制备方法

1. 重结晶法或共沉淀法

（1）饱和水溶液法　饱和水溶液法即将环糊精饱和水溶液同药物或挥发油按一定比例混合，水溶性药物直接加入环糊精饱和水溶液中。难溶性药物可加少量丙酮或异丙醇等有机溶剂溶解，再加入环糊精饱和水溶液中。在一定温度和一定时间条件下充分搅拌或不断振荡，使客分子药物被包合，经过滤、洗涤、干燥即得环糊精的包合物。但在水中溶解度大的客分子有一部分包合物仍溶解在溶液中不析出，可加入某些有机溶剂，使析出沉淀。将析出的固体包合物滤过，再用适当的溶剂洗净、干燥即得稳定的包合物。

制备条件：包合过程中影响包合率的主要因素包括投料比、包合温度、包合时间、搅拌方式等。客分子为油，投料比一般认为油：β-环糊精为 1:6 时包合效果比较理想。以不同比例的主、客分子投料进行包合，在分析不同包合物的含量和产率，计算应选择的投料比。包合时混合时间30分钟以上，包合温度一般定在30~60℃较适宜。一般认为增加包合温度可提高包合率，但包合温度过高也会影响药物的稳定性，并会使挥发油的挥发速度加快。

所得包合物若为固体，则滤取，水洗，再用少量适当溶媒洗去残留药物，干燥；若包合物为水溶性，则将其浓缩而得到固体，也可加入有机溶媒，促进其沉淀析出。

常用的搅拌设备有磁力搅拌器、高速自控组织捣碎机、液体快速混合器等。

包合挥发油时，须先提取、分离挥发油再包合，工艺复杂，耗时较长。

例如：用饱和水溶液法对消食贴膏中挥发油进行包合，油与β-环糊精比例为1:6，包合温度50℃，搅拌时间1小时。结果，经β-环糊精包合后可有效掩盖消食贴膏不良臭味，减少挥发油的挥发损失，使产品稳定性有所提高。

（2）液-液包合法　将药材置于蒸馏瓶中，加水蒸馏，蒸馏液经冷凝后直接通入到β-环糊精饱和水溶液中，不断搅拌一定时间，使提取与包合同时进行，客分子药物被包合，然后滤过、洗涤、干燥即得。此法扩大了挥发油与β-环糊精的接触面积，而使包合易于进行。

（3）气-液包合法　将药材置于蒸馏瓶中，加水加热蒸馏，蒸气不经冷凝直接通入到β—环糊精饱和水溶液中，不断搅拌一定时间，即提取与包合同时进行，其操作同液-液包合法。

2. 研磨法　将环糊精与2~5倍量的水研匀，加入客分子化合物（水难溶性者先溶于少量有机溶剂中），充分研磨成糊状，低温干燥后，再用有机溶剂洗净，干燥即可。

研磨方法采用普通研磨法，即在乳钵中进行研磨；另一种是机械研磨法，即采用胶体研磨机研磨至糊状。

常用设备：手工研磨在乳钵中进行，而机械研磨设备为研磨机如快速磨、立式胶体磨等。β-环糊精包合佛手、香附、木香混合挥发油的最佳工艺，结果，以β-环糊精与挥发油的投料比为10:1，加3倍量水，研磨3小时为最佳。混合挥发油包合前后，成分未见显著改变；包合后制剂的稳定性增强。

3. 超声波法　饱和水溶液加入客分子药物溶解后，立即用超声波破碎仪或超声波清洗机选择合适强度，超声适当时间，以代替搅拌力，使客分子被包合，然后过滤、洗涤、干燥即可。此法简便、快捷。

4. 包合物常用的干燥方法

（1）喷雾干燥法　所制得包合物如果具有易溶于水，遇热性质又较稳定的特点，可选用喷雾干燥法干燥。其特点是干燥温度高，受热时间短，所得包合物产率高。减少了生产步骤，节省资源，适用于工业生产。

（2）冷冻干燥法　所制得包合物在冷冻过程中使其从溶液的析出，同时也利用低温冷冻的外界条件使其干燥，直接得到干包合物。在加热干燥时易分解、变色，也可采用冷冻干燥的方法。

（3）真空减压干燥　适用于加热条件下易分解、变色、变性得包合物。

（四）环糊精包合物的鉴定

1. 差示扫描量热分析法　是判定药物与包合材料是否包合的常用方法。其原理指在程序控制温度下，测定输入到参比物和样品的能量随温度变化不同，因而可进行分析的一种方法。

热分析法包括差示热分析法和差示扫描量热法。差示热分析是在程序控制温度下，测量试样与参比物之温差随温度而变化的一种技术，试样发生某些物理或化学变化时，将放热或吸热，使试样温度暂时升高或降低，差热分析（DTA）曲线上便产生放热峰或吸热峰，测定客分子药物、环糊精、包合物、混合物各自的 DTA 曲线，由 DTA 曲线上的吸收峰及温差的变化可显示包合物是否形成。差示扫描量热法指在程序控制温度下，测量输入到参比物和样品的能量随温度变化的一种分析方法。比 DTA 反应灵敏，重现性好，分辨率高而较准确。如蟾酥、莪术油、芦丁等。

2. 薄层色谱法　选择合适的溶剂系统，进行药物、药物环糊精包合物和环糊精的薄层层析，观察色谱展开后的斑点位置。在同样的条件下，包合物无展开斑点。如蟾酥、巴豆油、香莆、紫苏油、内桂油、阿魏油等等。

3. X 射线衍射法　各晶体物质在相同的角度处具有不同的晶面间距，从而显示不同的衍射峰。如分别对鱼腥草素、包合物、机械混合物及 β - CD 4 种物质进行测试，鱼腥草素出现许多尖锐晶体衍射峰，β - CD 衍射峰较弱，机械混合物为鱼腥草素及 β - CD 峰叠加，而包合物则无明显衍射峰出现。说明包合物形成了一种全新的物相。如大蒜油、鱼腥草素、齐墩果酸、岩白菜素等。

4. 显微镜成像法　由于晶格排列发生变化，故在显微镜下含药的包合物与不含药的包合物形状不同，可通过分析包合物晶格变化及相态变化作出判断。如川芎、青皮、木香挥发油、干姜和片姜黄挥发油。

5. 紫外光谱法　从紫外可见吸收曲线与吸收峰的位置和高度来判断，以大蒜精油—β - CD 包合物为例。纯大蒜精油的紫外吸收峰在其 β - CD 中消失。如胆酸、岩白菜索等。

6. 红外分光光度法　主要用于含羰基药物的包合物检测，如吸收峰降低，位移消失，说明药物与 β - CD 产生了包合作用。如茶芎、芦丁、大蒜油等。

7. 核磁共振法　从核磁共振谱上氢原子、碳原子的化学位移大小，推断包合物的形成。可根据药物的化学结构有选择性地采用，一般对含有芳香环的药物可采用 ^{1}H - NMR 技术，而对不含有芳香环的药物可采用 ^{13}C - NMR 技术。如氢氧化钠醋酸酯络合物。

8. 溶解度测定法　因难溶性药物包合后溶解度增大，通过测定药物在不同浓度的环糊精溶液中的溶解度，绘制溶解度曲线，可从曲线判断包合物是否形成，并得到包合物的溶解度，计算其稳定常数。如：葛根（黄豆苷元）、银翘挥发油等。

（五）包合物在中药制剂中的作用

1. 提高药物稳定性　包合物主、客分子以范德华力及氢键缔合后，药物嵌入其疏水性的空穴内，由于药物的反应活性部位被包藏在 CD 之中，相对减少了与外界环境（光、热、湿度等）的接触机会，从而使药物保持稳定。

将大蒜油用 β - CD 包合后，试验表明，包合物的抗光解性、热稳定性及湿稳定性较混合物有显著提高，同时使大蒜油挥发性显著降低，掩盖了它的臭味，减少了其对胃肠道的刺激性。

2. 增加药物的溶解度与溶出度　由于 β - CD 的特殊结构，因空洞内是由碳－氢键和醚键构成疏水区，使疏水性客分子易被包合，而 β－CD 外部具亲水性，有一定的水溶性，因此难溶性药物被 β－CD 包合后，能增加药物在水中的溶解度和制剂的溶出速率。一般认为药物分子的溶解度越小，β－CD 包合物的增溶作用越大。

例如：芦丁水溶性差，口服吸收甚少，影响了其临床应用。采用 β－CD 包合后，其溶解度增大约 13 倍，有利于药物在体内的吸收，提高了其生物利用度。

增加药物溶解度有利于药物制剂的制备，提高制剂的生物利用度，减少服药剂量，改善药物在体内的吸收。咳嗽糖浆是由甘草流浸膏、樟脑、八角茴香油、氯化铵、单糖浆及苯甲酸等成分组成，在临床上用于镇咳，疗效好，是治疗咳嗽疾病的良药。但是，在长期的生产及临床使用过程中发现，咳嗽糖浆有刺喉的异味及较多铁沉淀物产生，影响了患者的使用和临床疗效。经分析认为，产生这些问题的原因可能为如下两个方面：①咳嗽糖浆中的樟脑在处方中起调味作用，八角茴香油在处方中起芳香调味及健胃作用，而这 2 种药几乎不溶于水，生产中是通过用乙醇来增加它们的溶解度，这样就导致了制剂中醇味较重，产生刺喉的异味；②处方中的甘草流浸膏为一定浓度的乙醇溶液，在制备咳嗽糖浆时，由于乙醇浓度降低，醇溶性成分则沉淀析出。为此，用 β－CD 包合技术，增加樟脑、八角茴香油在糖浆中的溶解度，提高产品质量，确保临床疗效。

3. 保留挥发性成分　由于中药的活性成分很多是挥发油，所以目前中药制剂研究较多的是挥发油 β－CD 包合物。挥发油的化学成分主要是萜类以及它们的含氧衍生物，不仅易挥发，而且在光、氧的作用下极易氧化变质，降低疗效，甚至产生毒副作用。制成包合物后，在一定程度上可切断药物分子与周围环境的接触，避免受光、氧以及水解条件的影响，从而提高药物的稳定性，并能减少挥发，延长药效和保存期。研究木香挥发油最佳包合物工艺，采用饱和水溶液法，优选包合最佳工艺参数为 β－CD 与油配比为 6:1，包合温度为 50℃，包合时间为 3 小时。结果表明，包合后增加了制剂中挥发油的稳定性，有效防止了挥发油的损失。

有学者采用气相色谱法，以麝香酮含量为测定指标，分别对人工麝香－β－环糊精包合物和混合物进行强光照射、高温、高湿和挥发性试验，结果在光、热、湿等因素影响下，包合物中麝香酮的含量没有明显变化。而混合物中麝香酮含量明显下降，这说明人工麝香—β－CD 包合物具有较强的抗光照性、热稳定性和湿稳定性，其稳定性明显优于人工麝香。

4. 掩盖药物的不良气味和降低刺激性　药物中有的具有不良臭味、苦味、涩味，有的具有较强的刺激性，影响该制剂的应用，特别是影响儿童和老人的应用。药物包合后可掩盖不良臭味，降低刺激性。如大蒜精油，有特异恶臭味，且易引起胃肠道刺激，影响了其生产及应用。但经 β－CD 包合后，以上缺点得以克服而药效不减。鱼腥草因有鱼腥怪味，采用研磨法制备鱼腥草素—β－CD 包合物后，不仅鱼腥草素溶解度、溶出速度及稳定性增强，而且还可掩盖其不良气味。

5. 调节释药速度　中药挥发油等与 β－CD 包合后，包合物内的药物释放是可控制的。如挥发油可用作吸入剂，用时倒入沸水中使之挥发，但在开始时往往挥发太快，吸入药量多，而随后挥发速度又迅速降低。但若将樟脑、薄荷脑、桉叶油与 β－CD 制成包合物，倒入沸水中，挥发性药物就可以比较均匀地释放出来。

6. 提高药物的生物利用度　药物进入到 β – CYD 的筒状空隙中，由于 CYD 含有多个亲水醇羟基，故能增加药物的溶解度和溶解速度；并由于包合物成分子状态，使药物分子易通过生物细胞膜和血 – 脑屏障，从而提高药物的生物利用度。

7. 使液态药物粉末化，便于制剂制备　β – CD 包合中药挥发油，不仅能防止挥发油因挥发而降低疗效，而且能使其成为粉末化固体，便于加工成其他剂型，如片剂、胶囊、散剂、栓剂等。通宣理肺胶囊用环糊精包合紫苏油后，再与其他药制粒填充胶囊，挥发油固体粉末化，克服了易散失及气味不良等缺点。

8. 用于有效成分的分离和含量测定　最近，有研究将 CD 用于药物的分离和分析。CD 能提供高度选择性系统，且具立体选择性。因而能在色谱分析中对一些难分离的光学异构体、结构异构体的分离发挥特有作用。

有学者根据 β – CD 与秦皮甲素、秦皮乙素形成包合物，发生荧光增敏作用的原理，在适当条件下，对兔血浆中的秦皮甲素和秦皮乙素进行荧光法测定，其方法的线性行为、精密度和回收率均达到满意效果。

研究发现 β – CD 及其衍生物（羟丙基 – β – CD）与左氧氟沙星和氧氟沙星具有较强的手性识别能力。并且该法可用于左氧氟沙星含量的测定。以 β – CD 为键合固定相的色谱柱能够较好地分离银杏叶提取物和银杏黄酮，优于葡聚糖凝胶。

9. 促进药物经皮吸收作用，改善临床症状　在离体大鼠皮肤上进行桉叶油及其 β – CD包合物对 5 – 氟尿嘧啶经皮渗透影响的实验发现，桉叶油的增渗约 60 倍，单纯桉叶油 β – CD 几乎无促进作用。

10. 作为缓控释制剂和靶向制剂的载体，明显降低中药制剂的刺激性和毒副作用
某些中药抗癌药物的刺激性和毒副作用相当强，以 β – CD 包合条件的研究包合物在进行包合条件研究时多用以下控制指标作为载体，将其包合于环状空穴结构中制成超微囊包合物，在体内酶解后释放药物。由于其超微囊结构呈分子状分散，释药缓慢，延长药物疗效，易于吸收，毒副作用大大降低。

11. 提高防腐剂防腐能力　山梨酸、苯甲酸、尼伯金等，若用 β – CD 制成包合物，可提高防腐力，延长防腐时间。

β – CD 溶于 500ml 水中，制成饱和溶液，加入山梨酸 6g，搅拌、放置、滤过制成粉末，此包合物的防腐效力由于山梨酸。

知识链接

包合物的类型

1. 按包合物的几何形状分类：管状包合物、笼状包合物、层状包合物。
2. 按包合物的结构和性质分类：单分子包合物、多分子包合物、大分子包合物、蓝碘反应包合物。

二、微型包囊技术

(一) 含义

微型包囊技术，简称微囊化，是指利用高分子材料为囊材，将药物作为囊心物包裹成微型胶囊（简称微囊）的技术。其中的高分子材料可以是天然的，也可以是合成的。药物可以是固体，也可以是液体。微囊即微型包囊，指利用天然的或者合成的高分子材料（囊材）作为囊膜壁壳，将固态或者液体药物（囊心物）包裹而成的药库型微囊。微球是指药物分子分散或被吸附在高分子材料载体中而形成的微粒分散系统。

微囊与微球在释药模式上有明显的区别。它们的形状可以是球形、葡萄串形，不规则形等各种形状。直径为 $0.01 \sim 2000\mu m$，直径大小以微米计的称作微囊或微球，以纳米计的称作毫微囊、毫微球。理想的微囊应该是大小均匀的球形，微囊与微囊之间不粘连，分散性好，便于制成各种制剂。通常单、复凝聚法与辐射化学法制得的微囊是球形镶嵌型，且是多个囊心物微粒分散镶嵌于球形体内；物理机械法、溶剂 – 非溶剂法制得的微囊是球形膜壳型，可以由单个囊心物也可以有多个囊心物；界面缩聚法制的微囊也是球形膜壳型，但只能有单个囊心物。微囊还应该具有一定的可塑性和弹性。

(二) 微囊的特点

1. 增加药物稳定性 囊膜有隔离外界与药物接触的作用，能有效防止药物氧化、水解、挥发油损失等，提高药物的稳定性，特别适合于挥发油类药物、易氧化水解药物及对温度、pH 敏感药物的制备。

2. 缓释或控释药物 采用不同性质的囊材，可控释或缓释药物。如使药物在肠道释放，通过淋巴吸收，直接进入淋巴液，不通过毛细血管吸收经过肝脏，从而避免了药物的肝脏首过作用；在肠释药又可防止药物在胃内失活或减少对胃的刺激性。延长药物释放时间，可避免血药浓度有大的波动，提高药效，减少毒副作用。

3. 靶向性 用适宜材料制成微囊的靶向制剂，或将药物浓集于靶区，提高疗效，降低对其他器官组织的毒副作用。一般小于 $3\mu m$ 时被肝、脾中的巨噬细胞摄取，$7 \sim 12\mu m$ 通常被肺的最小毛细血管床以机械滤过方式截留，被巨噬细胞摄取进入肺组织。

4. 能改变药物的性状，还可减少复方制剂中某些药物的配伍禁忌等 微囊化技术可使液态药物固态化，便于贮存或加工成其他剂型，从这个意义上讲，它既是剂型又是原料。另外通过将复方中某些药物制成微囊，可减少复方制剂中某些药物的配伍禁忌等。

如：山楂泡腾片中酸性成分与碳酸氢钠反应后容易发生变化，影响疗效，而将碳酸氢钠制成微囊，就可以减少这种配伍禁忌。

5. 包裹活细胞或生物活性物质 如将胰岛、血红蛋白等制成微囊，可在体内发挥生物活性作用，并具有良好的生物相容性和稳定性。微囊化胰岛，既能保持活力，又能在糖尿病动物体内长时间不断分泌胰岛素。长期注射有些酶制剂后可产生抗体而使酶失活，如将酶包于半透膜的囊材中形成微囊，酶则不能从半透膜渗出，如 α – 球蛋白等大分子物质不易透过囊膜，这样，抗体 – 抗原免疫反应便不能产生，而微囊外的相应物则可进入微囊中与膜内酶起作用。

6. 生产工艺不完善　微囊剂缺乏简单并适应所有囊心物的包囊方法，工序不连贯无法实现联动化生产，废品不易回收利用。

（三）微囊的制备

制备微囊的过程称为微型包囊术（Microencapsulation），简称微囊化。

按其制备原理分为三大类：化学法、物理化学法和物理机械法。

化学法包括：界面缩聚法、辐射化学法；物理化学法主要是相分离－凝聚法，根据溶媒系统的相又分水相分离法（单凝聚法和复凝聚法）和有机相分离法（溶媒－非溶媒法、液中干燥法）；物理机械法主要有喷雾干燥法和滴入冻凝法，还有静电沉积法、空气悬浮法、多孔离心法和锅包衣法等。

1. 物理化学法　又称相分离法，是在芯料与囊材的混合物中（乳状或混悬状），加入另一种物质（无机盐或非溶剂或采用其他手段），用以降低囊材的溶解度，使囊材从溶液中凝聚出来而沉积在芯料的表面，形成囊膜，囊膜硬化后，完成微囊化的过程。微囊化步骤：囊芯物的分散、囊材的加入、囊材的沉积和囊材的固化四步。

微囊化物理化学方法：单凝聚法，复凝聚法，溶剂－非溶剂法，改变温度法，液中干燥法。

（1）单凝聚法　在含有囊心物（药物）的亲水胶体（包囊材料）的亲水溶液中，加入强亲水性非电解质（如乙醇、丙酮）或中性电解质（如硫酸钠、硫酸铵溶液）作为凝聚剂，使亲水胶体在囊心物的微粒上发生凝聚而产生相分离形成微囊的方法。若以明胶做包囊材料，增加明胶浓度可加速凝胶，同一浓度时，温度越低，越易凝胶。药物应该难溶于水，但不能过分疏水，否则只能形成不含药物的空囊。由于明胶中有氨离子，在 pH 为 3.2~3.8 之间，可吸附较多的水分子降低凝聚囊－水间的界面张力，凝聚囊的流动性好，易于分散呈小球形。由于成囊可逆，必须加入固化剂固化。常用的固化剂为甲醛，通过胺醛缩合反应（希夫反应）使明胶分子互相交联而固化，其最佳 pH 范围是 8~9。

黄连素微囊的制备

取盐酸黄连素粉在研钵中研细后加入明胶溶液 200ml，水浴上加热，继续研磨成混悬液。另取液体石蜡 100ml，水浴加热到同一温度，加入吐温－80，将上述混悬液倒入，中速搅拌 5 分钟后即可看到圆球状微囊形成。立即放入冰水浴中冷却，且不断搅拌 10 分钟，然后加入 5℃异丙醇 60ml 脱水，抽滤，再将微囊放到 37% 甲醛中固化 30 分钟，抽滤，用水洗至无甲醛味后置恒温烘箱中 45℃左右干燥 2 小时即得。齐墩果酸是从天然药物中分离得到的纯品，其资源丰富，具有消炎、增强免疫、抑制血小板聚集、降糖、抗癌等多方面的临床药理作用，且毒性低、副作用少。但是由于其脂溶性较强，在胃肠道的溶出低和吸收差，导致其生物利用度低，目前只是停留在体外药效实验上。鉴于齐墩果酸的强疏水性，根据该药本身的结构和性质，采用了将其制成混悬剂后再用单凝聚法制成微囊的方法来提高齐墩果酸的亲水性，不仅可提高齐墩果酸的体外溶出度，还可进一步开发出其他具有速释或控释作用的微囊，使齐墩果酸具有更大的开发和应用前景。

（2）复凝聚法　利用两种聚合物在不同 pH 时电荷的变化（生成相反的电荷）引

起相分离-凝聚，将分散的囊心物包裹成微囊的方法，称作复凝聚法。复凝聚法是经典的微囊化法，它操作简便，容易掌握，适合于难溶性药物的微囊化。复凝聚法的基本过程：如用阿拉伯胶（带负电荷）和明胶（pH 在等电点以上带负电荷，在等电点以下带正电荷）作囊材，药物先与阿拉伯胶相混合，制成混悬液或乳剂，负电荷胶体为连续相，药物（芯材）为分散相，在 40～60℃温度下与等量明胶溶液混合（此时明胶带负电荷或基本上带负电荷），然后用稀酸调节 pH 4.5 以下使明胶全部带正电荷与带负电荷的阿拉伯胶凝聚，使药物被包裹。

以明胶-阿拉伯胶为囊材的复凝聚法工艺流程：

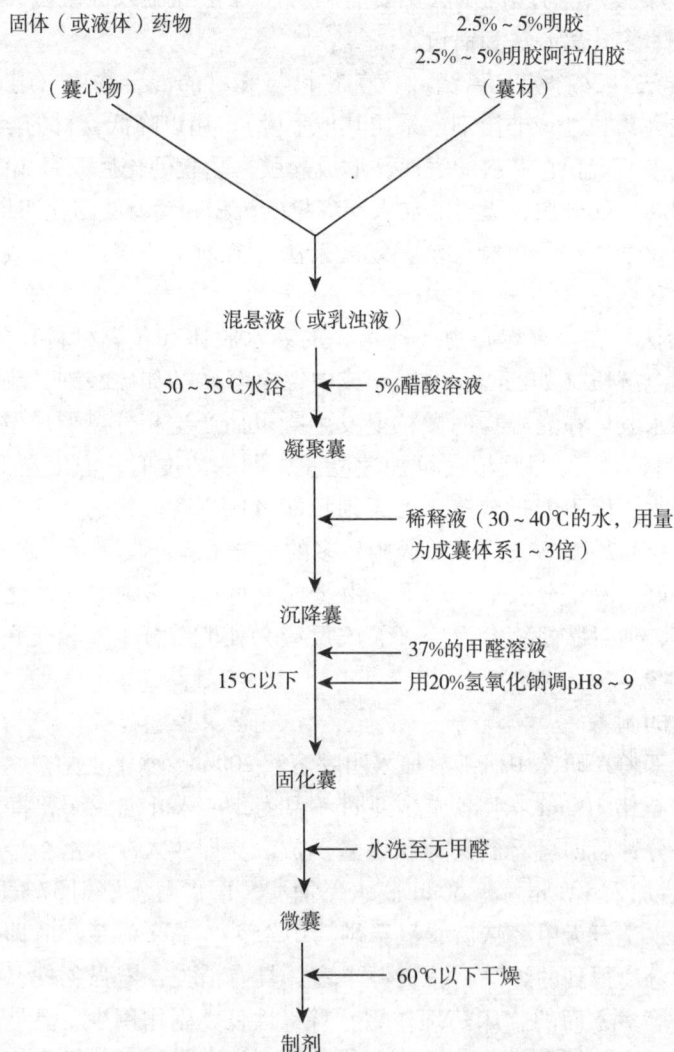

固体（或液体）药物　　　　　　　　　2.5%～5%明胶
　　　　　　　　　　　　　　　　　　2.5%～5%明胶阿拉伯胶
（囊心物）　　　　　　　　　　　　　　　（囊材）

混悬液（或乳浊液）

50～55℃水浴 ← 5%醋酸溶液

凝聚囊

← 稀释液（30～40℃的水，用量为成囊体系1～3倍）

沉降囊

← 37%的甲醛溶液
15℃以下 ← 用20%氢氧化钠调pH8～9

固化囊

← 水洗至无甲醛

微囊

← 60℃以下干燥

制剂

（3）溶媒-非溶媒法　在某种聚合物（囊材）的溶液中，加入一种对该聚合物为非溶媒的液体（称非溶媒），引起相分离而将药物包成微囊。

（4）改变温度法　本方法不用加凝聚剂，通过控制温度成囊。如用白蛋白作囊材时，先制成 W/O 型乳状液，再升高温度将其固化；用乙基纤维素作囊材时可先在高温溶解，后降温成囊。

例如：维生素 C 乙基纤维素微囊的制备

乙基纤维素可溶于 80℃ 的环己烷，当环己烷冷却时即呈小液滴析出。如果将维生素 C 混悬在环己烷溶液中则析出的乙基纤维素小液滴包裹在 V_C 晶体的表面上形成 V_C 微囊。同时加入包囊促进剂使其相分离的效果更好并且防止析出的微囊相互黏结或黏附于容器壁上。包装的具体方法：包装时首先是在装有温度计、搅拌器、回流冷凝管的三颈烧瓶中加入乙基纤维素、环己烷、包囊促进剂及 V_C 晶体。在水浴中加热至 80℃，使乙基纤维素溶解，然后搅拌至室温。滤出包囊 V_C，用环己烷洗涤 2~3 次，经真空干燥即得包囊 V_C 晶体。

（5）液中干燥法　将药物分散于囊材溶液中，用挥发油或水作包囊介质（连续相），然后除去分散液滴中的溶媒引起相分离而将药物包封成微囊。溶媒可用加压、减压、搅拌、溶剂抽提或冷冻干燥等方法除去。

本法不需调节 pH 值，不许较高的加热条件，不必采用特殊的反应剂，因此对容易失活或变质的药物甚至易爆物，用本法包裹不会发生任何实质性的变化。

2. 物理机械法　在气相中进行微囊化，包括喷雾干燥法、喷雾凝结法、空气悬浮法、多孔离心法、锅包衣法。

（1）喷雾干燥法　将囊心物分散在囊材溶液中，在惰性的热气流中喷雾，干燥，使溶解在囊材中的溶液迅速蒸发，囊材收缩成壳，将囊心物包裹。喷雾干燥包括流化床喷雾干燥法（又称空气悬浮法）和液滴喷雾干燥法。前者用于固态药物的微囊化，制得的微囊粒径范围一般为 35~5000μm。后者可用于固态或液态药物的微囊化，制得的微囊粒径范围为 600μm 以下，这种方法具有广泛的应用价值。

（2）喷雾冻凝法　将囊心物分散于熔融的囊材中，然后将此混合物喷雾于冷气流中，使囊材凝固成膜得到微囊。凡蜡类、脂肪酸和脂肪醇等，在室温为固体，但在高温下能熔融的囊材，均可采用。

（3）喷雾淀粉吸收干燥法　将囊心物分散到囊材的溶液中，然后将混合物喷雾干燥于旋转的干淀粉中，微囊表面的水分被淀粉所吸收，筛出淀粉，即得微囊。此类囊材为水溶性的物质（明胶、阿拉伯胶、PEG 等）。

（4）锅包衣法　将囊材配成溶液，加入或喷入包衣锅内的固体囊心物上，形成微囊。在成囊过程中要将热空气导入包衣锅内除去溶剂。

3. 化学法　在溶液中单体或者高分子通过聚合反应或缩合反应，产生囊膜制成微囊。主要包括：界面缩聚法、辐射交联法。

（1）界面缩聚法　先使连续相中的聚合物单体聚集在囊心物与连续相的界面上，然后单体再聚合成膜，或通过交联剂进行缩合反应在界面成膜而将囊心物包裹成微囊。根据所用介质不同，分为二胺或亚胺缩聚法，蛋白质缩聚法，界面薄膜缩聚法、界面中和法等。但二胺或亚胺缩聚法最为常用，仅介绍这一种。

（2）辐射化学法　利用 ^{60}Co 产生 γ 射线的能量，使囊材交联、固化形成微囊，然后将微囊浸泡于药物的水溶液中，使其吸收，干燥水分即得含有药物的微囊。

一般仅适用于水溶性药物，并需有辐射条件，故不易推广。

（四）微囊质量研究

1. 微囊的形状与大小 微囊多为球形、类球形或卵形，有的也可以是不规则形。大小视制剂而定，以微囊为原料制成的各种剂型，应符合《中国药典》2010年版中对该剂型的有关规定。如制成注射剂的微囊大小应符合混悬型注射剂规定；用于静脉注射的应符合静脉注射剂的规定等。

2. 微囊中药物含量 微囊中的药物含量应符合规定。

3. 微囊中药物释放度 微囊中药物的体外释放速度应符合规定。

三、脂质体的制备技术

（一）脂质体的含义

脂质体又称为类脂小球或液晶微囊，是将药物包藏在类脂质双分子层形成的薄膜中间所得到的超微型球状小囊泡。根据所含双层磷脂膜层数，脂质体可分为单室和多室脂质体。单室脂质体只有一层类脂质双分子层结构，分为大单室脂质体（简称 LUVs，粒径 $0.1 \sim 1 \mu m$）和小单室脂质体（简称 SUVs，粒径 $0.02 \sim 0.08 \mu m$，又称为纳米脂质体），水溶性药物被一层类脂质双分子层囊壳所包藏，脂溶性药物则被分布在双分子层膜的夹层中；多室脂质体是由多层类脂质双分子层结构组成的，水溶性药物被各层类脂质双分子层膜分隔包藏，脂溶性药物则分布在各层类脂质双分子层中。经超声波分散制备的脂质体中，大部分是单室脂质体。

（二）脂质体的特点

1. 靶向性 通过改变脂质体的给药方式、给药部位和粒径来调整其靶向，或者在脂质体上连接某种识别分子，通过其与靶细胞的特异性结合来实现专一靶向性。抵达靶部位后脂质体释放药物，提高了药物在靶部位的治疗浓度，因而俗称"药物导弹"。

2. 缓释性 在脂质体双分子层的保护下，药物可以避免氧化、降解或被人体内的酸或酶破坏，从而可以保证或延长药物的稳定性。

药物被包在脂质体内，延缓或控释药物的释放，在组织中的扩散速度降低，可降低药物血浆清除速率，在血液中释放减慢，从而延长药物发挥作用的时间。

3. 降低药物毒性 脂质体药物的膜材与哺乳动物细胞相似，由磷脂等组成，对机体不是异物，不会引起局部组织损伤，不诱发超敏反应，而能多次长期使用，对人体无毒害。

4. 提高药物稳定性 由于脂质体中双分子层膜对药物的封闭作用，使药物的稳定性提高。

（三）脂质体的制备

磷脂与水相互作用的结果是磷脂膜自发形成囊泡，因此制备脂质体所强调的不是脂质体的形成或组装，而是如何形成适当大小、适当结构、包封率高的囊泡，而且所包封的物质在形成脂质体后不漏出。

1. 薄膜分散法 又称干膜（分散）法，这是最早而至今仍常用的方法。系将磷脂、胆固醇等膜材溶于适量的三氯甲烷或其他有机溶剂中，脂溶性药物可加在有机溶剂中，然后在减压旋转下除去溶剂，使脂质在器壁形成薄膜后，加入含有水溶性药物的缓冲溶液，进行振摇，则可形成大多层脂质体，其粒径范围约 1～5μm。然后可用各种方法，如超声、振荡等分散薄膜法形成的类脂膜，即可形成脂质体。

2. 逆相蒸发法　一般的制法系将磷脂等膜材溶于有机溶剂，如三氯甲烷、乙醚等，加入待包封药物的水溶液（水溶液：有机溶剂＝1:3～1:6）进行短时超声，直至形成稳定的 W/O 乳剂。然后减压蒸发除去有机溶剂，达到胶态后，滴加缓冲液，旋转帮助器壁上的凝胶脱落，然后在减压下继续蒸发，制得水性混悬液，通过凝胶色谱法或超速离心法，除去未包入的药物，即得到大单层脂质体（200～1000nm）。

本法包载药物量大，体积包封率可大于超声波分散法 30 倍，它适合于包封水溶性药及大分子生物活性物质，如各种抗生素、胰岛素、免疫球蛋白。

3. 二次乳化法　指将少量水相与较多量的磷脂油相进行乳化（第 1 次），形成 W/O 的反相胶团，减压除去部分溶剂或不除去也可，然后加较大量的水相进行（第 2 次）乳化，形成 W/O/W 复乳，减压蒸发除去有机溶剂，即得脂质体。此法包封率为 20%～80%。

4. 熔融法　熔融法是将磷脂和表面活性剂加少量水相分散，胆固醇熔融后与之混合，然后滴入 65℃左右的水相溶液中保温制得。该法不使用有机溶剂，比较适合于工业化生产。

5. 溶剂注入法　将类脂质和脂溶性药物溶于有机溶剂中（油相），然后把油相均速注射到恒温在有机溶剂沸点以上的水相（含水溶性药物）中，混合后出现两相，搅拌挥尽有机溶剂，再乳匀或超声得到脂质体。制备方法简单，但粒径较大且不均匀。

6. 冷冻干燥法　该法系将类脂质高度分散在水溶液中，加入冻干保护及冷冻干燥后，再分散到含药的水性介质中，形成脂质体。此法适于对热敏感药物脂质体的制备。冻结保护剂的选择：甘露醇、葡萄糖等。

7. 去污剂分散法　去污剂分散在水中的浓度非常高时形成胶束（micelles），去污剂与磷脂分子相连，掩蔽磷脂分子中的疏水部分，磷脂通过去污剂介导与水相密切接触形成的结构，称为混合胶束，它由数百个化合物分子组成，其形状和大小依赖于去污剂的化学性质、浓度及有关的脂质成分等。去污剂制备脂质体方法的基本特征是从含有磷脂的混合胶束去除去污剂，自发形成单层脂质体。

8. 钙融合法　磷脂酰丝氨酸等带负电荷的磷脂中，加入 Ca^{2+}，使之相互融合成蜗牛壳圆桶状，加入络合剂 EDTA，除去 Ca^{2+}，即产生单层脂质体（LUV），此种方法的特点是形成脂质体的条件非常温和，可用于包封 DNA、RNA 和酶等生物大分子。

9. 冻结融解法　将用超声波处理得到 SUV 悬液，加入待包封的物质，在低温下（如液氮中）冻结，取出融解，脂质双分子膜重新排列形成了 LUV，经凝胶过滤等方法除去未包封的物质即得。一般情况下，融解后的脂质体混悬液用聚碳酸酯膜挤压以使粒径均匀；并经过多次（三次）冻结－融解的过程，可以使脂质体的包封率提高。

10. 超声波分散法　在薄膜分散法基础上，再经超声波处理，制得均匀的单室脂质体：将水溶性药物溶于磷酸盐缓冲液中加入磷脂，得到胆固醇与脂溶性药物共溶于有机溶剂的溶液，搅拌蒸除去有机溶剂，残液以超声波处理，然后分离出脂质体再混悬于磷酸盐缓冲液中，制成脂质体的混悬型注射剂。

11. 表面活性剂增溶法　脂质薄膜、多层脂质体或单层脂质体与胆酸盐、脱氧胆酸盐等表面活性剂混合，通过离心法或凝胶过滤法或透析法除去表面活性剂，就可获得中等大小的单层脂质体。

（四）脂质体的质量控制

1. 形态及粒径　脂质体的形态应为封闭的多层囊状或多层圆球。粒径应视制剂而定，以脂质体为原料制成的各种剂型，均应符合《中国药典》2010 年版中对该剂型的有关规定。如制成注射剂的脂质体，粒径应符合混悬型注射剂规定；用于静脉注射的应符合静脉注射剂的规定等。其形态与粒径可用高倍显微镜、扫描电镜或透射电镜测定，也可用激光散射法、离心沉降法等测定。

2. 包封率　脂质体的制备应该有较高的包封率，以保证质量。包封率的测定方法是分别测定脂质体和介质中的药量，计算其包封率：

包封率 =〔脂质体中的药量 ÷（介质中的药量 + 脂质体中的药量）〕×100%

3. 渗漏率　渗漏率反映脂质体在贮藏期间的包封率变化情况，可通过测定贮存一定时间后渗漏到介质中的药量，结合贮存前包封的药量，计算渗漏率。

渗漏率 =（贮存一定时间后渗漏到介质中的药量 ÷ 贮存前包封的药量）×100%

在膜材中加一定量胆固醇以加固脂质双分子层膜，减少膜流动，能降低渗漏率。

4. 主药含量　主药含量应符合有关规定。

5. 释放度　通过脂质体的体外释药速率可了解其通透性大小，以便调整释药速率，满足用药要求。

6. 有机溶剂残留量　有机溶剂残留量应符合《中国药典》2010 年版的规定。

目标检测

一、名词解释

微型包囊　固体分散技术　脂质体　靶向制剂　环糊精包合技术

二、选择题

（一）单项选择题

1. 组成 β – 环糊精的葡萄糖分子数是
    A. 5 个　　B. 6 个　　C. 7 个　　D. 8 个　　E. 9 个
2. 下列有关微型胶囊制备方法的叙述，不正确的是
    A. 以明胶为囊材时，加入甲醛进行固化
    B. 化学的特点是不需加凝聚剂
    C. 制备方法有物理化学法、物理机械法和化学法三类
    D. 单凝聚法属于化学法
    E. 复凝聚法利用具有相反荷的高分子材料作囊材
3. 下列有关缓释制剂特点的叙述，不正确的是

  A. 避免血药浓度出现峰谷现象

  B. 可保持平稳的血药浓度

  C. 可减少服药次数

  D. 可在较长时间内持续释药

  E. 可减少服药次数

4. 主动靶向制剂在体内主要浓集于

  A. 脾 B. 肝 C. 骨髓 D. 肝脾骨髓 E. 肝脾骨髓以外的部位

5. 下列有关脂质体的叙述，不正确的是

  A. 可用薄膜分散法制备脂质体

  B. 进入人体内可被巨噬细胞作为异物而吞噬

  C. 水溶性药物在多层脂质体中包封量最大

  D. 结构为类脂质双分子层

  E. 可分为单室脂质体和多室脂质体

（二）多项选择题

1. 固体分散体制备时，常用的水溶性载体有

  A. 表面活性剂 B. 乙基纤维素 C. 聚维酮类

  D. 胆固醇 E. 聚乙二醇类

2. 靶向制剂分为

  A. 主动靶向制剂 B. 定时靶向制剂 C. 物理化学靶制剂

  D. 定位靶向制剂 E. 被动靶向制剂

三、简答题

1. 制备微囊的方法。

2. 固体分散体的制备方法。

实训一　β-环糊精包合物的制备

【实训目的】

1. 掌握饱和水溶液法制备包合物的工艺及操作关键。

2. 了解 β-环糊精的性质及形成的包合物在药剂上的应用。

【实训设备器皿、药品与材料】

设备器皿：显微镜、恒温水浴、超声仪、滤器、干燥器、层析槽、荧光灯等。

药品与材料：薄荷油、β-环糊精、丹皮酚、35% 异丙醇、无水乙醇、乙醚、$FeCl_3$ 溶液、硅胶 G、羧甲基纤维素钠、含 15% 石油醚的乙酸乙酯、10g/L 香草醛浓硫酸液、蒸馏水等。

【实训内容】

（一）薄荷油 β-环糊精包合物

【处方】 β-环糊精 8g 薄荷油 2ml 蒸馏水 100ml

【制法】 称取 β－环糊精 8g，置 250ml 具塞锥形瓶中，加入蒸馏水 100ml，加热溶解。降温至 50℃，薄荷油 2ml，恒温搅拌 2.5 小时，冷藏 24 小时，待沉淀完全后，滤过。用无水乙醇 5ml 洗涤 3 次，至沉淀表面近无油渍，将包合物置干燥器中干燥，即得。

【注】

1. 本品为白色干燥粉末，无明显的薄荷油气味。

2. 本品采用饱和水溶液法制备包合物，β－环糊精的溶解度在 25℃ 时为 1.79%，在 45℃ 时可增加至 3.1%。

3. 在制备过程中，应控制好温度。包合完成后降低温度，使其从水中析出沉淀。包合率取决于环糊精的配比量及包合时间等，所以制备时应按实验要求进行操作。

（二）丹皮酚 β－环糊精包合物

制备方法取一定量的 β－环糊精和丹皮酚（13∶1），加与 β－环糊精等量的 35% 异丙醇溶液，全溶后放在超声池中 30℃ 超声 15 分钟，取出至冰箱冷藏，滤过，50℃ 吹风干燥 3 小时，即得。

【思考题】

1. 简述制备包合物的方法有哪些？操作的关键是什么？

2. 简述包合物有哪些特点？常用环糊精衍生物包合材料有哪些？

实训二　微囊的制备

【实训目的】

1. 掌握复凝聚法制备微囊的操作方法及操作注意事项。

2. 通过实训理解复凝聚法制备微囊的基本原理。

3. 了解微囊形成条件及影响成囊的因素。

【实训设备器皿、药品与材料】

设备器皿：乳钵、烧杯、水浴锅、抽滤装置、显微镜、组织捣碎机、电动搅拌器、pH 计、烘箱等。

药品与材料：明胶、阿拉伯胶、液状石蜡、甲醛溶液、醋酸、氢氧化钠、硫酸钠、精密 pH 试纸、淀粉、蒸馏水等。

【实训内容】

（一）液状石蜡微囊

【处方】 液状石蜡 5g　阿拉伯胶 5g　明胶 5g　甲醛溶液 2.5ml　醋酸溶液适量　氢氧化钠溶液适量

【制法】

1. 液状石蜡乳的制备　取阿拉伯胶 5g，置乳钵中研细，加液状石蜡 5g，继续研磨均匀后加蒸馏水（约 10ml），制成均匀的乳白色初乳（或置 250ml 烧杯中，用 100ml 60℃ 的蒸馏水溶解，加液状石蜡 5g，于组织捣碎机中快速乳化 2 分钟），在显微镜下观察是否成囊，记录结果。将此液转入 250ml 的烧杯中，置 50℃ 恒温水浴中保温，备用。

2. 明胶液的制备　称取明胶5g，用100ml 60℃的蒸馏水浸泡膨胀后，于50℃恒温水浴中不断搅拌使之完全溶解，保温以防凝固，备用。

3. 包囊　将明胶液加入液状石蜡乳剂中，不断搅拌，测定混合液的pH值，显微镜下观察是否成囊，记录结果。根据测得的混合液pH值，用醋酸调节pH值为3.9～4.1，不断搅拌，在显微镜下观察是否成囊，记录结果。

4. 囊膜的固化　将上述微囊液转入1000ml烧杯中，加40℃蒸馏水400ml，自水浴中取出烧杯，不断搅拌，自然冷却，当温度降至32～36℃时，向烧杯中加入冰块，使温度急速降至5℃左右，加甲醛2.5ml搅拌5分钟，用氢氧化钠溶液调节pH值至8.0～8.5，继续搅拌30分钟，在显微镜下观察是否成囊，记录结果。

5. 滤过与干燥　将烧杯静置，抽滤，用蒸馏水洗涤至无甲醛气味，pH呈近中性，抽干即得。也可加入6%的淀粉（或糊精）制软材，过16目筛制粒，50℃以下干燥得微囊颗粒，称重，计算收率。

（二）大蒜油微囊

【处方】　大蒜油1g　阿拉伯胶粉0.5g　3%阿拉伯胶液30ml　3%明胶液40ml　甲醛适量　淀粉适量

【制法】

1. 胶液配制　取阿拉伯胶1.5g加水50ml，冷浸片刻，置70℃左右水浴中，不断搅拌至溶解，精制棉滤过，备用；另取A型明胶1.5g，加水50ml，冷浸片刻，水浴加热使溶。

2. 乳化　取阿拉伯胶0.5g置研钵中，加大蒜油1g，研匀，再蒸馏加水1ml迅速研磨制成初乳，并以3%阿拉伯胶液34ml稀释成乳剂。

3. 包囊　将大蒜油乳剂转移至250ml烧杯中，边加热边搅拌，待温度升至45℃时缓缓加入3%明胶液40ml（预热至45℃），在43～45℃继续搅拌，并用10%醋酸调pH值4.1～4.3。显微镜下可观察到见乳滴外包有凝聚的膜层。

4. 稀释　加入温度比其稍低的蒸馏水150ml，继续搅拌。俟温度降到30℃以下时移至冰水浴继续搅拌。

5. 固化　加入37%的甲醛溶液1ml，继续搅拌20分钟使微囊固化，再用5%氢氧化钠调pH值7.0～7.5，使凝胶网孔结构孔隙缩小，再搅拌30分钟；显微镜观察并测定大小。

6. 分散　加入10%淀粉混悬液4ml，使淀粉充分分散开，在微囊间形成隔离层，10℃左右再搅拌1小时。

7. 干燥　滤取微囊，洗涤，尽量除去水分，加入适量淀粉，二号筛制颗粒，60℃干燥。

【实验结果】
绘制在显微镜下观察到的液状石蜡微囊的形态图。

【思考题】
1. 试述复凝聚法制备微囊的机制及操作关键。
2. 试述复凝聚法制备微囊时两次调pH值、加甲醛、加水稀释、搅拌的目的。

（董　怡）

第十九章 | 中药制剂的稳定性与有效性

◎知识目标

1. 掌握中药制剂稳定性考察方法、药物半衰期和有效期的含义与计算方法；生物药剂学的含义、研究的基本内容；药物的体内转运过程及其影响因素；生物利用度与溶出度的含义及测定方法。

2. 熟悉影响中药制剂稳定性的因素及其改善中药制剂稳定性的方法；药物动力学的含义、研究的基本内容。

3. 了解中药制剂稳定性研究的意义；影响中药制剂疗效的因素。

第一节 中药制剂稳定性研究概述

一、研究中药制剂稳定性的意义

药物制剂的基本要求是安全性、有效性、稳定性。药物制剂的稳定性是指药物制剂在使用之前的制备、流通、贮存等一系列过程中质量变化的速度和程度。稳定性是保证有效性和安全性的重要基础，是评价药物制剂质量的重要指标和核定药物制剂使用期限的主要依据。

中药制剂若发生分解变质，不仅可使疗效降低，有些甚至产生不良反应，危及患者的健康和甚至危及生命；现在中药制剂已基本上实现了机械化生产，若产品因不稳定而变质，将会造成很大的经济损失；随着制药工业的发展，中药新制剂、新剂型不断出现，药品质量要求的不断提高，我国已规定，新药申报必须有相关稳定性资料。因此为提高中药制剂的质量，保证其疗效和安全，提高经济效益，必须重视中药制剂稳定性的研究。

二、研究中药制剂稳定性的任务

中药制剂的稳定性变化一般包括化学、物理和生物学三个方面：①化学稳定性变化，是指药物产生水解、氧化等化学降解反应，使药物的含量、效价、色泽产生变化。②物理稳定性变化，主要是指制剂的物理性能发生变化，如挥发油的逸散，混悬液中的颗粒结块、结晶生长片剂崩解时限的延长，乳剂的分层、破裂溶液剂出现浑浊、沉淀，片剂发生崩解度、溶出度的改变等。制剂物理性能的变化，不仅使原有质量下降，而且还可以引起化学变化和生物学变化。③生物学稳定性变化，一般系指制剂受到微生物污染，引起发霉、腐败和分解，中药制剂中某些活性酶也能使某些成分酶解。

通过对中药制剂稳定性的研究，揭示稳定性变化的实质，探讨其影响因素，并采取相关措施避免或延缓制剂的变化，确定有效期，是药物制剂稳定性研究的基本任务。

三、中药制剂稳定性的研究现状

用化学动力学原理评价中药制剂的稳定性，国内最早报道的是 1981 年对威灵仙注射液中原白头翁素稳定性的研究。1985 年，中药制剂稳定性研究作为新药申报资料项目之一列入《新药审批办法》，近 20 年来，从液体制剂到固体制剂、单方制剂到复方制剂、从常规制剂到新剂型从单项考察影响中药制剂或有效成分稳定性因素到综合考察成品有效期等方面的研究报道日趋增多。所考察的稳定性指标以制剂中的活性成分（如苦参碱、黄芩苷、绿原酸、丹参酮 ⅡA、大黄素等）为主。采用的试验方法主要有留样观察法和加速试验法等。

第二节　影响中药制剂稳定性的因素及稳定化方法

一、影响中药制剂稳定性的因素

本节重点讨论中药制剂的化学稳定性。中药制剂中有效成分的化学降解与其结构密切相关。如酯类、酰胺类和苷类药物易水解，酚类、芳香胺类和含不饱和键的药物易氧化。水解和氧化是药物降解的两种主要途径。其他如异构化、聚合、脱羧等降解反应在某些药物中也有发生。有时一种药物成分还可能同时发生两种和两种以上的降解反应。影响中药制剂降解的因素有很多，主要包括处方因素和外界因素。现将其中主要的影响因素作如下讨论。

（一）处方因素

1. pH 值　pH 值对制剂稳定性的影响主要表现为对药物水解的影响和对氧化的影响。

（1）pH 对药物水解的影响　酯类、酰胺类药物易受 H^+ 或 OH^- 催化水解，此类药物的水解速度，主要由 pH 决定，这类降解反应称为特殊酸碱催化。保持处方中其他成份不变，配制一系列不同 pH 的溶液，在较高温度（恒温，例如 60℃）下进行加速实验。通过实验绘制药物的 pH – 速度图，见图 19 – 1，找到曲线的最低点，即可找出药物所要求的最稳定 pH。

除了 ［H^+］、［OH^-］会催化一些药物的水解反应外，一些广义酸碱也会催化药物的水解反应。能给

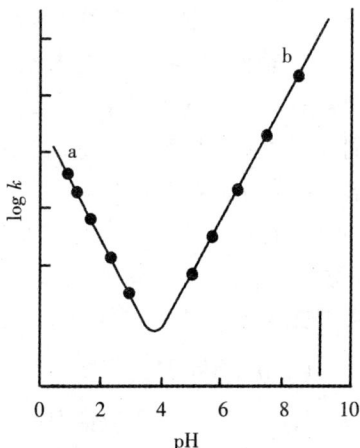

图 19 – 1　pH – 速度图

出质子的物质叫广义酸，能接受质子的物质叫广义碱。凡受广义酸、碱催化的药物反应称为广义酸碱催化。

（2）pH 对药物氧化的影响　H⁺ 或 OH⁻ 除对药物的水解有催化作用外，对药物的氧化作用也有极大影响。这是由于一些反应的氧化 – 还原电位依赖于 pH 值。一般还原型药物在 pH 低时（如 pH 3～4）比较稳定。如吗啡在 pH 低于 4 时稳定，在 5.5～7.0 范围内氧化速度加快，肾上腺素的氧化变色速度随 pH 值的增大而显著增加。

（3）pH 值的调节　通过实验或查阅资料可得到药物最稳定的 pH 范围后，然后用酸碱或适当的缓冲剂调节溶液 pH 时，要兼顾药物的溶解性、制剂的稳定性和疗效、用药部位的刺激性等因素。pH 调节剂一般是盐酸、氢氧化钠、氨水。如需维持药物溶液的 pH，则可用磷酸、醋酸、枸橼酸及其盐类组成的缓冲系统来调节。

2. 溶剂　溶剂作为化学反应的介质，对药物的水解有较大影响，对制剂稳定性的影响比较复杂。溶剂可能由于溶剂化、解离、改变活化能等而对药物制剂的稳定性产生显著影响。在药物的降解反应中，许多属于离子反应（Z_A、Z_B 是离子或药物所带的电荷），溶剂的介电常数对其有显著的影响：①当 Z_A、Z_B 为相同电荷，溶剂的介电常数增大，速度常数也增大，如果用介电常数低的溶剂取代介电常数高的溶剂，可使速度常数相应减小；②Z_A、Z_B 为相反电荷时，此时应选用极性溶剂。

3. 离子强度　药物制剂处方中离子强度的影响主要来源于用于调节 pH、调节等渗、防止氧化等附加剂。因而存在离子强度对降解速度的影响，这种影响可用下式说明：

$$\lg k = \lg k_0 + 1.02 Z_A Z_B \sqrt{\mu} \qquad （式 19 – 1）$$

式中 k 是降解速度常数，k_0 是溶液无限稀（$\mu = 0$）时的速度常数，μ 为离子强度，Z_A、Z_B 是溶液中离子或药物所带的电荷。以 $\lg k$ 对 $\sqrt{\mu}$ 作图可得一直线，其斜率为 $1.02 Z_A Z_B$，外推至 $\mu = 0$ 可求得 k_0。

根据上述方程：①当离子或药物间带有相同电荷反应时（$Z_A Z_B =$ 正值），直线斜率为正，则降解速度随离子强度增加而增加；②如果是相反电荷之间反应时（$Z_A Z_B =$ 负值），直线斜率为负，则离子强度增加，可使降解速度降低；③如果药物是中性分子（$Z_A Z_B = 0$），直线的斜率为零，此时，离子强度与降解速度无关。

4. 辅料的影响　为增加药物的溶出速率，提高吸收率或使药物制剂成型，在制剂中常加入一些辅料或附加剂，如表面活性剂、抗氧剂；片剂的填充剂、黏合剂、崩解剂、润滑剂；栓剂、软膏剂的基质；液体制剂的等渗调节剂等，都会影响药物的稳定剂。如表面活性剂在溶液中形成的胶束可减少增溶质受到的攻击，以提高某些易水解药物制剂的稳定性。但也要注意，表面活性剂有时反而使某些药物分解速度加快，如吐温 – 80 可使维生素 D_3 稳定性下降。因此在处方设计时，对具体药物制剂应通过实验来正确选用辅料。

（二）外界因素

外界因素，主要包括温度、光线、空气、湿度、金属离子和包装材料。

1. 温度　温度是外界环境中影响制剂稳定性的重要因素之一。一般来说，温度升高，药物的反应速度加快。根据 Van't Hoff 规则，温度每升高 10℃，反应速度增加

2～3 倍，如颠茄类生物碱的阿托品水溶液，随着温度上升而加速分解，在 40℃时水解 50%所需时间为 149 小时，而在 59.8℃时水解 50%所需时间仅为 11.3 小时。温度还能促进微生物的生长、繁殖，如致病微生物最适宜的生长温度为 37℃，而霉菌的最适温度条件是 28℃。在中药制剂的制备过程如提取、浓缩、干燥、灭菌工艺过程中以及贮存过程中，都必须考虑温度对药物稳定性的影响。特别是某些热敏性的药物，应依其性质设计处方及生产工艺，如使用冷冻干燥、无菌操作、产品低温贮存等，以确保其安全、有效。

2. 光线　光是一种辐射能，光波越短能量越大，光能作为活化能而发生的化学反应称为光化反应。光化反应的速度与药物的化学结构有关，与系统的温度无关。光线照射酚类可产生氧化反应、酯类可产生水解反应、挥发油可产生聚合反应等。如光能使挥发油聚合成树脂状化合物，使大黄水溶液中的蒽醌苷水解失效。易被光化反应的物质称光敏感物质。对光敏感的药物制剂在制备及贮存中应避光并合理设计处方工艺，如在处方中加抗氧剂、在包装材料中加遮光剂、在包装上采用避光技术，如棕色玻璃包装，棕色水泡眼包装等，以提高药物制剂稳定性。

3. 湿度和水分　水为化学反应的媒介，固体药物吸水后，降解反应在其表面形成的液膜上进行。如微量的水能加速乙酰水杨酸、青霉素 G 钠盐、氨苄青霉素的分解。药物吸水的程度与药物的性质和空气中相对湿度有关，相对湿度系指在相同条件下空气中实际水蒸气压强与饱和水蒸气压强之比，一般以百分数表示。当提高相对湿度到某一值时，吸湿量迅速增加，此时的相对湿度称为临界相对湿度（CRH）。对于一些化学稳定性差的药物，易水解的药物，应该在处方中避免使用吸湿性辅料，并对加工环境中的相对湿度进行控制。包装可选用铝塑包装等密封性好的材料，以提高药物制剂的稳定性。

4. 氧气　在室温条件下由于大气中的氧所引起的氧化反应，称为"自氧化反应"。这种反应过程异常复杂，受光、热和微量金属的催化，而与氧的浓度无关或关系不大，仅需要少量氧气就可以引起氧化反应，空气中的氧是药物氧化降解的主要因素。中药制剂中许多药物的氧化反应均是自氧化反应。需氧菌和霉菌都必须在有氧条件下才能生长、繁殖，限制含氧量即可抑制其生长发育。

空气中的氧进入制剂的可能途径有：①溶解于水中，氧气在水中有一定的溶解度，0℃时，10.19 ml/L；25℃时，5.75ml/L；100℃时几乎没有氧气；②存在于药物容器空间和固体颗粒的间隙。

防止易氧化药物制剂的氧化的根本措施是除氧气。生产上一般采用真空包装、在容器空间及溶液中通入惰性气体如 CO_2 和 N_2 气体，可以置换其中的氧，防止氧化反应的发生。应根据药物性质选择 CO_2 或 N_2。CO_2 的缺点是溶于水后呈酸性，会改变溶液的 pH 值，可使某些药物产生沉淀或不稳定。

5. 金属离子　制剂中微量金属离子（铜、铁、锌、镍等）主要来自原辅料、溶剂、容器及工具等。制剂中微量金属离子主要通过缩短氧化作用的诱导期、增加游离基生成速度来催化自动氧化反应。例如 0.0002mol/L 的铜离子能使维生素 C 氧化速度增加 1 万倍。

对于易氧化、水解的药物应该选用高纯度辅料，避免使用金属器具及工具，必要时可在处方中加入金属离子螯合剂，如依地酸盐、枸橼酸、酒石酸等来增加药物制剂的稳定性。

6. 包装材料　包装材料对制剂稳定性的影响很大，常用的包装材料有玻璃、塑料、金属：①玻璃，是最常用的包装材料，它性质稳定，密封性好，但盛装液体药剂时往往会溶出碱性物质和产生不溶性脱片；②塑料，其质地轻巧、价格便宜，但其具有透水透气的特性，塑料中的单体或附加剂可泄漏到溶液中，也可吸附溶液中的药物；③金属，容器密封性能好，药物不易受污染，但易被氧化剂和酸性物质所腐蚀，铝管可内涂环氧树脂层，以耐腐蚀，锡管表面涂乙烯或纤维素漆薄层，可增加锡管的抗腐蚀性；④橡胶制品，与溶液接触时可能吸收主药和防腐剂，可事先用含相应防腐剂的溶液浸泡后再使用，橡皮塞用环氧树脂涂覆，可有效地阻止其所含成分溶入溶液而产生白点，干扰药物分析等。

包装材料的选择是否合适及质量优劣对中药制剂的稳定性影响很大，根据实验结果和实践经验选择合适的包装材料可有助于中药制剂的稳定。通过"装样试验"，将产品置于不同的包装材料中，经长期的贮藏试验，或在较为剧烈的环境条件下，如高或强的温度、湿度、光线下进行试验，比较其结果，然后决定选用何种包装材料。新药申报时，需提供产品包装材料的选择依据和质量标准。

二、中药制剂稳定性的措施

增加药物制剂稳定性，可以从剂型、原料、处方、工艺、贮存等方面采取相应措施，如制成固体剂型、制成微囊或包合物；选用稳定的衍生物；调节 pH 值、添加稳定剂（抗氧剂、助悬剂等）；采用直接压片或包衣工艺；减低生产过程与贮存的温度等等。根据药物性质，分述如下。

1. 增加易水解药物制剂稳定性的措施

（1）调节 pH 值　用酸、碱或适当的缓冲液使药物溶液处于稳定的 pH 值范围内。

（2）降低温度　在中药制剂的制备和贮存过程中应尽可能降低温度、缩短受热时间。

（3）控制生产与贮存环境的临界相对湿度，密封包装。

（4）制成难溶性盐　易水解药物制成难溶性盐或酯可提高稳定性，尤其混悬剂中药物的降解主要决定于已溶解的药物浓度。

（5）加入干燥剂及改善包装。

（6）选用非水溶剂　乙醇、丙二醇、甘油等，以避免或延缓水解反应的发生。

（7）制成干燥的固体剂型、制成微囊或包封物、采用粉末直接压片、包衣工艺技术。

2. 增加易氧化药物制剂稳定性的措施

（1）降低温度和避免光照　以减少热、光对自氧化反应的催化作用。

（2）调节 pH 值　使溶液保持在最稳定的 pH 值范围内，以降低氧化反应速度，增加制剂的稳定性。

（3）驱逐氧气　①用煮沸法、超声法驱去蒸馏水中的氧气；②在容器空隙、溶液中通入惰性气体驱氧；③真空包装，驱逐固体制剂中氧气。

（4）添加抗氧剂　抗氧剂多为强还原剂，当与药物同时存在时，抗氧剂首先被氧化，从而防止或延缓药物的氧化，抗氧剂详见第八章注射剂。抗氧剂一般用量为0.05%～0.2%。

（5）控制微量金属离子　加入0.005%～0.05%的金属络合剂依地酸（EDTA），以减少游离的微量金属离子，消除对自氧化反应的催化作用。

3. 防止变旋、聚合反应的稳定性的措施

（1）调节pH值　使药物pH值处于变旋、聚合反应速度最小的范围，以延缓变旋和聚合反应。

（2）降低温度　低温下可延缓变旋和聚合反应。

（3）添加阻滞剂　在液体制剂中加入高稠度的亲水胶，使变旋、聚合速度降低，延缓反应的进行。

第三节　中药制剂的稳定性考察方法

中药制剂稳定性试验的目的是考察影响中药制剂稳定性的因素，探讨中药制剂在生产和贮存过程中质量变化的规律，为选择剂型及拟定制剂处方、确定制备工艺、包装与贮存条件、确定中药制剂的有效期等提供科学依据。

一、化学动力学简介

制剂稳定性加速试验方法的理论依据是化学动力学，化学动力学研究的内容是化学反应进行的速度以及影响速度的因素。

（一）反应速度

反应速度系指单位时间、单位体积中反应物下降的量。

研究药物制剂降解的速度时，首先遇到的问题是药物浓度对反应速度的影响。对于一个简单化学反应，浓度与速度在反应中的关系，遵循质量作用定律，即在恒温下反应速度与各反应物瞬间浓度的乘积成正比。故药物制剂降解的化学动力学方程，可用以下通式表示：

$$-\frac{dC}{dt} = KC^n \qquad\qquad （式19-2）$$

式中：K为反应速度常数（h^{-1}）；C为反应物浓度（mol/L）；n为反应级数；t为反应时间。

反应速度常数（K）表示在反应中各反应物为单位浓度时的速度。反应速度常数指示出在给定温度下反应物之间作用的难易，或反应物的活泼程度，K值愈大，其反应速度也愈快。，不同的化学反应具有不同的反应速度常数，并且同一反应也因温度不同而有不同的反应速度常数，其数值随温度的升高而增大。

（二）反应级数

反应级数是用来阐明反应物浓度与反应速度之间的关系，为各反应物所有浓度项的指数的总和。当$n=1$时为一级反应，$n=2$时为二级反应，$n=0$时为零级反应。零级反应的反应速度与反应物的浓度无关，一级反应的反应速度与反应物浓度的一次方成正比。反应级数除零级、一级、二级外，尚有伪一级与分数级反应。在药物制剂的各类降解反应中，尽管有些药物的降解反应机理非常复杂，但多数药物制剂可按零级、一级、伪一级反应处理。

（三）反应级数的确定方法

药物降解的反应级数须通过实验来测定。常采用图解法，根据不同级数的反应所特有的线性关系，利用试验测得的药物浓度和时间数据作图来确定药物反应级数的方法。

制剂中的药物，在较高的温度下进行恒温加速实验，每隔一定时间取样，测定反应物（或生成物）的浓度。然后作图解析，若以 $\lg C$ 对 t 作图，得一直线，则为一级反应；以 $1/C$ 对 t 作图，得一直线，则为二级反应；以 C 对 t 作图，得一直线，则为零级反应。

此法简便，但仅限于只有一种反应物或两种反应物初浓度相同的情况，不适于复杂反应。

（四）药物的半衰期与有效期

在药物的降解反应中，常用降解 10% 所需的时间（即 $t_{0.9}$）作为化学降解的有效期来衡量降解速度的快慢；药物降解 50% 所需的时间（即 $t_{1/2}$）也是衡量降解反应快慢的常用参数之一。

1. 零级反应的特征

（1）零级反应的半衰期（$t_{1/2}$）为：

$$t_{\frac{1}{2}} = \frac{C_0}{2k} \quad （式 19-3）$$

起始浓度 C_0 越大，则半衰期越长。

（2）零级反应中药物降解 10% 所需的时间（$t_{0.9}$）为：

$$t_{0.9} = \frac{0.1C_0}{k} \qquad （式 19-4）$$

2. 一级反应的特征

（1）一级反应中药物降解 10% 所需的时间（$t_{0.9}$）为：

$$t_{0.9} = \frac{0.1054}{k} \qquad （式 19-5）$$

（2）一级反应的半衰期（$t_{1/2}$）为：

$$t_{0.9} = \frac{0.693}{k} \qquad （式 19-6）$$

二、中药制剂稳定性的考察项目

中药制剂稳定性的考察项目根据药物剂型、原辅料性质、生产工艺对稳定性的影响来确定，应该针对那些由于发生物理或化学变化而引起制剂临床有效性和安全性改变的成分。如穿琥宁注射液中的脱水穿心莲内酯、雷公藤甲素注射液中的雷公藤甲素。表 19-1 列出常用原料药及制剂稳定性重点考察项目。

表19-1　常用原料药及制剂稳定性重点考察项目表

剂　型	稳定性重点考察项目
原料药	性状、检查分解产物、含量，以及根据品种性质选定的检查项目
片剂	性状、如为包衣片应同时检查片芯、检查分解产物、溶出度、含量
胶囊剂	性状、内容物色泽、碎裂性、检查分解产物、溶出度、含量
注射液	外观色泽、pH值、检查分解产物、无菌检查、含量
栓剂	性状、软化、融变时限、检查分解产物、含量
软膏剂	性状、均匀性、检查分解产物、含量
眼膏剂	性状、均匀性、颗粒细度、检查分解产物、无菌检查、含量
滴眼剂	如为澄清液，应考察：性状、澄明度、pH值、检查分解产物、无菌检查、含量 如为混悬液：不检查澄明度，检查再悬浮性、颗粒细度
滴丸剂	性状、内容物色泽、检查分解产物，溶散时限、含量
糖浆剂	性状、澄清度、相对密度、检查分解产物、卫生学检查、含量
合剂	性状、澄清度、检查分解产物、卫生学检查、含量
颗粒剂	性状、检查分解产物、含量
乳剂	性状、分层速度、检查分解产物、含量
混悬剂	性状、再悬浮性、颗粒细度、检查分解产物、含量
酊剂	性状、检查分解产物，含醇量、含量
散剂	性状、检查分解产物、含量
计量吸入气雾剂	容器严密性、检查分解产物、每揿动一次的释放剂量、含量
硬膏剂	性状、粘着强度、检查分解产物、含量
膜剂	性状、溶化时限、检查分解产物、含量。眼用膜剂应用无菌检查
干糖浆	性状、检查分解产物、含量
纸型片	性状、检查分解产物、含量
贴剂	性状、检查分解产物、含量

三、中药制剂稳定性的考察方法

中药制剂稳定性考察的方法，主要有留样观察法和加速试验法。一般在制剂处方筛选和制剂工艺研究中多用比较试验法，而对成品则采用留样观察法和加速试验法考核。对制剂稳定性研究的分析方法应该灵敏、专一，目前稳定性的重点考察项目广泛采用仪器分析法如紫外分光光度法、薄层扫描、高效液相色谱法等测定制剂中主药含量的变化。

（一）留样观察法

室温留样观察法是在接近药品的实际贮存条件下进行的，是考察药物制剂稳定性的最可靠的方法。各类药物制剂及原料药均需进行室温留样观察试验，至少取供试品三批，在市售包装情况下，将样品置于室温或分别置于3~5℃、20~25℃、33~37℃

的恒温箱中，按剂型要求，在0、1、2、3、6、12、19、24、36个月，分别取样定期检查有关稳定性的考核指标，如注射剂需检查外观色泽、含量、pH、澄明度、分解产物，并进行无菌检查。

留样观察法的特点是能反映实际情况，方法简单易行，但此方法费时间较多，且不能掌握药剂变化的速度和规律，尤其对变化较慢的药剂，不能在较短的时间内预测有效期，也不能及时纠正出现的质量问题，不能及时为新产品的开发提供有关资料。

（二）加速试验法

加速试验是在较高温度、较高湿度与强光条件下进行实验，以预测药物在自然条件下的稳定性。加速试验可用于以下几种情况：①在制剂试制过程中，筛选处方、改进工艺；②预测产品的有效期或使用期；③新产品申报临床研究前的初步稳定性实验研究；④当制剂原料与辅料规格改变时，可用加速试验作为各批成品稳定性的相关实验。加速试验法省时，但与实际情况可能有偏差。所以加速实验的结果必须结合实际留样观察结果判断。

1. 温度加速实验法 此项实验是在高于室温的条件下进行，主要考察药物对热的稳定性，用于预实验或初步稳定性实验（影响因素实验），为进一步进行稳定性实验提供参考数据。常用的实验方法有常规试验法和经典恒温法。

（1）常规试验法：又称恒温恒湿试验法。将产品置于预先设定的温度、湿度条件下考察3个月，每月取样分析，对结果进行统计处理。为了简化稳定性加速实验，找出制剂高温经历时间与室温贮存时间的相关关系。美国FDA规定固体剂型在温度40℃，相对湿度75%的条件下加速试验3个月，如果规定的质量，指标仍在所要求的范围内，则此产品有效期可定为2年；若试验6个月，质量合乎要求，则认为与室温有效期3年相当。进行这类实验一般将一定数量的三批样品暴露在盛有过饱和氯化钠溶液（40℃，相对湿度74.7%）的密闭容器中，再将其置于40℃恒温培养箱中。

（2）经典恒温法：此方法的理论依据是 Arrhenius 指数方程。

$$k = Ae^{\frac{-E}{RT}} \qquad\qquad (式 19-7)$$

$$\log k = \frac{-E}{2.303R} \cdot \frac{1}{T} + \log A \qquad\qquad (式 19-8)$$

式中：k 为降解速度常数；A 为频率因子；E 为活化能（Kj/mol）；R 为气体常数（1.987cal/℃·mol）；T 为绝对温度。

实验方法：①将样品置于不同温度的恒温器（如恒温水浴、烘箱等）中，温度点一般不少于4个。②定时取样测定其浓度（或含量），取样见隔时间根据药品的稳定性情况和温度而定，药物越稳定、温度越低，取样间隔时间越长。通常每个温度可取样4~7个，求出各温度下不同时间药物的浓度变化。③以药物浓度或浓度的对数对时间作图，以判断反应级数。然后求出不同温度下的反应速度常数，以反应速度常数的对数对反应温度的倒数作图，由图中直线斜率可求出活化能 E。若将直线外推至室温，就可求出室温时的反应速度常数（$K_{25℃}$）。由 $K_{25℃}$ 可计算出降解10%所需的时间（$t_{0.9}$），即药物制剂的有效期。

2. 湿度加速实验 吸湿是中药固体制剂经常发生的现象。湿度加速实验主要考察药物及其制剂与包装材料的抗湿性能，为改进处方与包装材料，对有效期进行预测。湿度加速实验需与温度加速实验配合进行。

（1）带包装样品的湿度加速试验　本实验主要考察湿度对包装材料及药品影响。取带包装的样品置于相对湿度90％或100％的密切容器中，在25℃条件下放置3个月，观察包装情况，并按具体制剂稳定性有关考察项目进行检测。目前我国新药申请报批材料中要求在温度40℃，相对湿度75％条件下，考察外观、色泽、分（降）解产物、含量等。考察时间为0、1、2、3个月，并将各数据与0月的数据和图谱结果比较。

（2）去包装样品的湿度加速试验：本实验主要考察药品对湿度的敏感性。将供试品包装除去，精密称取一定量，置于开口的玻璃器皿内，放置于高于供试品临界相对湿度（CRH）的条件下，温度25℃，暴露时间一般10天（可视样品性质而定）。然后精密称重，并观察外观，按具体制剂的有关规定项目（见表19-1），作出正确的评价。我国新药申请材料中要求分别在相对湿度75％（饱和氯化钠溶液）、92.5％（饱和硝酸钾溶液）中放置10天，对有关质量标准项目进行考察。

中药固体制剂的防湿措施：①减少制剂原料特别是中药干浸膏中水溶性的杂质，如黏液、蛋白质、淀粉等；②加入适宜辅料或制成颗粒，以减小表面积；③采用防湿包衣和防湿包装。

3. 光加速实验

光加速实验的目的主要是考察药物对光的敏感性。取供试品三批装入透明容器内，放置在光橱或其他适宜的光照仪器内于照度4500lx±500lx的条件下放置10天，于第五、第十天定时取样，按稳定性重点考察项目进行检测，特别要注意供试品的外观变化。对于光不稳定的药物制剂，应采用遮光包装。

（三）比较试验法

对稳定性较差的中药制剂按不同的处方和制备工艺制成相同的制剂，然后置于同一条件下贮存，每隔一定时间取样检查，观察其变化情况，比较其疗效、毒副作用和稳定性，最后筛选出最优处方和制备工艺。

第四节　中药制剂的有效性

20世纪60年代以来，随着医药科学技术的发展，临床上发现，不同厂家生产的同一制剂，甚至同一厂家生产的不同批号的同一药品，都有可能产生不同的疗效。人们认识到药物在一定剂型中所产生的效应不仅与药物本身的化学结构有关，而且还受到剂型因素与生物因素的影响，有的甚至有很大的影响，改变了药物化学结构决定药效的看法有了改变。每一种药物都以一定的形式存在，它被赋予一定的剂型，由特定的途径给药，以特定的方式和量被吸收、分布、代谢、排泄，到达作用部位后又以特定的方式和靶点作用，起到治疗疾病的目的，药物发挥治疗作用的好坏与上述所有环节都密切相美，两门新的药剂学分支学科——生物药剂学与药物动力学迅速发展起来。

一、生物药剂学与药代动力学简介

（一）生物药剂学的含义与研究内容

1. 生物药剂学的含义　生物药剂学（biopharmaceutics）是研究药物及其剂型在体内的吸收、分布、代谢与排泄过程，阐明药物的剂型因素，机体生物因素和药物疗效之间相互关系的科学。研究生物药剂学的目的是为了正确评价药剂质量，设计合理的剂型、处方及生产工艺，为临床合理用药提供科学依据，使药物发挥最佳的治疗作用。

2. 生物药剂学的研究内容　生物药剂学的研究内容主要包括以下方面。

（1）生物因素与药物疗效之间的关系　生物药剂学中的生物因素主要包括：①种族差异；②性别差异；③年龄差异；④生理和病理条件的差异；⑤遗传因素。

（2）剂型因素与药物疗效之间的关系　生物药剂学研究的剂型因素不仅是指注射剂、片剂、胶囊剂、丸剂、软膏剂和溶液剂等药剂学中的剂型概念，而是广义地包括与剂型有关的各种因素。它主要包括：①药物的某些化学性质；②药物的某些物理性质；③药物的剂型及用药方法；④制剂处方中所用的辅料的性质与用量；⑤处方中药物的配伍及相互作用；⑥制剂的工艺过程、操作条件及贮存条件等。

（3）体内过程机制与药物疗效之间的关系　研究药物在体内的吸收、分布、代谢和排泄的机制对药物疗效的影响，以保证药物制剂有良好的生物利用度和安全有效。

（二）药物动力学的含义与研究内容

1. 药物动力学的含义　药物动力学（pharmacokinetics）系指应用动力学的原理与数学方法，定量地描述药物通过各种途径进入机体内的吸收、分布、代谢和排泄（即ADME）过程的"量时"变化或"血药浓度经时"变化动态规律的一门科学。应用药物动力学的原理和方法可以定量地探讨药物结构与体内过程之间的关系，从而指导药物的结构改造，能动地设计新药；通过药物动力学特征的研究，根据药物治疗所需的有效血药浓度，选择最佳剂量、给药时间间隔，制订最佳的给药方案。

2. 药物动力学研究内容　药物动力学的基本研究内容大致分为以下几个方面：①建立药物动力学模型并求出模型的解：所谓模型的解主要是各室（隔室模型）中的药物量 X（或药物浓度 C）与时间（t）函数表达式，随着非线性模型的发展，要求用数值积分等替代方法给出近似的数值解；②对于药物动力学实验中获得的实测数据，寻找能够客观地反映药物体内动态特征的数学处理方法；③探讨药物动力学参数与药物效应间的关系；④探讨药物结构与药物动力学规律的关系，通过结构定向改造寻找高效、低毒的新药；⑤探讨药物剂型因素与药物动力学规律的关系，开发新型给药系统；⑥以药物动力学观点和方法进行药物质量的认识与评价；⑦应用药物动力学方法与药物动力学参数设计临床药物治疗方案，使用药个体化合理化，并达到有效的药物治疗作用，为开展临床药学提供基础理论和科学依据。

（三）生物药剂学与药物动力学之间的关系

生物药剂学是药物动力学与药剂学结合的产物。生物药剂学要阐明药物的剂型因素、生物因素与药效之间的关系，就必须借助于药物动力学的手段来了解药物在体内的动态变化规律。为正确评价药物制剂的质量，设计合理的剂型、制剂处方与工艺，临床合理应用等提供科学依据。

药物动力学和生物药剂学作为药剂学的分支学科，从产生以来就互为依存，共同发展。生物药剂学为药物动力学开辟了广泛的应用领域，而药物动力学则为生物药剂学的深入研究和发展提供了可靠的理论依据和科学的研究手段。

二、影响中药制剂有效性的因素

（一）药物在体内的转运过程

药物在体内的吸收、分布、代谢和排泄过程，即为药物在体内的转运过程。代谢和排泄过程又总称为消除过程。

1. 药物的吸收　系指药物从用药部位通过生物膜进入体循环的过程。生物膜是由膜脂、蛋白质及少量多糖类组成，生物膜的液态镶嵌模型指出，流动（局部）的脂质双分子层是构成细胞膜的连续主体，膜的内外两侧亲水，膜的中间是疏水区，膜上分布有许多带电荷的小孔，水分子能自由通过，蛋白质分子以不同的方式和不同的深度嵌入磷脂双分子层中。药物透过生物膜吸收，进入体循环的过程称为跨膜转运，方式有被动转运、载体媒介转运和膜动转运，其主要转运机制及特点见表19-2。

表 19-2　药物膜转运机制及特点

转运机制	转运形式	载体	机体能量	膜变形
被动转运	单纯扩散	无	不需要	无
	膜孔转运	无	不需要	无
载体媒介转运	促进扩散	有	不需要	无
	主动转运	有	需要	无
膜动转运	胞饮作用	无	需要	有
	吞噬作用	无	需要	有

脂溶性药物一般通过单纯扩散吸收，小分子极性药物可通过膜孔转运吸收；部分药物和机体必须的营养物质一般通过主动转运吸收，减少药物吸收的药物溢出泵，也是通过主动转运过程将药物主动泵出体外的；胞饮与吞噬是通过生物膜内凹外凸变形来转运物质，转运液态物质称为胞饮过程，转运固体颗粒称为吞噬过程。如果转运过程不需要能量，则为顺浓度梯度转运，浓度差为转运动力；转运过程需要能量，一般是逆浓度梯度转运，转运消耗的能量来自于细胞代谢，转运受代谢抑制剂的影响；如果转运过程中需要载体，则转运过程具有部位特异性、饱和性和竞争性的特点。

2. 药物的分布　药物的分布是指药物被吸收进入血液后，通过各种生理屏障经血液转运至体内各组织、器官的过程。药物的体内分布和疗效密切相关。药物到达靶部位的速度越快，起效就越迅速，药物在靶部位浓度的高低影响疗效及毒副作用，药物在靶部位的持续时间影响药效持续的长短。

（1）药物在体内分布情况的表示　通常用表观分布容积来表示。表观分布容积（V_d）是指药物在体内达到动态平衡时药物剂量与血药浓度的比值（常用 L/kg 或 ml/g

表示）。它表示药物在体内的分布情况，V_d 值大则表示药物在体内分布广，与组织结合量多，V_d 值小则表示药物分布范围不广，组织摄取不多，或仅在血液中分布。

（2）影响药物体内分布的因素

①药物与血浆蛋白结合率：血药浓度通常以血浆药物浓度表示，按药物是否与血浆蛋白结合及结合的程度可分为结合型与游离型。结合型药物由于分子量大，不易透过血管壁和代谢、排泄，在血液中形成暂时贮库，故作用维持时间长；而游离型药物则转运到作用部位产生效应。结合型与游离型处于动态平衡之中，当游离型药物浓度增加时，药物向组织转运和组织中结合型药物分布量亦增多，可使作用增强，甚至出现毒副反应。

②血液循环及血管通透性：血管丰富，血流量大的器官如心、脑、肝、肾等，给药后能迅速达到较高的血药浓度；而脂肪、结缔组织的血循环速度慢，达到分布平衡的时间长；毛细血管壁通透性越大，药物透过血管膜孔就越快。脑、肝、肾等重要脏器都是循环快的器官，但是肝的肝窦毛细血管管壁缺口大，即使分子量大的药物也容易通过，脑的毛细血管内壁结构致密，细胞间隙极少，水溶性及极性药物很难通过，及所谓血脑屏障。这些"设计"，便于药物的肝脏代谢及保护大脑中枢。

③组织结合与药物蓄积：药物不仅能与血浆蛋白结合，与作用部位的靶组织结合外，而还能与组织中的多种成分产生特异或非特异结合（如脂肪、细胞内颗粒、蛋白质、大分子物质等），由于结合物不能透过细胞膜，使之储留于局部。如果长期连续用药，在机体的某些组织中药物浓度有逐渐升高的趋势，该现象称为药物的蓄积。组织如四环素在骨骼与牙齿中蓄积形成"四环素牙"。药物的蓄积有可逆与不可逆两种，可逆的蓄积可用来作为药物的贮库，但蓄积过多可产生蓄积中毒。

3. 药物的代谢　药物的代谢系指药物在体内经药物代谢酶等作用，发生化学变化的过程。大多数药物经过代谢而灭活，少数药物经过代谢后比母体药物的药效更强（称为活化过程）。药物代谢的主要部位在肝脏。药物代谢反应的主要类型有氧化、还原、水解、结合等反应。

（1）药物代谢过程　分两大类：①第一相反应：药物被氧化、还原和水解或开环，使药物结构中增加了羟基、氨基或羧基等极性基团，使药物的水溶性增大。有些药物经过第一阶段反应后，可以直接向外排泄。但大多数药物经过第一阶段反应后，药物分子水溶性增大远远不够，必须发生第二阶段反应，才能使药物分子的水溶性符合向外排泄的要求。②第二相反应，即结合反应，第一阶段反应的极性基团与体内某些成分如葡萄糖醛酸、甘氨酸、硫酸等发生结合，生成葡萄糖醛酸苷、硫酸酯或乙酰化物等，进一步增大水溶性，使药物分子的水溶性符合向外排泄的要求。有些药物只有结合型代谢，如甲丙氨酯。

首过效应，指某些药物经胃肠道给药，在尚未吸收进入血循环之前，在肠黏膜和肝脏被代谢，而使进入血循环的原形药量减少的现象，也称第一关卡效应。给药途径和方法的不同所引起代谢的差异通常与有无首过效应有关。同时，由于任何药物的代谢反应都是在酶的参与下完成的，体内的酶是有一定量的，当体内药物量超过酶的代谢反应能力的时候，代谢反应往往出现饱和现象。因此，凡是能够影响体内酶的因素，如合并用药所产生的酶诱导作用或酶的抑制作用均能够影响药物的代谢。同一药物对某一药物来说是酶的诱导剂，对某些药来说是抑制剂。

4. 药物的排泄 排泄是指体内药物或其代谢物以各种途径排出体外的过程，药物及其代谢产物主要经尿液、胆汁、唾液、汗腺、乳汁及呼吸道等途径排泄，其中肾脏是主要的排泄器官。药物的肾排泄包括肾小球滤过、肾小管分泌和肾小管重吸收。影响药物肾排泄的因素主要有：①药物血浆蛋白结合率高，肾排泄速率下降；②药物的水溶性大，肾排泄快，脂溶性非解离型药物的重吸收大；③尿量增加可降低肾小管中药物浓度，从而影响肾小管重吸收。

为了反映肾脏的排泄功能，常用肾清除率（Clr）表示。肾清除率是指每单位时间内从肾脏排出的某一药物的总和与当时血药浓度的比值。若一个药物经肾小球滤过而没有肾小管的分泌和重吸收，肾清除率的正常值为120ml/min。

（二）影响中药制剂生物有效性的因素

1. 生理因素

（1）胃肠道各区域的药物吸收 胃肠道是口服药物吸收的主要部位。胃体积较小（1.3~1.4L），无绒毛，口服药物在胃内崩解、分散和溶出，小分子化合物如乙醇和酸性药物等，可在胃中吸收。小肠长2~3m（总表面积约为200m^2），有大量的环状褶襞、绒毛和微绒毛存在，表面积大，为药物主动吸收和被动吸收的主要场所。大肠长约1.1m，比小肠粗，主要吸收水分和长效的药物。

①胃肠道pH值与药物的吸收 胃液的主要成分是胃酸（盐酸），空腹时一般pH值0.9~1.5，饮水或进食后，pH值可上升为3.0~5.0左右。碱性药物中和胃酸可使胃液pH值上升，抗胆碱类药物、脂肪和脂肪酸均可抑制胃酸分泌，使胃液pH值升高。胃液pH值升高不利于酸性药物的吸收，利于碱性药物吸收。

②胃排空速率与药物的吸收 食糜从胃部经幽门排出至十二指肠的过程叫"胃的排空"。胃排空速率与药物显效时间关系较大。由于大多数药物在小肠吸收，胃排空变慢可使某些药物的作用延期出现，而易受胃液破坏的药物可因胃排空时间的推迟而失效。某些仅在十二指肠吸收的药物，若胃排空速率过快，则不利于吸收。一些通过主动转运吸收的物质，饱腹服用吸收量增加。

③胃肠道蠕动与药物吸收 胃肠道蠕动有利于固体药物的溶解，丸剂、片剂的崩解相溶出，亦有利于药物的吸收。若蠕动过快，可使药物迅速通过胃肠道，对于吸收有部位特异性的药物可能失去或减少被吸收的机会，药物作用下降；若蠕动过慢，药物在胃肠道中停滞太久，吸收过多，可能引起毒性反应。

（2）生理条件 ①年龄：不同年龄的个体对同一药物的敏感性差异较大。儿童尤其是幼儿、新生儿，因生理和生化机能不完善，一般对药物都较敏感，毒副作用的发生亦较成人明显。老人对某些药物亦较敏感，多系老年人的生理功能有所减退、代偿适应能力较差、对药物耐受性较低所致。②性别：女性因生理情况不同，对某些药物比男性敏感，在月经期、妊娠期和哺乳期用药也须谨慎。有的药物可导致流产，有的药物有致畸作用，有的药物可通过母乳影响幼儿的生长发育。

（3）病理状态 患病时机体对药物的反应性与正常机体不同。如白虎汤用于治疗乙型脑炎高热烦躁可迅速降低患者的体温，但对正常人的体温却无影响。

（4）种族 由于遗传基团和生活环境等因素的影响，不同种族对药物的反应性亦不完全相同。

2. 剂型因素

（1）剂型种类　①口服液体制剂比固体制剂显效快，因后者须崩解、溶解后才能被吸收；②静脉注射剂无吸收过程，血药浓度立即升高，显效最快，但排泄亦快，作用维持时间较短；皮下和肌肉注射剂需经组织吸收后才能到达血液，显效稍慢，作用亦较持久；③舌下和直肠给药时，前者经舌下静脉，后者经直肠下静脉和肛门静脉直接进入血液，显效速度仅次于静脉注射；④气雾剂经肺部吸收进入血液，由于肺泡总面积大（约 $200\mathrm{m}^2$），吸收速度快，故作用迅速；⑤滴丸剂采用固体分散技术，药物高度分散在基质中，如基质易溶与水，则药物吸收迅速。如复方丹参滴丸与复方丹生片相比，苏冰滴丸和冠心苏合丸（蜜丸）相比，滴丸剂吸收好、显效快、疗效高。不同给药途径下药物的吸收由快到慢一般按下列顺序排列：静脉＞吸入＞肌内＞皮下＞直肠或舌下＞口服＞皮肤。不同剂型口服药物的吸收速度由快到慢按下列次序排列：真溶液＞胶体溶液＞混悬液、乳浊液＞油溶液＞散剂＞胶囊剂＞片剂、丸剂＞包衣片、包衣丸。

（2）制备工艺　中药制剂因制备工艺不同，其溶出速度和疗效也不相同。如痰咳净（由含杏仁、桔梗、冰片、甘草和咖啡因等）若用微粉化技术制成散剂，可以在唾液中含化，溶解速度快，吸收好，止咳祛痰效果佳；若制成水丸，干燥时温度过高可使桔梗、甘草中的淀粉糊化，导致丸剂崩解迟缓，难以奏效。

（3）赋形剂与附加剂　为了便于制剂成型和增加制剂中主药的稳定性和有效性等，通常要添加一定量的赋形剂或附加剂。过去认为赋形剂、附加剂都是一些惰性物质，不会影响主药的作用。但近年来的研究结果证明，许多赋形剂和附加剂都能影响药物的溶出度和溶解速度，进而影响药物的作用。如澳大利亚曾报道苯妥因钠胶囊剂中的填充剂由乳糖代替硫酸钙后，因溶出速度加快、吸收增多而出现中毒症状。

3. 药物的理化性质

（1）解离度与脂溶性　由于吸收膜为类脂膜，通常脂溶性大的未解离的分子容易通过，即油/水分布系数（$K_{O/W}$）大的分子性药物吸收较好。药物的解离状态受药物的解离常数和胃肠道 pH 值影响，所以酸性药物在胃中酸性条件下吸收较多，碱性药物在小肠碱性条件下吸收较多。如乙酰水杨酸（$pK_a = 3.5$）在胃液（pH 1.2）中有 99.5%呈分子状态，吸收良好。生物碱奎宁（$pK_a = 8.5$）在胃液中有 99.99%离解成离子，几乎不被吸收；而在肠液（pH 8.5）中仅有 50%离解，吸收率增至 54%。药物的吸收取决于药物在胃肠道中解离状态和油/水分布系数的学说称为 pH 分配假说。但是，大部分酸性药物在小肠中也有很好的吸收，这主要是因为小肠吸收面积大的缘故。

（2）溶出速率　固体制剂如丸、片、胶囊和颗粒剂等，在吸收前必须经过崩解、溶出，若崩解、溶出速率低，就会影响药物的疗效。如药物为水溶性，其崩解后可立即进入分散、溶出过程，能够迅速被吸收，则崩解是水溶性药物吸收的限速过程。对难溶性药物而言，药物从固体制剂中溶出的速度很慢，尽管崩解分散过程很快，其吸收过程往往受到药物溶出速度的限制，溶出是难溶性药物吸收的限速过程。在这种情况下，药物在胃肠道内的溶出速度直接影响药物的起效时间、药效强度和作用持续时间。

（3）药物粒径大小 药物粒子越小，则与体液的接触面积越大，药物的溶出速度增大，吸收也加快。因此，为达到增加某些难溶性药物的溶出速度和吸收的目的，可采用微粉化（即在 $5\mu m$ 以下）的技术，如研磨、机械粉碎、气流粉碎和制成固体分散体等。应当注意某些对胃有刺激或在胃中能降解的药物，其细度增加可能导致更大的副作用或降低疗效。临界粒径（CPS）可以作为难溶性药物的质量控制标准。临界粒径是指不影响药物吸收的最大粒径。粒径大于临界粒径的药物就会显著的影响其血药浓度。据研究，阿司匹林的临界粒径为 $163\mu m$。

（4）药物的晶型 许多药物虽有同一化学结构但有许多同质异晶体，这种现象称为多晶性。不同的晶体有不同的物理性状（如溶解度之稳定性、相对密度和熔点等）和生物活性，一般来说多晶体中只有一种是稳定型，其他均为亚稳定型和不稳定型。不稳定型和亚稳定型晶体的溶解度和生物活性均较稳定型为大，然而不稳定型有向亚稳定型和稳定型转变的趋势，故贮存时因晶型的转变可影响其溶解速度和吸收，通常可添加吐温-80、PVP、胶浆剂来阻滞其转变，以利于吸收。药物除多晶体外，还存在非晶体的无定型粉末，通常溶解速度快，吸收较好。

4. 药物的相互作用 药物的相互作用是指一种药物的作用被同时应用的另一种药物所改变。近年来临床上为了提高疗效或减少副作用，多种药物联合应用的现象日益增多。药物之间相互作用，可产生协同作用促进疗效；也可能产生拮抗作用，使疗效降低，甚至产生中毒现象。此外，服药期间的饮食亦可影响药物的作用，如生冷、酸性食物有收敛作用，可影响解表药的疗效；茶叶和萝卜性凉，有下气作用，可影响温补脾胃药的疗效。在古代文献上也有常山忌葱；地黄、何首乌忌葱、蒜、萝卜，薄荷忌鳖肉；茯苓忌醋；鳖甲忌苋菜以及蜜忌葱等记载。

三、生物利用度的研究方法

药物的疗效不仅与其吸收量有关，同时也与吸收速度有关。若药物的吸收速度太慢，在体内不能产生足够高的治疗浓度，即使能够被全部吸收，也可能达不到治疗效果。相反，若吸收过快，达峰时间短，峰浓度大，甚至超过最小中毒浓度，则会出现中毒反应。以化学方法测定制剂中药物的含量，只能表示化学的等效性；而测定生物体内血药浓度，能反映药物在体内的量变过程，评价药物的生物有效性，为临床提供确定药物用量、用法更可靠的参考值。若中药制剂有效成分明确，且有可供定量检测的分析方法，可按照化学药物制剂生物有效性试验的一般方法进行研究；若中药制剂有效成分不明确或有效成分明确但未能建立定量检测的分析方法，可选择生物效应为指标，进行生物有效性研究。

（一）生物利用度的含义与意义

生物利用度（bioavailability，BA）系指药物被吸收进入血液的速度和程度，是客观评价制剂内在质量的一项重要指标。

1. 生物利用的速度（RBA） 系指药物与标准参比制剂相比，试验制剂中药物被吸收速度的相对比值。生物利用的速度可用下式表示：

$$\text{EBA} \frac{\text{试验制剂中主药吸收的速度}}{\text{标准参比制剂}} \times 100\% \qquad (式19-9)$$

生物利用的速度可用吸收速度常数 k_a 表示，在生物利用度研究中更常采用达峰时间（t_{max}）来比较制剂间的吸收快慢。

2. 生物利用程度（EBA） 系指与标准参比制剂相比，从试验制剂中吸收药物总量的相对比值。生物利用的速度可用下式表示：

$$\text{EBA} \frac{\text{试验制剂中主药吸收的速度}}{\text{标准参比制剂}} \times 100\% \qquad (式19-10)$$

药物进入血液循环的多少，常通过血药浓度—时间曲线下的面积（AUC）表示。

3. 相对生物利用度 根据选择的标准参比制剂的不同，生物利用度分为绝对生物利用度和相对生物利用度：①绝对生物利用度，用静脉注射剂为参比制剂，药物100%进入体循环，所求得的是绝对生物利用度；②相对生物利用度，如因毒性或药物性质等原因，当药物无静脉注射剂型或不宜制成静脉注射剂时，可用吸收较好的剂型或制剂为参比制剂，通常用同类型产品公认为优质厂家的制剂，所求得的是相对生物利用度。

（二）生物利用度试验方法

1. 血药浓度法

（1）受试者的选择 一般选用10例以上健康男性，特殊情况应说明原因，年龄在18~40岁，间一批试验者年龄不宜相差10岁，经体格检查，符合规定要求，实验前2周至实验期间不服用其他任何药物，实验期间禁烟、酒及含咖啡因的饮料。

（2）参比制剂 生物利用度研究所用的参比制剂必须安全有效。测定绝对生物利用度时，选用静脉注射剂作为参比制剂。测定相对生物利用度时，应选择国家药品监管部门认可的，同类型产品公认为优质厂家的制剂作为参比制剂。

（3）试验制剂及给药剂量 受试制剂应是符合临床应用质量标准的放大试验产品，并提供体外溶出度、稳定性、含量等数据。药物剂量一般应与临床用药剂量一致。有时因血药浓度检测方法灵敏度有限，可适当增加剂量，但不得超过最大临床用药剂量。受试制剂和参比制剂最好用等剂量，不能用等剂量时，应在计算生物利用度时作剂量校正。

（4）给药方法 通常采用双周期两制剂（一个受试制剂，一个参比制剂）交叉试验设计，以抵消试验周期和个体差异对试验结果的影响。将受试者随机分成两组，一组先服用受试制剂，后服用参比制剂；另一组先服用参比制剂，后服用受试制剂；对于两个受试制剂和一个标准参比制剂，宜采用3制剂3周期的二重 3×3 拉丁方式试验设计。两个试验周期之间为洗净期（活性物质的7~10个生物衰期），洗净期通常为1周或2周。受试者禁食过夜（10小时以上），于次日早晨空腹时用250ml温开水送服受试制剂或参比制剂，2小时后方可饮水，4小时后进统一标准餐。受试者服药后避免剧烈活动。

（5）取血 按要求在不同时间取血样（全血、血浆或血清），一般服药前取空白血样，然后在服药后的每个时相内取样，一般在吸收相及平衡相各应有2~3个取样点，在消除相内应有6~8个取样点，总采样点不少于11个点。对于血药浓度一时间曲线变化规律不明显的制剂，如缓释制剂，应相应增加取样点。整个采样时间至少应为 3 ~ 5 个半衰期或采样持续到血浓度 C_{max} 的 1/10 ~ 1/20 以后。采血样品常冷冻贮存，待分析测定。必须注意取血样应在临床监护室中进行，受试者如有不良反应时应有应急措施。

(6) 血药浓度测定　根据所确定的指标成分和建立的分析方法测定血样中药物浓度，得出血药浓度–时间曲线。

(7) 生物利用度计算　根据所得到的各受度者的血药浓度一时间数据求算有关药物动力学参数，如生物半衰期（$t_{1/2}$）、峰浓度（C_{max}）、达峰时间（t_{max}）和血药浓度一时间曲线下面积（$AUC_{0 \to \infty}$）。按下式计算：

$$AUC_{0 \to \infty} = AUC_{0 \to tn} + \frac{C_{tn}}{K} \qquad （式 19 - 11）$$

式中，C_{tn} 是最后一点的血药浓度，k 为消除速度常数。

用 AUC 表示生物利用度：

$$相对生物利用度 = \frac{试验制剂的 AUC}{标准参比制剂的 AUC} \times 100\% \qquad （式 19 - 12）$$

在研究过程中，必须注意中药制剂通常具有多种成分，能发挥多种治疗作用，仅采用测定其中某一成分的体内血药浓度的方法所求得的动力学参数，不一定能真实反映中药制剂的体内过程。

2. 尿药累积法　某些情况下，血药浓度的测定比较困难，例如：①缺乏高灵敏度、高精密度的药物定量检测方法；②某些毒性猛烈的药物用量甚微，或是由于药物体内表观分布容积太大，从而血药浓度过低，难以准确测定；③血液中存在干扰血药浓度检测的物质；④缺乏严密的医护条件，不便对用药者进行多次采血。此时，可以考虑采用尿药排泄数据处理的方法。

药物吸收入血液的药物按原型成比例地由尿排除，或吸收入血液的药物主要由尿排泄时，可采用尿药累积法。受试者服药后，定时收集尿液，分析尿液中药物的回收量。试验制剂的相对生物利用度等于其尿内回收量与标准参比制剂尿内回收量的比值，再换算成百分率即得。

目标检测

一、名词解释

药物制剂稳定性　加速实验法　生物药剂学　生物利用度

二、选择题

（一）单选题

1. 药物的有效期是指药物含量降低
　　A. 10% 所需时间　　　　B. 50% 所需时间　　　C. 63.2% 所需时间
　　D. 5% 所需时间　　　　　E. 90% 所需时间

2. 对药物化学一级反应描述错误的是

　　A. 以 log$C$ 对 t 作图为一条直线　　B. 有效期与药物的初始浓度无关

　　C. 半衰期与速度常数 K 成正比　　D. 可以通过加速试验来观察

　　E. 温度升高反应速度加快

3. 影响化学反应速度的因素叙述错误的是

　　A. 温度升高反应速度加快

　　B. 一级降解反应中药物浓度与反应速度成正比

　　C. pH 越高制剂稳定性越强

　　D. 固体吸湿后结块甚至潮解

　　E. 光线照射可能发生氧化反应

4. 中药固体制剂的防湿措施不正确的是

　　A. 减少水溶性杂质　　B. 制成颗粒

　　C. 调节 pH　　　　　　D. 采用防湿包衣　　E. 采用防湿包装

5. 影响药物制剂稳定性的因素中是化学变化的是

　　A. 散剂吸湿　　B. 乳剂破裂

　　C. 产生气体　　D. 发霉、腐败　　E. 浸出制剂出现沉淀

6. 根据 Van't Hoff 规则，温度每升高 10℃，反应速度大约增加

　　A. 1~3 倍　　　　　B. 2-4 倍　　　　　C. 3~5 倍

　　D. 4~6 倍　　　　　E. 5~7 倍

7. 不属于生物药剂学中研究的剂型因素的是

　　A. 药物化学性质　　　　　B. 药物的某些物理性状

　　C. 药物的剂型及用药方法　　D. 制剂的工艺过程、操作条件及贮存条件

　　E. 药物的药效

8. 在口服剂型中，药物吸收的快慢顺序大致是

　　A. 散剂 > 水溶液 > 混悬液 > 胶囊剂 > 片剂 > 包衣片剂

　　B. 包衣片剂 > 片剂 > 胶囊剂 > 散剂 > 混悬液 > 水溶液

　　C. 水溶液 > 混悬液 > 散剂 > 胶囊剂 > 片剂 > 包衣片剂

　　D. 片剂 > 胶囊剂 > 散剂 > 水溶液 > 混悬液 > 包衣片剂

　　E. 水溶液 > 混悬液 > 散剂 > 片剂 > 胶囊剂 > 包衣片剂

9. 关于胃肠道吸收下列哪些叙述是错误的

　　A. 食物通常会推迟主要在小肠吸收药物的吸收

　　B. 一些通过主动转运吸收的物质，饱腹服用吸收量增加

　　C. 一般情况下，弱碱性药物在胃中容易吸收

　　D. 当胃排空速率增加时，多数药物吸收加快

　　E. 脂溶性、非离子型药物容易透过细胞膜

10. 关于促进扩散的错误表述是

　　A. 又称中介转运或易化扩散　　B. 不需要细胞膜载体的帮助

　　C. 有饱和现象　　　　　　　　D. 存在竞争抑制现象

　　E. 转运速度大大超过被动扩散

11. 不存在吸收过程的给药途径是

A. 静脉注射　　　B. 腹腔注射

D. 口服给药　　　C. 肌内注射　　　E. 肺部给药

12. 药物通过血液循环向组织转移过程中与下列哪项因素有关

　　A. 解离度　　　B. 血浆蛋白结合

　　C. 溶解度　　　D. 给药途径　　　E. 制剂类型

（二）多项选择题

1. 药物制剂的基本要求是

　　A. 安全性　　　B. 有效性　　　C. 方便性

　　D. 稳定性　　　E. 经济性

2. 影响药物化学反应速度的主要因素有

　　A. 药物的浓度　　　B. 温度　　　C. pH　　　D. 水分　　　E. 光线

3. 可增加药物稳定性的方法

　　A. 挥发性药物制成环糊精包合物　　　B. 苷类药物制成液体制剂

　　C. 制成难溶性药物　　　D. 固体剂型包衣

　　E. 贮藏药物时可通过升高温度的方法来保持干燥

4. 贮藏条件能影响制剂稳定性，主要包括

　　A. 温度　　　B. 湿度　　　C. 光线　　　D. 包装材料　　　E. 氧气

5. 某药肝脏首过作用较大，可选用适宜的剂型是

　　A. 肠溶片剂　　　B. 舌下片剂

　　C. 口服乳剂　　　D. 透皮给药系统　　　E. 气雾剂

三、简答题

1. 中药制剂稳定性考察有几种方法？

2. 简述药物半衰期和有效期的含义与计算方法。

3. 影响中药制剂降解的因素及稳定化方法有哪些？

4. 简述生物药剂学与药物动力学的含义和研究的基本内容。

5. 简述药物在体内的转运过程及其影响因素。

（何　静）

第二十章 | 药物制剂的配伍变化

第一节 概　　述

药物配伍应用后在理化性质或生理效应方面产生的变化，称为药物配伍变化，其中在一定条件下产生的不利于生产、应用和治疗的配伍变化称为配伍禁忌。

一、药物制剂配伍用药的目的

在药剂的制备和临床应用中，经常需要配伍制药或用药。药物制剂的合理配伍能达到以下预期的目的：药物间产生协同作用而增强疗效；在提高疗效的同时，减少了毒副作用；利用相反的药性或药物间的拮抗作用，克服药物的偏性或副作用。

药物制剂配伍后，由于物理、化学或药理性质相互影响而产生的变化称为配伍变化。不合理的配伍可能引起药物作用的减弱或消失，甚至毒副作用增强，因此应该尽量避免。

二、药物制剂配伍变化的类型

药物制剂的配伍变化大致可分为药剂学和药理学两方面。

药剂学的配伍变化是指药物在制备、贮藏和使用过程中发生的物理或化学方面的配伍变化。物理配伍变化是指药物相互配伍后产生物理性质的改变，如出现溶解度的改变、润湿与潮解、液化和结块等现象，影响制剂的外观和内在质量。化学配伍变化是指药物之间发生了化学反应（氧化、还原、分解、水解、取代、聚合等）而导致药物成分的改变，产生沉淀、变色、产气、发生爆炸等现象，以致影响到药物制剂的外观、质量和疗效。

药理学的配伍变化是指药物合并使用后，发生协同作用、拮抗作用或毒副作用。协同作用系指两种以上药物合并使用后，使药物作用增加；拮抗作用系指两种以上药物合并使用后，使作用减弱或消失；此外还可能产生毒副作用，则属于药理学的配伍禁忌。

第二节　药物制剂的配伍变化

一、药理学的配伍变化

药理学的配伍变化又称疗效学的配伍变化。药物合并使用后，使药理作用的性质和强度发生变化。药物的这些相互作用有的有利于治疗，有的则不利于治疗，甚至危及患者生命安全。

药理学的配伍变化包括以下几个方面。

（一）协同作用

协同作用系指两种或两种以上药物合并使用后，使药物作用增加。协同作用又可分为相加作用和增强作用。相加作用为两药合用的作用等于两药作用之和。增强作用又称为相乘作用，表现为两药合用的作用大于两药作用之和。药物的协同作用在临床上具有重要意义。例如：

1. 红花与当归、川芎配伍　三者均为理气、活血、祛瘀药，中医临床常相须配伍应用。现代药理研究表明，红花可降低心肌耗氧量、扩张冠脉及增加冠脉血流量（对抗 α - 受体作用）。当归、川芎都含有阿魏酸，可抑制血小板聚集、降低 5 - 羟色胺释放和减少前列腺素的合成，故配伍应用后可增强抗凝作用，提高对血栓性疾病的治疗效果。复方红花、当归注射液或当归、川芎注射液的扩冠和增加冠脉血流量作用均强于各药单用的效果。

2. 黄连复方配伍　黄连单方与复方抗药性难易的比较实验中，证明单方抗药性高于复方。黄连与黄连解毒汤在同样条件下接种细菌培养实验表明，细菌在黄连高于原实验浓度 32 倍的情况下仍能生长，而黄连解毒汤仅为原实验浓度 4 倍，说明黄连单方的抗药性大于黄连解毒汤；而复方的抗菌作用比黄连单方增强了 8 倍。

3. 含钙中药与某些西药配伍　如含钙中药与红霉素联合应用，可避免红霉素被胃酸破坏，从而提高红霉素的抗菌作用。含钙中药与维生素 D 配伍应用，有利于钙的吸收。

（二）拮抗作用

拮抗作用系指两种或两种以上药物合并使用后，使作用减弱或消失，不宜配伍使用。但在临床上有时将有拮抗作用的药物有意识地配伍使用，以纠正主药的副作用和突出主药的主要作用。例如：

（1）含钙类的制酸中药与阿司匹林、水杨酸、胃蛋白酶合剂等酸性药物联合应用时，能够发生中和作用，使两者作用都受影响。

（2）牛黄解毒片中的大黄具有解毒泻火的作用，已证实其有较强的抑菌作用，是起治疗作用的主要成分，当与核黄素同服时，大黄的抑菌作用会大大减低，从而使中药的药效下降。

（3）具有中枢兴奋作用的麻黄碱可对抗催眠药巴比妥类药物的作用，但巴比妥类药物可减轻麻黄碱的中枢兴奋作用，故治疗哮喘时，二者经常合用。

（三）增加毒副作用

某些药物配伍后，能增加毒性或副作用，则不宜配伍使用或慎用。例如：

（1）鹤草酚与植物油伍用，因为鹤草酚可溶于植物油中，易被机体吸收，故可增加鹤草酚的毒性，加服酒也使鹤草酚的毒性明显增加，故服用鹤草酚驱虫时，应避免用蓖麻油导泻，并禁用大量油、酒类食物。

（2）甘草主要成分为甘草酸，水解后生成甘草次酸，具有糖皮质激素样作用，与某些西药联用可导致疗效降低或产生不良反应，如与洋地黄强心苷长期伍用时，因甘草具有去氧皮质酮样作用，能"保钠排钾"，使体内钾离子减少，导致心脏对强心苷的敏感性增加而引起中毒；与速尿及噻嗪类利尿剂合用时，因为甘草具有水钠潴留作用，可减弱利尿剂的利尿效果，引起低血钾症。

（3）中药川乌、草乌、附子及含有生物碱的中成药，如小活络丹、元胡止痛片、黄连素等与链霉素、庆大霉素及卡那霉素等氨基糖苷类药物合用时，可能会增加对听神经的毒性，产生耳鸣、耳聋等副作用。

二、药剂学的配伍变化

药剂学的配伍变化指在药品用于人体之前发生的物理或化学的配伍变化，对于造成使用不便或对治疗有害的变化，则属于药剂学的配伍禁忌。

（一）物理的配伍变化

物理的配伍变化，系指药物在配伍制备、贮存过程中，发生分散状态或物理性质的改变，影响到制剂的外观或内在质量。

1. 溶解度的改S变

（1）煎煮过程　石膏不同组方随煎煮过程的进行，使石膏的溶解度表现不同。石膏主要成分为硫酸钙，常温下每100g水可溶解硫酸钙0.21g，42℃时硫酸钙的溶解度最大。测定7个含石膏汤剂钙含量的实验研究结果表明：大青龙汤中钙的含量最高，为50.5%（mg/g），木防己汤中钙的含量最低，为18.6%（mg/g），两者相差约为2.6倍。

（2）药渣吸附　甘草与不同药物配伍时甘草酸的含量受药渣吸附的影响。甘草与44种中药配伍的实验表明，由于药渣吸附的影响，甘草与黄芩、麻黄、芒硝、黄连共煎时，甘草酸的含量下降约为60%。

（3）增溶作用　糊化淀粉对酚性药物会产生增溶作用。例如芦丁在1%糊化淀粉溶液的溶解度为纯水的3.8倍，在同样条件下槲皮素则可达6.5倍。糊化淀粉增加芦丁溶解度，是由于形成了淀粉–芦丁的复合体。此外，党参、茯苓、白术与甘草配伍时，甘草可使这些药物的浸出物增加，也与甘草皂苷的增溶作用有关。

（4）溶剂影响　不同溶剂的制剂配合在一起，常会析出沉淀。例如含树脂的醇性制剂，或薄荷脑、尼泊金等醇溶液，与水性制剂配伍时可能产生沉淀。含盐类的水溶液加入乙醇时也同样可能产生沉淀。

（5）贮藏过程　溶液环境条件的改变会影响很多中药有效成分的溶解度。例如温度升高能增大其溶解度，而放冷后往往析出沉淀。例如药酒采用热浸法制备，贮藏温度低于生产温度时易析出沉淀。药液中有效成分或杂质为高分子物质时，放置过程中受空气、光线等影响，胶体"陈化"而析出沉淀。又如药酒、酊剂、流浸膏等制剂贮存一段时间后会析出沉淀。高分子化合物水溶液中加入脱水剂（如乙醇、丙酮或氯化钠、硫酸铵等），均可破坏胶体，析出沉淀。

2. 吸湿、潮解、液化与结块

（1）吸湿与潮解　吸湿性很强的药物如中药的干浸膏、颗粒、无机盐类等与含结晶水的药物相互配伍时，药物易发生吸湿潮解。使用吸湿性强的辅料时，也易使遇水不稳定的药物分解或降低效价。

（2）软化或液化　能形成低共熔混合物的药物配伍时，可发生软化或液化而影响制剂的配制。但根据剂型及治疗需要，制备中也有利用处方中低共熔混合物液化现象，如樟脑、冰片与薄荷脑混合时产生的液化。

（3）结块　粉体制剂如散剂、颗粒剂由于药物配伍后吸湿性增加而结块。同时也可能导致药物的分解失效。

3. 粒径或分散状态的改变　粒径或分散状态的改变可直接影响制剂的内在质量。例如乳剂、混悬剂中分散相的粒径可因与其他药物配伍而变粗，分散相聚结、凝聚或分层，导致使用不便或分剂量不准，甚至影响药物在体内的吸收。胶体溶液可因加入电解质或其他脱水剂使胶体分散状态破坏而产生沉淀。某些保护胶体中加入浓度较高的亲水物质如糖、乙醇或强电解质而使保护胶失去作用。吸附性较强的物质如活性炭、白陶土、碳酸钙等，当与剂量较小的生物碱配伍时，能使后者被吸附而在机体中释放不完全。

（二）化学的配伍变化

化学的配伍变化是指药物成分之间发生化学反应而导致药物成分的改变，以致影响药物制剂的外观、质量和疗效、甚至产生毒副作用的配伍变化。

1. 产生浑浊或沉淀　中药液体药剂在配制和贮藏过程中有化学成分相互作用，可能产生浑浊或沉淀。

（1）生物碱与苷类　苷类与生物碱结合，会产生沉淀。如甘草与含生物碱的黄连、黄柏、吴茱萸、延胡索、槟榔、马钱子共煎可发生沉淀或浑浊。已经证实两分子的小檗碱可与甘草皂苷的葡萄糖醛酸的两个羧基结合而沉淀。该沉淀在人工胃液中难溶，而在人工肠液中易溶，其溶解度随 pH 值的升高而明显增大。葛根黄酮、黄芩苷等羟基黄酮衍生物及大黄酸、大黄素等羟基蒽醌衍生物在溶液中也能与小檗碱生成沉淀。

（2）有机酸与生物碱　金银花中含有绿原酸和异绿原酸，茵陈中含有绿原酸及咖啡酸，两药与小檗碱、延胡索乙素等多种生物碱配伍均可生成难溶性的生物碱有机酸盐，该沉淀在肠中分解后，方可缓慢地呈现生物碱的作用。

（3）无机离子的影响　石膏中的钙离子可与甘草酸、绿原酸、黄芩苷等生成难溶于水的钙盐，以硬水作为提取溶剂时，含有的钙、镁离子能与一些大分子酸性成分生成沉淀。

（4）鞣质和生物碱　除少数特殊生物碱外，大多数生物碱能与鞣质反应生成难溶性的沉淀。如大黄与黄连配伍，汤液苦味消失，而且形成黄褐色的胶状沉淀，该沉淀在人工胃液和人工肠液中均难溶。含鞣质的中药较多，因此在中药复方制剂制备时，应防止生物碱的损失。

（5）鞣质和其他成分结合　鞣质能和皂苷结合生成沉淀。如含柴胡皂苷的中药与拳参等含鞣质的中药提取液配伍时可生成沉淀。鞣质还可与蛋白质、白及胶生成沉淀，使酶类制剂降低疗效或失效。含鞣质的中药制剂如五倍子、大黄、地榆等与抗生素如红霉素、灰黄霉素、氨卞青霉素等配伍，可生成鞣酸盐沉淀物，不易被吸收，降低各自的生物利用度；与含金属离子的药物如钙剂、铁剂、生物碱配伍易产生沉淀。

2. 产生有毒物质　含朱砂的中药制剂如朱砂安神丸、七厘散、冠心苏合丸等，不宜与还原性药物如溴化钾、溴化钠、碘化钾、碘化钠、硫酸亚铁等配伍，否则会产生溴化汞或碘化汞沉淀，导致胃肠道出血或发生严重的药源性肠炎，出现腹痛、腹泻和赤痢样大便。

含朱砂的中药制剂还可与薄荷、冰片、丁香、砂仁、桂皮、木香、苯甲酸钠形成可溶性汞盐，发生配伍禁忌。

3. 变色　药物制剂配伍引起氧化、还原、聚合、分解等反应时，分子结构中含有酚羟基的药物可产生有色化合物，影响外观或药效；与铁盐相遇，使颜色变深。易氧化变色的药物遇 pH 值较高的药物溶液时可发生变色现象，与某些固体制剂配伍也可能发生变色现象，如碳酸氢钠或氧化镁粉末能使大黄粉末变为粉红色，这种变色现象在光照、高温、高湿环境中反应更快。

一般而言，只发生外观变化，不影响疗效的可通过加入微量抗氧剂，调整 pH 值延缓氧化，或单独制备、服用等方法，予以避免。产生有毒的变色反应，则属配伍禁忌。

4. 产气　药物配伍时，遇到产气的现象，一般由化学反应引起，如碳酸盐、碳酸氢钠与酸类药物配伍发生中和反应产生二氧化碳。

5. 发生爆炸　发生爆炸的情况，大多由强氧化剂与强还原剂配伍而引起。如火硝与雄黄、高锰酸钾与甘油、氯酸钾与硫、强氧化剂与蔗糖或葡萄糖等药物混合研磨时，均可能发生爆炸。碘与白降汞混合研磨能产生碘化汞，如有乙醇存在可引起爆炸。

另外，某些辅料与一些药物配伍时也可发生化学配伍变化。因此，药剂在制备、配合使用时还应考虑到辅料与药物间的配伍变化。

（三）注射液的配伍变化

1. 注射剂配伍变化的分类　由于治疗和抢救工作的需要，经常将几种注射液配伍使用。注射液的配伍变化同样可分为药理和药剂的两个方面。药剂的配伍变化，可分为可见的和不可见的两种变化现象。可见的配伍变化，即指一种注射剂与另一种注射剂混合或加入输液中后出现了浑浊、沉淀、结晶、变色或产气等变化现象，如 15% 的硫喷妥钠水性注射液与非水溶媒制成的西兰注射液混合时可析出沉淀，枸橼酸小檗碱注射液与等渗氯化钠混合时则析出结晶等。不可见的配伍变化，则指肉眼观察不到的配伍变化，如某些药物的水解、抗生素的分解和效价下降等，一般为肉眼观察不到的配伍变化，可能影响疗效或出现毒副作用，带来潜在的危害性。

2. 注射剂产生配伍变化的因素

（1）溶剂组成的改变　①掌握药物制剂的组成及其溶剂的性质，对于防止配伍变化的产生具有十分重要的意义。当某些含非水溶剂的注射剂加入输液中时，由于溶剂组成的改变会使药物析出。如安定注射液含 40% 丙二醇、10% 乙醇，当与 5% 葡萄糖或 0.9% 氯化钠注射液配伍时容易析出沉淀。由于注射液和输液剂多以水为溶剂，其中输液的容量较大，对 pH 值、离子强度和种类、浓度、澄明度等各种要求都很严格。对于不同溶剂注射液的相互配伍，尤其应该注意。②血液成分极为复杂，与含药物注射液混合容易引起溶血、血细胞凝聚等现象，故不宜与其他注射液配合使用。③甘露醇注射液一般含 20% 甘露醇，为过饱和溶液。当加入氯化钠、氯化钾溶液时，则容易析出甘露醇结晶。④静脉乳剂因乳剂的稳定性受许多因素影响，加入药物往往能破坏乳剂的稳定性，产生乳剂破裂、油相合并或聚集等现象，故这类制品与其他注射液配伍应慎重。

（2）pH 值的改变　注射液的 pH 值是其重要的稳定因素。由于 pH 值的改变，有些药物会产生沉淀或加速分解。例如注射液中含生物碱、有机酸、酚类等，在一定 pH 的溶液中比较稳定，当 pH 改变时，其溶解度也发生变化。含碱性有效成分的制剂不宜与酸性注射剂配伍，含酸性有效成分的制剂不宜与碱性注射剂配伍。例如硫酸长春新碱注射液与碳酸氢钠、磺胺嘧啶钠等碱性注射液混合时，由于 pH 值升高，生物碱游离而析出沉淀。黄芩注射液（pH 7.5~8.0）、何首乌注射液（pH 7.0~8.0）若与葡萄糖注射液（pH 3.2~5.5）或葡萄糖盐水（pH 3.5~5.5）等酸性注射液混合时，可因黄芩苷、蒽醌苷溶解度降低而析出沉淀。

输液本身的 pH 值是直接影响混合后 pH 值的主要因素之一。各种输液有不同的 pH 值范围，一般所规定的 pH 值范围比较大。凡混合后超出该输液特定 pH 值范围的药剂，则不能配伍使用。如青霉素 G 在混合后 pH 值达 4.5 的溶液中 4 小时内损失 10% 的效价；而在 pH 3.6 时，4 小时内损失 40% 的效价。因此，不但要注意制剂的 pH 值，而且要注意配伍药液的 pH 值范围，详见图 22-1 所示。

（3）缓冲容量　许多注射液的 pH 值由所含成分或加入的缓冲剂的缓冲能力所决定，具有缓冲能力的溶液其 pH 值可稳定在一定范围，从而使制剂稳定。缓冲剂抵抗 pH 变化能力的大小称缓冲容量。混合后的药液 pH 值若超出其缓冲容量，仍可能出现沉淀。例如有些输液虽然含具有一定缓冲容量的有机阴离子乳酸根、醋酸根，但仍可使某些在酸性溶液中沉淀的药剂出现沉淀，如 5% 硫喷妥钠注射液 10ml 氯化钠注射液不发生变化，但加入含乳酸盐的葡萄糖注射液则会析出沉淀。

（4）原辅料的纯度和盐析作用　注射液之间发生的配伍变化也可能由于原辅料的纯度引起。例如氯化钠原料若含有微量的钙盐，当与 2.5% 枸橼酸注射液配合时，往往产生枸橼酸钙的悬浮微粒而出现混浊。甘草酸、绿原酸、黄芩苷等与钙离子也能生成难溶于水的钙盐，中药注射液中未除尽的高分子杂质在贮藏过程中，或与输液配伍时会出现浑浊或沉淀。

某些呈胶体分散体的注射液，如两性霉素 B 在含大量电解质的输液中会被盐析，使胶体粒子凝聚而产生沉淀。

（5）成分之间的沉淀反应　某些药物可直接与输液或另一注射液中的某种成分反应。例如含黄酮类化合物的注射液遇 Ca^{2+} 能产生沉淀，含黄芩苷的注射液遇小檗碱也会发生反应而产生沉淀。有些药物在溶液中可能形成聚合物。

（6）混合浓度、顺序及其稳定性的影响：两种以上药物配伍后出现沉淀，与其浓度和放置时间有关，如红霉素乳糖酸盐与等渗氯化钠或复方氯化钠注射液各为1%浓度混合时，能保持澄明，但当后者浓度为5%时，则出现不同程度的浑浊。

改变混合顺序可避免有些药物混合后产生沉淀，如1g氨茶碱与300mg烟酸配合，先将氨茶碱用输液稀释至1000ml时，再慢慢加入烟酸可得澄明溶液，如先将两种溶液混合则会析出沉淀，因此在配伍时应采取先稀释后混合，逐步提高浓度的方法。

混合后还应注意放置时间的影响。许多药物在溶液中的反应有时很慢，个别注射液混合几小时后才出现沉淀，所以可以在短时间内使用。注射液与输液配伍应先做实验，若在数小时内无沉淀发生或分解量不超过规定范围，并不影响疗效，可在规定时间内输完。如需输入量较大时，应分次输入，或临用前新配。

（7）附加剂的影响　注射液中附加剂如缓冲剂、助溶剂、抗氧剂、稳定剂等加入，与药物之间可能出现配伍变化。如用吐温－80作增溶剂时，若遇药液中含有少量鞣质，鞣质可与吐温－80的聚氧乙烯基产生络合反应，若该络合物的溶解度较小或量较大时，药液就会出现浑浊或沉淀。

三、预测配伍变化的实验方法

药物制剂产生配伍变化的情况往往很复杂。判断两种药物之间是否产生配伍变化一般应从两方面进行：一方面应根据药物的理化性质、药理性质及其配方、临床用药的对象、剂量、用药意图等，结合易产生配伍变化的因素进行分析，另一方面应通过实验观察作出合理的判断：① 是否发生外观色泽，出现沉淀等变化。② 有无肉眼观察不到的变化，作出稳定性预测。③ 对产生变化的原因及其影响因素进行分析。还应通过微生物学、药理学和药物动力学等实验研究结果来分析抑菌效价、毒性、药理学和动力学参数的变化。

（一）可见的配伍变化实验方法

常用的方法是将两种注射液混合，在一定时间内，肉眼观察有无浑浊、沉淀、结晶、变色、产生气体等现象。实验中要注意混合比例、观察时间、浓度与pH值等，条件不同会出现不同结果。混合比例通常是1:1，也可采用1:2或1:3。如果是大输液，最好是实际使用量，按比例缩小。观察时间可定为2小时、4小时、24小时等，根据给药方法（静脉推注或滴注时间）来确定。静脉滴注一般定为6小时较为合适。粉末或安瓿中的冻干粉则按说明书指示的溶剂稀释后加入。有些制剂析出结晶或沉淀受条件影响反应比较慢，或结晶比较细，则可利用微孔滤膜将配伍后的药液滤过，在显微镜或电子显微镜下观察析出的微粒或结晶的情况。

对产生沉淀或浑浊的配伍变化，应进一步分析其原因，如采用该混合液中加酸或加碱，使其恢复到原来的pH，或将沉淀滤出，采用适当的方法鉴别沉淀属于哪种物质，是否有新的物质生成等。

（二）测定变化点的pH值

如上所述，许多配伍变化是由pH值改变引起的，所以可将测定注射液变化点的

pH 值，作为预测配伍变化的依据之一。其方法是：

取 10ml 注射液，先测其 pH 值。主药是有机酸盐时可用 0.1mol/L HCl（pH 1），主药是有机碱盐时则可用 0.1mol/L NaOH（pH 13），缓缓滴于注射液中，观察其间发生的变化（如浑浊、变色等）。当发现有显著变化时，测其 pH 值，此 pH 值即为变化点的 pH 值。记录所用酸碱的量。如果酸碱的用量达 10ml 还未出现变化，则认为酸碱对该注射液不引起变化。测定 pH 值一般在室温下进行，并记录其 pH 值移动的范围，如图 22 - 1 所示。

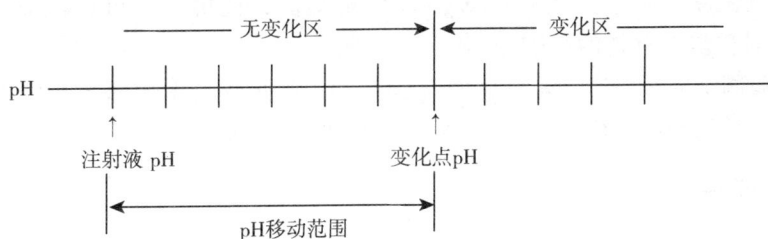

图 22 - 1　变化点的 pH 示意图

若 pH 值移动范围大，说明该注射液不易产生变化，如果 pH 值移动范围小，则说明容易产生 pH 配伍变化。从酸或碱的消耗量来考虑，当加入大量的酸或碱而该溶液的 pH 值移动范围仍很小，则说明有较大的缓冲容量。一般具有较大缓冲容量的注射液与其他注射液配伍时，溶液的 pH 值偏近于前者。

如果有两种注射液混合后的 pH 值都不在两者的变化区内，一般预测不会发生配伍变化。如混合后的 pH 值在一种注射液的变化区时，则有可能发生变化。

（三）稳定性试验

稳定性较差的药物若需添加到输液中时，因临床输液的时间较长，药物加入输液后受 pH 值、光线或含有催化作用的离子等影响，往往可使一些药物的效价降低。若在规定的时间内药物效价或含量的降低不超过 10% 者，一般认为是稳定的。

实验方法如下：将注射液按实际使用量和浓度，加入输液中（常用量在 100 ~ 500ml）或再加第二种、第三种注射液，混合均匀后，控制恒定温度，立即测定其中不稳定药物的含量或效价，并记录该混合液的 pH 值与外观等。然后每隔一定时间取出适量进行定量或效价测定，并记录结果，以便了解药物在一定条件下的稳定性情况和测得下降或失效 10% 所需要的时间。实验时应注意选择灵敏度高，不受混合液中其他成分干扰的合适的定量方法，也可用化学动力学的方法，了解药物的分解属于哪一级反应，求得反应速度常数后，分析各种因素（pH 值、温度、离子强度等）与药物配伍变化的关系。

第三节　配伍变化的处理原则与方法

一、处理原则

为减少或避免药物制剂之间发生配伍变化，处理原则如下：

1. 审查处方，了解用药意图　审查处方如发现疑问应首先与医师联系，了解用药意图，明确必需的给药途径。根据具体对象与条件，结合药物的物理、化学和药理等性质，确定剂型，判定或分析可能产生的不利因素和作用，对剂量和用法等加以审查，或确定解决方法，使药剂能更好地发挥疗效。

2. 制备工艺和贮藏条件的控制　控制温度、光线、氧气、痕量重金属是延缓水解和氧化反应的基本条件。对于挥发油、酚类、醛类、醚类等易氧化的药物或酯类、酰胺类、皂苷类等易水解的药物，宜制成固体制剂增加其稳定性，并应注意控制水分含量、控制温度，避免湿法制粒等，如必须制备成注射液，可设法制成粉针剂，并注意附加剂和包装材料的影响。

无论口服制剂或注射液，都应注意药物之间，或药物与附加剂之间可能产生的物理、化学或药理的配伍变化。

二、处理方法

1. 改变贮存条件　有些药物在病人使用过程中，由于贮存条件如温度、空气、光线等会加速沉淀、变色或分解，故应在密闭及避光的条件下，可以贮于棕色瓶，发出的剂量不宜多。

2. 改变调配次序　改变调配次序往往能克服一些不应产生的配伍禁忌。

3. 改变溶媒或添加助溶剂　改变溶媒是指改变溶媒容量或改变成混合溶媒。此法常用于防止或延缓溶液剂析出沉淀或分层。视情况有时也可添加助溶剂。

4. 调整溶液 pH 值　pH 的改变能影响很多微溶性药物溶液的稳定性，应将溶液调节在适宜的 pH 值范围内。

5. 改变有效成分或改变剂型　在征得医师的同意后，可改换有效成分，但应力求与原成分的作用相类似，用法也尽量与原方一致。

总之，在药剂的生产、贮存和使用过程中，都可能发生药物制剂的配伍变化或配伍禁忌。为避免因药物制剂配伍不当而造成的内在质量问题，应制定合理的处方和制备工艺，一旦发生药物制剂的配伍变化或配伍禁忌，应认真分析原因，从制剂处方、剂型工艺和贮存条件等环节入手，寻找解决办法。

目标检测

一、名词解释

配伍变化　拮抗作用　协同作用

二、简答题

1. 药理学配伍变化包括哪几方面？
2. 药剂学配伍变化包括哪几方面？
3. 配伍变化的处理原则。

（张炳盛）

参考文献

[1] 国家药典委员会. 中华人民共和国药典. 2010年版. 北京: 中国医药科技出版社, 2010.

[2] 张兆旺. 中药药剂学. 第2版. 北京: 中国中医药出版社, 2007.

[3] 崔德福. 药剂学. 第5版. 北京: 人民卫生出版社, 2007.

[4] 侯飞燕. 药物制剂技术. 郑州: 河南科学技术出版社, 2007.

[5] 邓铁宏. 中药药剂学. 北京: 中国中医药出版社, 2006.

[6] 闫丽霞. 中药制剂技术. 北京: 化学工业出版社, 2004.

[7] 国家食品药品监督管理局执业药师资格认证中心. 中药学专业知识(一). 北京: 中国医药科技出版社, 2012.

[8] 龙晓英. 流程中药药剂学. 北京: 中国医药科技出版社, 2006.

[9] 徐莲英, 侯世祥. 中药制药工艺技术解析. 北京: 人民卫生出版社, 2003.

[10] 黄家利. 中药药剂学. 北京: 科学出版社, 2009.

[11] 易生富. 中药药剂学. 北京: 高等教育出版社, 2005.

[12] 赵浩茹. 现代中药制剂新技术. 南京: 江苏科学技术出版社, 2007.

[13] 汪小根. 中药制剂技术. 北京: 人民卫生出版社, 2009.

[14] 杨桂明. 中药药剂学. 北京: 人民卫生出版社, 2005年.